Michael St.Pierre
Gesine Hofinger
Cornelius Buerschaper

Notfallmanagement

Human Factors und Patientensicherheit in der Akutmedizin

Michael St.Pierre
Gesine Hofinger
Cornelius Buerschaper

Notfallmanagement

Human Factors und Patientensicherheit in der Akutmedizin

2. aktualisierte und erweiterte Auflage

Mit 57 Abbildungen

Springer

Dr. Michael St.Pierre
Oberarzt der Klinik für Anästhesiologie
Universitätsklinikum Erlangen
Krankenhausstraße 12
91054 Erlangen

Dipl.-Psych. Cornelius Buerschaper
c/o Team HF
Hofinger Forschung Beratung Training
Hohenheimer Str. 104
D-71686 Remseck

Dr. Gesine Hofinger
Team HF
Hofinger Forschung Beratung Training
Hohenheimer Str. 104
D-71686 Remseck

ISBN-13 978-3-642-16880-2 Springer-Verlag Berlin Heidelberg New York

Bibliografische Information der Deutschen Nationalbibliothek
Die Deutsche Nationalbibliothek verzeichnet diese Publikation in der Deutschen Nationalbibliografie; detaillierte bibliografische Daten sind im Internet über http://dnb.d-nb.de abrufbar.

SpringerMedizin
Springer-Verlag GmbH
ein Unternehmen von Springer Science+Business Media
springer.de

Planung: Dr. Anna Krätz, Heidelberg
Projektmanagement: Natalie Brecht, Gisela Schmitt, Heidelberg
Copy-Editing: Ute Villwock, Heidelberg
Layout und Umschlaggestaltung: deblik, Berlin
Satz und Digitalisierung der Abbildungen: Fotosatz-Service Köhler GmbH – Reinhold Schöberl, Würzburg

SPIN: 80013401

Gedruckt auf säurefreiem Papier 22/2122/ULH – 5 4 3 2 1 0

Vorwort zur 2. Auflage

Als die erste Auflage dieses Buchs erschien, waren Begriffe wie »Patientensicherheit« oder »Human Factors« für die meisten Kliniker ein neues Schlagwort. Wege und Hindernisse der sicheren Patientenversorgung wurden erst ansatzweise und meist in wissenschaftlichen Kreisen reflektiert. Akutmediziner und Pflegekräfte, die sich der Bedeutung dieser Faktoren auf ihr Notfallmanagement bewusst waren, und die sich von der Psychologie Hilfestellung in diesen Fragen erhofften, mussten sich die Ergebnisse, die ihnen im klinischen Alltag weiterhelfen sollten, mühsam aus einer Fülle von Fachliteratur suchen und für den klinischen Alltag nutzbar machen. Mit diesem Buch, geschrieben von einem Arzt und zwei Psychologen, wollten wir diesen Mangel beheben: psychologisches Grundlagenwissen sollte für alle in der Patientenversorgung tätigen Berufsgruppen zugänglich gemacht und in eine für Mediziner verständliche Sprache »übersetzt« werden.

Für die zweite Auflage wurde dieser Grundgedanke beibehalten. Alle Kapitel einschließlich der in ihnen enthaltenen Abbildungen wurden gründlich überarbeitet, aktualisiert und erweitert. Besonders stark erweitert wurde der Abschnitt IV zu den organisationalen Faktoren, da wir die vielen neuen Erkenntnisse und Umsetzungsideen der Diskussionen der letzten Jahre aufnehmen wollten. Zwei Grundfragen haben uns bei der Überarbeitung begleitet: Wie können Einzelne, die in Teams und Organisationen eingebunden sind, gute Entscheidungen für ihre Patientinnen und Patienten treffen? Und was können Organisationen dazu beitragen, dass die Patientenversorgung sicherer wird?

Wie bei der ersten Auflage haben wir die bewährte Arbeitsweise im Autorenteam, Texte in mehreren Schleifen gemeinsam zu verfassen, beibehalten. Während der Arbeiten an der zweiten Auflage erkrankte unser Kollege und Mitautor Cornelius Buerschaper schwer, so dass die beiden Erstautoren die Schlussfassung mit all ihren Fehlern und Unzulänglichkeiten verantworten.

Wir freuen uns, dass der Springerverlag uns die Möglichkeit gegeben hat, das Buch zu erweitern. Wir danken Frau Krätz, die den Prozess begleitete. Unser Dank gilt auch Dipl.-Psych. Stefanie Passauer und Dipl.-Psych. Laura Künzer, die etliche Kapitel kritisch kommentiert haben.

Michael St.Pierre und Gesine Hofinger
Erlangen und Remseck, im Mai 2011

Vorwort zur 1. Auflage

Es gehört zum Wesen der Akutmedizin, dass Routinetätigkeiten immer wieder von kritischen Situationen unterbrochen werden, die rasches Entscheiden und überlegtes Handeln erfordern. Die erfolgreiche Bewältigung dieser »moments of terror« gehört zu den herausforderndsten Situationen des klinischen Alltags.

Bisher beschränken sich Bücher über Notfallmanagement auf medizinische Algorithmen und erprobte Behandlungsschemata; sie sagen dem Leser, *was* er tun soll, helfen ihm aber nicht dabei, *wie* dieses komplexe Behandlungsgeschehen organisiert werden soll. Damit Patienten jedoch sicher behandelt werden können, ist mehr als fachliche Kompetenz nötig: Es gilt, Fachwissen unter unsicheren Bedingungen, unter Zeitdruck und mit wechselnden Mitarbeitern in eine gute Patientenversorgung »zu übersetzen«.

Das vorliegende Buch befasst sich mit dieser »anderen Seite« des Notfallmanagements. Hier geht es um die Fähigkeiten, die Akutmediziner brauchen, um kritische Situationen effektiv zu bewältigen: Um das Erkennen von kritischen Situationen und ihren Anforderungen, um das Erstellen einer Handlungsstrategie, um Stressmanagement, um gelungene Kommunikation im Team und um effiziente Führung. Deshalb sprechen wir auch von »Notfallmanagement« und nicht einfach von »Notfallbehandlung«.

Die folgenden Kapitel erschöpfen sich jedoch nicht in der reinen Hilfestellung für Zwischenfälle und Notfallsituationen. Sie möchten vielmehr dem Leser zu einem grundlegenden Verständnis derjenigen Faktoren verhelfen, die menschliches Handeln maßgeblich bestimmen. Deshalb geht es auch um die Quellen von Fehlern: Fehler in der Medizin, insbesondere im Notfallmanagement, sind keine »Ausrutscher«, sondern haben – neben fehlendem fachlichem Wissen – immer systematische Ursachen. Diese liegen in der Natur des Menschen, in der Zusammenarbeit im Team und in der Organisation unseres Gesundheitswesens. Alle diese Faktoren zusammen – auf der Ebene der Einzelperson, des Teams und der Organisation – bezeichnet man als »menschliche Faktoren« (Human Factors).

Ein Buch zum Thema »Human Factors« weckt in der Medizin unterschiedliche Erwartungen. Wir haben uns beim Schreiben davon leiten lassen, was der praktisch tätige Akutmediziner an wissenschaftlichen Erkenntnissen und umsetzbaren Tipps wissen sollte. Der Fokus liegt auf dem Handeln in kritischen Situationen und dem Umgang mit komplexen Problemen. Die Themenauswahl verfolgt die Intention, Akutmediziner dabei zu unterstützen

- die Anforderungen in kritischen Situationen besser *zu erkennen*,
- die Entstehung von Fehlern *zu verstehen*,
- ihr Handeln *zu verändern* und Fehler *zu vermeiden*.

Dieses Buch ist nicht als ein umfassendes Lehrbuch zu Human Factors gedacht, sondern als Einführung in die Psychologie der Human-Factors für die Akutmedizin.

Unter »Akutmedizin« verstehen wir diejenigen nicht-rehabilitativen Bereiche der Medizin, in denen Ärzte und Pflegekräfte regelmäßig akut mit Situationen konfrontiert werden, in denen ihre Entscheidungen und ihr Handeln unmittelbar über das Leben und Wohlergehen der Patienten bestimmen. Aufgrund des Erfahrungshorizontes der Autoren ist dieses Buch in erster Linie für Ärztinnen und Ärzte geschrieben. Da Akutmedizin jedoch ein Teamgeschehen ist, bei dem die Ärzteschaft nur einen Teil darstellt, haben wir beim Schreiben immer auch die Pflegekräfte und das Rettungsdienstpersonal vor Augen gehabt. Somit richtet sich dieses Buch vornehmlich an Anästhesisten, Intensivmediziner (Chirurgen, Internisten, Pädiater) und Notärzte sowie an das Rettungs- und Pflegepersonal dieser Bereiche.

Aufbau und Überblick

Das Buch spannt in vier Teilen den Bogen von »Grundlagen« über »individuelle Faktoren« und »Human Factors im Team« bis hin zu »Sicherheit und Fehler in Organisationen«. Das ganze Buch kann als durchgängiger Text gelesen werden. Andererseits bildet jedes Kapitel einen abgeschlossenen Text. Durch diesen modularen Aufbau können einzelne Themen auch ohne Kenntnis der anderen Kapitel gelesen werden. Querverweise und ein ausführliches Stichwortverzeichnis erleichtern das »Stöbern« in den einzelnen Kapiteln.

Der Aufbau der einzelnen Kapitel folgt der gleichen Ordnung, mit unterschiedlicher Gewichtung der einzelnen Teile: Jedes Kapitel beginnt mit einem **Fallbeispiel**, an dem wesentliche Merkmale des Themas exemplarisch dargestellt werden. Durch alle Kapitel ziehen sich als roter Faden die Fragen: »Was versteht man darunter? Welche Probleme entstehen dadurch? Wie kann man damit besser gehen?«. In den Kapiteln über individuelle Faktoren und Teams (Kap. 5–13) folgen dann **Tipps für die Praxis**, und in allen Kapiteln finden sich am Ende unter **Auf einen Blick** nochmals die Kernpunkte als Zusammenfassung.

- Der erste Teil, **Grundlagen**, zeigt den Stellenwert von Human Factors in der Akutmedizin auf. Daten aus weltweiten Studien zu Unfällen und Zwischenfällen belegen die Häufigkeit und auch die Vermeidbarkeit von Fehlern in der Akutmedizin. Die Anforderungen der Akutmedizin als komplexes Arbeitsfeld, in dem Fehler wahrscheinlich sind, werden anschließend beschrieben. Wir gehen außerdem der Frage nach, was Fehler eigentlich sind, und skizzieren abschließend die Psychologie menschlichen Handelns, um das Zustandekommen von Entscheidungen verstehbar zu machen.
- Der Aufbau des zweiten Teils, **individuelle Faktoren des Handelns**, folgt der Struktur des Handelns als Problemlöseprozess. Thematisiert werden die Beeinträchtigungen und Einschränkungen des Entscheidens durch die psychischen Prozesse des Denkens und Handelns. Die einzelnen Kapitel befassen sich mit Wahrnehmung, Informationsverarbeitung, Zielbildung und Planen, Aufmerksamkeit und Stress. Im Abschlusskapitel geht es um das Ziel allen akutmedizinischen Handelns, um gute Entscheidungen.
- Der dritte Teil befasst sich mit den **Human Factors im Team** als einer wesentlichen Quelle für gutes und schlechtes Entscheiden. Leitfragen sind: Welche Anforderungen an Teams werden in der Akutmedizin gestellt? Was sind typische Einflussfaktoren von Gruppen auf Fehler? Was zeichnet gute Kommunikation in kritischen Situationen aus? Welche typischen Fehler in der Kommunikation gibt es? Welchen Einfluss hat Führung auf die Bewältigung von Notfällen? Was zeichnet gute Führung aus, welche Führungsprobleme gibt es in kritischen Situationen?
- Der vierte Teil, **Fehler und Sicherheit in Organisationen**, stellt organisationspsychologische Zusammenhänge her zwischen Personen, Strukturen und Prozessen als Quelle von Fehlern und Sicherheit. Theoriegeleitet gehen wir von der Unvermeidbarkeit von Fehlern in Organisationen aus, zeigen aber Möglichkeiten der Fehlervermeidung und Fehlerbewältigung und beschreiben Bedingungen und Instrumente einer sicheren Akutmedizin.

Jedes Buch braucht einen Nährboden. Dieses hier entstand aus der mehrjährigen Zusammenarbeit eines in der ärztlichen Ausbildung am Simulator tätigen Anästhesisten, zugleich Intensivmediziner und Notarzt (M. St.Pierre) mit zwei wissenschaftlich und beratend tätigen Psychologen (G. Hofinger, C. Buerschaper), die sich mit den Schwerpunkten »Handeln in kritischen Situationen«, Problemlösen, Fehler und Fehlermanagement auseinandersetzen. Jeder von uns hat sich intensiv mit der Arbeitswelt und der Denkweise des jeweils Anderen auseinandergesetzt, so dass unser Hintergrund beim Schreiben tatsächlich Praxis und Wissenschaft bzw. Wissenschaft und Praxis sein konnte.

Da uns die Anwendbarkeit der Inhalte sehr wichtig gewesen ist, haben wir versucht, die wissenschaftlichen Theorien und Erkenntnisse in alltagsnaher Sprache zu formulieren. Literatur über Quellenangaben zu den verwendeten Daten und Konzepten hinaus wurde im Sinne der Lesbarkeit bewusst sparsam zitiert. Darüber hinaus beginnt jedes Kapitel mit einem Fallbeispiel, auf das wir im folgenden Text immer wieder Bezug genommen haben. So hoffen wir, dass wir auch schwierigere Themen »auf den Boden« des akutmedizinischen Alltags holen konnten.

Wir haben alle Kapitel als Autorenteam geschrieben und verantworten entsprechend alle Fehler gemeinsam. Für uns war das Verfassen dieses Buches eine spannende Zeit, in der wir immer wieder von der Verschiedenheit profitieren konnten, mit der sich Mediziner und Psychologen den gleichen Fragen nähern. Wir hoffen, dass unsere Leserinnen und Leser davon profitieren. Über Anregungen würden wir uns sehr freuen, ebenso wie wir für Hinweise auf Fehler dankbar sind.

Danksagung

Wir danken Professor Dietrich Dörner für viele Jahre der Zusammenarbeit und für sein Vorbild bei der Übersetzung der Psychologie in eine für Nicht-Psychologen verständliche Sprache. Wir danken den ehemaligen Kollegen des Bamberger Instituts für Ideen, Literatur und Freundschaft und dem Wissenschaftskolleg in Berlin für ein wunderbares Jahr der Freiräume. Wir danken Professor Jürgen Schüttler für die persönliche Unterstützung und sein Engagement in der Verbreitung der Patientensimulation und des Notfallmanagements. Viele Kolleginnen und Kollegen haben durch ihre kritische Durchsicht des Manuskripts maßgeblich zur Praxisnähe und Lesbarkeit beigetragen; ihnen sei an dieser Stelle dafür gedankt. Unser Dank gilt auch Frau Hartmann vom Springer-Verlag, die sich für dieses Buch eingesetzt hat und uns zwei Jahre lang wohlwollend begleitet hat.

Auch unsere Familien haben erheblich zum Erfolg unserer Arbeit beigetragen: Dank dafür also an Ulrike St.Pierre, Michael Brenner und Antje Rehwaldt sowie an sieben geduldige Kinder.

Erlangen, Remseck und Berlin im November 2004

Inhaltsverzeichnis

Grundlagen: Fehler, Komplexität und menschliches Handeln

Individuelle Faktoren des Handelns

Human Factors im Team

Fehler und Sicherheit in Organisationen

Grundlagen: Fehler, Komplexität und menschliches Handeln

Risikofaktor Mensch? Fehler in der Akutmedizin

Transfusionsfehler

Auf einer kardiologischen Intensivstation werden an einem Nachmittag kurz hintereinander zwei kreislaufinstabile Patienten mit Myokardinfarkt aufgenommen. Der allein diensthabende Assistenzarzt kann sich wegen der Arbeitsbelastung durch diese beiden Patienten nicht persönlich um einen stationären Patienten unter Marcumar-Dauertherapie kümmern, der wiederholt kaffeesatzartig erbrochen hatte. Bevor eine geplante Gastroskopie durchgeführt werden kann, wird der Patient innerhalb kurzer Zeit hämodynamisch instabil. Eine Hb-Kontrolle ergibt einen Wert von 6,9 g%. Unter dem Verdacht einer akuten gastrointestinalen Blutung werden mehrere i.v.-Zugänge gelegt und eine forcierte Volumentherapie begonnen. Es werden sechs blutgruppengleiche Erythrozytenkonzentrate in der Blutbank bestellt.

In der Blutbank herrscht an diesem Tag Personalmangel, zudem gibt es ungewöhnlich viele Notfallanforderungen durch andere Abteilungen an die Blutbank. Die angeforderten Erythrozytenkonzentrate werden versehentlich zusammen mit zwei Erythrozytenkonzentraten für einen anderen Patienten an die Intensivstation ausgegeben. Die Blutprodukte kommen zu einem Zeitpunkt auf Station, an dem einer der neu aufgenommenen Patienten die Aufmerksamkeit des Assistenzarztes vollständig beansprucht. Er bittet daher die Pflegekraft nach einem flüchtigen Blick auf die Erythrozytenkonzentrate, diese dem Patienten anzuhängen. Bereits wenige Minuten nach der Blutsubstitution verschlechtert sich der Patient hämodynamisch weiter und klagt über zunehmende Atemnot und Schwindel.

Erst zu diesem Zeitpunkt kümmert sich der Assistenzarzt um diesen Patienten intensiv. Aufgrund der deutlich sichtbaren Hautreaktion deutet er die klinische Symptomkonstellation sofort als anaphylaktische Reaktion. Aufgrund eines Hinweises, den eine Pflegekraft gibt, entdeckt er die Fehltransfusion und beendet die Zufuhr von Fremdblut sofort. Er leitet eine Notfallnarkose ein und intubiert den Patienten. Die kontrollierte Beatmung wird durch eine ausgeprägte Bronchospastik erschwert. Mit Hilfe von hoch dosierten Katecholaminen, einer aggressiven Volumentherapie und der Gabe von Kortison und Histaminantagonisten gelingt es dem Assistenzarzt zunächst, den Patienten hämodynamisch zu stabilisieren. Auch die Bronchospastik bessert sich im Verlauf der nächsten 20 Minuten. Es entwickelt sich eine schwere disseminierte intravasale Gerinnungsstörung (DIC) und ein akutes Nierenversagen. Aufgrund der DIC kommt es zu einer nicht mehr kontrollierbaren Blutung im oberen Gastrointestinaltrakt. Trotz des massiven Einsatzes von Gerinnungsprodukten verstirbt der Patient wenige Stunden später an den Folgen dieser Gerinnungsstörung.

Ein Intensivpatient wird durch einen ärztlichen Behandlungsfehler geschädigt und verstirbt trotz maximaler Intensivtherapie an den Folgen dieses Fehlers. Auf der Suche nach dem Verantwortlichen ist »der Schuldige« schnell identifiziert: Der Assistenzarzt, der die Transfusion angeordnet hat und sich nicht an die Leitlinien zur Hämotherapie gehalten hat. Es darf als grober Verstoß gegen die Sorgfaltspflicht gewertet werden, dass er eine Pflegekraft mit der Transfusion beauftragt, ohne sich vorher persönlich von der Richtigkeit der Maßnahme zu überzeugen. Sieht man jedoch genauer hin, merkt man rasch, dass sich in dieser Einschätzung nicht die ganze Geschichte widerspiegelt. Obwohl die Verantwortung für die Transfusion ganz bei dem kardiologischen Assistenzarzt liegt, haben an diesem Tag eine ganze Reihe an weiteren Faktoren das Zustandekommen des Behandlungsfehlers begünstigt: Die zeitgleiche Beanspruchung der Aufmerksamkeit durch mehrere kritisch kranke Patienten, die hohe Arbeitsbelastung durch den Dienst ohne Kollegen, die Fehlausgabe von Erythrozytenkonzentraten durch die Blutbank, die schlechte Ausführung einer Standard-Kontrollprozedur und die Abwesenheit jeglicher Kontrolle des ärztlichen Handelns durch Mitarbeiter der Intensivstation.

Jeder Faktor für sich genommen hätte vermutlich keine unmittelbare Bedrohung für den Patienten dargestellt. In ihrer Gesamtheit jedoch bildeten sie eine Konstellation von Faktoren auf verschiedenen Ebenen der Organisation, in der ein einziger Moment der Unaufmerksamkeit des Assistenzarztes ausreichte, um eine Entwicklung mit tödlichem Ausgang auszulösen.

Handlungsfehler wie in diesem Beispiel sind die eine Seite der Medaille »Faktor Mensch«. Weil ihre Auswirkungen so schwerwiegend sein können, bekommen sie in der Regel eine hohe medikolegale und gelegentlich auch publizistische Aufmerksamkeit. Und sie stellen für die betroffenen Familien eine Tragödie dar. So scheint es nicht weiter verwunderlich, dass der »Faktor Mensch« in der Regel mit »Unsicherheitsfaktor« gleichgesetzt wird. Gelänge es, diesen Faktor zu beseitigen oder zumindest stark abzuschwächen, so die gängige Annahme, dann wäre das Gesundheitswesen im Hinblick auf Patientensicherheit ein großes Stück weiter. Was dabei in der Regel übersehen wird, ist die Tatsache, dass auch für die rasche *Diagnose* und das *erfolgreiche Notfallmanagement* der schweren Transfusionsreaktion der »Faktor Mensch« ausschlaggebend ist. Menschliches Handeln kann auch in plötzlich und unerwartet auftretenden Situationen trotz mangelnder Informationen und Zeitdruck erfolgreich sein.

1.1 »Human Factors« in der Patientenversorgung: Das Problem

Das Fallbeispiel stellt in klassischer Weise dar, wie eine Vielfalt an Faktoren angefangen vom Individuum über das versorgende Team bis hin zur Organisation zu einem Zwischenfall beitragen. In dieser Sichtweise wird die Versorgung eines Patienten als System voneinander abhängiger Faktoren gesehen. Wenngleich sich diese Sichtweise in Hochrisikotechnologien schon länger durchgesetzt hat, so ist erst in den letzten Jahren auch in der Medizin die Bereitschaft gewachsen, sich dieser systemischen Betrachtungsweise von Fehlern (Reason 1990; Rasmussen et al. 1991; Amalberti 1996; Helmreich 2000) anzuschließen. Maßgeblich verantwortlich für diesen Paradigmenwechsel war der 1999 erschienene IOM-Report »*To err is human – building a safer health care system*« (Kohn et al. 1999). Dieser stellte drastisch die gesundheitspolitische Tragweite von Daten aus zwei US-amerikanischen Studien (Harvard Medical Practice Study [HMPS] 1991, Utah and Colorado Medical Practice Study [UCMPS] 1992) dar. Die sehr detaillierte retrospektive Analyse von mehr als 45.000 Patientenakten ergab höchst alarmierende Zahlen zur Patientensicherheit in Krankenhäusern: Bei 2,9–3,7% der stationär aufgenommenen Patienten trat ein medizinischer Behandlungsfehler (»*adverse event*«) auf. Ähnliche Zahlen wurden inzwischen für viele Länder und (westliche) Gesundheitssysteme gefunden. Nicht zuletzt die dramatische Schlussfolgerung, dass Behandlungsfehler eine der häufigsten Todesursachen sind, löste innerhalb der USA eine engagierte Diskussion über das Gefährdungspotenzial des amerikanischen Gesundheitswesens aus. Die positiven Auswirkungen dieses Berichts blieben jedoch nicht auf den amerikanischen Kontinent begrenzt. Weltweit löste der IOM-Report eine intensive Auseinandersetzung mit zentralen Themen der Patientensicherheit aus. Insbesondere die zentrale Forderung des IOM-Reports nach einer systemischen Sichtweise der Fehlerentstehung löste einen nachhaltigen konstruktiven Umdenkprozess aus.

Fünf Jahre nach dem dringlichen Mahnruf des IOM-Reports, sich doch künftig auf nationaler Ebene um mehr Sicherheit im Gesundheitssystem zu bemühen, kam verhaltener Optimismus auf. Man meinte zu spüren, dass eine neue Grundlage für mehr Patientensicherheit gelegt worden war: Der Umgangston in der Medizin hatte sich von der rauen Anklage hin zum differenzierten »Verstehenwollen« verändert und entsprechend positiv beeinflusste dies die Einstellung der Beschäftigten und das Sicherheitsklima in den Organisationen. Allerdings warnten bereits damals die Protagonisten der neuen Kultur davor, die Entwicklung zu optimistisch zu sehen: Trotz spürbarer Veränderungen war der Fortschritt aufs Ganze gesehen immer noch frustrierend klein (Leape u. Berwick 2005).

Jedoch bereits zehn Jahre nach Veröffentlichung des Berichts war die hoffnungsfrohe Aufbruchsstimmung einer gewissen Desillusionierung gewichen: trotz großer Aufmerksamkeit für das Thema und vieler zukunftsträchtiger Einzelprojekte sind die Bemühungen zur Reduktion von Patientenschädigungen aufs Ganze gesehen immer noch bruchstückhaft und wenig systematisch. Zu viele ökonomische, gesundheitspolitische und organisationale Barrieren verhindern einen nachhaltigen Veränderungsprozess (Mathews u. Pronovost 2008). So existiert beispielsweise in vielen Ländern weder eine nationale Instanz (auch nicht in Deutschland), die Bemühungen um Patientensicherheit koordiniert, noch wurden bisher flächendeckend systematische Prozesse etabliert, mit deren Hilfe Bemühungen um Patientensicherheit gefördert und deren Effizienz gemessen wird. Einige Autoren vertreten daher die Ansicht, dass es trotz der Bemühungen eines ganzen Jahrzehnts wenig verlässliche Belege dafür gibt, dass es um die Patientensicherheit heute besser bestellt ist als um die Jahrtausendwende, als der IOM-Bericht erschien (Jewell u. McGiffert 2009).

»*Adverse Events*« – Fakten aus dem IOM-Bericht:

- 3–4% der stationär aufgenommenen Patienten erleiden Komplikationen
- 1 Mio. (auf deutsche Verhältnisse umgerechnet 490.000) Patienten werden pro Jahr durch Behandlungsfehler geschädigt
- Mindestens 44.000 (auf deutsche Verhältnisse umgerechnet 30.000) Todesfälle pro Jahr sind auf unerwünschte Ereignisse im Krankenhaus zurückzuführen
- Möglicherweise versterben mehr Menschen an den Konsequenzen medizinischer Diagnostik und Therapie bzw. an genuinen Behandlungsfehlern als an den häufigsten Karzinomen oder an den Folgen eines Polytraumas
- Etwa 80% der unerwünschten Ereignisse sind auf menschliches Fehlverhalten oder Nachlässigkeit zurückzuführen und sind damit grundsätzlich vermeidbar

1.2 »Human Factors«: Verschiedene Ebenen

Menschliches Verhalten dominiert das Risiko in modernen sozio-technischen Systemen. Diese Erkenntnis gilt zu Beginn des 21. Jahrhunderts über alle Hochrisikotechnologien hinweg als gesichert. Dass es zu dieser Einsicht kam, ist Jahrzehnten interdisziplinärer Forschung zu verdanken. Kognitionswissenschaften, Sozial- und Organisationspsychologie, Soziologie, Anthropologie und Arbeitswissenschaften haben mit den ihnen jeweils eigenen methodischen Ansätzen untersucht, nach welchen Gesetzmäßigkeiten sich die Interaktion von Menschen und ihrer Umwelt gestaltet. Die zugrunde liegende Annahme ist bis heute, dass ein genaueres Verständnis dieser »Human Factors« hilft, Leistung und Sicherheit am Arbeitsplatz zu verbessern. Die hierbei häufig anzutreffenden Ausdrücke »menschliche Einflussgröße«, »Faktor Mensch« oder »Humanfaktor« sind dabei jeweils ein Sammelbegriff mit mehreren Bedeutungen:

- Grundsätzlich ist ein »Humanfaktor« eine psychische, kognitive und soziale Eigenschaft eines Individuums, das seine Interaktion mit der Umgebung und mit sozialen bzw. technischen Systemen beeinflusst.
- Die Forschung im Bereich des »Faktors Mensch« beschäftigt sich mit den physischen, psychometrischen und sozialen Aspekten von Arbeitern in ihrer Arbeitsumgebung. Ziel der Forschung ist es, die Interaktion von Umgebungsvariablen, organisationalen Faktoren und Einflussgrößen an der Mensch-Maschine-Schnittstelle zu verbessern und damit die Sicherheit, den Komfort und die Effizienz der Arbeiter zu erhöhen.
- Die Wissenschaft von der Gesetzmäßigkeit menschlicher Arbeit, in der die Schaffung geeigneter Ausführungsbedingungen für die Arbeit von Menschen angestrebt wird, wird als Ergonomie bezeichnet. Ziel ist es, technische Einrichtungen, Werkzeuge und Produkte an den »Humanfaktor« anzugleichen, damit Menschen sicherer, effektiver und gesünder damit umgehen können.

Von vielen Autoren wird in letzten Jahren der Plural »menschliche Faktoren« oder das englische »Human Factors« verwendet, um die Mehrdimensionalität und Komplexität der psychologischen und sozialen Einflussfaktoren zu betonen (Badke-Schaub et al. 2008). Da wir diese Sichtweise teilen, werden wir in diesem Buch wo immer möglich den Begriff der »Human Factors« verwenden.

Ausgangspunkt und Motivation für die intensive Auseinandersetzung mit den »Human Factors« war nicht zuletzt eine Serie an katastrophalen Zusammenbrüchen in Hochrisikotechnologien, die viele Menschenleben forderten und zu immensen ökonomischen und ökologischen Schäden führten. Die Analyse dieser Katastrophen (Bhopal, Three Mile Island, Tschernobyl, Space Shuttle Challenger) und von Umfallberichten z. B. aus der Luftfahrt förderte ein wiederkehrendes Muster zutage: Unabhängig von der Natur des untersuchten Schadensereignis waren 70–80% der Unfälle nicht durch technologische Probleme verursacht. Vielmehr waren sie auf fehlerhafte Wahrnehmung, unzureichende Problemlösung, falsche Entscheidungen und ungenügende Teamarbeit zurückzuführen. Trotz dieser eindeutigen Evidenz für das »Gefährdungspotenzial« menschlichen Verhaltens dauerte es lange, bis das Gesundheitswesen die Verwandtschaft mit anderen Hochrisikotechnologien akzeptierte und in Zwischenfällen nach ähnlichen Mustern zu suchen begann. Bereits die ersten Studien konnten bestätigen, dass sich die beschriebene Häufigkeitsverteilung auch in der Medizin finden ließ: 70–80% der Zwischenfälle waren auf die Beteiligung von »Human Factors« zurückzuführen (Cooper et al. 1978; Hollnagel 1993; Reason 1997; Williamson et al. 1993; Wright et al. 1991).

Der hohe Prozentsatz an Zwischenfällen, der mit dem »Faktor Mensch« in Zusammenhang gebracht wird, mag auf den ersten Blick überraschen. Sieht man jedoch genauer hin, so fällt auf, dass Menschen nicht nur in den genannten Systemen arbeiten (und somit unmittelbar Fehler begehen können), sondern dass sie auch maßgeblich dafür verantwortlich sind, wie diese Systeme entwickelt, eingerichtet und betrieben werden (und diese somit fehleranfälliger gestalten). Aus diesem Grund haben »Human Factors« weitaus mehr Einflussmöglichkeiten auf die Sicherheit als nur über die Verfassung der handelnden Person.

Wesentlich zum Verständnis des Einflusses von »Human Factors« ist die Tatsache, dass diese nicht mit Nachlässigkeit, Schlampigkeit, Inkompetenz oder mangelnder Motivation der Beschäftigten gleichgesetzt werden dürfen. Vielmehr sind die »Human Factors« normale psychische Prozesse, die mit Faktoren des Arbeitssystems in Wechselwirkung treten. Von dieser Regel ist niemand ausgenommen, weswegen selbst hoch motivierte und erfahrene Personen schwerwiegende Fehler begehen können (Amalberti u. Mosneron-Dupin 1997).

Die Interaktion zwischen normalen kognitiven Prozessen und systemischen Faktoren ist auch für die Dynamik der Unfallentstehung in dem geschilderten Fall verantwortlich: Eine Reihe an organisationalen Faktoren (z. B. ungenügende Personaldecke sowohl in der Blutbank als auch auf der Intensivstation, fehlende Supervision von Ärzten in der Ausbildung, ungenügende Qualifikation des Personals) hatte bereits seit längerem den Sicherheitsspielraum aller Beteiligten eingeengt und damit das System »verwundbarer« gemacht. Es musste nur noch ein Moment der Unaufmerksamkeit durch den Assistenzarzt hinzukommen und das Unheil konnte seinen Lauf nehmen. Doch selbst diese Unaufmerksamkeit kann nicht mit »Nachlässigkeit« gleichgesetzt werden. Auch sie hat, wie in den folgenden Kapiteln deutlich wird, ihre Wurzeln in alltäglichen kognitiven Prozessen. Um daher menschliches Fehlverhalten und dessen Auswirkung auf die Patientensicherheit wirklich verstehen zu können, muss man sich mit den Grundlagen menschlichen Denkens und Handelns und mit deren Auswirkung auf das Verhalten von Individuen und Teams auseinander setzen. Tut man dies nicht, wird man die Entstehung kritischer Situationen nicht differenziert betrachten können. Fehlhandlungen werden dann ausschließlich als moralisches Problem verkannt. Die Prinzipien, die sich in diesem Zusammenhang beschreiben lassen, finden sich auch auf den Ebenen von Management, der Organisation und den politischen Rahmenbedingungen des Gesundheitswesens wieder. Denn wie gesagt: die »Human Factors« sind überall im Spiel (◘ Abb. 1.1).

1.2.1 Das Individuum

»Irren ist menschlich!« Was als Sprichwort über Jahrhunderte tradiert wurde, um Menschen nach begangenen Fehlhandlungen zu trösten, hat sich in den kognitiven Wissenschaften als fundamentale Erkenntnis bewahrheitet: Fehlhandlungen sind untrennbar mit den Stärken der menschlichen Kognition verbunden, und kein Mensch kann sich dieser »Kehrseite« der menschlichen Denkleistung entziehen. Betrachtet man Fehlhandlungen unter der Fragestellung, welche Formen sie annehmen können, so lassen sie sich auf vielfältige Weise klassifizieren. Fragt man jedoch, wodurch sie verursacht werden, so findet man nur einige wenige psychische Prinzipien, die ihnen allen zugrunde liegen (► Kap. 3). Diese Prinzipien sind auf den Ebenen der Wahrnehmung, des Erkennens und der Verarbeitung von Informationen zu finden. Kennt man diese Prinzipien, kann man die Entstehung von Fehlern verstehen. Neben diesen psychischen Prinzipien üben sowohl Emotionen als auch Motive einen nicht zu vernachlässigenden Einfluss auf menschliches Han-

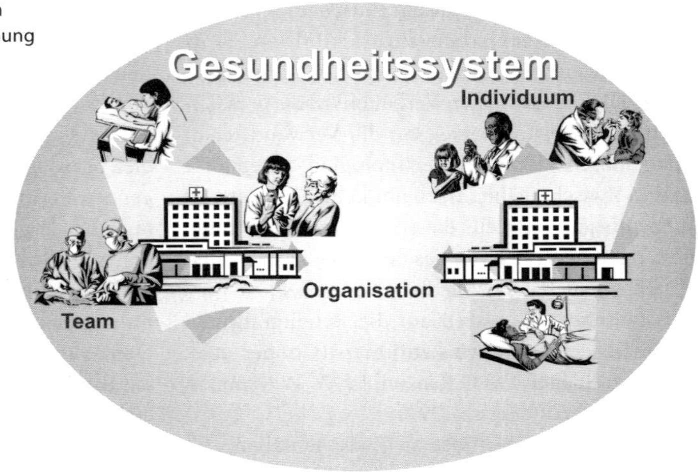

Abb. 1.1 Darstellung der verschiedenen Ebenen, die von der Human Factors-Forschung untersucht werden

deln aus. Einige dieser grundlegenden Mechanismen, die in den Kapiteln 4–10 näher ausgeführt werden, seien bereits jetzt beispielhaft aufgeführt:

- Menschliches Verhalten folgt immer einer »Psycho-Logik«, bei der Denken, Gefühle und Motive das Handeln regulieren (► Kap. 4). Menschen sind daher nicht zu »rein rational« begründbaren Handlungen fähig.
- Menschen nehmen nicht »die Realität« war. Die Wirklichkeit ist immer ein persönliches »Konstrukt«, das von Vorerfahrungen und Erwartungen mindestens genauso bestimmt wird, wie von der zugrunde liegenden sensorischen Information (► Kap. 6).
- Haben Menschen sich einmal auf eine »Realität« festgelegt, so neigen sie dazu, jede neue Informationen durch Verzerrung der momentanen Vorstellung »anzupassen«, anstatt die Informationen als mögliches Korrektiv zu verwenden.
- Menschen versuchen mit allen Mitteln, ein Gefühl von Kompetenz aufrecht zu erhalten. Wichtiger als die Lösung eines Problems, und sei es noch so vital für den Patienten, ist die empfundene Notwendigkeit des Gefühls, die Situation oder zumindest relevante Aspekte davon unter Kontrolle zu haben.
- Das Setzen von Zielen, das Lösen von Problemen und das Treffen von Entscheidungen sind Prozesse, die durch eine ganze Reihe an Faktoren, z. B. Stress (► Kap. 9) beeinträchtigt werden können.

Manche der angesprochenen Fehler lassen sich von außen betrachtet rasch identifizieren. Wenn auf den Begleitscheinen für Erythrozytenkonzentrate ein anderer Name steht als der des transfusionspflichtigen Patienten, so ist dies offensichtlich. Treten Fehler hingegen während der Informationsverarbeitung oder der Planung auf oder sind sie in ungenügender Teamarbeit begründet, sind sie wesentlich schwieriger zu identifizieren.

1.2.2 Das Team

Im Vergleich zu einem Individuum können Teams auf größere kognitive Ressourcen zurückgreifen. Dies ermöglicht ihnen, mehr Informationen zu verarbeiten, Situationsmodelle zu entwickeln und Handlungsoptionen zu generieren. Hat man sich auf eine Vorgehensweise geeinigt, so können Teams die Arbeitsbelastung auf viele Schultern verteilen und damit einer Überlastung des Einzelnen vorbeugen. Dem Arzt im Fallbeispiel fehlte diese Unterstützung. Obwohl er sich mit Pflegekräften die Schicht teilte, handelte er so, als wäre er auf sich allein gestellt. Die Anwesenheit anderer ist aber nicht notwendigerweise eine Hilfe. Arbeiten im Team kann die Leistung eines einzelnen Teammitglieds auch schwächen. Dies ist immer dann der Fall, wenn grundlegende Prinzipien erfolgreicher Teamprozesse vernachlässigt werden oder Teams unter Stress stehen. Es entwickelt sich dann eine interne Teamdynamik, die die Leistung beeinträchtigen kann.

Beispielsweise:

- passen Menschen sich oft der Mehrheitsmeinung im Team an und unterdrücken eigene, sachlich begründete Bedenken,
- werden aufgrund der wahrgenommen Hierarchie und einer Unterordnung vor jeglicher Art von Autorität gerechtfertigte Einwände nicht artikuliert und Kritik zurück gehalten,
- entstehen durch unklare Sprache, mangelndes Zuhören und durch ungeklärte Beziehungsstörungen Missverständnisse in der Kommunikation,
- neigen Gruppen unter Druck dazu, Informationsflüsse und Entscheidungen zu zentralisieren.

Im Fallbeispiel waren sowohl Kommunikation als auch Führungsverhalten beeinträchtigt. Aufgrund von akutem Personalmangel waren die beteiligten Personen nicht in der Lage, die Arbeitsbelastung sinnvoll zu verteilen. Wie schon zuvor bei den individuellen Faktoren wird auch bei der Teamarbeit offensichtlich, wie abhängig Teams von organisationalen Rahmenbedingungen sind. Die Themen »Teamarbeit«, »Kommunikation« und »Führung« sind Gegenstand der ► Kapitel 11–13.

1.2.3 Die Organisation

Das Gesundheitswesen hat sich zu einem der größten und komplexesten sozio-technischen Systeme der westlichen Kultur entwickelt. Dieses System »Patientenversorgung« setzt sich wiederum aus vielen Subsystemen zusammen: Kliniken, Praxen, Rettungsdienst, Labors, Pharmaindustrie, Medizingerätehersteller, um nur einige zu nennen, besitzen eine jeweils eigene Organisationskultur und bringen sehr unterschiedliche finanzielle, technische und personelle Ressourcen in das Gesamtsystem ein. Insbesondere von den direkt an der Patientenversorgung beteiligten Organisationen wird erwartet, mehrere widersprüchliche Ziele erfolgreich ausbalancieren zu können. Sie sollen sowohl eine gleichbleibend hohe Qualität der Patientenversorgung und ein Höchstmaß an Patientensicherheit gewährleisten und gleichzeitig wirtschaftlich arbeiten und Kosten reduzieren. In dem Fallbeispiel des Transfusionsfehlers wären unter anderem die ärztliche Besetzung von Intensivstationen, die personelle Ausstattung einer Blutbank und das Klima innerhalb der Organisation, das verhindert hat, dass Entscheidungen von Medizinern hinterfragt werden, Beispiele dafür, wie Organisationen Einfluss auf die Arbeitsbedingungen vor Ort nehmen können.

Grundsätzlich lässt sich festhalten, dass Organisationen sowohl Quantität als auch Qualität der Gesundheitsversorgung über folgende Variablen beeinflussen können (► Kap. 14–15):

- Strukturen und Prozesse
- Ausstattung und Einrichtung
- Personalwirtschaft in Krankenhäusern (Personaleinsatz, Weiterbildung etc.)
- Teamarbeit und Führung
- Kommunikation
- Organisationskultur
- Organisationale Lernprozesse

1.2.4 Das System Gesundheitswesen

Krankenhäuser, Rettungsdienste und andere Organisationen des Gesundheitswesens müssen unter den wechselnden Rahmenbedingungen des Gesundheitssystems, der geltenden Gesetze und der volkswirtschaftlichen Entwicklung arbeiten. Diese Rahmenbedingungen beeinflussen zum Teil erheblich die Mittel und Möglichkeiten, Patientensicherheit in allen Bereichen der Patientenversorgung als Priorität zu verankern. Da diese Einflüsse sehr heterogen und multikausal sind, ist es mitunter schwer, den Einfluss einer einzelnen Stellgröße beurteilen und künftige Entwicklungen bei Veränderungen vorhersagen zu können. Da sie alle jedoch beeinflussen, wie viel Geld für Patientensicherheit zur Verfügung steht und welche Anstrengungen gesellschaftlich gewollt sind (und dann auch bezahlt werden), ist ihr Einfluss allgegenwärtig. Beispiele für Faktoren, die jenseits des Einflussbereichs einer Organisation liegen, sind beispielsweise:

- Der durch die Ökonomisierung der Gesundheitssysteme bedingte steigende Kostendruck auf die Krankenhäuser
- Das momentane Finanzierungsmodell innerhalb des Gesundheitswesens (Steuermodell,

Sozialversicherungsbeiträge, gesetzliche oder private Krankenversicherung und deren Zuschüsse), das über die Höhe der zur Verfügung stehenden Gelder und über deren Allokation entscheidet
- Nationale und internationale Arbeitszeitgesetze, die in der Vergangenheit zu höheren Personalkosten geführt haben, die die Organisationen selbst decken müssen
- Aus- und Weiterbildungsordnungen für Heilberufe und die damit verbundenen Kosten
- Sonstige gesetzliche Regulierungen

1.3 Fehler in der Akutmedizin

Mitte der 80er Jahre des vergangenen Jahrhunderts wurde die Thematik menschlicher Fehlhandlungen in der Medizin von mehreren interdisziplinären Forschungsgruppen aufgegriffen. Da Anästhesisten davon überzeugt waren, dass ihr Fachgebiet viele Eigenschaften mit anderen Hochrisikotechnologien teilt, waren sie die erste Gruppe von Medizinern, die eine Kooperationen mit Human Factors-Spezialisten anstrebten (z. B. Cooper et al. 1978; Currie 1989). Substanzielle Forschungsergebnisse haben diese »Verwandtschaft« bestätigt und zu vielen Erkenntnissen darüber geführt, welche Anforderungen Notfallsituationen in der Medizin an menschliches Problemlösen, Entscheiden und an die Teamarbeit stellen. Fehlhandlungen, so die übereinstimmende Erkenntnis, nehmen unter diesen Bedingungen zu. Wenngleich der Schluss naheliegt, aus der höheren Inzidenz von Handlungsfehlern auf eine generell erhöhte Patientengefährdung in Notfallsituationen zu schließen, so ist es keinesfalls trivial, diese Annahme durch Studien zu erhärten.

Dies liegt zunächst an grundlegenden methodologischen Problemen. Es ist bis heute nicht geklärt, welche Form der Datenerhebung »die Realität« am besten abbildet: Sollen Patientenakten retrospektiv aufgearbeitet werden, um möglichst große Fallzahlen zu erhalten? Sollte ein verpflichtendes Meldesystem eingeführt werden, damit möglichst alle sich daran beteiligen? Sollten Meldungen freiwillig sein, damit die Antworten möglichst umfassend sind? Oder sollte man generell nur Beobachtungen am Arbeitsplatz durch Dritte durchführen, damit die Daten »objektiv« und unverfälscht sind (Handler et al. 2000)? Da jedoch die Datenerhebung bis heute sehr heterogen und entscheidend durch lokale Gegebenheiten beeinflusst ist, sind die verfügbaren Daten in ihrer Art und Qualität nur schwierig miteinander vergleichbar. Die Art und Qualität der Daten jedoch hat maßgeblich darauf Einfluss, welche Rückschlüsse daraus gezogen werden können. Angesichts dieser nach wie vor ungelösten methodologischen Fragen kennen wir bis heute nicht das »wirkliche« Ausmaß des Problems.

Darüber hinaus gibt es ein weiteres, ganz grundlegendes Problem: Während die meisten Studien Sachverhalte mit wenig Aufwand *beschreiben* können (beispielsweise, wie häufig bestimmte Fehlhandlungen in einem definierten Zeitraum auf einer Intensivstation beobachtet werden können), ist es sehr viel schwieriger, beobachtetes Verhalten zu *erklären*, um damit einen Zugang zu den Ursachen zu bekommen. Will man bestimmte menschliche Verhaltensweisen verstehen lernen, so tut man dies mithilfe von Studien, die sich an Paradigmen aus der Sozial- und Verhaltensforschung orientieren. Das Design dieser Studien ist so angelegt, dass im Labor genau definierte, exakt reproduzierbare Bedingungen vorliegen, um Zusammenhänge von Faktoren aufdecken zu können. Für das Verständnis von Fehlern in realen Arbeitsplätzen sind diese Studien nur sehr begrenzt hilfreich, da nicht genau bekannt ist, welche internen und externen Bedingungen für die Handelnden vorhanden waren. Man kann also im Einzelfall keine eindeutige Ursachen-Wirkungsbeziehung beschreiben. Um dennoch ein Phänomen in realen (Arbeits-)Umgebungen erklären zu können, ist man auf eine Kombination der Erkenntnisse aus mehreren Studien angewiesen. Nur unter den genannten methodologischen Einschränkungen können die im Folgenden aufgeführten Daten gesehen werden: Weder sind sie vollständig, noch geben sie einen repräsentativen Querschnitt über die verschiedenen Teilbereiche der Akutmedizin wieder. Sie sind als eine Zusammenstellung von Fehlern zu sehen, die dem Leser eine Vorstellung davon vermitteln soll, wie groß das Problem ist, und aus welcher Art von Fehlern es sich zusammensetzt.

1.3.1 Fehler in der präklinischen Notfallmedizin

Neben den allgemeinen Eigenschaften einer Notfallsituation (► Kap. 2) ist die präklinische Notfallmedizin vor allem durch die ständig wechselnden Einsatzorte und die gelegentliche Zusammenarbeit in ad-hoc-Teams verschiedener Berufsgruppen (Feuerwehr, Polizei) charakterisiert. Obwohl diese ständig wechselnden Randbedingungen vermuten lassen, dass es in der präklinischen Patientenversorgung häufig zu Fehlhandlungen kommt, findet sich zu dieser Fragestellung ausgesprochen wenig Literatur.

Die Fragestellungen der vorhandenen Publikationen lassen sich in mehrere Themenbereiche aufteilen.

- Die erste Gruppe von Untersuchungen konzentriert sich auf die *angemessene Ausübung manueller Tätigkeiten am Einsatzort* (z. B. Intubation, das Legen von i.v.-Zugängen).
- Die zweite Gruppe untersucht die *diagnostische Urteilsfindung unter Notfallbedingungen* anhand der Übereinstimmung von Primärdiagnose mit der Entlassungsdiagnose. Die Zuverlässigkeit von präklinisch getroffenen Diagnosen scheint relativ hoch zu sein, unabhängig davon, ob die Versorgung durch Notärzte (z. B. Arntz et al. 1997; Carron et al. 2010; Sefrin u. Sellner 1992) oder Rettungsdienstpersonal (»Paramedics«, z. B. Buduhan u. McRitchie 2000; Enderson et al. 1990; Esposito et al. 1999) erfolgte. Jedoch gibt es auch hier Ausnahmen mit teils alarmierenden Zahlen (■ Tab. 1.1). Insbesondere bei der pädiatrischen Patientengruppe scheint ein hoher Schulungsbedarf zu bestehen (z. B. Esposito et al. 1999; Peery et al. 1999).
- Eng damit verwandt sind Publikationen, die sich mit der Schwierigkeit auseinandersetzen, die Rettungsdienstpersonal mit der realistischen Einschätzung der *Transportfähigkeit eines Patienten* hat. Hier sind wiederholt Bedenken über die Vorgehensweise von Rettungsdienstpersonal geäußert worden (z. B. Brown et al. 2009; Rittenberger et al. 2005).
- Die Analyse von *Medikamentenfehlern*, z. B. Unvertrautheit mit selten verabreichten Medikamenten, Fehler bei der Berechnung der Dosis, Verabreichung der falschen Dosis (z. B. Bernius et al. 2008; Vilke et al. 2007) nimmt, ähnlich den innerklinischen Studien, einen breiten Raum ein.

■ Tab. 1.1 Häufigkeit von diagnostischen und therapeutischen Fehlern in der präklinischen Notfallmedizin

Häufigkeit von Fehlern	Quelle
8–24% aller Verletzungen bei erwachsenen Traumapatienten werden übersehen	Buduhan u. McRitchie 2000 ; Linn et al. 1997
In 20% der pädiatrischen Traumapatienten werden Verletzungen übersehen	Esposito et al. 1999
59% aller Wirbelsäulenverletzungen werden prähospital nicht diagnostiziert	Flabouris 2001
2% aller ärztlichen Handlungen während einer Reanimation sind fehlerhaft	Holliman et al. 1992
Rettungsdienstpersonal übersah in 28% der Apoplex-Patienten die klinischen Symptome	Kothari et al. 1995
Bei der Versorgung von Schädel-Hirn-Traumata werden im Mittel 19 vermeidbare Fehler pro Patient begangen; jeder 2. Fehler beeinträchtigt die neurologische Erholung	McDermott et al. 2004
Die Inzidenz von Sättigungsabfällen (SpO^2<90%) und Blutdruckabfällen (RR syst<90) bei prähospital durchgeführten Narkoseeinleitungen ist 18% bzw. 13%	Newton et al. 2008
Bei Kindern werden 20% der traumatischen Verletzungen übersehen	Peery et al. 1999
9% aller Paramedics hat in den vergangenen 12 Monaten einen Medikamentenfehler begangen	Vilke et al. 2007
22,7% aller von Paramedics durchgeführten Intubationen waren fehlerhaft	Wang et al. 2009

- Andere Studien untersuchen, inwieweit sich das Handeln am Einsatzort an *etablierten Leitlinien und standardisierten Behandlungsprotokollen orientiert* (z. B. Fairbanks et al. 2008; Rittenberger et al. 2005).

Möglicherweise scheint in der präklinischen Patientenversorgung noch mehr als in anderen Bereichen der Medizin eine Kultur der Beschämung und des Schweigens einer konstruktiven Auseinandersetzung mit Fehlern im Wege zu stehen. In vertraulichen Interviews haben Rettungsdienstmitarbeiter wiederholt erklärt, dass Inkompatibilität verwendeter Ausrüstungsgegenstände, mangelnde Standardisierung unter den beteiligten Hilfsorganisationen und Abweichungen von existierenden Behandlungsprotokollen häufig zu Fehlern führen. Somit darf berechtigt davon ausgegangen werden, dass die Dunkelziffer von Fehlern in der präklinischen Patientenversorgung hoch ist. Ob sich unter der Unbestimmtheit und dem Zeitdruck einer präklinischen Notfallsituation das Handeln von Notärzten von dem ihrer innerklinischen Kollegen unterscheidet, ist bisher nicht untersucht worden.

1.3.2 Fehler in der Notaufnahme und im Schockraum

Kein anderer Arbeitsbereich in der Medizin dürfte durch eine so hohe Komplexität, Entscheidungsdichte und Zeitdruck gekennzeichnet sein, wie die zentrale Notaufnahme, die im angloamerikanischen Gesundheitssystem für alle Erkrankungen und Traumata und für Patienten aller Altersgruppen geöffnet ist. Ein wesentliches Merkmal ist somit die fast unbegrenzte Zahl potenzieller Patienten oder Krankheitsbilder mit der daraus resultierenden Kombination aus Patientengruppen, Verletzungsmustern und Krankheiten jeglicher Art und Schwere (Cosby u. Croskerry 2009). Dieser Umstand ist in mehrerer Hinsicht bedeutsam:

- Die große Anzahl an in Frage kommenden Differentialdiagnosen trägt zur Diagnoseunsicherheit bei und könnte die hohe Rate an Nachlässigkeiten erklären, die bei der Diagnosestellung begangen werden (Thomas et al. 2000).
- Für viele Patienten wird nach der Erstbeurteilung eine weiterführende Diagnostik (Radiologie, Kardiologie) und eine konsiliarische Beurteilung notwendig. Die interdisziplinär ausgelegte Versorgung bietet somit zahlreiche Schnittstellen zu anderen Abteilungen, an denen es zu Informationsverlust und Missverständnissen kommen kann.
- Da in den (angloamerikanischen) Notaufnahmen auch Kinder versorgt werden, sind diese stärker gefährdet als Erwachsene: Einerseits fehlt Erfahrung mit diesem Patientenkollektiv, da pädiatrische Notfälle selten sind und in der Regel auch kein spezielles pädiatrisches Notfalltraining absolviert wurde, andererseits kann man Säuglinge und Kinder vielerorts gar nicht adäquat versorgen, da altersentsprechendes Equipment fehlt (IOM 2006).

Die in der Notfallversorgung von Patienten anfallenden Aufgaben verlangen Ärzten und Pflegekräften gleichermaßen besondere Fähigkeiten ab, die nicht notwendigerweise im Rahmen der Ausbildung erworben wurden: Häufig müssen mehrere Patienten gleichzeitig betreut und deren weiterführende Diagnostik überwacht werden, so dass die zur Verfügung stehenden Ressourcen permanent neu zugeordnet werden müssen. Dies verlangt von den verantwortlichen Personen, dass sie ihre Aufmerksamkeit gezielt zwischen den konkurrierenden Aufgaben hin- und herwechseln lassen. Obwohl diese Aufgabe an sich bereits anspruchsvoll genug ist, wird sie durch Faktoren wie häufige Unterbrechungen (Chisholm et al. 2000), schnelle Patientenwechsel, unzureichende Zeit für eine ausführliche Problemlösung sowie durch unzureichende Supervision erschwert (Hendrie et al. 2007).

Neben den allgemeinen Charakteristika der Notaufnahme können auch Eigenschaften der Notfallpatienten die Wahrscheinlichkeit für Fehlentscheidungen und Patientenschädigungen erhöhen:

- Die meisten Patienten erreichen aufgrund eines plötzlichen Traumas oder einer akuten Erkrankung die Notaufnahme unvorbereitet. Somit haben sie weder eine vollständige Krankengeschichte noch eine Liste aktueller Medikamente parat. Nicht selten erfolgt die Aufnahme außerhalb regulärer Arbeitszeiten, so dass keine Möglichkeit besteht, den zuständigen Hausarzt zu kontaktieren.

■ Tab. 1.2 Häufigkeit von diagnostischen und therapeutischen Fehlern in der Notaufnahme und im Schockraum

Häufigkeit von Fehlern	Quelle
27% aller Myokardinfarkte werden wegen atypischer oder fehlender Symptome primär nicht erkannt	Chan et al.1998
Fehlerinzidenz bei Traumapatienten 4%; 6% werden als vermeidbar eingestuft; der häufigste Fehler ist die übersehene intraabdominelle Blutung	Davies 1992
In 9% der Traumapatienten werden Verletzungen in der Erstuntersuchung übersehen	Enderson et al. 1990
Die generelle Fehlerinzidenz von 3% ist in 50–70% auf Nachlässigkeit zurückzuführen; 90% davon sind vermeidbar	Kohn et al. 1999
23% aller Intubationen im Schockraum werden fehlerhaft durchgeführt	Mackenzie et al. 1996
3,5 Fehler werden pro Patient mit spinalem oder zerebralem Trauma begangen; die Fehler tragen zur neurologischen Beeinträchtigung bei	McDermott et al. 2004
In 25% der aufgenommenen Patienten kommt es zu diagnostischen Fehlern	O'Connor et al 1995
Literaturübersicht zeigt 1,3–39% übersehener oder verspätet gestellter Diagnosen; in 15–22% dieser Patienten waren die übersehenen Diagnosen von signifikanter Bedeutung	Pfeifer und Pape 2008
2–3% aller Patienten mit Akutem Koronarsyndrom werden trotz Diagnose nicht stationär aufgenommen	Pope et al. 2000; McCarthy et al. 1993
Pro Patient in der Notaufnahme werden 8,8 Fehler in der Teamarbeit begangen	Risser et al. 1999
2–9% aller Traumapatienten versterben aufgrund vermeidbarer Fehler; die Mehrheit der Fehler ereignet sich während der initialen Reanimationsphase	Simon et al. 1999

- Die aktuelle klinische Situation ist eine Momentaufnahme, und nur diese ist der Diagnostik unmittelbar zugängig. Bezüglich des bisherigen Verlaufs müssen sich Ärzte und Pflege auf die Auskünfte des Patienten verlassen.
- Eine Kommunikation mit dem Patienten ist bei Bewusstlosigkeit nicht möglich. Bewusstseinsklare Patienten können ängstlich oder unkooperativ sein oder sich aufgrund von Sprachbarrieren unzureichend verständlich machen.
- Aufgrund der Schwere ihres Traumas oder ihrer Erkrankung zeigen manche Patienten in der Notaufnahme eine niedrigere Toleranz gegenüber Fehlern. Sind physiologische Reserven bereits aufgebraucht, können Patienten bereits aufgrund von kleinen Fehlhandlungen dekompensieren.

Angesichts der enormen Komplexität der täglichen Aufgaben in einer Notaufnahme, welche die kognitive Kapazität eines Individuums rasch erschöpfen kann, spielt Teamarbeit eine wesentliche Rolle bei der Vermeidung und der Entdeckung von Fehlern. Typische Probleme der Notaufnahme zeigt ■ Tab. 1.2.

1.3.3 Fehler auf der Intensivstation

Kritisch kranke Patienten benötigen eine wesentlich intensivere Betreuung durch Pflegekräfte und Ärzte als Patienten auf einer Normalstation. Aufgrund der häufigeren Handlungen am Patienten und aufgrund der oftmals verbundenen Invasivität der Maßnahmen sind diese Patienten einem höheren Risiko für iatrogene Schädigungen oder pflegerische Fehlhandlungen ausgesetzt. Akute Organdysfunktionen und Komorbiditäten limitieren die pathophysiologischen Kompensationsmöglichkeiten und können die Auswirkungen von Fehlhandlungen drastisch verstärken.

Viele Untersuchungen bestätigen, dass Zwischenfälle und schwerwiegende Fehler auf der Intensivstation häufig vorkommen und vital bedrohlich sein können (z. B. Rothschild et al. 2005). Das Entstehen von Fehlern auf einer Intensivstation wird neben der Schwere der Erkrankung durch strukturelle, technische und organisatorische Mängel begünstigt:

- Viele Studien führen die Fehlhandlungen auf den »ergonomischen Alptraum Intensivstation« zurück: die Unübersichtlichkeit von Zugängen und Leitungen, die Unzugänglichkeit des Patienten im Bett, unzureichende Beleuchtung und konstanter Umgebungslärm, der Alarme überdecken kann
- Ein häufiges Problem sind Medikationsfehler sowohl aufgrund fehlerhafter Anordnungen als auch aufgrund ungenügende Beschriftung von Spritzen und Perfusoren (z. B. Valentin et al. 2009)
- Probleme mit dem technischen Equipment sind seltener, können aber dennoch zu einer Patientengefährdung führen (z. B. Donchin u. Seagull 2002, Sanghera et al. 2007)
- Die Arbeitsbelastung – definiert als das Verhältnis von Patienten zu Pflegekräften bzw. behandelnden Ärzten – erlaubt häufig nur eine sehr eingeschränkte Betreuung
- Kommunikationsprobleme zwischen Ärzten und Pflegepersonal sind für eine Vielzahl an Fehlbehandlungen verantwortlich

Von den tabellarisch aufgeführten Studien haben die meisten ihren Fokus auf Fehler in der »alltäglichen« Versorgung gelegt. Die Daten erlauben daher keine Rückschlüsse darauf, ob die aufgeführten Fehler noch häufiger in kritischen Situationen als unter Routinehandeln vorkommen. ◘ Tab. 1.3 stellt die Größenordnung des Problems von Behandlungsfehlern auf einer Intensivstation dar.

1.3.4 Fehler in der anästhesiologischen Patientenversorgung

Die Einleitung und Aufrechterhaltung einer Narkose ist immer ein potenziell gefährliches Unterfangen, das dem Patienten keinen unmittelbaren Nutzen bringt. Der durch hochpotente Medikamente herbeigeführte Verlust von Vitalfunktionen trägt immer das Risiko in sich, dass Patienten Schaden nehmen können. In dem Bestreben, den Charakter dieser Gefährdung besser zu verstehen, begannen Anästhesisten bereits vor über 50 Jahren, systematisch die Häufigkeit und Natur von perioperativen Zwischenfällen zu erfassen (Beecher u. Todd 1954). Die dadurch gewonnenen Erkenntnisse über perioperative Morbidität und Mortalität führten zu einer Reihe an Veränderungen, mit deren Hilfe die Sicherheit und Qualität der anästhesiologischen Patientenversorgung erheblich verbessert werden konnte. Aufgrund seiner Vorreiterrolle in der Prävention und Bewältigung von Handlungsfehlern wird das Fach Anästhesiologie innerhalb der Medizin bis heute als Modell für Patientensicherheit angesehen (Kohn et al. 1999; Cooper u. Gaba 2002).

Probleme mit und Ausfälle von medizinischen Geräten, die in den Anfangsjahren nicht selten beobachtet wurden, sind aufgrund technologischer Entwicklungen stark in den Hintergrund getreten. Medikamentenfehler, Probleme mit dem Management des schwierigen Atemwegs, Kreislaufstörungen und pulmonale Komplikationen sind die häufigsten kritischen Situationen, mit denen Anästhesisten konfrontiert werden.

Im anästhesiologischen Aufwachraum kann es zu Zwischenfällen aufgrund eines Überhangs an Narkosemedikamenten und Relaxanzien kommen, wobei diese mittlerweile dank neuerer Pharmaka selten geworden sind. Daneben werden Obstruktionen der oberen Atemwege, allergische Reaktionen und die Folgen von inadäquatem Volumenmanagement beobachtet. ◘ Tab. 1.4 gibt eine Übersicht über Fehler in der anästhesiologischen Patientenversorgung.

1.4 »Human Factors« ermöglichen sicheres Handeln

Patientensicherheit ist ein gefährdetes Gut, und die »Human Factors« tragen maßgeblich zu dieser Gefährdung bei. Was in der Diskussion um den Einfluss von »Human Factors« auf die Patientensicherheit gerne übersehen wird, ist die Tatsache, dass eben jene »Human Factors« auch der Grund dafür sind, dass eine erfolgreiche Bewältigung von Zwischenfällen weitaus häufiger ist als Ausgänge mit Patientenschaden oder ein tödlicher Verlauf. Wie

Tab. 1.3 Häufigkeit und Ursache von Fehlern in der Intensivmedizin

Häufigkeit von Fehlern	Quelle
15% aller Patienten erleiden eine unerwünschte Arzneimittelwirkung oder einen Medikamentenfehler	Benkirane et al. 2009
Von 100 Medikamentenverschreibungen sind 3,6 fehlerhaft; in 81% handelt es sich um klinisch relevante Fehler	Buckley et al. 2007
63–83% aller kritischen Ereignisse sind auf menschliche Fehler zurückzuführen	Cullen et al. 1997
Bei 26,8% aller Patienten wird mindestens 1 Fehler begangen; für 10% der Patienten haben diese Fehler negative Konsequenzen; treten mehr als 2 Fehler auf, erhöht sich das Mortalitätsrisiko um den Faktor 3	Garrouste-Orgeas et al. 2010
Jeder 10. Neuzugang der Intensivstation wurde aufgrund eines vorangegangenen Behandlungsfehlers intensivpflichtig	Darchy et al.1999
13–51% aller Zwischenfälle sind potenziell für den Patienten bedrohlich	Donchin et al. 1995; Beckmann et al. 2003
Pro Patient werden täglich 0,3–1,7 fehlerhafte Handlungen begangen	Donchin et al. 1995; Beckmann et al. 2003
31% der Patienten erleiden während ihres Intensivaufenthalts eine iatrogene Komplikation	Donchin et al. 1995
Jeder 3. Fehler ist durch fehlerhafte Kommunikation bedingt	Giraud et al. 1993
15% aller Patienten erleiden ein unerwünschtes Ereignis; 92% der Fehler sind vermeidbare menschliche Fehlhandlungen	Graf et al. 2005
20% aller Medikamentengaben sind fehlerhaft	Kopp et al. 2006
Während der ersten 7 Tage nach Aufnahme erleiden 55% aller Hochrisiko-Neugeborenen einen oder mehr Fehler; in 84% handelt es sich dabei um Medikamentenfehler	Lerner et al. 2008
Bei 36,1% aller Interhospitaltransfere kam es zu unerwünschten Ereignissen; in 67% waren es vermeidbare menschliche Fehler	Lim u. Ratnavel 2008
20,2% aller Intensivpatienten erleiden eine unerwünschtes Ereignis	Rothschild et al. 2005
Pädiatrische Intensivpatienten <28. SSW und <1500 g Geburtsgewicht sind besonders gefährdet; 56% aller unerwünschten Ereignisse waren vermeidbar	Sharek et al. 2006
Es treten 74,5 Medikamentenfehler pro 100 Patiententage auf; 1% aller Patienten sterben aufgrund eines Medikamentenfehlers	Valentin et al. 2009
63–83% aller Zwischenfälle sind auf menschliches Versagen zurückzuführen	Wright et al. 1991; Giraud et al. 1993; Beckmann et al. 1996; Buckley et al. 1997
Die Mehrzahl der Fehler (15–60%) betrifft Medikamentenverordnungen	Wright et al. 1991; Giraud et al. 1993; 1994; Donchin et al. 1995

Tab. 1.4 Häufigkeit von diagnostischen und therapeutischen Fehlern in der Anästhesie und im Aufwachraum

Häufigkeit von Fehlern	Quelle
4% aller Zwischenfälle sind auf nicht vorhersehbare Reaktionen des Patienten zurückzuführen; 69–82% aller kritischen Ereignisse wären vermeidbar gewesen	Arbous et al. 2001
27–30% aller Zwischenfälle sind auf die bewusste Übertretung geltender Regeln zurückzuführen	Buckley et al. 1997; Chopra et al. 1992
31–82% aller Zwischenfälle sind auf menschliches Versagen, 9–21% auf technische Probleme zurückzuführen	Cooper et al. 1978; Kumar et al. 1988; Currie 1989; Chopra et al. 1992; Webb et al. 1993; Buckley et al. 1997; Arbous et al. 2001; Bracco et al. 2001
Fehler im Aufwachraum betrafen die Atemwege (43%), das kardiovaskuläre System (29%) und die Medikamentenfehlapplikation (11%); ursächlich waren fehlerhaftes Entscheiden (18%), Kommunikationsprobleme (14%) und eine fehlerhafte Einschätzung des Patientenstatus (7%) verantwortlich; technische Probleme traten nur in 7% auf	Kluger u. Bullock 2002
29% der Patienten mit einem Behandlungsfehler mussten vom Aufwachraum auf eine Intensivstation oder Intermediate Care Station verlegt werden	Kluger u. Bullock 2002
In 2,5% aller Kinderanästhesien kommt es zu Zwischenfällen	Marcus 2006
0,2% aller Patienten im Aufwachraum müssen reintubiert werden; in 70% ist dies auf die vorhergehende Narkoseführung zurückzuführen	Mathew et al. 1990
In 0,01% der Medikamentengaben kommt es zu einem Medikamentenfehler; 42% davon sind auf Spritzenverwechslung zurückzuführen	Sakaguchi 2008
25% aller letal endenden Behandlungsfehler waren auf ungenügende Kommunikation zurückzuführen, 10% auf organisationale Strukturen	Webb et al. 1993
Bei 22% der Patienten kommt es im Aufwachraum zu geringfügigen unerwünschten Ereignissen (»minor incidents«); 0,2% der Ereignisse sind schwerwiegend	Webb et al. 1993
1 Medikamentenfehlgabe kommt alle 133 Narkosen vor; 20% davon sind Verwechslungen zwischen Medikamenten verschiedener Klassen	Webster et al. 2001

Janus (Abb. 1.2), jener doppelgesichtige Gott aus der römischen Mythologie, der in zwei entgegengesetzte Richtungen zugleich sehen konnte, so zeigt auch der »Faktor Mensch« zwei Gesichter: Er ist für die Entstehung von kritischen Situationen verantwortlich und er stellt gleichzeitig die entscheidende Ressource dar, mit deren Hilfe diese Situationen erkannt und erfolgreich bewältigt werden können. Jedes Mal, wenn ein achtsamer Mitarbeiter eine kritische Situation (Abb. 1.3) oder einen Fehler bemerkt, die richtige Diagnose stellt und Korrekturen einleitet, bevor sich Konsequenzen entwickeln, sind »Human Factors« im Spiel: »Human Factors« verhindern Patientenschädigung. Richtiges Handeln und Fehler sind somit zwei Seiten der gleichen Medaille; sie sind das »Haben« und »Soll« in der kognitiven Bilanz (Reason 1990). Daher sollte der »Faktor Mensch« niemals nur mit »Risikofaktor« gleichgesetzt werden.

In dem Wissen um dieses doppelte Gesicht des »Faktors Mensch« versuchten die zivile und militärische Luftfahrt bereits frühzeitig, dieses »andere Gesicht« konstruktiv zu nutzen und die Kompetenz der Piloten in Kommunikation und Teamarbeit zu schulen (Wiener et al. 1993). Im vergangenen Jahrzehnt ist auch in der Medizin das Interesse an jenen Fähigkeiten stetig gewachsen, die nicht an medizinisches Fachwissen gekoppelt aber für eine sichere

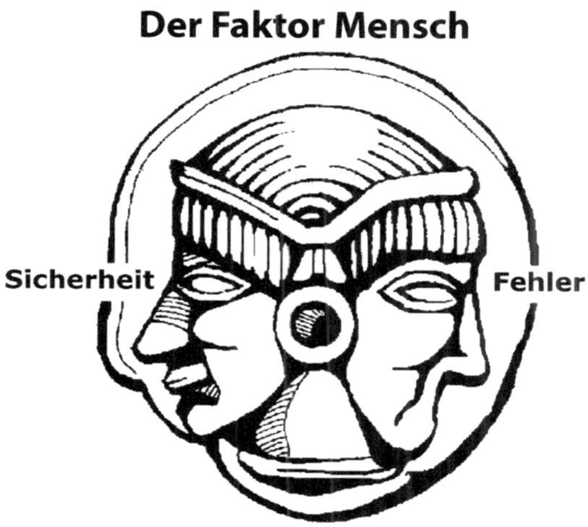

Abb. 1.2 Der Faktor Mensch und der zweiköpfige Janus. Ähnlich dem Gott der römischen Mythologie zeigt der »Faktor Mensch« zwei Gesichter: er kann sowohl in Kombination mit anderen Faktoren für die Entstehung eines Zwischenfalls verantwortlich sein und er stellt gleichzeitig die entscheidende Ressource zur erfolgreichen Bewältigung von Notfällen dar

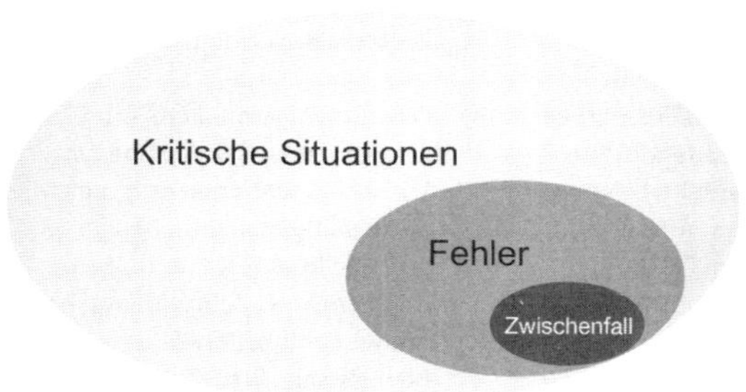

Abb. 1.3 Kritische Entscheidungssituationen, Fehler und Unfälle (Patientenschädigung)

Patientenversorgung unabdingbar sind. Grundlegend lassen sich diese Fähigkeiten unterteilen in:

- *interpersonale* Fähigkeiten wie Kommunikation, Teamwork oder Führungsverhalten und
- *kognitive* Fähigkeiten wie Situationsbewusstsein, Planen, Entscheiden und Aufgabenmanagement.

Da sich das Profil der Arbeitsbelastung von Piloten und Anästhesisten grob ähnelt (z. B. hohe Arbeitsbelastung zu Beginn und gegen Ende der Aufgabe, Bedeutung des Monitoring, rasche Reaktion bei kritischen Ereignissen), wurde der Trainingsansatz der Luftfahrt (Cockpit Resource Management, später Crew Resource Management; CRM) für die Belange der Anästhesiologie adaptiert (z. B. Gaba et al. 1998; Anesthesia Crisis Resource Management; ACRM) und von dort aus auf andere akutmedizinische Bereiche übertragen. Trotz einiger grundsätzlicher Ähnlichkeiten zwischen beiden Arbeitsfeldern wurde jedoch rasch offensichtlich, dass Erkenntnisse und Erfahrungen aus der Luftfahrt sich nicht eins zu eins auf die Akutmedizin übertragen lassen (Helmreich u. Merrit 1998; Randell 2003; Sexton et al. 2000). So begannen verschiedene Forschungsgruppen damit, im Kontext medizinischer Hochrisikobereiche diejenigen Fähigkeiten zu identifizieren und zu validieren, die für sicheres Handeln von Bedeutung sind (Aggarwal et al. 2004; Flin et al. 2008; Flin u. Maran 2004; Fletcher et al. 2003; Reader et al. 2006; Taylor-Adams et al. 2008; Yule et al. 2006).

Das Janusgesicht der »Human Factors« bekommt auch der Assistenzarzt aus dem Fallbeispiel zu sehen: Initial an der Auslösung der kritischen Situation beteiligt müssen »Human Factors« eingesetzt werden, um den Notfall zu bewältigen. Konkret benötigt der Assistenzarzt plötzlich eine Vielzahl zusätzlicher Fertigkeiten. Er muss:

- eine Notfallsituation als solche erkennen und eine Ursache diagnostizieren,
- mit der emotionalen Belastung umgehen, die kritische Situation selbst ausgelöst zu haben,
- nach Hilfe rufen und sein Team vergrößern,
- seine Arbeitsumgebung und die verfügbaren Ressourcen kennen,
- gute Entscheidungen unter Zeitdruck treffen,
- bei einer Vielzahl an möglichen Optionen klare Prioritäten setzen,
- sein Team führen,
- die Situation regelmäßig re-evaluieren und bei Bedarf eine Änderung seines Planes vornehmen.

Zu guter Letzt enthält das Fallbeispiel noch eine weitere wichtige, wenngleich auch bittere Lektion: Die Kenntnis von Human Factors und Teamarbeit sind keine »Geheimwaffe«, mit der sich jeder Fehler besiegen ließe: Trotz bester Versorgung durch alle Beteiligten lässt sich ein tödlicher Ausgang manchmal nicht mehr abwenden. Aber anstatt in einer kritischen Situation einen Gegner zu sehen, den es zu besiegen gilt, könnte es hilfreicher sein, sie sich als Gegenüber vorzustellen, mit dem man in ein Gespräch tritt. Das Bild des »Gesprächs« wäre eine geeignete Möglichkeit, den Beitrag von klinischem Wissen, »Human Factors« und Teamarbeit im Rahmen des Notfallmanagements zu verstehen. Fachliche Kompetenz (engl.: »technical skills«) kann das erforderliche kontext-spezifische Vokabular für das Gespräch liefern. »Human Factors« und Teamarbeit (»non-technical skills«) wären dann die Grammatik, die eine sinnvolle Interaktion zwischen Situation und Handelndem erst ermöglicht. Die folgenden Kapitel sollten daher als eine Art »Grammatik« verstanden werden, die es Pflegekräften, Rettungsdienstpersonal und Ärzteschaft gleichermaßen ermöglicht, sich auf ein konstruktives Gespräch miteinander und mit der Situation einzulassen. Die häufigsten »Grammatikfehler« sollen dabei mögliche Fallstricke dieser Konversation aufzeigen und hoffentlich den Fokus des Handelnden schärfen. Dieses Gespräch wird jedoch durch bestimmte Charakteristika erschwert, die Notfallsituationen von alltäglichen Situationen unterscheiden. Diese Charakteristika werden wir uns als Nächstes ansehen.

1.5 »Human Factors« – Auf einen Blick

- Ein »Human Factor« ist eine psychische, kognitive und soziale Eigenschaft eines Individuums, das seine Interaktion mit der Umgebung und mit sozialen bzw. technischen Systemen beeinflusst
- Menschliches Verhalten dominiert das Risiko in modernen sozio-technischen Systemen: 80–90% aller Fehler ereignen sich aufgrund von menschlichen Faktoren und ungenügender Teamarbeit
- Die verfügbare Literatur zu Fehlern in der Akutmedizin liefert ein sehr heterogenes Bild, da das Design der Studien, die örtliche Struktur der Gesundheitsorganisation und das Gesundheitswesen des entsprechenden Landes erheblich variieren
- Zu den häufigsten menschlichen Fehlern in der Akutmedizin gehören Beurteilungsfehler, Kommunikationsfehler und unzureichende bis fehlende Teamarbeit
- Ein genaueres Verständnis der »Human Factors« hilft, Leistung und Sicherheit am Arbeitsplatz zu verbessern; um Fehler in der Akutmedizin zu verstehen, muss man das Individuum, das Team, die Organisation und das Gesundheitssystem betrachten
- Der »Faktor Mensch« sollte nicht mit »Risikofaktor« gleichgesetzt werden; der Faktor Mensch birgt in sich sowohl das Potenzial, kritische Situationen auszulösen, als auch die Fertigkeiten, diese erfolgreich zu meistern
- Die humanfaktoriellen Fertigkeiten, die notwendig sind, um kritische Situationen erfolgreich zu bewältigen, beinhalten interpersonelle (z. B. Kommunikation, Teamwork, Führung) und kognitive Fähigkeiten (Situationsbewusstsein, Planen, Entscheiden, Aufgabenmanagement)

Literatur

Aggarwal R, Undre S, Moorthy K, Vincent C, Darzi A (2004) The simulated operating theatre: comprehensive training for surgical teams. Qual Saf Healthcare 13 (Suppl 1): i27–i32

Amalberti R (1996) La Conduite des Systèmes à Risque. Presses Universitaires de France, Paris

Amalberti R, Mosneron-Dupin (1997) Facteurs humains et fiabilité: quelles démarches pratiques? Octares, Toulouse

Arbous MS, Grobbee DE, van Kleef JW, de Lange JJ, Spoormans HH, Touw P, Werner FM, Meursing AE (2001) Mortality associated with anaesthesia: a qualitative analysis to identify risk factors. Anaesthesia 56: 1141–53

Arntz HR, Klatt S, Stern R, Willich SN, Bernecker J (1997) Sind Notarztdiagnosen zuverlässig? Notfall und Rettungsmedizin 0: 12–19

Badke-Schaub P, Hofinger G, Lauche K (2008) Human Factors. Psychologie sicheren Handelns. Spinger, Heidelberg

Beckmann U, Baldwin I, Hart GK, Runciman WB (1996) The Australian Incident Monitoring Study in Intensive Care: AIMS–ICU. An analysis of the first year of reporting. Anaesth Intensive Care 24: 320–9

Beecher HK, Todd DP (1954) A study of the deaths associated with anesthesia and surgery. Annuals of Surgery 140: 2–34

Benkirane RR, R-Abouqal R, Haimeur CC, S Ech Cherif El Kettani SS, Azzouzi AA, M'daghri Alaoui AA, Thimou AA,

Nejmi MM, Maazouzi WW, Madani NN, R-Edwards I, Soulaymani RR (2009) Incidence of Adverse Drug Events and Medication Errors in Intensive Care Units: A Prospective Multicenter Study. J Patient Saf 5(1): 16-22

Bernius M, Thibodeau B, Jones A, Clothier B, Witting M (2008) Prevention of pediatric drug calculation errors by prehospital care providers. Prehosp Emerg Care 12(4) 486-94

Bracco D, Favre JB, Bissonnette B, Wasserfallen JB, Revelly JP, Ravussin P, Chiolero R (2001) Human errors in a multidisciplinary intensive care unit: a 1–year prospective study. Intensive Care Med 27: 137–45

Brown LH, Hubble MW, Cone DC, Millin MG, Schwartz B, Patterson PD, Greenberg B, Richards ME (2009) Paramedic determinations of medical necessity: a meta-analysis. Prehosp Emerg Care 13(4):516-27

Buckley TA, Short TG, Rowbottom YM, Oh TE (1997) Critical incident reporting in the intensive care unit. Anaesthesia 52: 403–9

Buduhan G, McRitchie DI (2000) Missed injuries in patients with multiple trauma. J Trauma 49(4): 600–5

Carron PN, Taffe P, Ribordy V, Schoettker P, Fishman D, Yersin B (2010) Accuracy of prehospital triage of trauma patients by emergency physicians: a retrospective study in western Switzerland. Eur J Emerg Med 19, 1-18

Chan WK, Leung KF, Lee YF, Hung CS, Kung NS, Lau FL (1998) Undiagnosed acute myocardial infarction in the accident and emergency department: reasons and implications. Eur J Emerg Med 5(2): 219–224

Chisholm CD, Collison, EK, Nelson DR, Cordell WH (2000) Emergency department workplace interruptions: Are emergency physicians »interrupt-driven« and »multitasking«? Acad Emerg Med 7:1239–1243

Chopra V, Bovill JG, Spierdijk J, Koornneef F (1992) Reported significant observations during anaesthesia: A prospective analysis over an 18–month period. Br J Anaesth 68: 13–18

Cooper JB, Newbower RS, Long CD, McPeek B (1978) Preventable anesthesia mishaps: a study of human factors. Anesthesiology 49: 399–406

Cooper JB, Gaba D (2002) No Myth: Anesthesia Is a Model for Addressing Patient Safety. Anesthesiology 97: 1335–37

Cosby KS, Croskerry P (2009) The nature of emergency medicine. In: Croskerry P, Cosbyy KS, Schenkel SM, Wears LR (ed.) Patient safety in emergency medicine. Lippincott & Williams, Philadelphia

Cullen DJ, Sweitzer BJ, Bates DW, Burdick E, Edmondson A, Leape LL (1997) Preventable adverse drug events in hospitalised patients. A comparative study of intensive care and general care units. Crit Care Med 25: 1289–97

Currie M (1989) A Prospective Survey of Anaesthetic Critical Events in a Teaching Hospital. Anaesthesia and Intensive Care 17: 403–411

Darchy B, Le Miere E, Figueredo B (1999) Iatrogenic diseases as a reason for admission to the intensive care unit: Incidence, causes and consequences. Arch Intern Med 159: 71–78

Davies JW, Hoyt DB, McArdle MS, Mackersie RC, Eastman AB, Virgilio RW, Cooper G, Hammill F, Lynch FP (1992) An analysis of errors causing morbidity and mortality in a trauma system: a guide for quality improvement. J Trauma 32: 660–5

Donchin Y, Seagull FJ (2002) The hostile environment of the intensive care unit. Curr Opin Crit Care 8:316–320

Donchin Y, Gopher D, Olin M, Badihi Y, Biesky M, Sprung CL, Pizov R, Cotev S (1995) A look into the nature and causes of human errors in the intensive care unit. Crit Care Med 23: 294–300

Enderson BL, Reath DB, Meadors J, Dallas W, DeBoo JM, Maull KI. (1990) The tertiary trauma survey: a prospective study of missed injury. J Trauma. 30(6): 666–9

Esposito TJ, Sanddal ND, Dean JM, Hansen JD, Reynolds SA, Battan K (1999) Analysis of preventable pediatric trauma deaths and inappropriate trauma care in Montana. J Trauma 47:243–251

Fairbanks RJ, Crittenden CN, O'Gara KG, Wilson MA, Pennington EC, Chin NP, Shah MN. (2008) Emergency medical services provider perceptions of the nature of adverse events and near-misses in out-of-hospital care: an ethnographic view. Acad Emerg Med 15(12):1312-4.

Flabouris A (2001) Clinical features, patterns of referral and out of hospital transport events for patients with suspected isolated spinal injury. Injury 32: 569–75

Fletcher G, Flin R, McGeorge P, Glavin R, Maran N, Patey R (2003) Anaesthetists' Non-Technical Skills (ANTS): evaluation of a behavioural marker system. Br J Anaesth 90: 580–588

Flin R, Maran N (2004) Identifying and training non-technical skills for teams in acute medicine. Qual Saf Healthcare 13 (Suppl 1):i80–i84

Flin R, O'Connor P, Crichton M (2008) Safety at the sharp end. A guide to non-technical skills. Ashgate, Farnham.

Gaba DM, Fish KJ, Howard SK (1998) Zwischenfälle in der Anästhesie – Prävention und Management. Urban & Fischer, Lübeck

Garrouste-Orgeas M, Timsit JF, Vesin A, Schwebel C, Arnodo P, Lefrant JY, Souweine B, Tabah A, Charpentier J, Gontier O, Fieux F, Mourvillier B, Troché G, Reignier J, Dumay MF, Azoulay E, Reignier B, Carlet J, Soufir L; OUTCOMEREA Study Group (2010). Selected medical errors in the intensive care unit: results of the IATROREF study: parts I and II. Am J Respir Crit Care Med. 181(2):134-42.

Graf J, Driesch A von den, Koch KC, Janssens U (2005) Identification and characterization of errors and incidents in a medical intensive care unit. Acta Anaesthesiol Scand 49:930–939

Giraud T, Dhainaut J, Vaxelaire J (1993) Iatrogenic complications in adult intensive care units: A prospective two-center study. Crit Care Med 21: 40–51

Handler JA, Gillam M, Sanders AB, Klasco R (2000) Defining, identifying, and measuring error in emergency medicine. Acad Emerg Med 7:1183–1188

Hendrie J, Sammartino L, Silvapulle M, Braitberg G (2007) Experience in adverse events detection in an emergency department: nature of events. Emerg Med Austral 19:9–15

Helmreich B, Merrit AC (1998) Culture at work in aviation and medicine. National, organizational and professional influences. Vermont, USA, Ashgate Publishing Limited.

Helmreich RL (2000) On error management: lessons from aviation. BMJ 320: 781–5
Holliman CJ, Wuerz RC, Meador SA (1992) Medical command errors in an urban advanced life support system. Am J Emerg Med 21: 347–50
Hollnagel E (1993) Reliability of cognition: foundations of human reliability analysis. Academic Press, London
IOM (2006) Emergency care for children. Growing pains. Committee on the future of Emergency Care in the United States Health System Board on Healthcare Services. Academic Press, Washington
Jewell K, McGiffert L (2009) To err is human-to delay is deadly. Consumers Health Report Mai 2009; accessed at http://www.safepatientproject.org/2009/05/ to_err_is_humanto_delay_is_dea.html
Kluger MT, Bullock MF (2002) Recovery room incidents: a review of 419 reports from the Anaesthetic Incident Monitoring Study (AIMS). Anaesthesia 57: 1060–1066
Kohn L, Corrigan J, Donaldson M (1999) To err is human: Building a Safer Health System. Committee on Quality of Health Care in America, Institute of Medicine (IOM). National Academy Press, Washington DC
Kothari R, Barsan W, Brott T, Broderick J, Ashbrock S (1995) Frequency and accuracy of prehospital diagnosis of acute stroke. Stroke 26:937–941
Kopp BJ, Erstad BL, Allen ME, Theodorou AA, Priestley G (2006) Medication errors and adverse drug events in an intensive care unit: direct observation approach for detection. Crit Care Med 34:415–425
Kumar V, Barcellos WA, Mehta MP, Carter JG (1988) An analysis of critical incidents in a teaching department for quality assurance: a survey of mishaps during anaesthesia. Anaesthesia 43: 879–883
Leape L, Berwick D M (2005) Five Years After To Err Is Human: What Have We Learned?« JAMA 19: 293, 2384-2390.
Lerner RB, Carvalho M, Vieira AA, Lopes JM, Moreira ME (2008) Medication errors in a neonatal intensive care unit. J Pediatr (Rio J) 84(2): 166-70
Lim MT, Ratnavel N (2008) A prospective review of adverse events during interhospital transfers of neonates by a dedicated neonatal transfer service. Pediatr Crit Care Med 9(3): 289-93
Linn S, Knoller N, Giligan CG, Dreifus U (1997) The sky is a limit: errors in prehospital diagnosis by flight physicians. Am J Emerg Med 15(3): 316–320
McDermott FT, Rosenfeld JV, Laidlaw JD, Cordner SM, Tremayne AB (2004) Evaluation of management of road trauma survivors with brain injury and neurologic disability in Victoria. J Trauma 56: 137–49
Mackenzie CF, Jefferies NJ, Hunter WA, Bernhard WN, Xiao Y (1996) Comparison of self–reporting of deficiencies in airway management with video analyses of actual performance. LOTAS Group. Level One Trauma Anesthesia Simulation. Hum Factors 38: 623–35
Marcus R (2006) Human factors in pediatric anesthesia incidents. Paediatr Anaesth 16:242–250
Mathew JP, Rosenbaum SH, O'Connor T, Barash PG (1990) Emergency tracheal intubation in the postanesthesia care unit: physician error or patient disease? Anesth Analg 71:691–697
Mathews SC, Pronovost PJ (2008) Physician autonomy and informed decision making. Finding the balance for patient safety and quality. Jama 300 (24): 2913-1915
McCarthy BD, Beshansky JR, D'Agostino RB, Selker HP (1993) Missed diagnoses of myocardial infarction in the emergency department: results from a multicenter study. Ann Emerg Med 22:579–582
McDermott FT, Rosenfeld JV, Laidlaw JD, Cordner SM, Tremayne AB (2004) Evaluation of management of road trauma survivors with brain injury and neurologic disability in Victoria. J Trauma 56:137–149
Newton A, Ratchford A, Khan I (2008) Incidence of adverse events during prehospital rapid sequence intubation: a review of one year on the London Helicopter Emergency Medical Service. J Trauma 64(2): 487-92
O'Connor PM, Dowey KE, Bell PM, Irwin ST, Dearden CH (1995) Unnecessary delays in accident and emergency departments: do medical and surgical senior house officers need to vet admissions? J Accad Emerg Med 12: 251–4
Peery CL, Chendrasekhar A, Paradise NF, Moorman DW, Timberlake GA (1999) Missed injuries in pediatric trauma. Am Surg 65(11): 1067–1069
Pfeifer R, Pape HC (2008) Missed injuries in trauma patients: A literature review. Patient Saf Surg 2: 1–20
Pope JH, Aufderheide TP, Ruthazer R, Woolard RH, Feldman JA, Beshansky JR, Griffith JL, Selker HP (2000) Missed diagnoses of acute cardiac ischemia in the emergency department. N Engl J Med 342:1163–1170
Randell R (2003) Medicine and aviation: a review of the comparison. Methods Inf Med 42(4): 433-436.
Rasmussen J, Brehmer B, Leplat J (Hrsg.) (1991) Distributed Decision Making. John Wiley & Sons, New York
Reader T, Flin R, Lauche K, Cuthbertson B (2006) Non-technical skills in the intensive care unit. Br J Anaesth 96:551–559
Reason J (1990) Human Error. Cambridge University Press, Cambridge UK
Reason J (1997) Managing the Risks of Organizational Accidents. Ashgate, Aldershot
Risser DT, Rice MM, Salisbury ML, Simon R, Jay GD, Berns SD (1999) The potential for improved teamwork to reduce medical errors in the emergency department. The MedTeams Research Consortium. Ann Emerg Med 34: 373–83
Rittenberger JC, Beck PW, Paris PM (2005) Errors of omission in the treatment of prehospital chest pain patients. Prehosp Emerg Care 9:2–7
Rothschild JM, Landrigan CP, Cronin JW, Kaushal R, Lockley SW, Burdick E, Stone PH, Lilly CM, Katz JT, Czeisler CA, Bates DW (2005) The Critical Care Safety Study: the incidence and nature of adverse events and serious medical errors in intensive care. Crit Care Med 33: 1694–1700
Sakaguchi, Y, Tokuda K, Yamaguchi K, Irita, K (2008) Incidence of anesthesia-related medication errors over a 15-year

period in a university hospital. Fukuoka Igaku Zasshi 99(3): 58-66

Sanghera IS, Franklin BD, Dhillon S (2007) The attitudes and beliefs of healthcare professionals on the causes and reporting of medication errors in a UK intensive care unit. Anaesthesia 62:53–61

Sefrin P, Sellner J (1992) Die Bedeutung der Primärbefunde für den weiteren Krankheitsverlauf. Notfallmedizin 18: 365–371

Sexton JB, Thomas EJ, Helmreich B (2000) Error, stress, and teamwork in medicine and aviation: cross sectional surveys. BMJ 320(7237): 745-749.

Sharek PJ, Horbar JD, Mason W, Bisarya H, Thurm CW, Suresh G, Gray JE, Edwards WH, Goldmann D, Classen D (2006) Adverse events in the neonatal intensive care unit: development, testing, and findings of an NICU-focused trigger tool to identify harm in North American NICUs. Pediatrics 118:1332–1340

Simon R, Schmidt J, Göhring U, Fritz T, Meeder PJ (1999) Bedeutung der präklinischen Fehleinschätzung des Verletzungsausmaßes für die Prognose von Polytraumatisierten Patienten. Der Notarzt 15: 105–110

Taylor-Adams S, Brodie A, Vincent C (2008) Safety Skills for Clinicians: An Essential Component of Patient Safety J Patient Saf & Volume 4: 141-147.

Thomas EJ, Studdert DM, Burstin HR et al. (2000) Incidence and types of adverse events and negligent patient care in Utah and Colorado. Med Care 38:261–271

Valentin A, Capuzzo M, Guidet B, Moreno R, Dolanski L, Bauer P et al. (2006) Patient safety in intensive care: results from the multinational sentinel events evaluation (SEE) study. Intensive Care Med 32, 1694-1700

Valentin A, Capuzzo M, Guidet B, Moreno R, Metnitz B, Bauer P, Metnitz Ph (2009) Errors in administration of parenteral drugs in intensive care units: multinational prospective study. BMJ 338 XXX

Vilke GM, Tornabene SV, Stepanski B, Shipp HE, Ray LU, Metz MA, Vroman D, Anderson M, Murrin PA Davis DP, Harley J (2007) Paramedic self-reported medication errors. Prehosp Emerg Care 11:80–84

Wang HE, Cook LJ, Yealy DM, Lave JR (2009) Outcomes after out-of-hospital endotracheal intubation errors. Resuscitation 80(1): 50-55

Webb RK, Currie M, Morgan CA, Williamson JA, Mackay P, Russell WJ, Runciman WB (1993) The Australian Incident Monitoring Study: an analysis of 2000 incident reports. Anaesth Intensive Care 21: 520–528

Webster CS, Merry AF, Larsson L, McGrath KA, Weller J (2001) The frequency and nature of drug administration error during anaesthesia. Anaesth Intensive Care 29: 494–500

Wiener E, Kanki B, Helmreich R (1993) Cockpit resource management. Academic Press, San Diego

Williamson JA, Webb RK, Sellen A, Runciman WB (1993) Human failure: an analysis of 2000 incident reports. Anaesth Intensive Care 21:678–683

Wright D, Mackenzie SJ, Buchan I, Cairns CS, Price LE (1991) Critical incidents in the intensive therapy unit. Lancet 338: 676–678

Yule S, Flin R, Paterson-Brown S, Maran N (2006) Non-technical skills for surgeons in the operating room: a review of the literature. Surgery 139:140–149

Herausforderung Akutmedizin

2

Drei Mal ein Beatmungsproblem

Eine 32-jährige polytraumatisierte Patientin wird mit den Diagnosen eines schweren Schädelhirntraumas, einer schweren Gesichtsschädelverletzung, einem stumpfen Thoraxtrauma, einer offenen Oberschenkelfraktur und dem Verdacht einer gedeckten Milzruptur im Anschluss an die Schockraumdiagnostik operativ versorgt. Zeitgleich operieren Kiefer- und Unfallchirurgen an der Patientin. Die Vitalparameter sind zunächst stabil. Nach 20 Minuten entwickelt die Patientin zunehmend hohe Atemwegsdrücke, die Tidalvolumina nehmen ab und die Sättigung beginnt zu fallen. Die Druck-/Flow-Darstellung auf dem Beatmungsmonitoring zeigt ein unvollständiges Expirium, auskultatorisch ist die Lunge jedoch unauffällig. Aufgrund der unbekannten Anamnese beginnt die behandelnde Anästhesistin eine Bronchalyse, jedoch ohne Erfolg: Die Sättigung fällt weiter. Eine Exploration der Mundhöhle durch die Kieferchirurgen ergibt einen abgeknickten Magilltubus als Ursache; nach Korrektur normalisieren sich Beatmungsdrucke und Sättigung. Weitere 20 Minuten später wiederholt sich das Bild: Die Patientin entwickelt zunehmend hohe Atemwegsdrucke, die Tidalvolumina nehmen ab und die Sättigung beginnt rasch zu fallen. Die Flow/Zeit-Darstellung auf dem Beatmungsmonitoring ist unauffällig, auskultatorisch ist auf der rechten Lunge kein Atemgeräusch zu hören. Da hier präklinisch ein Shaldon-Katheter in die V. subclavia eingelegt wurde, vermutet die Anästhesistin einen Spannungspneumothorax als Ursache. Nach einer kurzen Rücksprache mit dem Unfallchirurgen übernimmt dieser die Anlage einer Bülaudrainage, aus der Luft entweicht. Unmittelbar danach normalisieren sich die Beatmungsdrücke und die Sättigung erholt sich. Nach weiteren 45 Minuten zeigt die Patientin erneut die gleiche Symptomatik: Sie entwickelt zunehmend hohe Atemwegsdrücke, die Tidalvolumina betragen nur noch 100 ml und die Sättigung beginnt zu fallen. Die Lunge ist seitengleich ventiliert, jedoch fallen ausgeprägt feinblasige Rasselgeräusche beiderseits auf. Die Sättigung ist bei einer F_iO_2 von 1,0 inzwischen bei 70% angelangt. Die Anästhesistin fordert auf der Intensivstation einen Intensivrespirator an. Mit seiner Hilfe gelingt es ihr noch im Operationssaal, die Oxygenierung zu verbessern. Unter dem Verdacht einer schweren Lungenkontusion wird die Patientin auf die Intensivstation verlegt. Die initiale Röntgenthoraxaufnahme auf der Intensivstation zeigt alle klassischen radiologischen Zeichen eines beginnenden akuten Atemnotsyndroms des Erwachsenen (ARDS).

Eine polytraumatisierte Patientin wird nach der Erstversorgung im Schockraum operativ versorgt und entwickelt mehrfach hintereinander Beatmungsprobleme. Die Beatmungsprobleme führen zu einer raschen Verschlechterung der Vitalparameter, so dass die Ursachen dafür jeweils unter Zeitdruck gefunden werden müssen. Die Situation fordert die behandelnde Anästhesistin in besonderer Weise heraus: Alle kritischen Situationen, aus denen dieser Notfall besteht, präsentieren sich mit der fast identischen Kombination von Untersuchungsbefunden und Monitorparametern, obwohl ihnen jedes Mal andere Ursachen zugrunde liegen. Diagnose und Therapie werden dadurch erschwert, dass die erkennbaren Störungen von Organsystemen ihre Ursache in verborgenen Störungen ganz anderer Systeme haben: Die Verschlechterung der Hämodynamik während des zweiten Sättigungsabfalls hat eine pulmonale Ursache (Spannungspneumothorax) und der dritte Abfall der Sättigung war gerätetechnisch bedingt (Leistungsgrenze eines Anästhesierespirators bei ARDS).

2.1 Medizinische Notfälle und kritische Situationen

Notfälle gehören zu den herausforderndsten Momenten, denen im Gesundheitswesen Tätige sich stellen müssen. Von einem Augenblick auf den anderen werden sie mit einem vital bedrohten Patienten konfrontiert, dessen Überleben maßgeblich davon abhängt, wie sie sich entscheiden und was sie als Nächstes tun. Es liegt an ihnen, lebensrettende Maßnahmen in die Wege zu leiten und mitunter weitreichende Entscheidungen zu treffen, obwohl sie wenig bis gar nichts über ihre Patienten wissen. Nicht nur sie selbst, sondern in hohem Maß die Dynamik der Situation und der Zeitdruck bestimmen darüber, was möglich sein wird und was nicht. Da sie häufig mit Personen aus anderen Berufsgruppen und Fachrichtungen zusammenarbeiten, gilt es zudem, Gedanken und Handlungen aufeinander abzustimmen, um sicherzustellen, dass alle von den gleichen Voraussetzungen ausgehen und ein gemeinsames Ziel anstreben. Zu all diesen Stressfaktoren kommt dann auch noch die Tatsache dazu, dass ein Mensch sich in Lebensgefahr befindet. Kein Wunder also, dass das Erleben von medizinischen Notfällen Menschen (über)fordern und ihr Erleben noch lange danach bestimmen kann.

Außenstehenden erscheinen Notfallsituationen häufig chaotisch, unorganisiert und improvisiert. Was läge daher näher als zu denken, dass Notfallsituationen Ausnahmesituationen darstellen und in keinster Weise mit dem Klinikalltag zu vergleichen sind. Für das emotionale Erleben trifft diese Einschätzung sicher häufig zu. Aus handlungspsychologischer Sicht jedoch stellt eine Notfallsituation lediglich eine Entscheidungssituation mit einer speziellen Form und einem speziellen Kontext dar: Eine Situation, in der Entscheiden und Verhalten direkten Einfluss auf den momentanen Zustand der Situation und ihren weiteren Verlauf haben. Solche Situationen heißen wegen ihrer Weichenstellung zum Guten oder Schlechten »kritische Situationen« (Badke-Schaub 2002).

Für denjenigen, der eine kritische Situation bewältigen muss, ist es unerheblich, ob der Auslöser einer kritischen Situation eine externe Ursache (Polytraumatisierung oder der Ausfall eines Beatmungsgerätes), eine plötzliche Erkrankung (Kammerflimmern, Lungenembolie, Schlaganfall) oder ein Behandlungsfehler (z. B. ein Transfusionsfehler) war. Die Herausforderungen, denen er sich stellen muss, um das akut aufgetretene Problem zu lösen und den Patienten adäquat zu versorgen, sind stets die gleichen.

Wie im Fallbeispiel beschrieben kann ein medizinischer Notfall aus mehreren aufeinanderfolgenden kritischen Situationen bestehen. Jedes dieser unvorhergesehen Ereignisse kann als abgrenzbare, separate Einheit gesehen werden: Ein Ereignis unterbricht das Routinehandeln und verlangt eine Entscheidung. Gelingt es, die Situation erfolgreich zu bewältigen, mündet die kritische Situation wieder in Routinehandeln ein (Badke-Schaub 2002; ◘ Abb. 2.1).

In der Akutmedizin werden problematische Situationen selten mit dem Begriff »kritische Situation« bezeichnet, sondern in der Regel als »Notfall« oder »Komplikation« (Atlee 2007; Gravenstein u. Kirby 1995; Hübler u. Koch 2010; List u. Osswald 2002) und als »Zwischenfall« (Gaba et al. 1994; Schüttler u. Biermann 2010). Diese Konzepte stellen die klinische Situation und die notwendigen medizinischen Bewältigungsschritte in den Vordergrund. In diesem Buch hingegen liegt der Fokus auf Aspekten menschlichen Denkens und Verhaltens. In diesem Zusammenhang ist die Verwendung des Begriffs der »kritischen Situationen« angemessen, weil er sich nicht auf schwerwiegende Ereignisse beschränkt, sondern auch kleinere Zwischenfälle, die ebenfalls eine schnelle Entscheidung erfordern, umfasst.

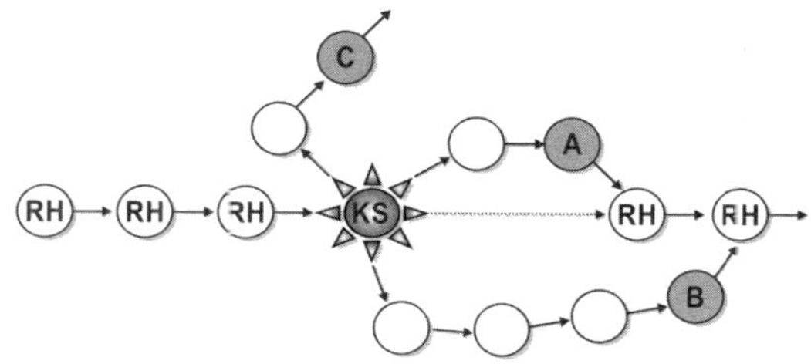

◘ **Abb. 2.1** Kritische Situationen: Routinehandeln (RH) wird durch Kritische Situationen (KS) unterbrochen. Wenn die Situation erfolgreich bewältigt wird, kann Handeln früher (A) oder später (B) in Routinehandeln münden. Gelegentlich führen Entscheidungen jedoch zu einem abweichenden Behandlungsweg für Patienten (C) (modifiziert nach Badke-Schaub 2002)

2.2 Komplexität und menschliches Handeln

Auch wenn aus kognitionspsychologischer Sicht kritische Entscheidungssituationen in der Akutmedizin vieles mit Entscheidungssituationen im Alltag gemeinsam haben, so unterscheiden sich beide doch erheblich in den Rahmenbedingungen, unter denen diese Entscheidungen getätigt werden müssen. Diese besonderen Merkmale einer Notfallsituation stellen ganz eigene Anforderungen an das Denken und Handeln aller Beteiligten, Anforderungen, auf die man durch den Alltag in der Regel nur ungenügend vorbereitet wird. Das Fallbeispiel veranschaulicht einige dieser Merkmale, die in der Psychologie unter dem Begriff »Komplexität der Arbeitswelt« zusammengefasst werden.

Die meisten wissenschaftlichen Erkenntnisse über die Art und Qualität kognitiver Prozesse in komplexen Arbeitswelten stammen nicht aus dem medizinischen Bereich, sondern wurden in Hoch-

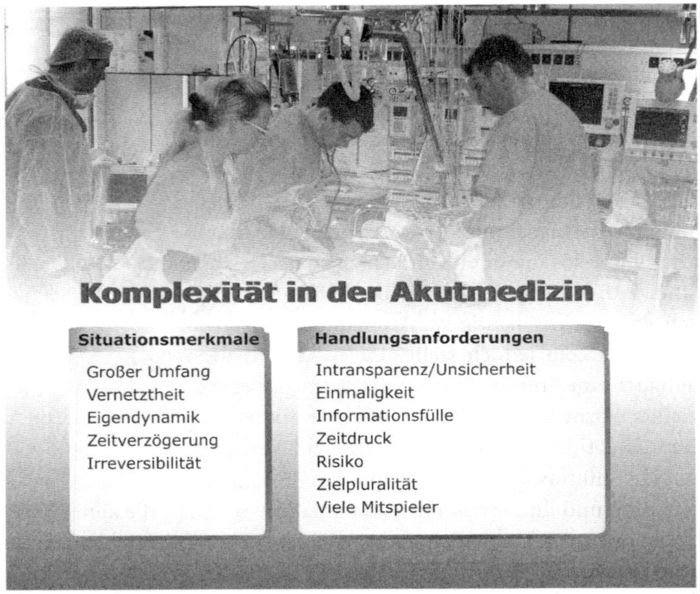

Abb. 2.2 Komplexität in der Akutmedizin. Komplexität lässt sich durch Eigenschaften einer Situation und durch Anforderungen an das Handeln beschreiben

risikotechnologien (Luftfahrt, Atomkraft, petrochemische Industrie), im Militär und im Forschungslabor gewonnen. Eine Fülle an wissenschaftlichen Daten hat ein relativ klares Bild ergeben, wie Menschen unter den Bedingungen der Komplexität zu Entscheidungen kommen und handeln. Da die Akutmedizin viele der Systemeigenschaften mit den genannten Arbeitswelten teilt, lassen sich diese Erkenntnisse gut auf den medizinischen Bereich übertragen.

In der Systemtheorie und der Psychologie gibt es viele verschiedene methodische Ansätze, mit denen sich diese Systemeigenschaften beschreiben lassen. Wenngleich viele Definitionen existieren, so sind doch nur einige wenige Merkmale komplexer Arbeitswelten allgemein anerkannt (z. B. Cook u. Woods 2001; Dörner 1996; Dörner u. Schaub 1994; Frensch u. Funke 1995; Perrow 1999; Rasmussen u. Lind 1981; Reason 1997; Sterman 1994; Woods 1988). Eine grundsätzliche Unterscheidung, die für das weitere Verständnis hilfreich ist, ist die duale Beschreibung von Komplexität:

- als wahrgenommene Eigenschaften einer Situation oder eines Systems oder
- als Anforderungen an ärztliches Handeln.

Abb. 2.2 fasst die Merkmale von Komplexität zusammen.

2.2.1 Komplexität: Ein Merkmal kritischer Situationen

Wenn wir davon sprechen, dass eine Situation Eigenschaften der Komplexität aufweisen, so lässt sich dies konkret an fünf Merkmalen festmachen. Weist eine Situation die unten aufgeführten Merkmale in nur geringer Ausprägung auf, beschreiben wir sie als »einfach«. Sind hingegen die folgenden Charakteristika der Notfallsituation stark ausgebildet, wird sie als »komplex« beschrieben (Dörner u. Schaub 1994, 1995; Frensch u. Funke 1995; Halpern 2003).

Großer Umfang

Bewusstes menschliches Denken kann immer nur einen Gedanken nach dem anderen denken (sequenzielles Denken) und somit nur wenige Einheiten gleichzeitig verarbeiten. Daher ist analytisches Denken vergleichsweise langsam und mühevoll. Kritische Situationen zeichnen sich nun dadurch aus, dass große Datenmengen vorhanden und zu verarbeiten sind. Da Menschen große Schwierigkeiten haben, beim Denken viele Variablen gleichzeitig zu berücksichtigen, verlieren sie leicht den Überblick. Durch die viele Information, die in einer Notfallsituation gleichzeitig auf einen Menschen einströmt, werden kognitive Ressourcen stark belastet. Durch diese Belastung steigt die Wahrscheinlichkeit, dass wichtige Faktoren übersehen und falsche Annahmen über den Zustand des Systems oder den Patienten getroffen werden. Im Fallbeispiel kümmerte sich die Anästhesistin um jedes Problem ab dem Moment, von dem an es auftrat. Weil sie es jeweils nur mit einer Veränderung zu tun hatte, waren ihre kognitiven Ressourcen ausreichend, um eine Lösung zu finden. Wären hingegen zwei Ereignisse gleichzeitig eingetreten (z. B. ein abgeknickter Tubus in Verbindung mit einem Spannungspneumothorax) hätte sie möglicherweise große Schwierigkeiten gehabt, beide Probleme gleichzeitig anzugehen.

▪ Vernetztheit und Kopplung

Eine Notaufnahme, ein Operationssaal oder eine Intensivstation stellen ein System aus einer Vielzahl an Variablen dar: Der Patient mit seiner Pathophysiologie, lebenserhaltende Medizingerätetechnik, hochwirksame und rasch wirkende Medikamente, invasive Maßnahmen und die behandelnden Menschen, die in der Regel verschiedenen Fachrichtungen und Berufsgruppen angehören. Sie alle bilden ein Geflecht von Wechselbeziehungen, in dem eine Handlung, die an einer Stelle das System beeinflusst, auch Auswirkungen auf andere Systemteile haben kann. Das System verhält sich dabei wie ein gespanntes Netz: zieht man an einer Stelle, »wackelt« es womöglich an einer weit entfernten, unvorhersehbaren Stelle. Diese Eigenschaft ist von wesentlicher Bedeutung: durch die Vernetztheit stellen die Variablen einer Arbeitswelt nicht eine bloße Ansammlung voneinander unabhängiger Elemente dar, sondern sie definieren ein *System*.

Da Menschen häufig Schwierigkeiten haben, sich ein angemessenes Bild der augenblicklichen Situation zu machen, ist es erst recht eine anspruchsvolle Aufgabe, die Situation aus einem systemischen Blickwinkel zu betrachten. Daher werden die Wechselbeziehungen zwischen den Variablen oft zugunsten eines statischen Bildes übersehen und das Handeln führt zu unliebsamen Überraschungen oder zu gar keinem erkennbaren Ergebnis. Der Blutdruckabfall aufgrund des Spannungspneumothorax und der Sättigungsabfall aufgrund der technischen Limitierung des Beatmungsgerätes sind das Ergebnis enger Vernetztheit. Das Nichtbeachten oder das fehlende Verständnis für Neben- und Fernwirkungen von Handlungen sind typische Fehler in komplexen Systemen. Je mehr Verbindungen zwischen den Variablen bestehen, desto schwieriger wird es darüber hinaus für den Menschen, die Auswirkungen einer Handlung zu beurteilen: zuverlässige Prognosen über den weiteren klinischen Verlauf werden unwahrscheinlich.

▪ Eigendynamik

Komplexe Situationen können sich über unterschiedlich lange Zeiträume hin entwickeln. Treten sie, wie im oben beschriebenen Zwischenfall, rasch ein, zeichnen sie sich durch eine hohe Eigendynamik aus: Im Gegensatz zu einem Schachspiel, bei dem jeder der beiden Parteien auf den nächsten Zug des Gegners wartet, verändert sich der klinische Zustand des Patienten auch *ohne* Zutun der Akteure. Wie rasch Entscheidungen getroffen werden müssen, hängt daher in der Regel von externen Ereignissen ab, die sich der Kontrolle des Entscheiders entziehen. Situationen entwickeln sich eigendynamisch weiter, unabhängig davon, ob etwas unternommen wird oder nicht (Dörner 1989; Dörner et al. 1983). Während man noch über Problemlösungen nachdenkt, verändert sich bereits das Problem. Dieser Umstand macht es so wichtig, sein Bild von der momentanen Lage stets auf dem Laufenden zu halten (aktuelles mentales Modell; ▶ Kap. 6) und der Entwicklung nicht hinterherzulaufen. Die Eigendynamik einer kritischen Situation kann den Handlungsspielraum von Personen erheblich einengen, da Abwarten Handlungsoptionen vernichtet. Eine Therapie, die dem Patienten noch vor 10 Minuten entscheidend geholfen hätte, ist durch eine weitere Verschlechterung des Gesundheitszustands obsolet geworden. Nicht selten ist man unter Zeitdruck zu provisorischen Lösungen gezwungen, da man handeln muss, bevor man genügend Informationen gesammelt oder einen umfassenden Plan aufgestellt hat. Gelegentlich ist dieser Zeitdruck die unvermeidbare Nebenwirkung einer notwendigen ärztlicher Maßnahme (z. B. wenn eine suffiziente Maskenbeatmung sichergestellt werden muss, nachdem eine Narkoseeinleitung erfolgt ist).

▪ Zeitverzögerungen

Nicht alle Nebeneffekte und Langzeitauswirkungen von Handlungen werden zeitnah und unmittelbar erlebt. Da sie mit einer beträchtlichen Zeitverzögerung eintreten können, kann es schwierig werden, neu auftretende Symptome auf das auslösende Ereignis zurückzuführen. Die Wirkungen einzelner therapeutischer Maßnahmen können darüber hinaus dadurch verschleiert sein, dass sie von Resultaten anderer Handlungen überlagert werden. Ebenso können auch unerwünschte Nebenwirkungen mit Verzögerung auftreten und den Zusammenhang mit der auslösenden Handlung verschleiern: Die Anlage des Shaldon-Katheters im Fallbeispiel erfolgte noch im Schockraum; der Spannungspneumothorax hingegen zeigte sich erst Stunden später.

▪ Irreversibilität

Pathophysiologische Veränderungen im Patienten sind bisweilen unumkehrbar, wodurch es für eine erfolgreiche Genesung der einzelnen Organsysteme ein »zu spät« geben kann. Es entsteht ein enges therapeutisches Fenster, in dem eine irreversible Schädigung des Patienten noch verhindert werden kann. Aber auch die Folgen therapeutischer Handlungen, beispielsweise die Vollrelaxierung nach Gabe von Muskelrelaxanzien, können funktionell unwiderruflich sein: Gelingt es nicht, die ausgefallene Spontanatmung durch Ventilation zu ersetzen, ist der Patient vital bedroht. Handelnde bekommen somit oft nur einen einzigen Versuch, das Richtige zu tun, und ein Handeln nach dem Prinzip von *Versuch und Irrtum* ist in diesen Situationen riskant.

2.2.2 Komplexität: Anforderungen an das Handeln

Die obige Aufzählung von *Situationsmerkmalen* beschreibt, wie jemand, der in einer kritischen Situation denken und handeln soll, die Komplexität einer Situation erlebt. Beschreibt man Komplexität jedoch aus der Perspektive der *Anforderungen*, die man *für ein erfolgreiches Handeln* benötigt, dann lassen sich weitere Merkmale benennen. Der Handelnde muss die Hürden, die durch das Erleben einer komplexen Situation entstehen, überwinden, um Informationen zu sammeln, zu integrieren und effektive Maßnahmen ergreifen zu können (z. B. Dörner 1989; von der Weth 2000; Hofinger 2003).

▪ Intransparenz und Unsicherheit: Problemerkennung

Viele akutmedizinische Probleme (beispielsweise ein Abfall der pulsoximetrisch gemessenen Sättigung) sind unspezifisch und vieldeutig. Wichtige Elemente der Notfallsituation sind für die Handelnden undurchschaubar, entscheidende Informationen unzugänglich. Anders als in Überwachungseinrichtungen der Industrie wurde das Objekt der Akutmedizin, der Mensch, nicht geschaffen, um »gemonitort« zu werden. Handelnde in der Akutmedizin sind somit oft mit Informationen konfrontiert, die nicht auf *ein* spezifisches Problem sondern auf eine Vielzahl an möglichen Ursachen hindeuten.

Darüber hinaus werden physiologische Daten in der Regel über schwache externe Signale abgegriffen und sind somit unterspezifiziert (Gaba 1992). Es gibt keinen Monitor, der »ihr Patient hat ein beginnendes ARDS« oder »der arterielle Druck ist so hoch, weil der Druckabnehmer auf dem Fußboden liegt« anzeigen könnte. Im Gegenteil: Auf diese Ereignisse muss aus vieldeutigen Mustern verschiedener Einzelvariablen geschlossen werden. Da kein direkter Zugang zur Quelle der Informationen besteht, müssen mitunter weitreichende Entscheidungen in einem System getroffen werden, dessen Funktionen nur teilweise bekannt oder unklar sind: Intransparenz bedingt Entscheidungen unter Unsicherheit. Die Hauptarbeit des Problemlösens besteht letztlich dann nicht darin, zu erkennen, was zu tun ist, sondern darin, den Schleier der Intransparenz und der Unsicherheit zu lüften und die Frage zu beantworten: Was genau ist eigentlich das Problem (Klein 1992)?

▪ Einmaligkeit der Situation: Flexibilität

Auch wenn sich eine kritische Situation oft einer klinischen Diagnose zuordnen lässt und der Akutmediziner möglicherweise ähnliche Fälle bereits häufiger erlebt hat, so bleibt jeder Notfall doch ein Unikat. Klinische Expertise bedingt, dass man sich aufgrund von Vorerfahrungen mit ähnlichen Situationen oder Erwartungen an den aktuellen Fall rasch ein Bild von der Situation macht (mentales Modell), um sofort handeln zu können. Unterscheiden sich jedoch in einer Notfallsituation die konkreten Bedingungen von denjenigen einer »typischen«

Situation, die man im Kopf hat, so entspricht das mentale Modell nicht der tatsächlichen Situation. Handlungen, die diesem Modell entspringen, werden dem tatsächlichen Sachverhalt nicht oder nur ungenügend gerecht. Hat man sich einmal für eine Handlung entschieden, werden angelegte Handlungsmuster und Denkweisen aktiviert (»strong-but-wrong«-Verhalten; Reason 1990) und Informationen, die nicht mit diesem Modell vereinbar sind, übersehen. Anstatt Handlung auf die Gegenwart hin »maßzuschneidern«, werden Regeln angewendet, die sich in der Vergangenheit bewährt haben (Methodismus des Erfahrenen; Dörner 1989; Dörner u. Schaub 1994). Flexibilität ist die Kernanforderung, damit sich das Handeln an den aktuellen Bedingungen und nicht ausschließlich an Erwartungen oder Vorerfahrungen orientiert.

▪ Informationsfülle und -mangel: Informationsmanagement

Viele Informationen, die für eine adäquate Beurteilung der kritischen Situation erforderlich sind, sind unter den Bedingungen eines Notfalls nicht auf Anhieb zu bekommen. Andere Informationen hingegen, deren Zuverlässigkeit und Relevanz erst geprüft werden muss, drängen sich dem Entscheider durch Auffälligkeit förmlich auf. Es muss also immer durch gezielte Auswahl und Integration von Daten ein problembezogenes Informationsmanagement geleistet werden, um entscheiden zu können, wann genügend Informationen vorliegen, um handeln zu können. Im Laufe der Patientenversorgung können neue Informationen zugänglich werden, die die Arbeitsdiagnose entweder unterstützen oder ihr widersprechen. Auch diese Informationen müssen in die Entscheidungsprozesse eingebunden werden, selbst wenn sie Indizien dafür liefern, dass das bisherige Bild der Lage ungenügend oder falsch ist. Aufgrund neuer Information eine Lage neu zu bewerten und sein Handeln entsprechend anzupassen, kann für Einzelne bereits eine große Herausforderung darstellen. Für Teams ist der Umgang mit neuer Information noch schwieriger, wenn neue Informationen nicht mit dem mentalen Modell der Gruppe vereinbar sind. Wesentlicher Bestandteil eines guten Informationsmanagements ist daher die Fähigkeit, alle vorhandenen Teammitglieder zur problembezogenen Informationsgenerierung und -bewertung einzubeziehen, um ein einheitliches mentales Modell aufrechtzuerhalten, das auf den verfügbaren Informationen beruht (Salas et al. 1992).

▪ Zeitdruck: Entscheiden unter Zeitdruck

Die für eine Problemlösung zur Verfügung stehende Zeit begrenzt die Möglichkeiten der Informationssammlung, Analyse, des Planens und der Zielformulierung. Ist die Sättigung erst einmal am Fallen, bleibt nicht mehr viel Zeit, um nach Ursachen zu forschen. Die Vollständigkeit des Informationsgewinns und die dafür zur Verfügung stehende Zeit sind dabei einander entgegengesetzte Größen: Es gibt in komplexen Situationen keine vollständige Informationsbeschaffung unter Zeitdruck.

Weil man aber auf irgendeine Weise zu einer Entscheidung kommen muss, werden kurzerhand Lücken in den aktuellen Informationen durch die *Übertragung von Vorwissen* gefüllt. Gewohnheiten und Sichtweisen der Vergangenheit ersetzen ein problembezogenes Informationsmanagement und bestimmen Entscheidungen mehr, als es unter den aktuellen Umständen angebracht wäre. Neben der Übertragung von Vorwissen ersetzen häufig Emotionen oder Intuition als eine Form der Situationsbewertung bewusstes Nachdenken als Entscheidungskriterium. Da Menschen jedoch nur selten wissen, worauf sich ihre augenblicklichen Emotionen beziehen, ist *Handeln aus Gefühlen heraus* ein gefährliches Unterfangen. Aus genannten Gründen sind Entscheidungen unter Zeitdruck also in vielfältiger Weise anfällig für Fehler.

▪ Risiko: Entscheiden unter Risiko

Die Akutmedizin ist der Bereich in der Medizin, in dem Patienten das höchste Risiko haben, aufgrund eines Traumas oder einer plötzlichen Erkrankung einen bleibenden Schaden oder einen tödlichen Ausgang zu erleiden. Zudem besteht immer die Möglichkeit, dass fehlerhafte Maßnahmen der behandelnden Personen Probleme verschärfen oder den Patienten irreversibel schädigen können. Risiko ist somit ein untrennbarer Bestandteil jeglicher Patientenversorgung. Die Frage, die sich daher für Akutmediziner stellt, kann daher niemals sein, *ob* sie bereit sind, ein Risiko einzugehen, sondern lediglich unter welchen Umständen sie es tun und

2

welches Risiko sie bereit sind einzugehen. Die Beurteilung eines Risikos ist allerdings sehr subjektiv und damit stark fehlerbehaftet, basiert sie doch auf dem *wahrgenommen* Risiko und nicht auf objektiven Fakten (▶ Kap. 6).

Dass bereits ein Augenblick der Unaufmerksamkeit zu einer erfolglosen Behandlung führen kann, macht den Notfall für den Einzelnen so belastend. Da die Konsequenz einer falschen Handlung in einem persönlichen, menschlichen oder wirtschaftlichen Desaster für den Patienten und die behandelnden Mediziner enden kann, ist das Wissen um dieses Risiko einer der Hauptstressoren in einer Notfallsituation (▶ Kap. 9). Stress wiederum kann die Kompetenz zum **Entscheiden unter Risiko** untergraben, eine Fähigkeit, die Mediziner im Angesicht von Unsicherheit dringend benötigen, um Entscheiden und Handeln zu können.

■ Zielpluralität: Prioritätensetzung und Kompromissbildung

Idealerweise sollten Ziele »Leuchttürme des Handelns« sein (Strohschneider 1992). Sie sollten klar erkennbar und unverrückbar dem Akutmediziner die Richtung weisen, um die Kontrolle über eine kritische Situation zurück zu bekommen. Sie sollten möglichst viele gleichzeitig vorliegende Bedürfnisse befriedigen, ohne dabei neue Probleme zu schaffen. Die Realität in der Akutmedizin sieht jedoch anders aus: Ein einziges Oberziel (nämlich das Überleben des Patienten) reicht nicht aus, um wie ein Leuchtturm den Weg zu weisen. Vielmehr muss es in kleinere Teilziele aufgegliedert werden, um einen klaren Plan formulieren zu können. Viele, möglicherweise vage und in sich widersprüchliche Ziele müssen gleichzeitig verfolgt werden, um vorhandene Probleme lösen zu können. Dies ist in komplexen Situationen jedoch leichter gesagt als getan. Obwohl es sich einfach anhört kann die Formulierung eines angemessenen Zieles zu der zentralen kognitiven Aufgabe in einer kritischen Situation werden (Dörner 1989; ▶ Kap. 7). Nur wenn ich weiß, wohin ich eigentlich will, kann ich meine Kräfte koordinieren, um dorthin zu gelangen. Ziele können sich in vielerlei Gestalt präsentieren. Sie können klar oder unklar, explizit oder implizit, allgemein oder spezifisch sein. Manchmal können Ziele auch unvereinbar sein: Wird ein Ziel erreicht, geraten andere in weite Ferne. Ist, wie im Fallbeispiel, die Thoraxcompliance eines Patienten erst einmal drastisch reduziert, kann man als Akutmediziner entweder normale Tidalvolumina bei stark erhöhten Beatmungsdrucken oder normale Beatmungsdrucke bei deutlich reduzierter Ventilation erreichen, aber nicht beides gleichzeitig. Folglich muss sich die Anästhesistin für einen Kompromiss im Sinne einer permissiven Hyperkapnie entscheiden.

Für die Zielbildung unter Komplexität gilt daher: Man kann nie »nur eines« wollen, wenn man der Gesamtsituation gerecht werden will. Stattdessen gilt es, verschiedene Ziele zur selben Zeit zu verfolgen, möglichst viele Faktoren zu berücksichtigen und wann immer möglich mehrere Kriterien gleichzeitig zu erfüllen. **Prioritätensetzung** und **Kompromissbildung** sind zwei wesentliche Anforderungen, wenn Zielpluralität gegeben ist.

■ Viele »Mitspieler«: Teamarbeit

Kein Notfall wird von einer Person alleine bewältigt. Vielmehr ist Teamarbeit (▶ Kap 11) ein integraler Bestandteil jeglicher akutmedizinischer Versorgung. Effektive Teamarbeit kann dazu verhelfen, selbst schwierigste Situationen zu bewältigen. Effektive Teamarbeit kennt jedoch viele Hürden: Kommt es zu keinem dynamischen Austausch von Informationen und Ressourcen zwischen Teammitgliedern, entstehen unterschiedliche Vorstellungen darüber, was genau das Problem des Patienten und was genau zu tun ist. Unterschiedliche Fachdisziplinen und Berufsgruppen haben gelegentlich abweichende Herangehensweisen an und Prioritäten bei Notfallsituationen, so dass Kommunikation erst recht notwendig ist. Verantwortlichkeiten müssen klar verteilt und alle Teammitglieder zur gegenseitigen Überwachung ermutigt sein, um handlungsfähig zu sein und Fehler im Team frühzeitig identifizieren zu können.

2.3 Komplexität bewältigen: Ein Experte werden

Komplexität ist keine statische, für alle Beteiligten gleich erscheinende Eigenschaft eines Systems. Komplexität entsteht vielmehr erst in der Auseinandersetzung einer Person mit den Eigenschaften ihrer Umgebung. »Komplexität ist kein Ding an sich, Komplexität ist eine Situation, die erforscht werden muss« (Rasmussen 1979). Ob eine Situation als komplex und undurchsichtig erlebt wird, hängt immer vom Wissen und der klinischen Expertise der betreffenden Person ab. Dies gilt in gleichem Maße auch für die anderen Komplexitätsmerkmale (z. B. die Vernetztheit und Menge der Elemente): Sie alle sind nur als *wahrgenommene Eigenschaft der Situation* relevant. Ein Anfänger mag von einer Situation völlig überfordert sein, die eine erfahrene Kollegin auf Anhieb durchschaut. Während Ersterer damit ringt, zu verstehen, was genau das Problem ist und wie er ihm begegnen soll, wechselt Letztere mühelos zwischen intuitiven und analytischen Herangehensweisen. So gesehen kann Komplexität auch als »**mentale Konstruktion**« der handelnden Personen beschrieben werden. Das Ergebnis dieser Konstruktion hängt von dem verfügbaren Wissen, den Wahrnehmungsmustern und den aktuellen Interessen ab. In den vergangenen Jahrzehnten wurde unser Wissen darüber erweitert, wie aus Anfängern im Laufe ihrer Karriere Experten werden. Untersuchungen mit Piloten, Schachspielern, professionellen Musikern und Autofahrern haben zur Entwicklung des »Expertiseentwicklungsmodells« (Dreyfus u. Dreyfus 1989; ◘ Tab. 2.1) geführt. Dessen fünf Stufen sind:

- **Stufe 1: Der Anfänger**

Ein Anfänger zerlegt eine Gesamtsituation in eindeutig definierte, »kontextfreie« oder »kontextunabhängige« Elemente, die er klar und objektiv wiedererkennen kann. Für spezielle Situationen hat er spezielle Regeln gelernt und sucht in Situationen nach Anhaltspunkten dafür, welche der präzisen Regeln er anwenden muss.

- **Stufe 2: Der fortgeschrittener Anfänger**

Der fortgeschrittene Anfänger hat Erfahrungen darüber gesammelt, wie man reale Situationen bewältigt. Aufgrund dieser Erfahrungen beginnt er zunehmend Fakten in ihrer Bedeutung und ihrem Kontext zu verstehen. Dadurch löst er sich vom alleinigen Umgang mit »kontextfreien« Elementen und beginnt »bedeutungsvolle«(situationale) Elemente in sein Denken und Tun einzubauen. Entscheidungen und Handlungen folgen aber nach wie vor der Anwendung von Regeln.

- **Stufe 3: Kompetenz**

Die kompetente Person hat zwar Erfahrungen gesammelt, kann aber noch leicht durch eine große Anzahl situationaler Elemente, möglicherweise zutreffender Regeln, und denkbarer Maßnahmen überwältigt werden. Ihr fehlt noch der Sinn für das Wesentliche einer Situation. Der Kompetente erwirbt sich daher hierarchisch geordnete Entscheidungsprozeduren, die es ihm erlauben, Information nach ihrer Relevanz hin einzustufen. Diese Vorgehensweise hilft, Komplexität zu reduzieren. Entscheidungen werden nicht leicht getroffen, sondern sind oft das Resultat eines zweifelnden Hin- und Herwendens. Zunehmende Übung in der Entscheidungsfindung und in der Übernahme von Verantwortung helfen dem Kompetenten, die nächste Stufe zu erreichen.

- **Stufe 4: Gewandtheit**

Der Gewandte erfasst situationale Faktoren intuitiv. Er trifft keine bewussten Entscheidungen, um angemessen auf eine Situation zu reagieren. Erfahrung hat den Gewandten anhand vieler vergleichbarer Situationen gelehrt, »was funktioniert und was nicht«. Für den Außenstehenden erscheint das Vorgehen elegant und gewandt, weil es einfach »passiert«.

- **Stufe 5: Expertentum**

Der Experte zerlegt nicht länger situationale Elemente in seine Einzelbestandteile. Die Gesamtsituation wird als sinnhaftes Ganzes erfasst. Das Können des Experten ist so sehr Teil seiner Person geworden, dass er sich dessen nicht bewusster sein muss als seines Körpers. »*Wenn keine außergewöhnlichen Schwierigkeiten auftauchen, lösen Experten weder Probleme noch treffen sie Entscheidungen; sie machen einfach das, was normalerweise funktioniert*« (Dreyfus u. Dreyfus 1989). Im Fallbeispiel verhalf die klinische Erfahrung der Anästhesistin zu Deutungsmustern für die Konstellation an Monitorparametern und Symptomen. Dadurch konnte sie aus einer Reihe an Möglichkeiten wählen, die der »Gestalt« (► Kap. 6) der Situation am ehesten entsprach. Expertentum ist jedoch nicht gleichbedeutend mit Stagnation in der Entwicklung. Auch Experten müssen ihr Handeln bewerten, Gelegenheiten suchen, um ihre Fertigkeiten zu üben, und sie

Tab. 2.1 Vom Anfänger zum Experten: die 5 Stufen der Kompetenzentwicklung nach Dreyfus (Dreyfus u. Dreyfus 1986)

	Wissen	Wahrnehmung des Kontextes	Handlung	Bewältigung von Komplexität
Der Anfänger	Geringes Lehrbuchwissen ohne Verbindung zur Realität	Kaum situative Wahrnehmung Zerlegt Information in »kontextfreie« Elemente Geringe Urteilsfähigkeit	Starres Festhalten an »kontextfreien« Regeln, Gesetzen und Prinzipien Handlungen werden isoliert betrachtet	Keine oder geringe Fähigkeit, mit Komplexität umzugehen
Der fortgeschrittene Anfänger	Orientierungs- und Überblickswissen von wesentlichen Aspekten der Arbeit	Situative Wahrnehmung ist noch begrenzt Alle Eigenschaften und Aspekte einer Situation werden getrennt betrachtet und gleich gewichtet	Handlungen gründen sich auf ein begrenztes Verständnis von Eigenschaften und Aspekten einer Situation Handlungen werden als Reihenfolge von Handlungsschritten verstanden	Nimmt komplexe Situationen als solche wahr, aber ist nur bedingt in der Lage, sie zu lösen
Der Kompetente	Gutes Zusammenhangswissen und Hintergrundwissen	Handlungen werden hinsichtlich langfristiger Auswirkungen beurteilt	Standard- und Routineprozeduren Kann teilweise Handlungen hinsichtlich langfristiger Auswirkungen beurteilen	Bewältigt komplexe Situationen mittels bewusster Analyse und Planung Zeigt wenig Flexibilität
Der Gewandte	Vertieftes Wissen des Arbeitsfeldes und der Zusammenhänge	Sieht das »große Bild« und versteht, wie einzelne Handlungen in dem Zusammenhang zu bewerten sind Nimmt Abweichungen von normalen Mustern wahr und kann sie beurteilen Sieht, was am Wichtigsten in einer Situation ist	Entscheidungsfindung ist wenig mühsam Verwendet Maximen, um sein Handeln zu lenken, deren Bedeutung und Anwendung je nach Situation variiert	Bewältigt komplexe Situationen ganzheitlich Entscheidungsfindung ist selbstbewusst
Der Experte	Autoritatives Wissen der Fachdisziplin Tiefgehendes Verständnis über alle Arbeitsbereiche hinweg	Erfasst eine Situation intuitiv Versteht den Einfluss von möglichen Handlungen auf das »große Bild« Analytischer Zugang wird nur gewählt, wenn neuartige Probleme auftauchen Hat eine Vorstellung davon, was möglich sein könnte und was nicht	Verwendet Regeln, Guidelines und Maximen nur, wenn sie helfen, ein wahrgenommenes Problem zu lösen; sie haben darüber hinaus nicht oberste Bedeutung	Ganzheitliche Wahrnehmung komplexer Situationen (sieht die »Gestalt«) Bewegt sich zwischen intuitiven und analytischen Zugangswegen mit Leichtigkeit und Selbstvertrauen

sind nicht von der Pflicht befreit, ihr Wissen auf dem neuesten Stand zu halten.

Wie beschreitet man nun am besten diesen Entwicklungsweg? Wie wird aus einem Anfänger ein Experte? Man könnte glauben, dass hierzu eine außergewöhnliche Begabung nötig ist, die nur wenige Menschen haben. Aktuelle Forschungsergebnisse deuten jedoch in die entgegengesetzte Richtung: Experten werden gemacht, nicht geboren. Erfahrung ist wichtiger als Begabung, um zum Experten zu werden. Einige Entwicklungsmerkmale für Expertise lassen sich in vielen verschiedenen Gebieten zeigen (Ericsson et al. 2007):

- Für Kunst und Sport gilt, dass mindesten zehn Jahre konstanten und intensiven Trainings notwendig sind, um Expertenstatus zu erreichen.
- Um noch besser zu werden, müssen Experten ihre derzeitige Komfortzone verlassen und noch mehr wollen. Expertise zu entwickeln, ist gleichbedeutend mit einem mühsamen Weg, bei dem es keine Abkürzungen gibt. »Um kompetent zu werden, muss man sich schlecht fühlen« (Donald Shoën).
- Wenn Schüler einen Experten als Lehrer haben, macht dies einen großen Unterschied. Mit einem Experten an der Seite können bessere Leistungen in kürzerer Zeit erreicht werden. Nicht Training macht perfekt, sondern perfektes Training macht perfekt.
- Echte Experten waren selbst sehr oft motivierte Schüler, die beständig Feedback und Herausforderungen gesucht haben.

Entwicklungsarbeiten an Expertensystemen (Software, die Antworten auf ein Problem geben oder Unklarheiten beseitigen soll) gründeten sich ursprünglich auf der Annahme, dass Expertise auf einem Repertoire an Regeln und Schemata für die Entscheidungsfindung basiert. Man ging daher zunächst davon aus, dass es möglich sein müsste, dieses Wissen zu algorithmisieren, um die klinische Entscheidungsfindung zu unterstützen. Bald zeigt sich jedoch, dass medizinische Expertise nicht so funktioniert. Da Experten hauptsächlich intuitiv urteilen (d. h. die Regeln, nach denen sie entscheiden, nicht mehr bewusst wissen) und schnell und effektiv auf situative Gegebenheiten reagieren, kann Expertise nicht einfach durch regelbasierte Computerprogramme abgebildet werden. Expertensysteme können daher zwar regelbasiertes Handeln verbessern, indem die das menschliche Gedächtnis unterstützen (Handeln auf Level 3), sie werden jedoch nicht nennenswert zu besserem Entscheiden in komplexen Situationen beitragen können (▶ Kap. 10).

2.4 Fertigkeiten – Regeln – Wissen: Handlungsformen in kritischen Situationen

Kritische Situationen erfordern Handeln. Menschliches Handeln ist jedoch nicht gleichförmig, sondern wird von den Anforderungen geprägt, die eine Situation dem Handelnden auferlegt. Entscheidend ist dabei, ob eine Situation dem Handelnden bekannt ist und er folglich auf gespeicherte Handlungsmuster zurückgreifen kann, oder ob eine Situation unbekannt ist und damit sowohl das Problem erst definiert werden muss als auch Lösungen aus dem vorhandenen Wissen neu entwickelt werden müssen.

Nach Rasmussen (1983, 1987) werden drei aufeinander aufbauende kognitive Kontrollebenen des Handelns unterschieden: »Fertigkeiten – Regeln – Wissen« (◘ Abb. 2.3). Diese Unterscheidung hat sich bei der Einordnung der kognitiven Mechanismen hinter verschiedenen Fehlerkategorien als hilfreich erwiesen (▶ Kap. 3). Bekannte Aufgaben in bekannten Situationen werden weitgehend ohne bewusste Steuerung durch Automatismen, das sind »eingeschliffene« Fertigkeiten, erledigt. Reichen Automatismen nicht aus, werden *»wenn-dann«-Regeln* angewendet, die eine Situation mit gelernten Handlungsplänen verknüpfen. Nur wenn eine Problemsituation neu ist, wird durch *Wissen und problemlösendes Denken* eine neue Lösung gefunden.

In einer kritischen Situation wendet man selten nur Fähigkeiten, nur Regeln oder nur Wissen an. Notfallmanagement besteht vielmehr aus einem beständigen Wechsel zwischen den verschiedenen Handlungsformen.

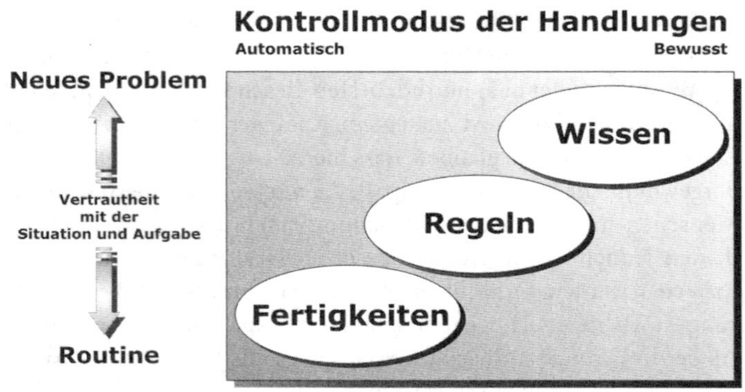

Abb. 2.3 Kontrollebenen des Handelns nach Rasmussen (1983)

Berufsanfänger unterscheiden sich von erfahrenen Klinikern hinsichtlich:
- »eingeschliffener« Fertigkeiten,
- dem Abstraktionslevel, auf dem Probleme gelöst werden,
- der zur Verfügung stehenden erlernten Regeln sowie
- Wissen und Problemlösestrategien.

Erfahrene Kliniker bilden den Problemraum auf abstrakterem Niveau ab als Anfänger, deren Aufmerksamkeit sich mehr auf die *Oberflächenmerkmale* einer Notfallsituation richtet. Darüber hinaus verfügen Experten über eine weitaus größere Sammlung an Problemlöseregeln, die ebenfalls auf einem abstrakteren Repräsentationsniveau formuliert wurden.

2.4.1 Fertigkeitsbasiertes Handeln

In kritischen Situationen werden wie beim Routinehandeln Fertigkeiten gebraucht, die so überlernt sind, dass sie mehr oder weniger automatisiert ausgeführt werden. Diese Verhaltensweisen müssen kaum bewusst überdacht oder verbalisiert werden (und sie können auch kaum noch verbalisiert werden). Für Akutmediziner gehören dazu Handlungen wie die Intubation, das Legen peripher- und zentralvenöser Zugänge oder das Einlegen einer Thoraxdrainage. Solche Handlungen werden meist geplant oder zumindest vorhersehbar durchgeführt. Sie werden in kritischen Situationen erst als wichtig bewusst, wenn die erforderlichen Fertigkeiten fehlen, falsch ausgeführt werden oder aus sonstigen Gründen nicht anwendbar sind. Es ist dennoch klar, was getan werden müsste. Dann steigen die Anforderungen: Das Problem muss erkannt und eingestanden werden, Alternativen müssen gefunden und eventuell neu aufgetretene Probleme mit bearbeitet werden. Sind die Handlungen ausführbar, ist die Anforderung vor allem das sorgfältige Ausführen und die stete Kontrolle auf Abweichungen.

2.4.2 Regelbasiertes Handeln

Es gibt Probleme, von denen man zwar weiß, dass sie prinzipiell auftreten können, aber nicht ob und wann dies der Fall sein wird. Für solche Situationen versucht man, *regelbasierte Handlungsfolgen vorherzuplanen*. In der Situation selbst muss diese Regelfolge, ein Algorithmus, nur noch abgerufen und umgesetzt werden (Horn u. Hofinger 2001). Für viele Probleme sind daher von den Fachgesellschaften Algorithmen offiziell festgelegt worden, die dann nur noch abgearbeitet werden müssen (z. B. Algorithmus für den schwierigen Atemweg); andere Algorithmen (z. B. rasche Anwendung des intraossären Zugangswegs bei frustraner Venenpunktion beim Säugling) haben eher den Charakter von Empfehlungen.

Erfahrene Mediziner bilden für eine Vielzahl von Problemen ihre persönlichen Algorithmen. Problematisch ist in Situationen, die vorrangig Regelwissen verlangen, nicht, eine richtige Handlung zu finden. Pläne für diese Handlungen sind in der Regel abgespeichert, »warten« geradezu nur darauf, abgerufen und angewendet zu werden. Problematisch ist vielmehr die *Diagnose des Problems*. Die

Situation muss identifiziert werden (was bei selten auftretenden Ereignissen schwierig sein kann) und eine *Entscheidung* über das weitere Vorgehen muss rasch getroffen werden. Ein gutes Beispiel für eine solche kritische Situation ist das Auftreten eines Spannungspneumothorax. Sowohl das Krankheitsbild als auch die Therapie sind jedem Akutmediziner bekannt. Es gilt daher lediglich, unspezifische Parameter wie ein Sättigungsabfall, ein Anstieg der Beatmungsdrucke und ein Blutdruckabfall als Symptome dieser Pathophysiologie zu diagnostizieren. Die Therapie mittels Einlage einer Thoraxdrainage wird als Regelsatz abgerufen und auf der Fertigkeitsebene ausgeführt.

2.4.3 Wissensbasiertes Handeln und Problemlösen

Es gibt kritische Situationen, *auf die man so nicht vorbereitet ist*. Die Ursache dafür kann im momentanen Stand der klinischen Ausbildung einer Person liegen. Sie kann aber auch durch die Ökonomie des menschlichen Gedächtnisses mit seinem Hang zum Vergessen selten gebrauchten Wissens bedingt sein. Wesentlich häufiger liegt sie jedoch in der Komplexität des Geschehens – vor allem in Intransparenz, Vernetztheit und Zeitverzögerung. Durch eine unerwartete und unbekannte Kombination von Faktoren wird dem Akutmediziner eine »unangenehme Überraschung« mit vitaler Bedrohlichkeit beschert. Selbst wenn im Rahmen der Berufsausbildung verschiedene Typen von Notfällen und ein möglicher Umgang damit gelernt wurden, sind Situationen dieser Art im Voraus »so« nicht bekannt oder zumindest nicht im Detail vorhersehbar gewesen. Es sind also immer Ereignisse, auf die man nicht mit dem Abruf von eingeübten Routinen antworten kann. Weil der Problemraum für den Handelnden weitgehend unbekannt ist, muss er, anstatt Regeln abzurufen oder Fertigkeiten anzuwenden, *Probleme lösen*. Problemlösendes Denken ist jedoch ein relativ langsamer, mühsamer und in seinen Ressourcen begrenzter Verarbeitungsprozess, der unter Zeitdruck nicht optimal abläuft.

Da die Situationen darüber hinaus unerwartet eintreten, ist der *Überraschungseffekt* bedeutsam. Fehler im Management ergeben sich aus einer komplizierten Wechselwirkung zwischen der begrenzten Rationalität von Entscheidern (Tversky u. Kahnemann 1974; Kahnemann et al. 1982), ihren unvollständigen oder unzutreffenden mentalen Modellen der Situation und einer starken emotionalen Komponente: Die Gefährlichkeit einer Situation, in der einerseits ein schnelles Eingreifen erforderlich ist, andererseits aber keine bekannten sicheren Handlungsmöglichkeiten vorhanden sind, ist stark emotional belastend.

Notfälle bestehen meist aus etlichen einzelnen kritischen Situationen, so dass alle Handlungsebenen benötigt werden. Das Management von Notfällen kann erleichtert werden, wenn möglichst viele Handlungen auf die Ebene der Fertigkeiten und Regeln ausgeführt werden. Durch gut eingeübtes Fachwissen, automatisierte Handgriffe, Pläne für verschiedene vorstellbare Zwischenfälle, Anwendung von Leitlinien etc. wird der Kopf frei zum Problemlösen.

2.5 Komplexität – Auf einen Blick

- Die Arbeitswelt »Akutmedizin« ist durch einige Merkmale gekennzeichnet, die eine besondere Herausforderung an das Entscheiden darstellten; Kognitionspsychologen bezeichnen diese Charakteristika als »Komplexität der Arbeitswelt«
- Komplexität lässt sich als Eigenschaften von Situationen bzw. Systemen beschreiben: Kriterien sind Problemumfang, Vernetztheit, Dynamik, Zeitverzögerung und Irreversibilität
- Komplexität kann auch als Bündel von Handlungsanforderung gesehen werden; Intransparenz, Einmaligkeit, Informationsfülle und -mangel, Zeitdruck, Risiko, Zielpluralität und »Mitspieler«
- Komplexität ist kein statisches oder objektives Merkmal einer Situation, sondern wird subjektiv wahrgenommen; sie ist eine »mentale Konstruktion« und hängt von den Erfahrungen einzelner Personen mit gleichen oder ähnlichen Situationen ab
- Notfälle setzen sich meist aus einer Vielzahl kritischer Situationen zusammen
- Kritische Situationen verlangen je nach Vorhersehbarkeit und Planbarkeit nach Fertigkeiten, Regelanwendung oder problemlösendem Denken
- Der Zusammenhang zwischen dem Grad der Bekanntheit einer Anforderung oder Situation und der Expertise wird durch die dreigliedrige Unterscheidung in »Fertigkeiten, Regeln und Wissen« nach Rasmussen beschrieben
- »Automatisierung« von Fertigkeiten setzt kognitive Ressourcen frei, die für höhere kognitive Funktionen wie Problemlösen genutzt werden können
- Expertise besteht aus persönlichen Charakteristika, Fertigkeiten und Wissen, die einen Experten von einem Anfänger unterscheiden
- Das Bemühen, sich beständig an die Grenze der eigenen Möglichkeiten heranzutasten und diese Grenzen aktiv zu erweitern, ist die beste Voraussetzung dafür, Experte zu werden
- Experten werden gemacht, nicht geboren: Schlüsselfaktoren für Expertise sind die Quantität und Qualität der Übung

Literatur

Atlee JL (2007) Complications in anesthesia. Saunders, Philadelpha

Badke-Schaub P (2002) Kritische Situationen als Analyseeinheit komplexer Handlungen. In: Trimpop R, Zimolong B, Kalveram A (Hrsg) Psychologie der Arbeitssicherheit und Gesundheit, Neue Welten – alte Welten. Asanger, Heidelberg, S 137–142

Cook R, Woods D (2001) Operating at the sharp end: the complexity of human error. In: Salas E, Bowers C, Edens E (Hrsg) Improving teamwork in organizations: Applications of resource management training. Lawrence Erlbaum, Mahwah, pp 255–310

Dreyfus HL, Dreyfus SE (1989) Künstliche Intelligenz. Rowohlt, Reinbek bei Hamburg

Dörner D (1989) Die Logik des Misslingens. Rowohlt, Reinbek bei Hamburg

Dörner D, Schaub H (1994) Errors in planning and decision-making and the nature of human information processing. Appl Psychol Int Rev 43:433–453

Dörner D, Schaub H (1995) Handeln in Unbestimmtheit und Komplexität. Organisationsentwicklung, 14: 34–47

Dörner D, Kreuzig HW, Reither F, Stäudel T (1983) Lohhausen: Vom Umgang mit Unbestimmtheit und Komplexität. Huber, Bern

Ericsson KA, Prietula MJ, Cokely ET (2007) The making of an expert. Harvard Business Review. Online version retrieved at. On February 2010

Frensch A, Funke J (Hrsg) (1995) Complex problem-solving: the European Perspective. Erlbaum, Hillsdale, New Jersey

Gaba D (1992) Dynamic decision-making in anesthesiology: cognitive models and training approaches. In: Evans DA, Patel VL (Hrsg) Advanced models of cognition for medical training and practice. Springer, Berlin

Gaba DM, Fish KJ, Howard SK (1994) Crisis management in anesthesia. Churchill Livingstone, New York

Gravenstein N, Kirby RR (1995) Complications in anaesthesiology. Lippincott-Raven, Philadelphia

Halpern, DF (2002) Thought & Knowledge. Lawrence Erlbaum, Hillsdale

Hofinger G (2003) Fehler und Fallen beim Entscheiden in kritischen Situationen. In: Strohschneider S (Hrsg.) Entscheiden in Kritischen Situationen. Im Auftrag der Plattform Menschen in komplexen Arbeitswelten. Polizei und Wissenschaft, Frankfurt am Main, S 111–131

Horn G , Hofinger G (2001) Notfallplanung: Aufgaben, Anforderungen, Anregungen. In: Strohschneider S, von der Weth R (Hrsg.) Ja, mach nur einen Plan. Pannen und Fehlschläge – Ursachen, Beispiele, Lösungen. Huber, Bern, S 224 –239

Hübler M, Koch T (2010) Komplikationen in der Anästhesie. Springer Heidelberg

Klein G (1992) A recognition–primed decision (RPD) model of rapid decision making In: Klein G, Orasanu J, Calderwood R, Zsamboka E (eds), Decision making in action: models and methods. New Jersey, Ablex Publishing, pp 138–47

List WF, Osswald PM (Hrsg.) (2002) Komplikationen in der Anästhesie. Springer, Berlin

Perrow C (1999) Normal accidents. Living with High–Risk Technologies. Princeton University Press, Princeton NJ

Rasmussen J (1979) On the structure of knowledge: a morphology of mental models in a man–machine systems context. Technical Report Riso-M-2192. Riso National Laboratory, Roskilde, Denmark

Rasmussen J (1983) Skills, rules, knowledge – signals, signs and symbols and other distinctions in human performance models. IEEE Transactions on Systems, Man and Cybernetics, Vol. SMC–13, No.3: 257–267

Rasmussen J (1987) Cognitive Control and Human Error Mechanisms. In: Rasmussen J, Duncan K, Leplat J (eds) New Technology and Human Error, pp 53–61

Rasmussen J, Lind M (1981) Coping with complexity. Technical Report Riso-M-2293. Riso National Laboratory, Roskilde, Denmark

Reason J (1990) Human error. Cambridge University Press, Cambridge UK

Reason J (1997) Managing the Risks of Organizational Accidents. Ashgate, Aldershot

Salas E, Dickinson TL, Converse SA, Tannenbaum SI (1992) Toward an understanding of Team Performance and Training. In: Swezey RW, Salas E (Hrsg) Teams: Their training and performance. Ablex Publishing, New Yersey, pp 3–30

Schüttler J, Biermann E (2010) Der Narkosezwischenfall. Management kritischer Ereignisse und rechtliche Aspekte. Springer Heidelberg

Sterman JD (1994) Learning in and about complex systems. Syst Dyn Rev 10:291–330

Strohschneider S (1992) Handlungsregulation unter Streß. Bericht über ein Experiment. Memorandum Nr. 3. Universität Bamberg, Lehrstuhl für Psychologie II, Bamberg

Tversky A, Kahneman D (1974) Judgement under uncertainty: heuristics and biases. Science 185: 1124–31

Kahneman D, Slovic P, Tversky A (1982) Judgement under uncertainty: Heuristics and biases. Cambridge University Press, Cambridge NY

Von der Weth R (2000) Management der Komplexität. Huber, Bern

Woods D (1988) Coping with complexity: the psychology of human behaviour in complex systems. In: Goodstein L, Andersen H, Olsen S (eds) Tasks, Errors and Mental Models. Taylor Francis, London New York, pp 128–47

Fehler und Fehlerursachen

Asystolie

Ein anästhesiologischer Assistenzarzt im zweiten Jahr der Weiterbildung führt in der HNO-Klinik bei einem 76-jährigen Patienten, der eine Laryngektomie und beidseitige Neckdissektion erhält, eine Narkose durch. Aufgrund einer gleichzeitig bestehenden Leberzirrhose und Synthesestörung von Gerinnungsfaktoren erschweren diffuse Blutungen die Operation. Der Operateur wendet daher wiederholt Tupfer mit unverdünntem Suprarenin zur lokalen Blutstillung an. Aufgrund der systemischen Resorption von Suprarenin und einer gleichzeitig bestehenden Koronarinsuffizienz kommt es nach einer solchen »Lokalbehandlung« zu einer Sinustachykardie und vereinzelten polytopen ventrikulären Extrasystolen. Dem Assistenzarzt ist der medizinische Zusammenhang zwischen der Adrenalingabe und der Entstehung von Extrasystolen nicht klar. Deswegen fordert er nicht den Operateur auf, die Gabe von Adrenalin zu beenden, sondern möchte stattdessen die Arrhythmien mit Lidocain behandeln. In seiner Aufregung verwechselt er jedoch die Ampullen Lidocain 2% und Beloc 5 mg, die eine ähnliche Aufschrift tragen und nebeneinander im gleichen Fach des Maquet-Wagens liegen. Durch die Bolusgabe des β-Blockers erleidet der Patient einen Herzstillstand und wird reanimationspflichtig. Nachdem der Assistenzarzt den anästhesiologischen Oberarzt hinzugezogen hat, kann der Patient erfolgreich reanimiert werden. Dieser wird in der folgenden Woche ohne neurologische Residuen von der Intensivstation auf eine Normalstation weiterverlegt.

3.1 Was ist ein Felher?

Die Frage in der Überschrift beinhaltet unbestreitbar einen Fehler. Doch worin genau besteht der Fehler bei »Felher«? Liegt das Problem darin, dass ein Wort falsch geschrieben da steht, oder vielmehr darin, dass sich jemand beim Schreiben vertippt hat? Fest steht zumindest, dass die ursprüngliche Absicht, »Fehler« korrekt zu schreiben, nicht gelungen ist.

So banal dieses alltägliche Beispiel anmutet, so geeignet ist es doch, zwei grundsätzlich verschiedene Möglichkeiten aufzuzeigen, was man unter einem Fehler verstehen kann:

- Fehler können als das **unerwünschte Ergebnis von Handlungen** gesehen werden. Entscheidend für diese Sichtweise ist, was das Resultat einer Handlung ist und welche Konsequenzen daraus folgen (z. B. einem Patienten wird ein β-Blocker als Bolus verabreicht und deswegen wird er asystol). Dieses Fehlerverständnis, dass sich die Frage nach dem Fehler darauf begrenzen lässt, welche unerwünschte Folge eine Handlungen verursacht hat, ist in der Medizin weit verbreitet. Aus dieser Sichtweise ist es hinreichend zu fragen, was mit dem Patienten geschehen ist. Was davor kam, warum und unter welchen Umständen sich der Fehler ereignet hat, spielt dabei keine Rolle.
- Fehler können jedoch auch als **falsche Handlung** oder als das **Fehlen einer richtigen Handlung** gesehen werden. Bei dieser Betrachtungsweise fragt man nach der Ursache dafür, warum eine Handlung so und nicht anders vollzogen wurde, und man möchte etwas über die möglichen psychischen Vorgänge erfahren, die zu einer Fehlhandlung führten. Im Blickpunkt steht dabei weniger das Ergebnis als vielmehr der Weg, der dorthin geführt hat. Man ist sich der Tatsache bewusst, dass in der Regel eine ganze Reihe an Faktoren zusammenspielen muss, um zu einem fehlerhaften Ergebnis zu führen. Einfache Antworten sind daher oft nicht möglich. Auf ihre Rolle als mögliche Fehlerquellen werden Prozesse der Informationsverarbeitung (Wahrnehmung, Gedächtnis, Aufmerksamkeit), die Handlungsziele und Pläne, Teamarbeit und Kommunikation hin untersucht. ◻ Abb. 3.1 fasst die beiden Sichtweisen auf Fehler zusammen.

Im klinischen Alltag nimmt man es mit dieser Unterscheidung nicht so genau. Häufig werden beide Sichtweisen bei einfachen Handlungen gleichgesetzt: »Während der Operation kam es zu einer Medikamentenverwechslung« scheint das Gleiche zu sein wie »Der verantwortliche Assistenzarzt hat das falsche Medikament verabreicht«. Erleichtert wird diese Gleichsetzung durch den Umstand, dass anscheinend nur eine Person in den Vorfall verwickelt ist. In diesem Fall scheint eine klare Zuordnung von Ursache und Wirkung, von falscher Handlung und unerwünschten Ergebnis gerecht-

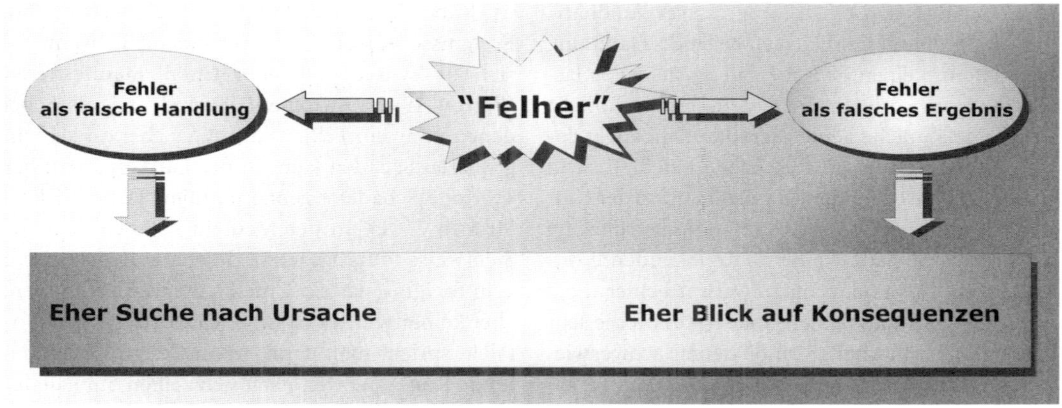

Abb. 3.1 Zwei grundlegende Sichtweisen auf Fehler

fertigt: Weil der Assistenzarzt falsch gehandelt hat, deswegen kam es zu den unerwünschten Konsequenzen.

■ Personenzentrierte Fehlersicht und systemische Perspektive

Verkürzt man diese Sichtweise, ist es nach einem Zwischenfall einfach, die Fehlerursache zu identifizieren. Man muss lediglich nach einer falschen Handlung suchen, die *als letzte* Ursache zu dem unerwünschten Ergebnis geführt hat und diese Handlung *einer* Person zuordnen. Mit dieser Vorgehensweise lässt sich rasch das verursachende Agens, die Person, isolieren. Diese **personenbezogene Perspektive,** in der man eine verursachende Person identifiziert und haftbar macht, ist die in unserer Kultur und wohl insbesondere im medizinischen Bereich »normale« Haltung und wird zum Teil auch juristisch gefordert. Durch Bloßstellung und Belehrung (»naming, blaming and shaming«) soll sichergestellt werden, dass die verantwortliche Person sich der Tragweite der Fehlhandlung bewusst wird und eine Wiederholung in Zukunft vermieden wird. Disziplinarmaßnahmen, Androhung rechtlicher Folgen und finanzielle Bestrafung beruhen auf der Vorstellung, dass Fehler durch persönliches Defizit zu erklären sind: mangelndes Wissen, mangelnde Motivation, Nachlässigkeit, Unaufmerksamkeit oder eine grundsätzlich mangelnde Eignung für den Beruf. Dahinter steht, übertrieben gesagt, die Annahme, dass jemand, der kompetent und gewissenhaft arbeitet, keine Fehler macht. Fehlerfreies Arbeiten, so die Prämisse, ist möglich. Konsequenterweise kann der Ansatz zur Beseitigung von Fehlern im Aufdecken von Wissenslücken und im Appell an die Motivation liegen: »Wenn du das nächste Mal in so eine Situation kommst, dann pass' besser auf, was du spritzt. Konzentriere dich einfach, dann verwechselst du keine Ampullen«.

Neben der emotionalen Entlastung, die dieser Ansatz für alle anderen am Geschehen Beteiligten bringen kann, ist diese Perspektive auch für die betroffene Organisation attraktiv. Anstatt nach den Ursachen für Fehler zu suchen, für die sie selbst verantwortlich sein könnte, ist es einfacher und für das Bild in der Öffentlichkeit verträglicher, wenn »schlechte Individuen« aufgespürt und belehrt bestraft werden.

Zu einem ganz anderen Umgang mit Fehlern kommt man, wenn man eine **systemische Perspektive** einnimmt. Nicht mehr die Person am »scharfen Ende« (Reason 1990), die den Patienten zuletzt behandelt hat, steht im Mittelpunkt des Interesses. Stattdessen gilt die Aufmerksamkeit dem Zusammenspiel von Faktoren der Person, den Rahmenbedingungen, unter denen sich der Zwischenfall ereignet hat, und Einflussgrößen, die mitunter schon Jahre vorher in das System eingeführt wurden und plötzlich für die Entwicklung des Geschehens maßgeblich werden.

Aus der systemischen Perspektive betrachtet ist es selten *die eine* falsche Handlung, die zu einem unerwünschten Ereignis führt. Vielmehr machen Vorbedingungen und Handlungen auf allen Ebenen einer Organisation ein System so »verwundbar«, dass dann *eine* sicherheitsgefährdende Handlung ausreicht, um einen Zwischenfall entstehen zu lassen. In einem »vulnerablen System« rufen ähnliche Umstände ähnliche Fehler hervor, unabhängig davon, welche Person am Geschehen beteiligt ist. In einem sicher arbeitenden Krankenhaus, so der Umkehrschluss, würde die gleiche Handlung frühzeitig blockiert und hätte keine weitreichenden Konsequenzen. Das erklärt auch, warum Fehler nicht nur Anfängern unterlaufen, sondern es oft die sehr kompetente Mitarbeiter sind, denen schwerwiegende Fehler unterlaufen, den es nach dem personenbezogenen Ansatz aber gar nicht geben dürfte; ein Umstand, der durch Unfallanalysen aus Hochrisikotechnologien (wie Luftfahrt, Kernindustrie oder Raumfahrt) ausreichend belegt ist. Dass selbst den Besten das Schlimmste widerfahren kann, liegt möglicherweise daran, dass Menschen mit großer Erfahrung Gefahr laufen, selbstgefällig und unvorsichtig zu werden. Denkbar wäre auch, dass es eben die erfahrensten Personen sind, denen man die schwierigsten Aufgaben überträgt. Meistens liegt es jedoch daran, dass gut ausgebildete, kompetente und motivierte Personen in komplexen und fehleranfälligen Systemen arbeiten müssen. Ihre Expertise hilft ihnen in der Regel, Fehler zu meiden oder deren Auswirkungen abzufangen. Manchmal aber können selbst sie das nicht.

Betrachtet man die Entstehung von Fehlern aus dem systemischen Blickwinkel, liegt es nahe, alle Ebenen einer Organisation auf Faktoren hin zu überprüfen, die zu der Entstehung eines Fehlers beigetragen haben könnten. Im Gegensatz zum personenbezogenen Ansatz geht die systemische Perspektive davon aus, dass Fehler nicht nur in der Person begründet sind und dass es mehr als einen Fehler braucht, um einen Unfall zu verursachen.

Zwar führen komplexe Zusammenhänge dazu, dass aus Handlungen, die einzeln gar nicht falsch sind, in Kombination mit anderen Faktoren Fehler hervorgehen. Aber die systemische Perspektive zeigt eben auch, dass einzelne Fehlhandlungen nicht zwangsläufig zu falschen Ergebnissen führen müssen: Andere Faktoren, wie Hilfe durch andere, Kontrollmechanismen, eigene Aufmerksamkeit oder auch pures Glück, können das »Wirksamwerden« eines Fehlers verhindern.

In der Fehlerforschung werden unerwünschte Ereignisse vor allem dann untersucht, wenn sie sich als Zwischenfall oder Unfall manifestieren (Perrow 1999). Zwischenfälle sind Ereignisse, bei denen zwar ein Fehler auftrat, es aber zu keinem größeren Schaden kam. In der Luftfahrt wird der »geringe Schaden« genau definiert (Überblick in Strauch 2001). In der Medizin hat sich eher die Sichtweise durchgesetzt, dass ein Zwischenfall »ein Ereignis, das ein Unfall hätte werden können, aber keiner wurde« ist (z. B. CIRS 2001). Von Unfällen spricht man dann, wenn Ereignisse gravierende Konsequenzen nach sich ziehen, im Fall der Akutmedizin also mit einer Schädigung oder dem Tod des Patienten enden (◘ Abb. 1.3). Allerdings können sowohl Zwischenfälle als auch Unfälle durch externe Auslöser entstehen, womit die Begriffe keinen Rückschluss auf den Hergang erlauben. Sie sind somit eher hilfreich bei der Untersuchung von Konsequenzen aus Ereignissen als bei der Ursachenforschung. In der Medizin wird für Unfälle, die durch ärztliche Fehler entstanden sind, häufig der Begriff »Behandlungsfehler« verwendet.

Zusammenfassend ist festzuhalten, dass man die Frage »Wer war schuld daran?« verlassen muss, wenn man Fehler, Unfälle und Zwischenfälle verstehen möchte. Stattdessen sind die folgenden drei Fragen wesentlich zielführender:

- Was genau wurde falsch gemacht? Wie können die Fehlhandlungen klassifiziert werden?
- Warum wurde etwas falsch gemacht? Welche psychischen Mechanismen haben bei der Fehlerproduktion eine Rolle gespielt?
- Welche Kontextfaktoren und Rahmenbedingungen waren wirksam (Team, Organisation, Technik)?

3.2 Klassifikation von Fehlern

Es gibt (seit Freuds »Psychopathologie des Alltagslebens« 1901) viele Ansätze, Fehler zu klassifizieren (Überblick z. B. in Sharit 2006; Wallace u. Ross 2006; Hofinger 2008). Allerdings gibt es bis heute keine Fehlertaxonomie, die – von allen Psychologen befürwortet – ein umfassendes Bild menschlichen Fehlverhaltens beschreiben würde. Weitgehende

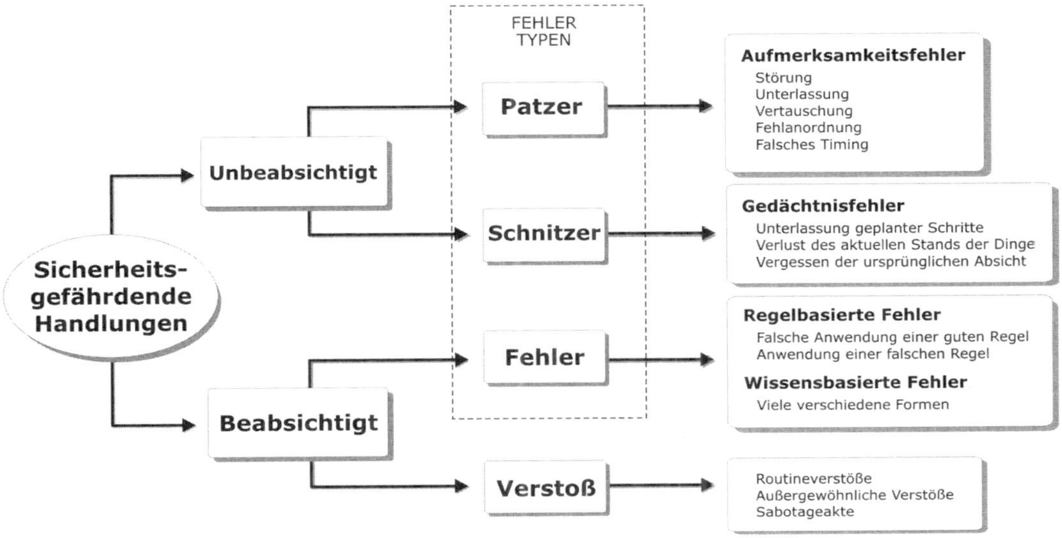

Abb. 3.2 Fehlerklassifikation (mod. nach Reason 1990)

Einigkeit herrscht darüber, dass man nur von einem Fehler sprechen kann, wenn:
- eine *Absicht* zum Handeln bestand,
- ein *Ziel* verfolgt wurde,
- es in der Kette der Ereignisse an zumindest einer Stelle eine *alternative Handlungsweise* gegeben hätte.

Allen Klassifikationen von Fehlern im Sinne von *falschen Handlungen* ist gemeinsam, dass sie eine Unterscheidung treffen (Norman 1981), ob *etwas falsch gemacht* wurde (Ausführungsfehler) oder ob *etwas Falsches gemacht* wurde (Planungsfehler: regelbasierte Fehler, wissensbasierte Fehler). Die bekannteste Klassifikation stammt von dem englischen Kognitionspsychologen James Reason (1990), der Formen »unsicherer Handlungen« untersucht hat (Abb. 3.2).

An seine Darstellung angelehnt werden hier Fehler, die zu Zwischenfällen oder Unfällen führen, nach drei unterschiedlichen Perspektiven klassifiziert:
- Auf welcher Ebene der Handlungskontrolle werden Fehler gemacht? (Fehler in der Ausführung vs. Fehler in der Planung)
- Wird eine Fehlhandlung absichtlich gemacht? (Fehler und Regelverstöße)
- Wie lange vor dem Unfall und auf welcher Ebene einer Organisation wurde ein Fehler gemacht? (Aktive und latente Fehler)

Neben diesen auf das Individuum bezogenen Fehlern sind viele akutmedizinische Behandlungsfehler in der Tatsache begründet, dass kritische Situationen mit Personen verschiedenster Berufsgruppen bewältigt werden müssen. Fehler entstehen durch die Art und Weise, wie miteinander kommuniziert wird (oder auch nicht), wie ein Problem gelöst wird (oder auch nicht) und ob alle zur Verfügung stehende Ressourcen genützt werden (oder eben nicht). Somit kommen zur Klassifikation nach Reason
- Fehler in der Teamarbeit

als Ursachen für Zwischenfälle und Unfälle in der Akutmedizin dazu.

3.2.1 Fehler in der Ausführung und Fehler in der Planung

Von einem Fehler kann man nur dann reden, wenn jemand etwas tun wollte, also eine Absicht zu handeln bestand. Oder, um es in der Sprache der Psychologie zu fassen: der Fehlerbegriff ist nur auf intentionale Handlungen anwendbar. Eine Handlung wird mit einer Absicht durchgeführt und kann das Ziel dieser Absicht doch nicht erreichen: Dort, wo ich eigentlich hinwollte, komme ich nicht an. Aus dieser Definition heraus lässt sich bereits die erste grundlegende Unterscheidung (z. B. Norman 1981) ableiten:

- **Ausführungsfehler**

Ein Fehler bei der Ausführung einer Handlung bedeutet, dass ein Misserfolg eintritt, weil Handlungen anders ausgeführt werden als sie ursprünglich geplant waren. Die geplante Handlung ist zwar angemessen, jedoch weicht die ausgeführte Handlung vom beabsichtigten Verlauf ab. Ein Beispiel wäre die eingangs geschilderte Medikamentenverwechselung. Je nachdem, wo der Ursprung der Abweichung liegt, lassen sich Ausführungsfehler nochmals unterteilen in

- *Aufmerksamkeitsfehler*, die vor allem dann auftreten, wenn automatisierte Handlungen in vertrauter Umgebung durchgeführt werden, und
- *Gedächtnisfehler*, bei denen Teile von Arbeitsabläufen nicht korrekt erinnert werden; im Gegensatz zu Aufmerksamkeitsfehlern sind Gedächtnisfehler weniger auffällig und somit nicht gut beobachtbar.

Im unserem geschilderten Fall war ein Aspekt der Fehlhandlung ein Aufmerksamkeitsfehler auf Seiten des Anästhesisten, der zum Herzstillstand es Patienten führte. Durch das pathologische EKG abgelenkt, schenkte er der Beschriftung des Medikaments, das er zur Hand nahm, nicht die nötige Aufmerksamkeit.

- **Planungsfehler**

Wird ein Fehler bei der Planung einer Handlung begangen, so verläuft die Handlung zwar wie beabsichtigt, jedoch bleibt die erwünschte Wirkung aus (z. B. dass sich der Zustand des Patienten verbessert). Die Ursache hierfür liegt darin, dass der Plan schlichtweg nicht geeignet war, um das Problem zu lösen. Dieser »Plan« kann je nach Anforderung der Situation anders aussehen: Handelt es sich um eine Situation, mit der die Person vertraut ist, so besteht der »Plan« lediglich in der Anwendung einer Regel.

Fehler in der Anwendung von Regeln kommen dann vor, wenn:

- … »gute« Regeln falsch angewendet werden, weil Begleitumstände übersehen werden, die eigentlich für die Anwendung einer anderen Regel sprechen. Dieser Fehler war der andere Aspekt bei der eingangs geschilderten Medikamentenverwechslung: Der Assistenzarzt traf die Entscheidung, Lidocain zur Therapie der gehäuft auftretenden ventrikulären Extrasystolen einzusetzen, weil er Besonderheiten der Situation nicht berücksichtigte: Das pathologische EKG war nicht auf eine myokardiale Grunderkrankung zurückzuführen, sondern auf exzessive (aber kurz wirksame) Plasmaspiegel von Adrenalin. Die geeignete Regel wäre gewesen, das Abfluten des Katecholamins abzuwarten, und den Chirurgen unter Hinweis auf die vitale Bedrohlichkeit zu bitten, eine erneute Gabe zu unterlassen.
- … eine »falsche« Regel Anwendung findet, beispielsweise wenn eine Herzdruckmassage mit der falschen Frequenz und ungenügender Eindrucktiefe ausgeführt wird und somit ineffektiv ist.
- … eine »gute« Regel nicht angewendet wird, weil man entweder mit der Regel nicht vertraut war oder sich nicht rechtzeitig an sie erinnern konnte.

Fehlt Regelwissen für die Situation, so muss man einen Plan aus dem vorhandenen Wissen generieren. Hier können Fehler entstehen, weil das Wissen ungenügend ist, etwas Falsches gewusst und als Grundlage für Entscheidungen herangezogen wird, oder Wissen im falschen Kontext angewendet wird. Fehler in der Planung können schwieriger zu entdecken sein und Patienten stärker gefährden als Fehler in der Ausführung. Weicht eine Handlung vom geplanten Verlauf ab, fällt dies Menschen in der Regel schnell auf. Dass ein Plan unangemessen ist, kann jedoch lange unbemerkt bleiben, da die einzelnen Handlungsschritte genau so ablaufen wie beabsichtigt. Planungsfehler werden in der Regel erst dann (und damit relativ spät) erkannt, wenn das angestrebte *Ziel* (und nicht etwa nur das Ergebnis einzelner Handlungen) nicht erreicht wurde, oder wenn man von anderen darauf aufmerksam gemacht wird.

3.2.2 Fehler beim Problemlösen

Kritische Situationen, bei denen eine Lageeinschätzung und die erforderlichen Handlungen erst durch Nachdenken ermittelt werden müssen, erfordern *Problemlösen*. Anstatt eine bekannte Regel anwenden zu können, muss Wissen aus dem Gedächtnis abgerufen und auf die Situation hin angewandt werden (► Kap. 2). Aber gerade dieses Nachdenken, die entscheidende Ressource beim Problemlösen, ist aus verschiedenen Gründen äußerst anfällig für Fehler:

- Denken arbeitet langsam und kostet daher Zeit. Auch kann nur ein Gedanke auf einmal gedacht werden. Beide Faktoren begrenzen das, was in einem bestimmten Moment gedanklich verarbeitet werden kann (die kognitiven Kapazität), so dass Menschen diese wertvolle Ressource so effizient (und selten) wie möglich einsetzen müssen. Wann immer es möglich ist, wird daher bewusstes Nachdenken vermieden und stattdessen auf gedankliche »Abkürzungen« oder regelbasiertes Verhalten zurückgegriffen (► Kap. 6).
- Alle Pläne basieren auf dem persönlichen Bild der gegenwärtigen Situation. Wenn jedoch wesentliche Informationen fehlen und daher in diesem Bild nicht berücksichtigt werden konnten, sind diese »mentalen Modelle« unvollständig oder gar falsch. Daraus resultierende Handlungen bergen ein großes Risiko in sich, von Beginn an fehlgeleitet zu sein.
- Das Grundgefühl, kompetent und damit Herr der Situation zu sein, ist wesentlich für zielgerichtetes Handeln (► Kap. 4). Einfache Vorstellungen über die Natur des Problems und über therapeutische Maßnahmen stärken dieses Grundgefühl. Wer hingegen viel über ein Problem nachdenkt, merkt rasch, dass Komplexität, Unsicherheit und empfundenes Risiko steigen. Dies wiederum erzeugt ein unangenehmes Gefühl der Inkompetenz. Um dieses Gefühl zu vermeiden, neigen Menschen dazu, mentale Modelle zu wählen, die das Gefühl, alles unter Kontrolle zu haben, bestärken. Gleichzeitig besteht die Tendenz, widersprüchliche Informationen, die das mentale Modell infrage stellen, zu ignorieren (Kahneman et al. 1982; Dörner 1989; Dörner et al., 1983).

Teilschritte beim erfolgreichen Problemlösen (► Kap. 10)

1. Vorbereitet sein
2. Situation analysieren
   - Informationsmanagement
   - Modellbildung
3. Pläne entwerfen
   - Zielbildung
   - Risikoabschätzung
   - Planen
   - Entscheiden
4. Strategien umsetzen
   - Ergebnis überprüfen
   - Ergebniskontrolle
   - Selbstreflexion

Unzureichendes *Problemlösen* kann durch Fehler auf jeder dieser Stufen entstehen. Analysiert man Problemlöseprozesse, so findet man bestimmte »Kardinalfehler« im Umgang mit komplexen Problemen immer wieder (Dörner 1989, 1999; Dörner u. Schaub 1995).

»Kardinalfehler« beim Umgang mit komplexen Problemen

- Es wird nicht damit gerechnet, dass es ein Problem geben könnte (»Planoptimismus«).
- Nur Information, die zu den eigenen Annahmen passt, wird zur Kenntnis genommen.
- Es wird ohne ausreichende Zielklärung und Planung ad hoc gehandelt.
- Zielkonflikte werden nicht beachtet.
- Bei der Planung werden Nebenwirkungen und Risiken vernachlässigt.
- Die Auswirkungen des Handelns werden nicht kontrolliert.

In den ► Kapiteln 6 und 7 werden Fehler auf den Stufen 2 und 3, Umgang mit Informationen, Zielbildung und Planen, als relevante Schritten der Handlungsorganisation beim Problemlösen genauer besprochen. Diese Phänomene sind nicht an sich ein Fehler, obwohl sie zu schlechten (oder suboptimalen) Entscheidungen führen können. Aus

Sicht der psychischen Regulation kann es durchaus notwendig und sinnvoll sein, ein Übermaß an Information auszublenden, um handlungsfähig zu bleiben. Unter diesem Aspekt wäre die Selektion von Information kein Fehler. Erst wenn dadurch Wissen »verloren« geht, das man für die Einschätzung einer Situation benötigt hätte, führt dieses Phänomen zu einem Fehler.

3.2.3 Aktive Fehler und latente Bedingungen

Eine dritte Unterscheidung (Reason 1990 folgend) ist wichtig, um zu verstehen, wie Menschen zu Zwischenfällen und kritischen Situationen beitragen: Fehler, die die Sicherheit des Patienten gefährden, können von der Person begangen werden, die den Patienten in einer konkreten Situation behandelt. Sie können aber auch das Resultat von Entscheidungen sein, die in großer zeitlicher und räumlicher Entfernung vom konkreten Patienten getroffen wurden (z. B. vom Krankenhausmanagement, der Klinikleitung, Dienstplangestaltung oder den Herstellern von Medikamenten und medizinischer Ausrüstung). Diese Fehler »schlummern« latent im System verborgen. Es kann mitunter Jahre dauern, bis sie in einer bestimmten Konstellation »zum Leben erwachen« und zu einem Zwischenfall beitragen. Aktive Fehler und latente Bedingungen unterscheiden sich daher in zwei Punkten:

- Dem »Ort« im Arbeitssystem, an dem sie auftreten und
- Der Zeit, die verstrichen ist, bis die Fehlhandlung zu einem unerwünschten Ergebnis führt.

Aktive Fehler

Aktive Fehler werden von Menschen unmittelbar an der Mensch-System-Schnittstelle (oder Arzt-Patienten-Schnittstelle) begangen, gewissermaßen am »scharfen Ende« einer Organisation (Reason 1990), da, wo man »sich schneiden« kann. Aktive Fehler sind sichtbar, lösen Zwischenfälle oder Unfälle direkt aus und haben somit *unmittelbare Konsequenzen*. Weil aktive Fehler leicht identifizierbar sind und vermeintlich nur eine Ursache haben (nämlich die beteiligte Person) werden sie Gegenstand des öffentlichen Interesses und führen in der Regel zur Sanktionierung der Beteiligten. Medikamentenverwechslungen sind klassische Beispiele für aktive Fehler.

Latente Bedingungen

Sicherheitskritische Entscheidungen werden nicht nur unmittelbar in Patientennähe getroffen, sondern wesentlich häufiger weitab vom klinischen Geschehen. In diesem Fall spricht Reason (1997) von latenten Bedingungen. Diese Entscheidungen stammen teils von Menschen, die mit Patienten weder räumlich noch zeitlich direkt zu tun haben und daher oft wenig Einblick in und Phantasie über mögliche Fern- und Langzeitwirkungen ihrer Handlungen hatten. Latente Fehler sind somit Entscheidungen »am stumpfen Ende« der Organisation (fernab vom Skalpell), die auf allen Ebenen (von direkten Vorgesetzten bis zur Verwaltung) getroffen werden. Latente Fehler können in Strukturen (z. B. bauliche Gegebenheiten), Prozessen (z. B. Ausbildung, Dienstplangestaltung) oder Ressourcen (z. B. Aussehen verwendeter Medikamente, Einrichtung des Arbeitsplatzes) akutmedizinischer Organisationen vorliegen. Sie haben *keine unmittelbaren Konsequenzen* und bleiben solange unbemerkt, bis sie in Kombination mit lokal auslösenden Faktoren (z. B. aktiven Fehlern von Personen) die »Schutzbarrieren« eines Systems durchbrechen. Analysen von Katastrophen aus Industrie und Raumfahrt zeigen, dass latente Fehler unter Umständen über ein Jahrzehnt zurückliegen können.

Jedes komplexe Arbeitssystem trägt zu jedem beliebigen Zeitpunkt eine große Anzahl latenter Fehler in sich, die eine Bedrohung der Sicherheit darstellen. Von dieser Regel ist kein System in keiner Branche ausgenommen! Doch es gilt auch für Entscheidungen innerhalb Organisationen das Gleiche, was über Fehler im Allgemeinen gesagt wurde: Was ein Fehler ist, kann nur vom Ziel aus bestimmt werden! Häufig ist in Krankenhäusern nicht die Patientensicherheit das oberste Ziel, sondern (durch die Organisation implizit oder explizit vorgegebene) Ziele wie hohe OP-Zahlen, die Schnelligkeit der Wechsel, Sparsamkeit und Ökonomie. Im Hinblick auf die Erfüllung dieser Ziele können Maßnahmen zielführend und angebracht sein. Erst im Hinblick auf Patientensicherheit werden sie zum latenten Fehler. Der Umstand, dass die Ampullen

Lidocain 2% und Beloc 5 mg herstellerbedingt eine zum Verwechseln ähnliche Aufschrift trugen (► Abb. 5.7) und bei der Einrichtung der Maquet-Wägen zwei nebeneinander liegenden Fächern zugeordnet wurden, stellen gleich zwei Beispiele für latente Bedingungen dar, die die Medikamentenverwechslung begünstigt haben.

3.2.4 Fehler in der Teamarbeit

Teamarbeit ist ein essenzieller Bestandteil der Patientenversorgung in der Akutmedizin. Zwischen guter Teamarbeit und der erfolgreichen Bewältigung von kritischen Situationen besteht ein enger Zusammenhang (z. B. Weaver et al. 2010; Raeder et al. 2009; Wheelan et al. 2003). Entsprechend haben sich ungenügende Teamarbeit und mangelhafte Kommunikation als Schlüsselfaktoren bei der Entstehung von Fehlern in der Medizin herausgestellt (z. B. Barrett et al. 2001; Morey et al. 2002). Eine der Hauptgründe für die unzureichende Organisation des Teams und der Teamarbeit ist ein fehlendes Verständnis davon, wie wichtig Teamarbeit ist und welche Handlungen dafür notwendig sind. Wo dieses Verständnis nicht vorhanden ist, können Konflikte zwischen Teammitgliedern und ein Zusammenbrechen der Kommunikation die Zusammenarbeit behindern, Ressourcen ungenutzt lassen oder neue Probleme erst schaffen. Aber auch da, wo die Bedeutung von Teamarbeit grundsätzlich gesehen wird, wissen Teammitglieder zwar häufig, dass sie eine andere Situationseinschätzung haben als ihre Mitstreiter, nehmen diesen Umstand aber widerspruchslos hin. Dieses Widerstreben, Meinungen und Handlungen von Teammitgliedern in Frage zu stellen, selbst wenn Zweifel an der Richtigkeit einer Diagnose oder der Angemessenheit einer Maßnahme bestehen, kann ernste Konsequenzen für den Patienten haben. Die Tatsache, dass weder der Chirurg die Verwendung von Suprarenin-Tupfern mitteilte noch der Anästhesist nachfragte, ob vielleicht Maßnahmen des Chirurgen für den veränderten Zustand des Patienten verantwortlich sein könnten, ist ein Hinweis auf ungenügende oder nicht-vorhandene Teamarbeit in diesem Operationssaal. Fehler in der Teamarbeit und Maßnahmen zu deren Vermeidung werden im Detail in ► Kapitel 11 dargestellt.

3.3 Expertise und Fehlerwahrscheinlichkeit

Zu Beginn ihres Berufslebens versuchen Pflegekräfte, Rettungsassistenten und Ärzte, sich möglichst viel Wissen aus Büchern anzueignen und dieses Wissen in den Alltag zu übertragen. Grundlegende Regeln werden gelernt und auf »kontextfreie« Elemente der Situation angewendet (► Abschn. 2.3). Da für viele, oftmals seltene Symptomkonstellationen und Situationen das entsprechende Wissen noch nicht gelernt wurde und Erfahrungen mit ihnen daher fehlen, ist die Mehrzahl der auftretenden Fehler wissensbasiert (◘ Abb. 3.3). In dem Maße, wie Kompetenz das Anfängertum ablöst, können immer

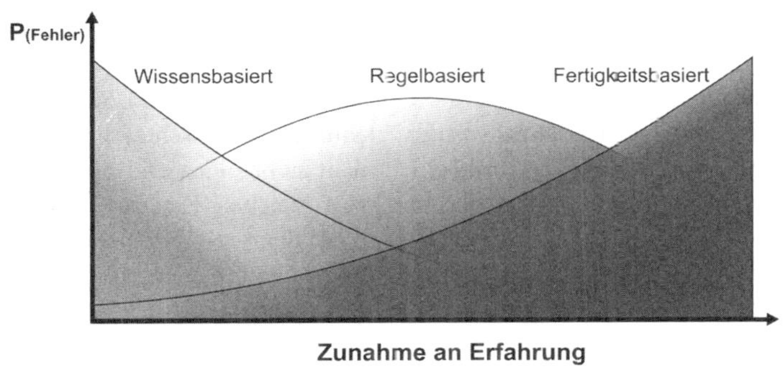

◘ **Abb. 3.3** Das Verhältnis von Fehlerwahrscheinlichkeit in Abhängigkeit von der klinischen Erfahrung. Mit wachsender Erfahrung nimmt der relative Anteil an fertigkeitsbasierten Fehlern zu, da diese durch Zerstreutheit hervorgerufen werden. Regelbasierte Fehler nehmen anfangs zu, da Berufsanfänger durch die hohe Zahl an potenziell relevanten Regeln, Elementen und Maßnahmen überfordert sind (Zeichnung von J. Reason; mit Erlaubnis des Autors überarbeitet)

mehr Situationselemente identifiziert und Regeln angewendet werden. Somit steigt auch die Wahrscheinlichkeit, dass ein regelbasierter Fehler begangen wird. Nähert man sich dem Erfahrungsgrad der Gewandtheit und des Expertentums, die durch ganzheitliche Situationseinschätzung und intuitive Entscheidungsfindung geprägt sind, sinkt die Wahrscheinlichkeit, einen Fehler wegen mangelndem Wissen oder der Anwendung einer falschen Regel zu begehen. Stattdessen erhöht Unaufmerksamkeit die Wahrscheinlichkeit für Gedächtnis- und Ausführungsfehler. Zudem gibt es die Expertenfalle »kenn ich schon, kann ich schon« – es wird nicht mehr danach gefragt, was an dieser Situation neu oder besonders sein könnte, sondern es wird das getan, was immer schon genützt hat. Untersuchungen aus anderen Branchen zeigen, dass Experten wegen dieser Mechanismen nicht weniger Fehler machen als Anfänger, sondern andere Fehler.

3.4 Regelverstöße und Grenzverschiebungen

Bisher wurden sicherheitsgefährdende Handlungen nur aus der Perspektive des Fehlers betrachtet: Jemand hat eine Absicht, kommt damit jedoch nicht zum Ziel. Eine auf das Individuum oder das Team begrenzte Betrachtung von Fehlermechanismen erfasst jedoch einige wesentliche Gründe nicht, warum Zwischenfälle und Unfälle entstehen können. Diese Gründe liegen in dem sozialen Kontext (z. B. Abteilung, Klinikum, Rettungsdienstorganisation) begründet, in dem Menschen arbeiten. In diesem Kontext gibt es neben allgemeinen sozialen Verhaltensnormen eine ganze Reihe an sicherheitsrelevanten Regeln, Richtlinien und SOP's (Standard Operating Procedures), an die sich jeder halten soll. Diese Regeln entstanden aus dem Wissen um Fehlerquellen und Sicherheitsrisiken, sind also eine Form organisationalen Wissens (▶ Kap. 15). Beachten einzelne Mitarbeiter diese (schriftlichen) Regeln und Anweisungen bewusst nicht, so spricht man von »Regelverletzungen«.

3.4.1 Regelverletzungen und »Routineübertretungen«

Obwohl der Begriff »Regelverletzung« im Alltag einen negativen Beigeschmack trägt, darf man die Ursache von Regelverletzungen nicht zwangsläufig mit Bösartigkeit gleichsetzen. Bösartige Handlungen (wie Sabotage oder Vandalismus), bei denen ein Schaden an Patienten, Mitarbeitern, Ausrüstungsgegenständen oder der Institution bewusst angestrebt wird, stellen die Minderheit der Regelverletzungen dar. Viel häufiger finden sich drei Arten von Handlungen, die nicht das Ziel haben, Schaden zu verursachen, die aber dennoch existierende Regeln verletzen.

»*Außergewöhnliche Regelverletzungen*« (oder »*Regelübertretungen*«) sind selten und ereignen sich fast immer nur dann, wenn sich Menschen unerwartet in Situationen wiederfinden, in denen bisher gelernte Verhaltensweisen nicht weiter helfen. Ist dies der Fall, versuchen sie, das Problem dadurch zu lösen, dass sie auf ungewöhnliche Maßnahmen, eben jene eigentlich untersagten Handlungen, zurückgreifen. Dass die Regel, die sie gerade verletzten, zu Recht aufgestellt wurde und die ergriffene Maßnahme somit ein großes Risiko für den Patienten in sich birgt, wird in diesem Moment von den Betreffenden entweder nicht angemessen wahrgenommen oder als der Preis gesehen, den man zahlen muss, wenn man überhaupt wieder Herr der Lage werden will.

Neben dem plötzlichen Auftreten außergewöhnlicher Probleme liegt ein Grund für Regelverstöße in der Ökonomie menschlichen Handelns (»*anstrengungsbedingte Regelverletzung*«): Da das Befolgen von Regeln immer mit einem zusätzlichen Aufwand an Zeit und Anstrengung verbunden ist, kann es für Menschen sehr verlockend sein, Regeln nicht zu befolgen und stattdessen alternative Wege zum gleichen Ziel zu suchen. Dieses Vorgehen »spart Energie«. Da Ressourcenschonung einen normalen psychologischen Prozess darstellt (▶ Kap. 6), entspringen Regelverletzungen nicht einem irrationalen oder defizienten psychologischen Mechanismus (▶ Kap. 4). Vielmehr sind sie das Resultat der Wahl zwischen konkurrierenden Absichten und der damit verbundenen Beurteilung des jeweiligen Risikos: In manchen Situationen wiegt die Absicht,

Patienten sicher zu versorgen, weniger als die Absicht, Zeit und Ressourcen zu sparen, das eigene Gefühl der Kompetenz zu schützen oder so früh wie möglich ins Bett zu gehen.

Nicht selten sind Regelverletzungen durch den Wunsch begründet, seine Aufgabe auch unter widrigen Umständen ausführen zu können. Wenn die Arbeitsbedingungen unzureichend sind (beispielsweise weil Personal krank ist oder notwendige Ausrüstungsgegenstände fehlen), gleichzeitig aber von dem Kliniker erwartet wird, dass der Arbeitsbetrieb unverändert weitergehen muss, dann sind Regelverletzungen nur eine Frage der Zeit. Diese »*situationsbedingte Regelübertretung*« wird dadurch begünstigt, dass der Kliniker davon ausgeht, dass sein Wissen und seine Fertigkeiten ausreichen werden, um das mit dem verbotenen Verhalten verbundene Risiko kompensieren zu können. Trotz Regelverstoß, so die Überzeugung, ist ausreichend sicherheitsrelevantes Verhalten möglich.

Geht der Kliniker richtig in seiner Annahme und es treten weder für den Patienten noch für ihn selbst negative Konsequenzen auf, so wird dieses Verhalten positiv verstärkt. Dann wird das Verhalten von anderen übernommen. Führt dieser organisationale Lernprozess mittelfristig dazu, dass die betreffende Regelverletzung akzeptiert und somit zur neuen (ungeschriebenen, niemals offiziell abgesegneten) Norm wird, spricht man auch von einer »*Routineübertretung*« (Vaughan 1997; vgl. auch Rasmussen 1997; Lawton 1998; Amalberti 2001).

▪ Grenzverschiebungen

Die Grenze zwischen »aus Sicherheitsgründen verboten« und »erlaubt« ist nicht scharf sondern fließend. Dies verdeutlicht ein Modell von Amalberti (2006):

Regelübertretungen können nur in Systemen geschehen, in denen es eine Grenze für sicheres Arbeiten gibt, die durch die oben genannten Regeln, Prozeduren und Normen bestimmt wird. Wo alles erlaubt ist, gibt es auch keine Übertretung (▣ Abb. 3.4; Grenze zwischen dem sicheren und grenzwertigen Bereich). Oberhalb dieser Grenze (im sicheren Bereich) kann sich der Akutmediziner jedoch nicht frei bewegen, sondern er stößt an eine weitere Grenze: ökonomische Zwänge (ob etwas finanziert werden kann), technische Einschränkungen (ob etwas technisch möglich oder verfügbar ist) und individuelle Grenzen begrenzen seinen Handlungsspielraum. Innerhalb dieses, durch beide Grenzen umschriebenen Bereichs gibt es einen Bereich maximaler Sicherheit (auf Kosten einer reduzierten Produktivität des Systems und mit notwendigen Einschränkungen der Freiheit des Einzelnen; A in ▣ Abb. 3.4) und einen Bereich maximaler Produktivität um den Preis geringerer Patientensicherheit (B in ▣ Abb. 3.4).

Wenn Sicherheitsregularien einer Organisation den Bereich des täglichen Arbeitens so definieren, dass ein großer Abstand zu den Grenzen sicheren Arbeitens existiert, dann ist ein sicheres Arbeiten auch dann noch möglich, wenn die Produktivität erhöht werden muss. Im Gesundheitswesen üben Organisationen aber Druck auf ihre Mitarbeiter aus, sowohl die Produktivität zu maximieren als auch die Sicherheit der Patienten zu optimieren. Aufgrund der Unmöglichkeit, beides gleichzeitig optimieren zu können, werden solche Situationen von Mitarbeitern in der Regel als Spannung erlebt. Da eine Zunahme an Sicherheit anders als eine Steigerung der Produktivität nicht sofort zu bemerken ist, lösen Mitarbeiter diese Spannung dadurch, dass sie vor allem die Produktivität steigern und sich somit an die Grenze sicheren Arbeitens heran bewegen (C in ▣ Abb. 3.4). Dass dabei Regeln übertreten werden müssen, ist ein Preis, den man zu zahlen bereit ist. Derartig motivierte Regelübertretungen werden vom Management und der Kultur einer Organisation stillschweigend akzeptiert, wenn nicht sogar von den Mitarbeitern erwartet.

Werden Regelübertretungen aber nicht sanktioniert, dann nähern sich Mitarbeiter während ihrer adaptiven Suche nach der besten Strategie zwangsläufig den Grenzen sicheren Arbeitens. Die Wahrscheinlichkeit ist dann hoch, dass einmal errichtete Barrieren im Laufe der Zeit systematisch verfallen. Mitarbeiter werden immer dazu neigen, den anfänglichen Bereich sicheren Handelns in Richtung auf die »Grenze akzeptabler Leistung« zu erweitern (Amalberti 2006). Im Laufe der Zeit führt dieser Prozess der »schleichenden Grenzverschiebungen« zu neuen, inoffiziellen Grenzen (▣ Abb. 3.4, gestrichelte Linie). So lange sich kein Unfall ereignet, wird diese »Normalisierung der Abweichung« (*normal violation*, Vaughan 1997) durch die Billigung

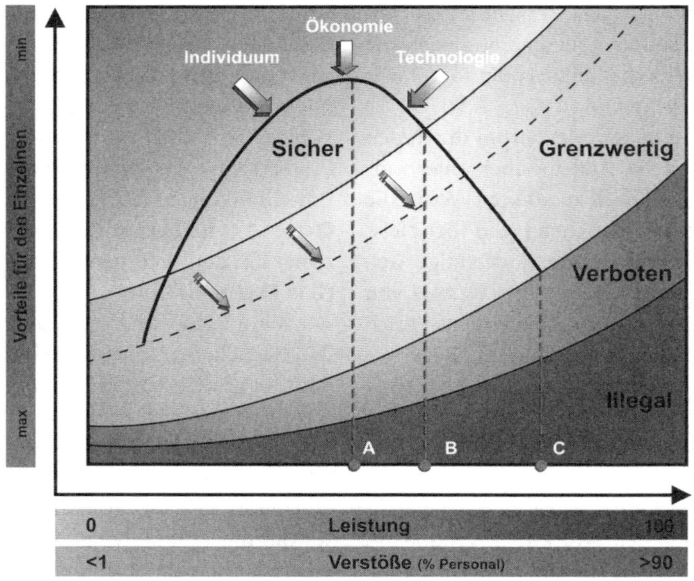

Abb. 3.4 Modell der Grenzverschiebungen für den Bereich sicheren Arbeitens (nach Rasmussen 1997 und Amalberti 2000). Der Bereich, innerhalb dessen Akutmediziner sicher handeln können, wird durch SOPs, Standards und Normen einerseits (Grenze zwischen sicher und grenzwertig) und ökonomischen, technologischen und persönlichen Grenzen andererseits (glockenförmige Kurve) definiert. Innerhalb dieses Bereichs kann man nach maximaler Sicherheit (bei nicht voll ausgeschöpfter Performance und auf Kosten des eigenen Vorteils) streben (**A**) oder nach maximaler Leistung unter Inkaufnahme von weniger Sicherheit (**B**). Grenzen neigen dazu, dem Produktionsdruck nachzugeben und sich in Richtung auf weniger sichere Bereiche zu bewegen. Fühlen sich Mitarbeiter durch äußeren Druck genötigt, betreten sie mit Regelverletzungen den illegalen Bereich (**C**)

des Managements und durch die für Außenstehende unsichtbaren neuen Struktur aufrecht erhalten.

3.4.2 Strategien für den Umgang mit Fehlern und Regelübertretungen

Menschliches Denken und Motive tragen auf verschiedene Weise zu Fehlern und Regelübertretungen bei. Da es nicht die eine Quelle sicherheitsgefährdender Handlungen gibt, gibt es auch nicht das eine Rezept, um das gesamte Spektrum sicherheitsgefährdender Handlungen aus der Welt zu schaffen. Um verschiedene Ursachen zu beheben, benötigt man verschiedene Vorgehensweisen (Health and Safety Executive 1995, Abb. 3.5).

- *Ausführungsfehler* können zwar nie vollständig verhindert werden, aber ihr Auftreten kann durch Automatisierung und verbesserte Ergonomie des Arbeitsplatzes reduziert werden. Wenn man darüber hinaus zulässt, dass das eigene Tun von Teammitgliedern überprüft wird (»cross-monitoring« ► Kap. 11), dann können sie auch frühzeitig entdeckt werden.
- Bei Fehlern, die infolge von *ungenügendem Wissen oder mangelnder Expertise* entstehen, bieten sich mehrere Ansätze an: Lehren kann Wissen und Situationsbewusstsein verbessen und Training von Fertigkeiten hat das Potential, durch verbesserte prozedurale Kompetenz Fehler zu verhindern.

Beide Ansätze gegen Fehler, das Team-Monitoring und die verbesserte Lehre, werden *Regelverletzungen* allerdings nur in geringem Maße reduzieren:

- Da Regelübertretungen einen natürlichen Anpassungsmechanismus darstellen, mit dessen Hilfe Mitarbeiter versuchen, widersprüchliche Anforderungen an Sicherheit und Produktivität auszubalancieren, müssen die Merkmale der Organisationskultur gefördert werden, die ein Klima der Sicherheit bewirken und Regelüber-

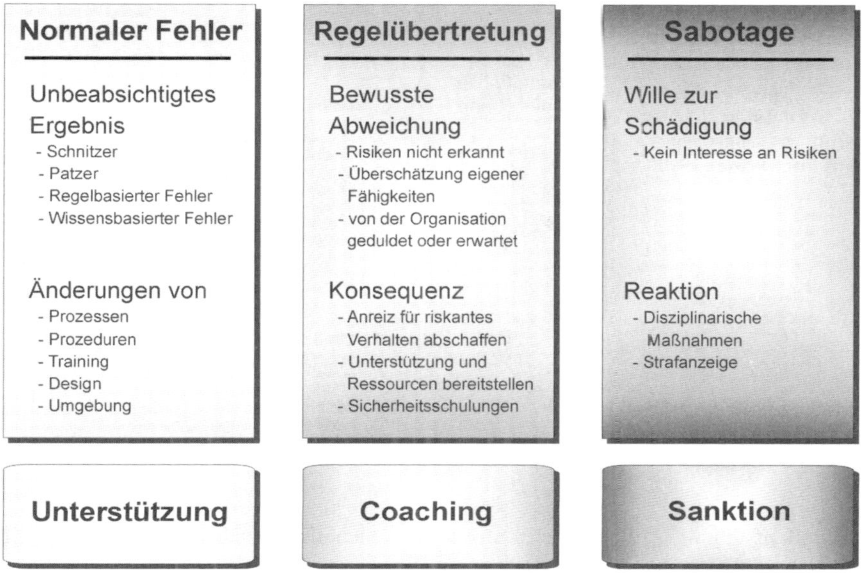
Normaler Fehler
Unbeabsichtigtes Ergebnis
- Schnitzer
- Patzer
- Regelbasierter Fehler
- Wissensbasierter Fehler
Änderungen von
- Prozessen
- Prozeduren
- Training
- Design
- Umgebung
Regelübertretung
Bewusste Abweichung
- Risiken nicht erkannt
- Überschätzung eigener Fähigkeiten
- von der Organisation geduldet oder erwartet
Konsequenz
- Anreiz für riskantes Verhalten abschaffen
- Unterstützung und Ressourcen bereitstellen
- Sicherheitsschulungen
Sabotage
Wille zur Schädigung
- Kein Interesse an Risiken
Reaktion
- Disziplinarische Maßnahmen
- Strafanzeige
Unterstützung
Coaching
Sanktion

Abb. 3.5 Strategien des Umgangs mit Fehlern, Regelübertretungen und Sabotage

tretungen weniger wahrscheinlich machen. Zu diesen Merkmalen gehört es beispielsweise, alle Teammitglieder zu ermutigen, Sicherheitsthemen offen mit Verantwortlichen und Kollegen zu besprechen. Zu diesen Merkmalen gehört auch, dass Sicherheit immer Vorrang vor Produktivität hat und dass die Organisation akzeptierte Systeme implementiert hat, die eine gegenseitige Kontrolle erlauben.

- Während Menschen, denen ein Fehler unterläuft, Unterstützung verdienen und Mitarbeiter, die Regeln übertreten, gecoacht werden sollten, haben Mitarbeiter, die bewusst mit Sabotage ihre Umwelt schädigen wollen, keinen Anspruch auf mildernde Umstände. Derartige Handlungen laufen allem, was eine Sicherheitskultur im Gesundheitswesen auszeichnet, entgegen, so dass sofortige disziplinarische oder strafrechtliche Maßnahmen das Mittel der Wahl darstellen.

Organisationen haben eine »natürliche« Tendenz, auf Zwischenfälle mit der Entwicklung neuer Regeln zu antworten, die das aufgetretene Problem beseitigen sollen. Um jedoch sicherzustellen, dass Mitarbeiter das neue Regelwerk auch befolgen, ist es wichtig, zusammen mit der Aufstellung der Regeln auch das notwendige Verständnis zu vermitteln. Andernfalls gewinnt die kognitive Ökonomie Oberhand. Und diese spricht immer zugunsten des einfachsten Wegs.

3.5 Fehlerketten, Zwischenfälle und Unfälle

Unfallentstehung

Die Entstehung von Unfällen und Zwischenfällen lässt sich aus dem Zusammenspiel von aktiven und latenten Fehlern erklären. Dieses Zusammenspiel von vielen Faktoren ist als »Fehlerkette« bekannt: In dieser Kette machen viele latente Fehler erst das Wirksamwerden eines aktiven Fehlers möglich. Das bekannteste Modell für diesen Mechanismus dürfte das »Käsescheibenmodell« von James Reason sein (1990, 2001; Abb. 3.6). In diesem Modell ist die Entstehung eines Unfalls als Flugbahn eines Projektils gedacht, das beim »Aufprall« den Unfall auslöst. Dass dieser »Aufprall« ein seltenes Ereignis ist und Unfälle sich so gut wie nie aus einzelnen Handlungen entwickeln, liegt an einer Vielzahl an Sicherheitsbarrieren. Diese Barrieren sind auf allen Ebenen einer Organisation, ihrer Teams und der handelnden Personen zu finden. Wo immer das »Pro-

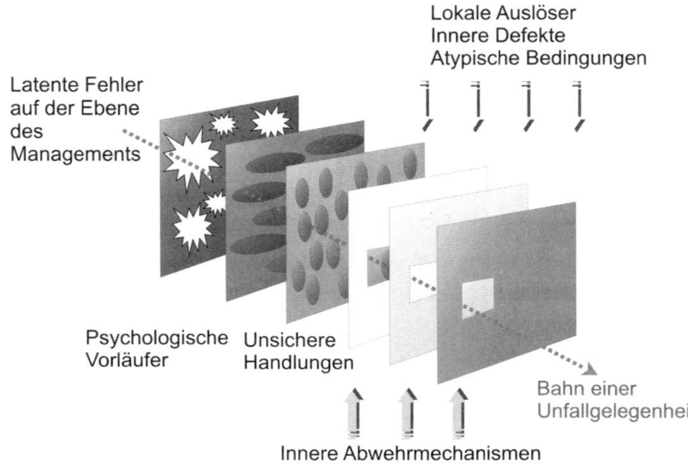

Abb. 3.6 Die Dynamik der Unfallentstehung. Eine komplexe Wechselwirkung von latenten Fehlern und einer Vielzahl an lokalen Faktoren führt zu einem Unfall. Die Bahn einer Unfallgelegenheit durchdringt dabei mehrere Abwehrsysteme (nach Reason 1990)

jektil der Unfallentstehung« auf Barrieren stößt, führt dies zu einer vollständigen Abwehr; Patienten kommen nicht zu Schaden. Wäre jede Ebene undurchlässig, wäre eine Organisation fehlerresistent und ein Streben nach »null Fehlern« realistisch. Unglücklicherweise sind Sicherheitsbarrieren aber nicht vollkommen; »Löcher« unterschiedlicher Größe zeigen an, wo latente Fehler Sicherheitsbarrieren durchlässig gemacht haben und aktive Fehler neue Löcher reißen. Da Menschen unterschiedliche Tagesformen haben und auch im Alltag kein Tag dem anderen gleicht, sind diese Barrieren nicht statisch sondern bewegen sich ständig. Infolge dessen sind Momente denkbar, in denen mehrere »Löcher« hintereinander zu liegen kommen. Solange es nur wenige hintereinander gereihte »Löcher« sind, wird das Projektil früher oder später aufgehalten. Zu einem Unfall kommt es erst in dem (höchst unwahrscheinlichen, aber dennoch möglichen) Moment, in dem Sicherheitslöcher in jeder der vorhandenen Barrieren so zu liegen kommen, dass der Weg für das Projektil frei ist.

Beispiele für Löcher in den Barrieren sind:

- Latente Bedingungen auf der Ebene des Managements: fehlerhafte Entscheidungen des Managements, fehlerhafte Organisationsprozesse oder eine fehlende Sicherheitskultur (► Kap. 14, 15)
- Psychologische Vorläufer unsicherer Handlungen: situationsbedingte Auslöser, Persönlichkeit des Handelnden, »Psycho-Logik« menschliches Handelns (► Kap. 4)
- Sicherheitsgefährdende Handlungen: aktive Fehler, Regelübertretungen

Sieht man sich das Modell genauer an, so fällt auf, dass die psychologischen Vorläufer unsicherer Handlungen (alles, was im Kopf eines Mitarbeiters vor sich geht), äußerst schwer zu kontrollieren und noch weniger vorherzusagen sind. Ablenkung, Unaufmerksamkeit, Vergesslichkeit, Motivation und ein Mangel an Situationsbewusstsein sind häufig auftretende Reaktionen in einem komplexen Arbeitsumfeld. Aktive Fehler sind somit nicht vorhersagbar. Automatisierung, in vielen Hochrisikotechnologien eine bewährte Strategie zur Prävention menschlicher Fehler, stellt in der Akutmedizin keine aussichtsreiche Option dar.

Latente Bedingungen hingegen liegen definitionsgemäß im System solange verborgen, bis sie zu einem Zwischenfall oder Unfall beitragen. Deshalb erscheint es wesentlich Erfolg versprechender, bei den Bemühungen um Patientensicherheit diese Bedingungen zu identifizieren und zu entschärfen, als sich auf die aktiven Fehler Einzelner zu konzentrieren (Eagle et al. 1992; Gaba et al. 1987).

▪ Zwischenfälle

Durchschlägt das Projektil mehrere Verteidigungsbarrieren, wird aber aufgehalten, bevor es einen Unfall auslösen kann, spricht man von einem *Zwischenfall* (auch »critical incident« oder »near miss«). Kann keine Barriere den Verlauf stoppen, kommt es

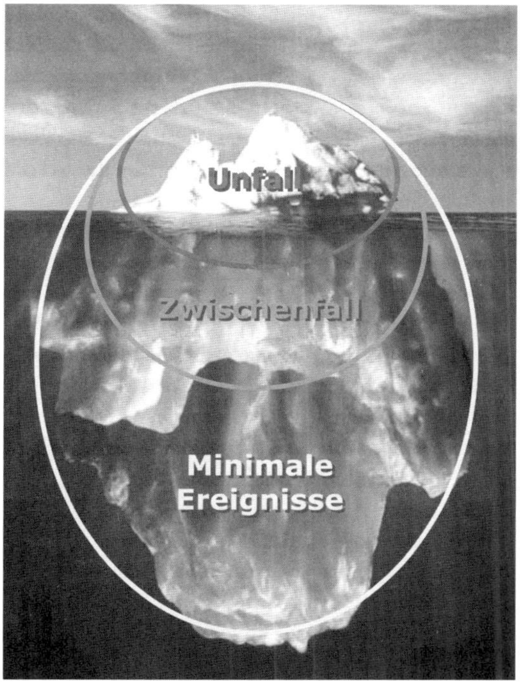

Abb. 3.7 Das Eisberg-Modell

zum *Unfall*. Unfälle repräsentieren die Spitze des Eisberges. Sie sind weithin sichtbar, dafür aber selten. Zwischenfälle sind wie derjenige Teil eines Eisbergs, der unter der Wasseroberfläche verborgen ist. Dieser Teil ist zwar nicht sichtbar, stellt aber die Masse des Berges dar (Abb. 3.7).

Da Zwischenfälle nur aufgrund der »Löcher« in einem System entstehen können, stellen sie umgekehrt auch eine wertvolle Informationsquelle über den Zustand eben jenes Systems dar. Fehlerberichtssysteme (Incident Reporting Systems, IRS), die in den letzten Jahren verstärkt Einzug in alle Bereiche der Medizin gefunden haben, stellen einen Versuch der Organisationen dar, durch das Sammeln und die Analyse von Informationen durch organisationales Lernen aus Zwischenfällen Verbesserungen abzuleiten. Sie spielen eine wesentliche Rolle in den Bemühungen einer Qualitätsverbesserung im Gesundheitssystem (► Kap. 14).

Wäre das Fallbeispiel vom Anfang des Kapitels in einem IRS gemeldet worden, so könnte die Analyse folgendermaßen ausgesehen haben: Auf den ersten Blick scheint der Assistenzarzt ursächlich für den Zwischenfall verantwortlich. Seine fehlerhafte Einschätzung der Situation und seine unbemerkte Medikamentenverwechslung führen direkt die Asystolie des Patienten herbei. Fragt man jedoch weiter nach den Bedingungen, die zu diesem Zwischenfall beigetragen haben, so tauchen viele weitere Fragen auf:

- Welches Teamverständnis herrscht in einem Operationssaal vor, in dem ein Operateur ohne Rücksprache mit seinem anästhesiologischen Kollegen Suprarenin in Reanimationsdosen lokal applizieren kann (► Kap. 12)?
- Welche Beweggründe können einen unerfahrener Arzt davon abhalten, Rücksprache mit einem Fach- oder Oberarzt zu nehmen, bevor hochpotente Antiarrhytmika appliziert werden (► Kap. 7)?
- Warum war in all den Jahren bis zu dem Zwischenfall noch niemandem aufgefallen, dass zwei Medikamente mit zum Verwechseln ähnlicher Beschriftung nebeneinander in einem Medikamentenfach lagen (► Kap. 5.3)?
- Warum hat die herstellende Firma nicht schon lange die Beschriftung der Medikamente geändert, obwohl sie bereits mehrfach und von verschiedenen Stellen dazu aufgefordert worden war?

Jeder dieser Faktoren für sich genommen wäre noch keine hinreichende Bedingung für den Zwischenfall gewesen. Erst das Zusammentreffen aller Faktoren führte zu dem beinahe letalen Behandlungsfehler; das Projektil konnte die Barrieren durchschlagen.

Minimale Ereignisse

Sehr viel häufiger als zu Unfällen oder Zwischenfällen führen Fehler zu *»minimalen Ereignissen«*, bei denen weder Patienten zu Schaden kommen noch andere sichtbare Schäden entstehen. Diese Ereignisse bleiben also unter der »Oberfläche« einer Organisation (Abb. 3.7).

Diese Ereignisse sind normale »Reibungsverluste« (Friktionen) komplexer Systeme. Menschen in Organisationen sind ständig damit befasst, kleine Fehler zu korrigieren, so dass ihre Arbeitsergebnisse dem erwarteten Ergebnis entsprechen. Normalerweise bleiben die minimalen Ereignisse und die permanent angebrachten Korrekturen unter der Ereignisschwelle. Sie werden korrigiert und vergessen. Von außen betrachtet scheint daher in der Organisation »nichts zu passieren«. Obwohl ständig Fehler auftreten, sind an der »Oberfläche« der Organisation keine Probleme wahrnehmbar.

Übersteigen die Anforderungen minimaler Ereignisse die lokal verfügbaren Ressourcen der Fehlerkorrektur, weil gleichzeitig andere Fehler begangen wurden, so können die Barrieren, welche die »Flugbahn« von Zwischenfällen und Unfällen stoppen sollen, versagen (Reason 1990). Die unvermeidbaren minimalen Ereignisse kann man als »kostenlose Lektion« sehen, aus der man lernen kann, wo die Organisation verbesserbar ist. Um solche Lektionen für das Lernen der Organisation zu nutzen, müssen diese systematisch erfasst und aufgearbeitet werden (► Kap. 15).

3.5.1 Ein Balanceakt: Systemische Sicht und persönliche Verantwortlichkeit

Die weite Verbreitung des »Käsescheibenmodells« hat in der Medizin zu einem Umdenken im Bezug auf die Entstehung von Zwischenfällen und Unfällen geführt. Viele Publikationen des vergangenen Jahrzehnts zum Thema Patientensicherheit legen den Schwerpunkt auf die Rolle, die latente Fehler beim Zusammenbruch der Sicherheitsbarrieren spielen. Die Person am »scharfen Ende« geriet damit zunehmend aus dem Schussfeld. Diese Entwicklung hat teilweise zu einer so unbedenklichen Anwendung des Modells geführt, dass die Schuld nun ausschließlich in organisationalen Faktoren gesucht wurde. Im Extremfall wurden die Akteure am scharfen Ende jeglicher Verantwortung enthoben, da sie ja nur eine Suppe auslöffeln, die andere ihnen eingebrockt hatten. James Reason selbst hat diese (Fehl-)Entwicklung kritisiert und vorgeschlagen, sich nicht mehr nur einseitig auf die Organisationspathologie zu konzentrieren, sondern sich wieder mehr zum Menschen am scharfen Ende hin orientieren (Reason et al. 2006). Eine zu einseitig und damit falsch verstandene Anwendung des Modells würde nicht zu einer Kultur der Sicherheit, sondern lediglich zu einem Austausch der Objekte in einer Kultur der Schuldzuweisung führen (Reason, 1997; Reason et al. 2006; siehe auch Shorrock et al. 2003). Wenngleich der ganzheitlich Blick auf die Entstehung und Vermeidung von Fehlern im Gesundheitssystem weiter gefördert werden sollte, so darf diese Sichtweise nicht als Ausrede für individuelle Fahrlässigkeit oder Sorglosigkeit dienen. Latente Bedingungen sind wichtig, aber aktive Fehler spielen nach wie vor eine auslösende Rolle.

3.6 Fehler – Auf einen Blick

- Der Begriff des Fehlers kann nur auf beabsichtigte Handlungen angewendet werden
- Fehler können als unerwünschtes Ergebnis oder als falsche Handlung gesehen werden; hieraus ergeben sich zwei verschiedene Perspektiven: die personenbezogene und die systemische Perspektive
- Fehler können dahingehend unterschieden werden, ob sie bei der Ausführung oder bei der Planung auftreten
- Ausführungsfehler sind meist fertigkeitsbedingt; Planungsfehler können regel- oder wissensbasiert (Fehler beim Problemlösen) sein
- Handeln ist zielgeleitet und dient der Befriedigung von Bedürfnissen, zugleich ist es auf Einfachheit und Sparsamkeit gerichtet
- Bei jeder Handlung spielen Gedächtnis, Wissen, Emotionen und Motive zusammen und werden von dem sozialen Kontext beeinflusst
- Regelverstöße sind Abweichungen von sicheren Prozeduren, Standards oder Regeln des sozialen und ökonomischen Kontextes
- Regelverstöße entstehen durch normale psychische Prozesse: Es konkurrieren Produktivität und Patientensicherheit
- Fehler, die »vorne« am Patienten begangen werden, sind »aktive« Fehler; »latente Bedingungen« sind Entscheidungen, bei denen Sicherheit nicht Priorität hatte, ohne unmittelbare Auswirkungen auf Patienten
- Latente Bedingungen schlummern unter Umständen lange

▼

- Zeit im System, bis sie in der Kombination mit anderen Faktoren und lokalen auslösenden Ereignissen dazu beitragen, dass die Verteidigungsbarrieren des Systems durchbrochen werden und so ein Unfall entsteht
- Aktive Fehler sind nicht im Detail vorhersagbar, der Umgang mit ihnen ist schwierig; latente Bedingungen eignen sich besser als Angriffspunkt für die Verbesserung der Sicherheit, da sie schon in der Organisation existieren, bevor ein Fehler auftritt
- Fehler in der Teamarbeit sind das Resultat schlechter Teamführung, inadäquater Verteilung der Arbeitsbelastung und inadäquater Kommunikation
- Ein Zwischenfall ist ein unerwünschtes Ereignis, das die Sicherheit des Patienten gefährdet
- Fehler sind unvermeidbarer Teil menschlichen Handelns; Unfälle sind vermeidbar

Literatur

Amalberti R, Vincent C, Auroy Y, de Saint Maurice G (2006) Violations and migrations in health care: a framework for understanding and management. Qual Saf Health Care 15(Suppl1):i66-i71

Amalberti R (2001) The paradoxes of almosts totally safe transporting systems. Saf Sci 37:111-36

Barrett J, Gifford C, Morey J, Risser D, Salisbury M (2001) Enhancing patient safety through teamwork training. J Healthcare Risk Manag 21:57–65

CIRS (2001). Critical Incident Reporting System [online document]. URL: https://www.cirsmedical.ch/demo/cirs/cirshelp.phpxx (gelesen 20.8.2010).

Dörner D (1999) Bauplan für eine Seele. Rowohlt, Reinbek

Dörner D (1989) Die Logik des Misslingens. Rowohlt, Reinbek bei Hamburg

Dörner D, Schaub H (1995) Handeln in Unbestimmtheit und Komplexität. Organisationsentwicklung, 14: 34–47

Dörner D, Kreuzig HW, Reither F, Stäudel T (1983) Lohhausen: Vom Umgang mit Unbestimmtheit und Komplexität. Huber, Bern

Eagle CJ, Davies JM, Reason J (1992) Accident analysis of large-scale technological disasters applied to an anaesthetic complication. Can J Anaesth 39: 118–122

Freud S (1901) Psychopatholgie des Alltagslebens. Reprint 1948. Fischer, Frankfurt am Main

Gaba DM, Maxwell M, DeAnda A (1987) Anesthetic mishaps: breaking the chain of accident evolution. Anesthesiology 66: 670–6

Hofinger G (2008) Fehler und Unfälle. In: Badke-Schaub P, Hofinger G, Lauche K (Hg) Human Factors. Psychologie sicheren Handelns. Springer, Heidelberg, 37-55

Kahneman D, Slovic P, Tversky A (1982) Judgement under uncertainty: heuristics and biases. Cambridge University Press, Cambridge UK

Lawton R (1998) Not working to rule: understanding procedural violations at work. Saf Sci 28(2)77–95

Morey JC, Simon R, Jay GD, Wears RL, Salisbury M, Dukes KA, Berns SD (2002) Error reduction and performance improvement in the emergency department through formal teamwork training: evaluation results of the MedTeams project. Health Serv Res 37:1553–1581

Norman DA (1981) Categorization of action slips. Psychological Review, 88 (1), 1-15

Perrow C (1999) Normal accidents. Living with High-Risk Technologies. Princeton University Press, Princeton NJ

Rasmussen J (1997) Risk management in a dynamic society: a modelling problem. Safety Science 27: 183-213

Reader T, Flin R, Mearns K, Cuthbertson BH (2009) Developing a team performance framework for the intensive care unit. Crit Care Med 37(5): 1787-93

Reason J (1997) Managing the risk of organisational accidents. Ashgate, Aldershot

Reason J (1990) Human Error. Cambridge University Press, Cambridge UK

Reason J (1997) Managing the Risk of Organisational Accidents. Ashgate, Aldershot UK

Reason J (2001) Understanding adverse events: the human factor In: Vincent C (Ed) Clinical Risk Management. Enhancing patient safety. BMJ Books, London, 9–30

Reason J, Hollnagel E, Paries J (2006) Revisiting the «swiss Cheese" model of accidents. EEC-Note 13/06, Eurocontrol Bruxelles

Sharit J (2006) Human Error. In Salvendy G (ed.) Handbook of Human Factors and Ergonomics, 3rd Edition. Wiley & Sons, Hoboken, NJ, 708-760

Shorrock S, Young, M, Faulkner J. (2003) Who moved my (Swiss) cheese? Aircraft and Aerospace, January/February 2005, 31-33

Strauch B (2001) Investigating Human Error: Incidents, Accidents, and Complex Systems. Ashgate, Aldershot UK

Vaughan (1997) The Challenger Launch Decision: Risky Technology, Culture and Deviance at NASA. UNiveristy of Chicagp Press, Chicago

Wallace B, Ross A (2006) Beyond Human Error. Taxonomies and Safety Sciences Taylor & Francis, Boca Raton u.a.

Weaver SJ, Rosen MA, DiazGranados D, Lazzara EH, Lyons R, Salas E, Knych SA, McKeever M, Adler L, Barker M, King HB (2010) Does teamwork improve performance in the operating room? A multilevel evaluation. Jt Comm J Qual Patient Saf. 36(3):133-42

Wheelan SA, Burchill CN, Tilin F (2003) The link between teamwork and patients' outcomes in intensive care units. Am J Crit Care 12:527–534

Die Psychologie menschlichen Handelns

Verkehrsunfall mit zwei Verletzten

In einer Kleinstadt kommt es gegen 2 Uhr morgens zu einer Verkehrskontrolle, bei der ein PKW-Fahrer ohne Vorwarnung mehrere Schüsse auf die kontrollierende Polizistin abgibt. Das Feuer wird von dem zweiten Streifenbeamten sofort erwidert, der den Täter mit Schüssen in den Brustkorb und den Bauch trifft. Über die Rettungsleitstelle werden ein NEF, ein RTW und ein KTW alarmiert. Der 8 Minuten später eintreffende Notarzt findet eine 28-jährige bewusstseinsklare Polizeibeamtin vor, die nach einem Durchschuss des Oberarms aus der A. brachialis blutet und über eine komplette Gefühllosigkeit des Arms klagt. Weitere Verletzungen sind nicht vorhanden, da die Beamtin eine kugelsichere Weste trägt. Mit Hilfe eines Druckverbands kommt die Blutung zum Stillstand. Zu diesem Zeitpunkt liegt der nichtinvasiv gemessene Blutdruck bei 90/50 mmHg und die Herzfrequenz bei 95/min. Der Notarzt legt bei der Patientin einen periphervenösen Zugang und beauftragt einen Rettungsassistenten, sich um den verletzten Fahrer zu kümmern. Dieser findet einen bewusstseinsgetrübten, tachypnoeischen Patienten mit schwach tastbaren Pulsen neben dem PKW am Boden liegend vor.

Da sich die Venenpunktion bei der Polizistin schwieriger gestaltet, beauftragt der Notarzt die Besatzung des KTW, bei dem Täter einen i.v.-Zugang zu legen und mit der Infusion von Kolloidallösungen zu beginnen. Zeitgleich soll er 6 l Sauerstoff über eine Gesichtsmaske erhalten. Der Notarzt begleitet die Patientin in den RTW, wo er ihr einen zweiten periphervenösen Zugang legt und die klinische Untersuchung komplettiert. Diese ergibt außer einer Zerreißung der A. brachialis und einer Instabilität des Humerus keine weiteren Verletzungen. Erst jetzt, 15 Minuten nach Eintreffen am Einsatzort, widmet er sich der Behandlung des Täters, der inzwischen vollständig eingetrübt ist. Auf dem entkleideten Brustkorb und über dem Epigastrium sind mehrere Einschusswunden zu sehen, aus denen es blutet. Der Patient hat nur schwach tastbare Pulse der A. carotis. Der Notarzt legt zwei weitere periphervenöse Zugänge und intubiert den Patienten. Bei der Auskultation der Lunge stellt er ein deutlich abgeschwächtes Atemgeräusch rechts fest. Aufgrund eines beginnenden Hautemphysems legt er auf der rechten Seite eine Thoraxdrainage ein, aus der sich Luft und 600 ml Blut entleeren. Der arterielle Blutdruck kann trotz 2000 ml Flüssigkeit nur mit der Bolusgabe von Suprarenin aufrecht erhalten werden.

Der Notarzt entschließt sich, die Patientin aus dem RTW in den KTW zu verladen und den Patienten mit der Diagnose eines perforierten Thorax- und Abdominaltraumas mit dem RTW in das 20 Minuten entfernte Krankenhaus der Maximalversorgung zu transportieren. Der Patient hat während des gesamten Transports einen instabilen Kreislauf und verliert laufend Blut über die Thoraxdrainagen. Der Erstbefund im Schockraum ergibt als Grund für die hämodynamische Instabilität einen Hämatopneumothorax und massiv freie Flüssigkeit im Bauchraum. Trotz sofortiger operativer Intervention verstirbt der Patient wenig später noch auf dem Operationstisch. Die Polizistin wird ebenfalls in der gleichen Nacht operiert und behält eine Restschwäche des rechten Arms.

Ein Notarzt hat nach einem Schusswechsel eine leicht- und eine schwerverletzte Person zu versorgen: Auf der einen Seite eine kreislaufstabile weibliche Polizeibeamtin mit einer arteriellen Blutung nach perforierender Gefäßverletzung, auf der anderen Seite einen männlichen Täter im Volumenmangelschock aufgrund perforierender Verletzungen des Thorax und Abdomens. Entgegen der medizinischen Dringlichkeit beginnt der Notarzt mit der Versorgung der leichter verletzten Person. Er belegt das wirksamere Rettungsmittel (RTW) mit der leichter verletzten Patientin und widmet sich anschließend ausführlich ihrer Versorgung. Dies geschieht zu einem Zeitpunkt, an dem der Akutmediziner über das Verletzungsmuster des Täters und die damit verbundene vitale Bedrohung informiert ist. Die notärztliche Behandlung des polytraumatisierten Patienten beginnt sehr spät und wird durch die notwendige Umbelegung der Rettungsfahrzeuge weiter verzögert. Erst mit deutlicher zeitlicher Verzögerung wird der kreislaufinstabile Patient im Schockraum abgegeben; eine sofortige chirurgische Intervention kann ihn jedoch nicht retten. Perforierende Thoraxverletzungen sind aufgrund der Notwendigkeit einer sofortigen Thorakotomie eines der wenigen Verletzungsmuster, bei denen ein rascher Transport in die nächste geeignete Klinik (*scoop-and-run*) möglicherweise eine bessere Prognose für Patienten erbringt als eine längere Versorgung vor Ort (*stay-and-play*).

4.1 Die »Psycho-Logik« von Denken, Wollen und Fühlen

Beim Lesen des Fallbeispiels wird man den Eindruck nicht los, dass der Notarzt gleich eine Reihe an Entscheidungen traf, die in ihrer Gesamtheit zu einer suboptimalen Behandlung des Traumapatienten führten und möglicherweise auch zu dessen Tode beitrugen. Einige dieser Entscheidungen erscheinen dem Betrachter als »unlogisch« und »irrational« und man fragt sich, was in dem Arzt vorgegangen sein mag, als er sich auf die geschilderte Vorgehensweise festlegte. Diese »irrationale« Vorgehensweise steht im Kontrast zu dem Anspruch, den die moderne Medizin an Diagnose und Therapie stellt. Seit ihren Anfängen hat die moderne Medizin für sich in Anspruch genommen, jederzeit eine rational begründbare Therapie durchführen zu können, die frei von jeglichen emotionalen oder anderweitigen psychischen Einflüssen ist. Ein solches, grob vereinfachendes Modell einer **Logik des Handelns** impliziert, dass menschliches Handeln seinen Ursprung *ausschließlich in sachlogisch begründeten kognitiven* Prozessen hat, die als Reaktion auf Umweltreize entstehen und die nach klar nachvollziehbaren Kriterien operieren. Medizinische Diagnostik, Entscheidungen und therapeutisches Handeln, so die Logik dieses Modells, können allein durch die Vernunft reguliert werden und sollen dies auch (◘ Abb. 4.1 A). Ganz offensichtlich folgt aber das Handeln des Notarztes nicht diesem Modell: Entgegen der medizinischen Dringlichkeit widmet er zunächst seine ganze Aufmerksamkeit der leichtverletzten Person. Über die Gründe für dieses Verhalten kann man spekulieren: Möglicherweise hat es für ihn eine Rolle gespielt, dass die Patientin Opfer eines Gewaltverbrechens ist, dass sie eine Uniform trägt und von einem besorgten Polizeibeamten begleitet wird oder dass es sich um eine junge Frau handelt. Welcher Grund auch immer zutreffen mag, als unbeteiligter Beobachter wird man den Eindruck nicht los, dass eine Reihe »unlogischer« Faktoren seine Prioritäten bestimmt und sein Handeln geleitet haben. Dieser Eindruck deckt sich in der Tat mit den Ergebnissen der psychologischen Forschung: Es gibt kein Handeln, das nur durch Vernunft gesteuert wird; Handeln entspringt immer einer komplexen Interaktion von

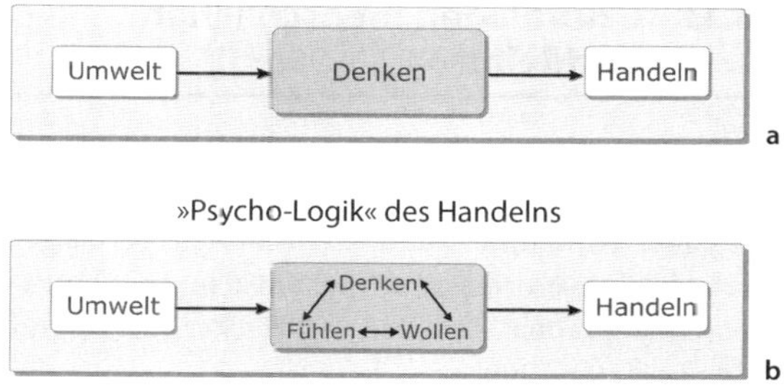

◘ **Abb. 4.1** Logik des Handelns. Anstelle des oft angenommenen, rein rationalen Handelns in Antwort auf Probleme der Umwelt (**a**) spielen bei der Antwort auf Umwelteinflüsse Denken, Wollen und Fühlen eine Rolle (**b**)

Denken, Wollen und Fühlen. Daher ist es angemessener, von einer **Psycho-Logik menschlichen Handelns** zu sprechen (◘ Abb. 4.1 B).

Diese »Psycho-Logik«, in der Denken, Motive und Gefühle gemeinsam dazu beitragen, zu welcher Handlung sich ein Mensch entschließt, betrifft alltägliche Situationen und Notfälle gleichermaßen. Im Alltag bestimmen Persönlichkeit, aktuelle Gefühlslage, Bedürfnisse und die Situation selbst, welche der drei Faktoren am stärksten in die Begründung von Handlungen eingehen. In den komplexen und dynamischen Anforderungen der Akutmedizin ist es vor allem eine Verschiebung der Gewichtung innerhalb dieser »Psycho-Logik«, die Akutmedizinern hilft, Notfallsituation zu bewältigen. Angesichts von Stress und Zeitdruck sind es weniger das zeitaufwendige und ressourcenverbrauchende bewusste Denken, als vielmehr die emotionale Gesamtbewertung der Situation und persönliche Motive, die in die Gesamtbewertung eingehen. Durch die emotionale, ganzheitliche Bewertung können Entscheidungen schneller gefällt werden. Die Kehrseite dieser »Psycho-Logik« ist allerdings, dass eine emotionale Bewertung so stark werden kann, dass Handeln nicht mehr an medizinischen Standards und Leitlinien ausgerichtet wird. Dies trifft auch auf den Notarzt zu: Er war – unbewusst – von Gefühlen und Bedürfnissen mehr als vom Denken geleitet. Die Entscheidungen des Notarztes im Nachhinein als »unlogisch« und »irrational« zu bewerten, trifft deshalb nicht den Kern.

4.2 Grundlagen menschlichen Handelns

Um die in diesem Kapitel skizzierte »Psycho-Logik« besser verstehen zu können, werden einige grundlegende Annahmen und Definitionen vorausgeschickt. Diese orientieren sich an den handlungspsychologischen Modellen von Hacker (1986) und Dörner (1999, 2008).

4.2.1 Bio-psycho-soziale Voraussetzungen des Handelns

Menschen sind *biologische Wesen*, die zur Befriedigung biologischer Bedürfnisse sowohl ihren Geist als auch ihren Körper einsetzen. Durch ihre geistigen Kapazitäten, die Menschen vor anderen Säugetieren auszeichnet, sind sie vor allem aber »*psychologische Wesen*«. Sie nehmen ihre Welt subjektiv wahr und wollen subjektive psychische Bedürfnisse befriedigen. Darüber hinaus leben Menschen in Gemeinschaften und sind somit »*soziale Wesen*«, die zum Überleben auf Kooperation angewiesen sind. Die genannten biologischen, psychologischen und sozialen Prozesse haben sich entwicklungsgeschichtlich in unterschiedlicher Geschwindigkeit parallel entwickelt. Die Parallelität der Entwicklung und die Abhängigkeit voneinander sind die Begründung dafür, dass wir beim Menschen auch von einer »bio-psycho-sozialen Einheit« reden können (Kleinhempel et al. 1996; Brenner 2002). Sie erklären auch die charakteristische Art und Weise, wie Denken und Handeln des Menschen bestimmt wird. Ein anderer, in der Psychologie bevorzugter Begriff dafür, ist der der »*Handlungsregulation*«.

- *Biologisch* sind es das menschliche Gehirn, das periphere Nervensystem und der menschliche Körper, die für Handlungen verantwortlich sind und diese ausführen. Die Grenzen, innerhalb derer sich menschliches Handeln abspielen kann, sind durch die phylogenetisch geprägten Struktur neuronaler Prozesse und die funktionelle Anatomie des Menschen vorgegeben. Nicht alles, was biologisch möglich wäre, steht uns Menschen auch zur Verfügung. Dies wird beispielsweise daran deutlich, wie Menschen ihre Umgebung wahrnehmen (► Kap. 5) und welche Begrenzungen die Stressreaktion (► Kap. 9) für sie darstellt.
- *Psychologisch* gesehen sind es vor allem Denken und Sprache, die dem Menschen als Handlungsinstrumente zur Verfügung stehen. Sprache ist hierbei von besonderer Bedeutung, da sie den Inhalt des Denkens vorgibt als auch das wichtigstes Instrument ist, um in Beziehung zu anderen zu treten und diese Beziehungen zu regulieren. Denken ist zudem, wie eingangs erwähnt, untrennbar mit Gefühlen und Motiven verbunden.
- Wie sich ein Mensch als psychisches Individuum entwickelt, ist untrennbar mit seiner *sozialen* Entwicklung innerhalb seiner Bezugsgruppen verbunden. Diese beeinflusst die Individualentwicklung deswegen so stark, weil Menschen Gruppenwesen sind, die biologisch auf Fürsorge und Kooperation, psychologisch auf sprachlichen Austausch von Gedanken und Ideen mit Mitmenschen und sozial auf das Gefühl, Teil einer stabilen sozialen Gemeinschaft zu sein, angewiesen sind.

4.2.2 Handeln

▪ Handeln ist durch Umweltanforderungen und psychische Prozesse bedingt

Keine Notfallsituation gleicht einer anderen. Welche Möglichkeiten zum Handeln man hat, wird daher durch die *Eigenschaften der Notfallsituation* mitbestimmt: Wo sich der Notfall ereignet hat, mit welcher Art der Schädigung man es zu tun hat, wie der klinische Zustand des Patienten ist und welche technischen und personellen *Ressourcen* zur Verfügung stehen. Pläne machen nur dann Sinn, wenn sie auf die Situation zugeschnitten sind: was man an Ressourcen nicht zur Verfügung hat, damit kann man auch nicht arbeiten. *Wissen und Erfahrung des Akutmediziners* sind die nächste Einflussgröße auf notfallmedizinisches Handeln. Je vertrauter eine Situation ist, desto sicherer wird der Umgang mit dem Notfall. Zuletzt wird Handeln aber auch von der genannte »*Psycho-Logik« des Handelns* bestimmt, also jener Trias aus *Gedanken, Gefühlen und Absichten*. Da die Interaktion von Denken,

Wollen und Fühlen mit einer Situation immer in menschliches Handeln mündet, heißt der Begriff ganz bewusst Psycho-Logik »*des Handelns*«.

■ Handeln ist bewusst und zielgerichtet

In der Psychologie versteht man unter Handeln eine Abfolge von Aktionen, die auf ein Ziel hin ausgerichtet sind. Eine Handlung im psychologischen Sinne ist »die kleinste abgrenzbare Einheit bewusst gesteuerter Tätigkeit« (Hacker 1986). Handlungen sind zielgerichtete geistige Prozesse, die durch Bedürfnisse veranlasst und aufrecht erhalten werden. Handeln ist nach dieser Definition nicht zwingend darauf angewiesen, dass Menschen die Umwelt durch körperliche Tätigkeit oder durch den Gebrauch der Sprache in ihrem Sinne beeinflussen oder verändern. Bereits rein gedankliche Operationen, wie das Planen oder die Erzeugung einer Vorstellung von Objekten wären aus psychologischer Sicht Handlungen, vorausgesetzt, dass sie mit einem Ziel verbunden sind.

■ Handeln als Regelkreis

Theoretische Modelle des Handelns gehen davon aus, dass man geistige Prozesse als Regelkreise beschreiben kann (Miller et al. 1960). Was getan werden muss und welche Handlungen dafür notwendig sind, wird durch die Erfüllung von gedanklich vorweggenommenen Ziel- oder Soll-Zuständen bestimmt: Man tut etwas so lange, bis ein jeweils übergeordnetes Ziel erreicht ist. Um ein übergeordnetes Ziel zu erreichen, ist es in der Regel notwendig, dieses Ziel auf viele kleine praktische Unterziele (und damit Einzelhandlungen) herunter zu brechen. Während man diese gedankliche Struktur abarbeitet, laufen die Denkprozesse zwischen den hierarchisch geordneten Zielen (▶ Kap. 7) »auf und ab«. Im Fallbeispiel bestand die gedankliche Struktur des Notarztes aus einem Oberziel (den Patienten am Leben zu erhalten), das in etliche Teil- und Zwischenziele (Anlegen venöser Zugänge, Intubation, Einbringen einer Thoraxdrainage) zerfiel. Unbewusst stellt man also eine gedankliche Ordnung auf, in der die Unterziele der Dringlichkeit entsprechend hintereinander abgearbeitet werden, bis das Oberziel erreicht ist (Hacker 1986).

■ Handeln ist Informationsverarbeitung

Die Art und Weise, wie verschiedene Faktoren das Handeln des Menschen bestimmen (Handlungsregulation), kann als eine Form der Informationsverarbeitung verstanden werden (Klix 1971; Dörner 1976). In diesem Verständnis sind alle Motive, Gefühle und Denken eines Menschen verschiedene Formen der Informationsverarbeitung. Das Ziel dieser Informationsverarbeitung ist es, die Beziehungen des Menschen zu seiner Umwelt aufrecht zu erhalten.

■ Die psychischen Instanzen Wollen, Fühlen und Denken bilden ein autonomes System

Ohne dass sich der Notarzt dessen bewusst ist, beeinflussen sein Wollen, Fühlen und Denken die Beziehungen zwischen ihm selbst und seiner Umwelt. Weil dieser Einfluss auf das eigene Handeln für ihn verborgen geschieht, spricht man auch von *autonomer Handlungsregulation*.

■ Handeln ist in einen sozialen Zusammenhang eingebettet

Für den psychologischen Handlungsbegriff ist wichtig, dass individuelles Handeln immer in einem sozialen Umfeld geschieht. Die Ziele individueller Tätigkeiten stehen immer in Zusammenhang mit Zielen dieser sozialen Gemeinschaft. Denken und Tun dienen daher immer sowohl der individuellen Bedürfnisbefriedigung als auch der Aufrechterhaltung von produktiven Gruppenbeziehungen. Man möchte sowohl »auf seine eigenen Kosten kommen« als auch anerkanntes Mitglied der jeweiligen Gruppe sein. Der Wunsch, Beziehungen innerhalb der Gruppen aufrecht und stabil zu halten, ist ein starkes soziales Bedürfnis. Möglicherweise entspringt die bevorzugende Behandlung der Polizistin eben diesem Wunsch, eine produktive Gruppenbeziehung zu staatlich ausführenden Organen aufrecht zu erhalten.

■ Handeln lässt sich nur auf der Ebene beobachtbaren Tuns beschreiben

Wie der Notarzt gehandelt und was er in welcher Reihenfolge wann getan hat, lässt sich beobachten und beschreiben. Anhand dieser Beobachtungen können wir uns eine persönliche Meinung darüber bilden, ob wir seine Maßnahmen für angemessen halten oder nicht. Was allerdings in ihm vorgegangen ist, welche internen Kräfte sein Handeln gesteuert haben, was ihn letztlich bewogen hat, so und nicht anders zu handeln, das hingegen bleibt uns verborgen. Die äußere, beobachtbare Ordnung des Handelns bezeichnet man in der Psychologie als **Handlungs*organisation*.** Die innere, für Außenstehende nicht erkenntliche Ordnung des Handelns hingegen, wird **Handlungs*regulation*** genannt.

Weil wir nicht in den Arzt hineinsehen können, bleiben einige der wirklich interessanten Fragen ungeklärt: Warum hat er angesichts der beiden Trauma-Patienten dieses Verhalten gewählt? War ihm klar, was er tat, oder war er so im Augenblick gefangen, dass er mit seinen Gedanken ausschließlich bei seiner Patientin war? War ihm bewusst, dass die aktuellen medizinischen Empfehlungen zur Versorgung von Patienten mit perforierender Thoraxverletzung ihm ein anderes Vorgehen nahegelegt hätten?

Um einer Antwort näher zu kommen, müssen wir auf Theorien der menschlichen Handlungsregulation zurückgreifen, deren Bestandteile bereits ausgeführt wurden. Da aus ihr ersichtlich wird, wie Kognition, Motivation und Emotion in die Kontrolle menschlichen Verhaltens in komplexen und dynamischen Situationen integriert sind (Dörner 1999), lassen sich einige Postulate ableiten, die für das Verständnis von Fehlern in der Akutmedizin bedeutsam sind. Manche Handlungsweisen des Notarztes werden dadurch möglicherweise verständlich.

▪ Auch Handlungsfehler folgen der Psycho-Logik der Handlungsregulation

Auch *Handeln, das zu Fehlern führt, wird mit einer ganz konkreten Absicht (absichtsvoll) begangen.* Medizinisch gesehen hat der Notarzt einen Fehler begangen, als er die leichtverletzte Polizistin und nicht den schwerer verletzten PKW-Fahrer zuerst versorgt hat. Daraus lässt sich jedoch nicht der Umkehrschluss ziehen, dass der Notarzt den polytraumatisierten Patienten bewusst schädigen wollte. Vielmehr war der späte Versorgungsbeginn dadurch verursacht, dass sich der Notarzt beim Eintreffen am Unfallort zwischen mehreren konkurrierenden Absichten entscheiden musste. Neben offensichtlichen, externen Kriterien für diese Entscheidung (das Verletzungsmuster beider Patienten) gab es für ihn noch weitere, interne Bedürfnisse (nett zu einer verletzten jungen Frau zu sein?), die um den Rang der stärksten Absicht konkurrierten. Existieren konkurrierende Absichten, so muss sich das autonome System für eine entscheiden, und im geschilderten Fall war es nicht die Sicherheit des schwerverletzten Patienten. Da die Entscheidung jedoch autonom erfolgte, war dem Arzt die Gewichtung seiner Absichten möglicherweise nicht bewusst.

Aus medizinischer Sicht war das Handeln des Notarztes falsch. Der Weg zu dieser falschen Entscheidung wurde jedoch durch reguläre psychische Prozesse gebahnt – der Wahl zwischen zwei konkurrierenden Absichten. Ganz allgemein lässt sich daher sagen, dass Handlungsfehler nicht irrationalen oder anpassungsgestörten psychischen Mechanismen entspringen. Vielmehr nehmen sie ihren Ursprung in nützlichen psychologischen Prozessen. Handlungsfehler folgen eben auch, genau wie richtige Handlungen, der Psycho-Logik des menschlichen Handelns.

▪ Handlungsfehler sind nicht schicksalhaft

Obwohl Handlungsfehler normalen psychischen Prozessen entspringen, sind sie kein unvermeidbares und damit »schicksalhaftes« Ereignis, das man machtlos hinnehmen müsste. Latente Umstände, die Handlungsfehler begünstigen, können im Vorfeld analysiert und entschärft werden (Reason 1997; ► Kap. 3); Arbeitsplätze sowie Organisationsstrukturen können langfristig so umgestaltet werden, dass sie Fehler vermeiden helfen. Und selbst Fehler, die der Psycho-Logik des Handelns entspringen, können dadurch entschärft werden, dass Individuen aufmerksam für ihre eigenen Denkprozesse werden und dass Teammitglieder ermächtigt sind, das Tun der anderen zu hinterfragen.

Bevor im Folgenden die für die Handlungsregulation bedeutsamen psychischen Prozesse beschrieben werden, fassen wir die Voraussetzungen zusammen, die Handeln bestimmen:

Handeln
- … ist nur aus der »Psycho-Logik« der Handlungsregulation zu verstehen
- … vereint biologische, psychologische und soziale Prozesse
- … ist von der Entwicklungsgeschichte des Menschen (Phylogenese), der individuellen Geschichte (Ontogenese) und dem »kulturellen Erbe« beeinflusst
- … ist bewusst und zielgerichtet
- … ist als Tun beobachtbar, wohingegen die zugrunde liegenden »autonomen« Prozesse (Motivation, Emotion, Kognition) dies nicht sind
- … ist als Informationsverarbeitung verstehbar
- … dient individuellen und sozialen Bedürfnissen
- … dient auch dann der Befriedigung von Bedürfnissen, wenn es zu sachlichen Fehlentscheidungen führt; diese entspringen somit nicht irrationalen psychischen Prozessen

4.3 Motivation

4.3.1 Vom Bedarf zur Absicht

▪ Bedarf, Bedürfnis, Motiv

Jeder menschliche Organismus ist beständig damit beschäftigt, den Unterschied zwischen dem, was er hat, und dem, was er benötigt, auszugleichen (*physiologische Ist-Soll-Differenz*). Kann der Körper diese Differenz nicht mehr durch Rückgriff auf eigene Reserven decken, so wird der physiologische **Bedarf** vom Menschen als **Bedürfnis** wahrgenommen (Bischof 1985). Hunger ist ein solches Bedürfnis, das auf einem Bedarf an Nährstoffen beruht, der nicht mehr aus den Körperspeichern gedeckt werden kann. Neben den physiologischen Bedürfnissen haben Menschen eine ganze Reihe an sozialen und »informationellen« Bedürfnissen (z. B. Wissen, Sicherheit, Nähe; Dörner 1999). Diese Bedürfnisse beruhen auf einem Bedarf an Informationen über die unmittelbare Umwelt, an Beziehungssignalen aus dem sozialen Umfeld und an dem Gefühl, unter den momentanen Anforderungen handlungsfähig zu sein. Sobald ein Bedürfnis wahrgenommen wird, veranlasst dies zum Handeln.

Während Bedürfnis vom wahrgenommenen Bedarf her definiert ist, bezeichnet ein **Motiv** ein Bedürfnis, das mit einem Zielzustand verbunden. Das Ziel eines Motivs ist geeignet, das Bedürfnis zu befriedigen (Bischof 1985). Für jedes Bedürfnis gibt es aber nicht nur eines, sondern in der Regel mehrere mögliche Zielzustände, unter denen je nach situativen Umständen ausgewählt wird. Hunger kann durch den Gang in die Kantine oder durch einen Apfel aus der Kitteltasche befriedigt werden.

▪ Absichten als Motivamalgame

Unter den möglichen Zielzuständen wird jedoch nicht nur ausgewählt. Häufig wird eine ganze Reihe davon gleichzeitig angegangen. Wenn mehrere Bedürfnisse zugleich befriedigt werden, sind entsprechend mehrere Motive aktiv. Geht man beispielsweise in die Kantine, anstatt für sich alleine einen Apfel zu essen, so tut man das sowohl zur Befriedigung des Hungers als auch, um möglicherweise Kollegen zu treffen, Neuigkeiten zu hören oder Informationen miteinander auszutauschen. Solche mehrfach determinierten Handlungsziele wie »in die Kantine essen gehen« bezeichnet man als Absichten: Eine **Absicht** ist ein »Motivamalgam«, das aus verschiedenen Motiven gebildet wird (◘ Abb. 4.2). Absichten entstehen permanent neu – je nach Veränderungen der physiologischen und psychologischen Bedarfslage des Organismus – und treten in Konkurrenz zu anderen Absichten (Dörner 1999).

Menschen haben physiologische und psychologische Bedürfnisse.
Bedürfnisse, die ein geeignetes Ziel kennen, nennen wir Motive.
Handlungsziele, die durch mehrere Motive gekennzeichnet sind, nennen wir Absichten.

▪ Lösung der Absichtskonkurrenz

Abraham Maslow (1943) vertrat die bekannt gewordene Theorie, dass Bedürfnisse hierarchisch gegliedert seien. Innerhalb dieser als Pyramide darstellbaren Hierarchie unterschied er fünf aufeinander aufbauende Arten von Bedürfnissen. An der

Abb. 4.2 Vom Bedarf zur Absicht

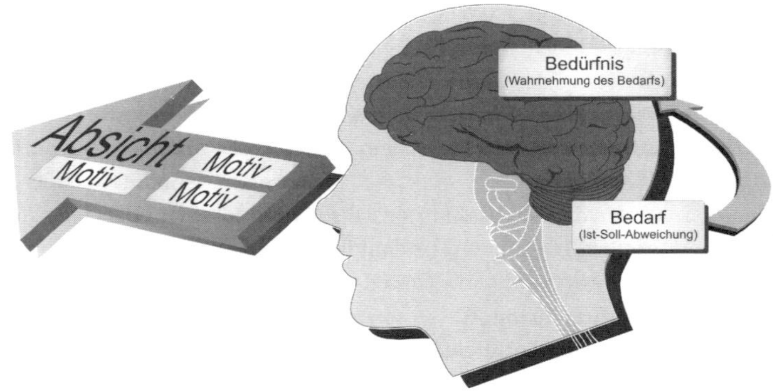

Basis dieser Pyramide liegen die grundlegenden *physiologischen* Bedürfnisse, während *psychologische* Bedürfnisse (Selbstverwirklichung) an der Spitze zu finden sind. »Höhere« Bedürfnisse können nach Maslow erst gestillt werden, wenn denen der jeweils darunter liegenden Stufe Genüge getan wurde. Ist dies nicht der Fall, so kann beispielsweise ein ausgeprägtes Bedürfnis nach Schlaf Entscheidungen stärker beeinflussen als Gedanken um die Patientensicherheit. Dies wäre beispielsweise immer dann der Fall, wenn bei operativen Eingriffen in den Nachtstunden die Nüchternheitsgrenze des Patienten nicht abgewartet wird, um so schneller mit dem Fall fertig zu sein. Die postulierte Hierarchie der Bedürfnisse ist aber nicht durchgängig plausibel – jeder Akutmediziner kennt Situationen, in denen man über Stunden weder essen noch auf die Toilette gehen muss, weil ein Patient die volle Aufmerksamkeit beansprucht.

Wenn Bedürfnisse in Konkurrenz zueinander stehen können, es aber keine eindeutige Hierarchie gibt, anhand derer dieser Konflikt gelöst werden kann, muss auf einen anderen Auswahlmechanismus zurückgegriffen werden. Hier wird

- die Auswahl nach Wichtigkeit und Erfolgserwartung und
- die Idee der Abschirmung der aktuellen Absicht

vertreten (Dörner 1999; Kuhl 1983). In diesem Auswahlmechanismus erhält jede Absicht ein »Aktualitätsgewicht«, das sich (multiplikativ) aus der aktuellen Wichtigkeit und der Erfolgserwartung bestimmt. Wenn etwas komplett unwichtig ist oder wenn man keine Hoffnung auf Erfolg hat, wird es nicht getan (Gewicht=0). Ist eine Absicht hingegen wichtig und der Erfolg bei der Durchführung so gut wie sicher, wird es getan. Sind mehrere Absichten gleichzeitig vorhanden, wird diejenige mit dem höchsten Gewicht ausgeführt. Somit gewinnt jeweils *eine* Absicht die Oberhand und verdrängt weniger wichtige Absichten. Besteht nur ein bestimmtes Zeitfenster zur Erledigung einer Absicht, nimmt mit der Zeit – wenn sie dringlich wird – das Gewicht dieser Absicht zu. Dringlichkeit setzt den Wichtigkeitsfaktor hoch. Weniger wichtige Absichten erhalten dadurch zu bestimmten Zeiten eine Chance auf Erledigung, wenn eben gerade »nichts Wichtigeres ansteht«; sie können aber auch permanent ins Hintertreffen geraten (Dörner 1999). Dass scheinbar unwichtige Vorhaben wie Telefonanrufe, Dokumentation und andere »Kleinigkeiten« entfallen, hat weniger mit Vergessen als mit der Absichtsdynamik zu tun: Es gibt eben ständig wichtigere Absichten.

Sind die Konsequenzen der unbewussten Absichtskonkurrenz im Alltag oftmals nur ärgerlich (indem man beispielsweise Mahnungen über unbezahlte Rechnungen erhält), können sie sich in kritischen Situationen verhängnisvoll auswirken. Wie im Folgenden ersichtlich wird, können nicht sachbezogene Absichten wie die Aufrechterhaltung des Kompetenzempfindens statt der Absicht, ein akutes medizinisches Problem zu lösen, handlungsleitend werden.

4.3.2 Kompetenzempfinden und Kontrollmotivation

Bei jeder Erledigung von Absichten werden *spezifische* Motive befriedigt. Parallel dazu, quasi in jede

Absicht amalgamiert, findet sich bei Menschen ein sehr starkes und *unabhängiges* Bedürfnis nach **Kompetenz.** Damit ist gemeint, dass jeder Mensch ein existenzielles Bedürfnis danach hat, seine Umwelt im Sinne der eigenen Ziele beeinflussen zu können (z. B. Bandura 1977; Flammer 1990; Flammer u. Nakamura 2002; Dörner 1999). Psychologen sprechen hier auch von der »**Kontrollmotivation**«. Menschen wollen mit Bestimmtheit wissen, was um sie herum geschieht, sie wollen Klarheit über Fakten und Gewissheit über zukünftige Entwicklungen haben. Das Kompetenzempfinden erscheint subjektiv entweder als Gefühl, den Anforderungen einer Situation gewachsen zu sein, oder als Gefühl der Hilflosigkeit und Angst. Hat eine Person angesichts einer bedrohlichen Situation das Gefühl, den weiteren Verlauf der Dinge in keiner Weise beeinflussen zu können, so kann das Maß an empfundener Hilflosigkeit weit über alltäglich erlebte Gefühle hinausgehen und für die menschliche Psyche existenziell bedrohlich werden (Seligman 2000).

Der jeweilige Zustand der Kompetenz wird als **Kompetenzgefühl** wahrgenommen. Sinkt es ab, weil man sich inkompetent, unsicher und nicht mehr handlungsfähig fühlt, wird das Kontrollmotiv aktiv. Aufgrund seiner existenziellen Bedeutung »gewinnt« das Kontrollmotiv häufig gegen andere Motive – das konkrete Handeln wird dann (unbewusst) durch die Wiedererlangung des Kompetenzgefühls bestimmt und nicht mehr von den (bewussten) Sachzielen.

Definition

Kompetenz und Kontrolle

- **Kontrollmotivation und Kompetenzbedürfnis** beschreiben das existenzielle Bedürfnis jedes Menschen, Sicherheit über den Zustand der gegenwärtigen Situation, Gewissheit über zukünftige Entwicklungen und Einflussmöglichkeiten auf die Umwelt im Sinne der eigenen Ziele zu haben.
- Das **Kompetenzgefühl** ist die Wahrnehmung der eigenen Kontrollmöglichkeiten.
- Das **Kompetenzbedürfnis** wird handlungsleitend, wenn das Kompetenzgefühl bedroht ist.

Notfälle in der Akutmedizin sind ein Beispiel für hochgradig dynamische und schwer durchschaubare Situationen, in denen es für Menschen schwer sein kann, ihre Umwelt erfolgreich zu beeinflussen. Die Möglichkeit, den weiteren Verlauf zu kontrollieren, ist oftmals gering. Weil geringe Kontrollierbarkeit einer Situation das Kompetenzgefühl stark beeinträchtigt, gilt für das Handeln unter komplexen und dynamischen Umweltbedingungen grundsätzlich, dass man (unbewusst) die Undurchsichtigkeit und Unbestimmtheit einer Situation nicht zuletzt auch deswegen reduzieren möchte, damit die Bedrohung für das eigene Gefühl der Kompetenz verschwindet. Wie erfolgreich jemand darin ist, hängt von Wissen, Fähigkeiten und Fertigkeiten und dem Zutrauen in die eigenen Fähigkeiten ab.

Handeln unter komplexen und dynamischen Umweltbedingungen ist immer auch auf eine Verringerung von Unbestimmtheit durch die Kontrolle der Handlungsumwelt gerichtet.

Fehleinschätzungen der Kompetenz

Das Zutrauen in die eigenen Fähigkeiten unterliegt jedoch Fehleinschätzungen. Gerade in komplexen Situationen können die Einschätzung der eigenen Kompetenz und die tatsächlichen Handlungsfähigkeiten deutlich voneinander abweichen.

- Im Falle der *Überschätzung* fühlt man sich in der Lage, etwas zu tun, obwohl die tatsächlichen Fähigkeiten hinter der Einschätzung zurück bleiben und plant daher tendenziell riskantere Handlungen.
- Im Falle einer *Unterschätzung* der eigenen Kompetenz agiert man defensiv und unterlässt möglicherweise hilfreiche Handlungen.

Kompetenzschutzbezogene Rationalität

Undurchsichtige Notfallsituationen in Verbindung mit geringen Erfolgsaussichten des eigenen Tuns können bei Akutmedizinern zum Absinken des Kompetenzgefühls und zur Aktivierung des Kontrollmotivs führen. Handeln unter diesen Umständen hat dann nur noch das Ziel, das Gefühl der Kompetenz wiederzuerlangen (◘ Abb. 4.3). Man tut dann das, was man sicher kann und was unter vergleichbaren Bedingungen früher erfolgreich war.

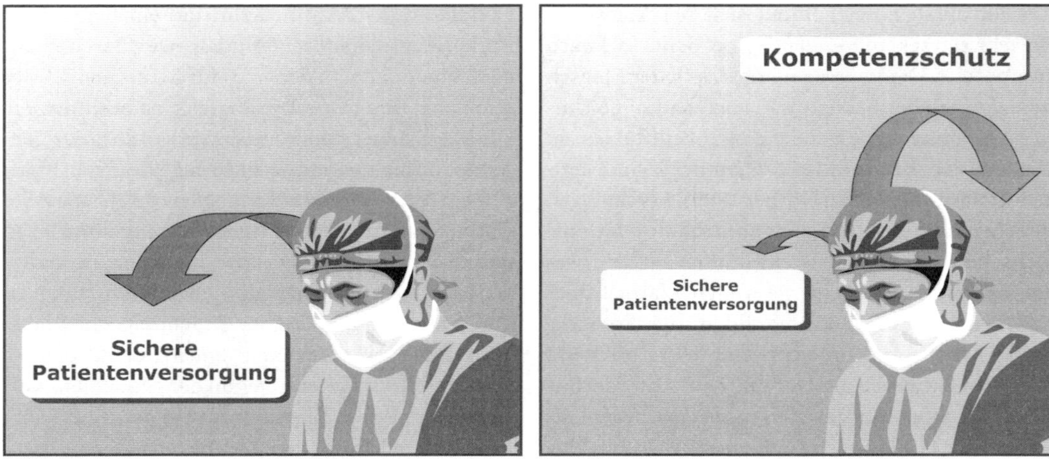

Abb. 4.3 Kompetenzschutzbezogene Rationalität

Um einer weiteren Bedrohung des Kompetenzgefühls vorzubeugen, suchen Menschen nur noch nach Information, die ihre momentane Vorstellung über die Realität und das zugrunde liegende Problem bestätigen (*confirmation bias*, ► Kap. 6), und blenden solche Informationen aus, die diese Vorstellung in Frage stellen könnten. Somit wird aber das Gefühl der Handlungskompetenz und nicht mehr das Problem des Patienten Ziel des Handelns.

Kommen im weiteren Verlauf der Patientenversorgung zur hohen Unbestimmtheit noch Misserfolge und Bedrohungserlebnisse dazu, kann die Sicherung des Kompetenzempfindens zum alles bestimmenden Motiv werden. Eine sachbezogene Auseinandersetzung mit der kritischen Situation wird dann unmöglich, weil Handlungen nicht mehr zum Wohle des Patienten sondern nur noch zur eigenen Verteidigung ausgewählt werden. Die dabei entstehenden Handlungsfehler finden ihre psychologische Begründung in der *kompetenzschutzbezogenen Rationalität* (Strohschneider 1999).

Kompetenzschutzbezogene Rationalität: Menschen versuchen, durch Handeln das Gefühl der Handlungskompetenz zurückzugewinnen, wenn die Sachprobleme unlösbar scheinen. Sie nehmen beispielsweise selektiv diejenige Information wahr, die sie in ihrem Bild der Situation bestätigt.

4.4 Emotionen

Neben dem Denken und den Motiven spielen Emotionen eine wichtige Rolle in der Regulation des menschlichen Handelns.

4.4.1 Was sind Emotionen und Gefühle?

Gefühle werden oft als etwas Eigenständiges erlebt, etwas vom Denken Getrenntes, das aus dem »Bauch« heraus entsteht und sich in den Vordergrund drängen will. Da Gefühle ungefragt erscheinen und gelegentlich sehr heftig werden können, wirken sie wie eine unwillkommene Störung des Denkens. In manchen medizinischen Kreisen ist diese Art von »Einmischung« höchst unerwünscht, vielmehr scheint ein »emotionsloses« Management das erstrebenswertere Ziel zu sein. Man kann Emotionen aber auch als eine andere Art von Informationsverarbeitung auffassen, ein »Denken neben dem bewussten Denken«. In dieser Perspektive sind Emotionen eine **unbewusste, schnelle, ganzheitliche Bewertung** der aktuellen Situation oder eines Ereignisses. Diese Bewertung verläuft augenblicklich und automatisch ab und verarbeitet wesentlich mehr Informationen, als der bewussten Wahrnehmung zugänglich sind (► Kap. 5). Diese »zusammenfassende Situationsbewertung« wird immer entweder von

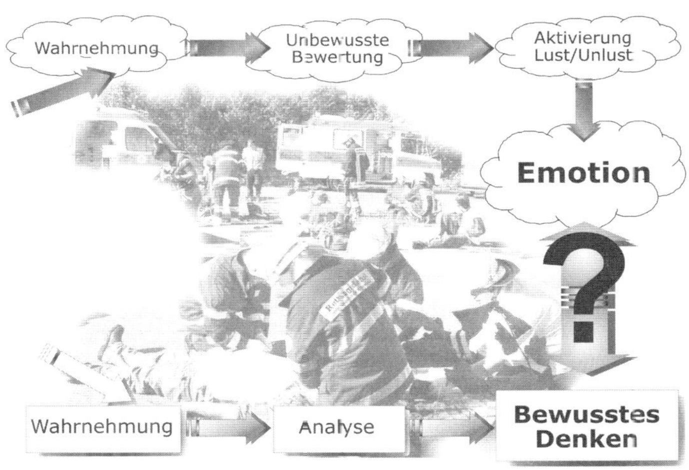

Abb. 4.4 Emotion als ganzheitliche Situationsbewertung

Lust oder Unlust begleitet und führt zu einer physiologischen Aktivierung (z. B. Scherer & Ekman 1984; Dörner 1999; Abb. 4.4). Die Gesamtheit der Situationsbewertung mit Aktivierung und Lust/Unlust bezeichnet man als **Gefühl**. Wenn sich die gefühlsmäßige Bewertung einer Situation und die Bewertung durch das bewusste Denken unterscheiden, so liegt dies häufig daran, dass beide unterschiedliche Informationen verwenden und daher auch zu unterschiedlichen Ergebnissen kommen. Sobald sie erlebt werden, können Gefühle wie andere Wahrnehmungsinhalte auch weiter verarbeitet werden. Der Ursprung eines Gefühls kann analysiert werden, die Intensität des Erlebens durch Selbstinstruktionen verändert werden etc.

Gefühle begleiten nicht nur das Handeln, sie können auch das Ziel von Handlungen werden. So kann man Entscheidungen verzögern, weil man die Unlustgefühle eines erwarteten Misserfolgs vermeiden möchte oder Handlungen herbeiführen, weil man sich durch die erwarteten Erfolgsgefühle beflügelt fühlt.

In Situationen, in denen die kognitiven Ressourcen überlastet sind, kommt es, wie bereits ausgeführt, zu einer Verschiebung der Gewichtung innerhalb der »Psycho-Logik des Handelns«. Menschen führen eine kognitive Analyse der Sachlage nur noch ansatzweise durch und schalten stattdessen auf einen emotionalen Handlungsstil um (z. B. Lantermann 1995; Spering et al. 2005). Es werden dann schnelle und einfache Lösungen bevorzugt, die danach beurteilt werden, ob sie »emotional stimmig« sind. Dies führt besonders dann zu sachlich inadäquaten Entscheidungen, wenn das Handlungsziel (unbewusst) vor allem die Aufrechterhaltung des eigenen Kompetenzgefühls ist oder in der Vermeidung weiterer negativer Emotionen liegt.

4.4.2 Emotionen und Handlungsregulation

Es ist eine alltägliche Erfahrung, dass der emotionale Zustand einer Person großen Einfluss darauf hat, wie an eine Aufgabe herangegangen wird. Ist ein Mensch verärgert, so wird sich seine Planung durch eine starke »Macher-Tendenz«, geringe Vorausschau und großzügige Annahmen bezüglich der Ausführbarkeit des Plans auszeichnen. Bei einem »ärgerlichen« Planer beeinflussen Emotionen die Art und Weise des Planens in anderer Weise, als es bei einem ruhig-konzentriert vorgehenden Menschen der Fall sein wird. Der Unterschied liegt darin begründet, dass die gefühlte Einschätzung der Lage vor allem zwei Beurteilungsgrößen verändert hat: Die Frage, ob eine Situation als unvorhersehbar und undurchsichtig erlebt wird, und die Einschätzung, wie kompetent man sich angesichts der Anforderungen fühlt (Belavkin u. Ritter 2003). Das Ergebnis beider gefühlsbedingten Einschätzungen hat einen Einfluss darauf, welche Handlungen ausgewählt und wie diese dann durchgeführt werden (Dörner 1999). Sieht man sich die geänderte Einschätzung der Fremdheit einer Situation und der eigenen

Kompetenz darauf hin an, welche Parameter der Wahrnehmung, des Denkens und Handelns (psychische Einstellgrößen) durch Emotionen verändert werden, so sind es

- Aktivierung,
- Selektionsschwelle,
- Auflösungsgrad und
- Externalisierung.

Aktivierung

Manche Gefühle (z. B. Ärger, Freude, Angst) verleihen Menschen einen »Energieschub«. Dieses als *allgemeines unspezifisches Sympathikussyndrom* (AUSS) bekannte Phänomen führt zu einer erhöhten Wahrnehmungs- und Handlungsbereitschaft, Sensibilisierung der Sinnesorgane, muskulärer Vorspannung und zu höherer Herz- und Atemfrequenz (▶ Kap. 9). Andere Gefühle, wie Trauer, verringern die Aktivierung. Die Aufregung einer Notfallsituation ist meistens mit erhöhter Aktivierung verbunden.

Auflösungsgrad

Je nach emotionaler Situation wird ein Wahrnehmungs- oder Denkprozess mit einem anderen Auflösungsgrad und folglich unterschiedlich genau ablaufen. Mit dem Begriff »Auflösungsgrad« ist der Grad an Differenzierung und Diskriminierung von Wahrnehmung und Kognition gemeint (Dörner 1999). Die »Bewertung der Fakten« kann detailliert und unter eingehender Prüfung ablaufen, oder indem einfach einige wenige, besonders hervorstechende Eigenschaften der Situation in die Bewertung einbezogen werden. Wie gründlich man sich mit einer Situation auseinandersetzt, hängt neben den Emotionen auch noch von der Wichtigkeit der Situation und dem subjektiv empfundenen Zeitdruck ab. Für den Akutmediziner bedeutet dies, dass ihm der Einfluss seiner Gefühle ein unterschiedlich grobes oder detailreiches Bild der Situation liefern kann. Nimmt man sich einer Aufgabe nur widerwillig an, so werden Wahrnehmung und Denken von einem geringeren Auflösungsgrad begleitet sein, als wenn man sich seiner Lieblingsbeschäftigung widmen darf. Die widerwillige Beschäftigung mit einer Aufgabe ist dann eher oberflächlich und »grobkörnig«.

Selektionsschwelle: Konzentration

Gefühle beeinflussen die Wahrscheinlichkeit, mit der von außen kommende Information die Aufmerksamkeit einer Person bekommen und sie zu einer Änderung ihres Handelns bewegen kann (Häufigkeit von Absichtswechsel): Eine starke Aktivierung *erhöht* die Auswahlschwelle (Selektionsschwelle), ab der ein neues Motiv das handlungsleitende »verdrängen« kann. Wenn die Auswahlschwelle hoch ist, ist man ganz und gar bei einer Sache, ohne ständig abgelenkt zu sein. Ist sie zu hoch, ist man nicht mehr fähig, auf externe Auslöser zu reagieren: Weder Monitoralarme noch Anfragen von Teammitgliedern können diese »Mauer der Aufmerksamkeit« durchbrechen (▶ Kap. 8). Solange die Sorge um die verletzte Beamtin groß war, hat der Notarzt möglicherweise nur an ihre Versorgung und nicht an den zweiten Patienten gedacht. Hilflosigkeit hingegen *senkt* die Auswahlschwelle, man tut alles, was einem gerade in den Sinn kommt, in der Hoffnung, irgendetwas zu bewirken: Man beginnt »herumzuwurschteln«.

Externalisierung des Handelns

Gefühle beeinflussen das Ausmaß, mit der sich die Aufmerksamkeit nach außen auf die Situation oder nach innen auf Denken, Planen und Reflexion richtet. Dies wiederum entscheidet darüber, wie sehr man von einer Situation »getrieben« wird. Ärgerliche Personen beispielsweise werden sich auf den Auslöser ihres Ärgers konzentrieren (und wie man ihn los wird), anstatt ihr Denken auf ein Problem zu richten: Teammitglieder anzuschreien anstatt konstruktive Fragen zu stellen, kann ein Resultat von Externalisierung sein.

Eine Veränderung dieser vier Parameter wird immer von Empfindungen der Lust oder Unlust begleitet sein.

4.5 Wissen, Gedächtnis und Lernen

4.5.1 Wissen und Schemata

Unser Wissen besteht aus den Dingen, die wir gelernt und im Laufe unseres Lebens erfahren haben. Wissen ist nicht in Form von ungeordneten Einzelinformationen, sondern in kleinen sinnvollen Einheiten, sogenannten **Schemata** (Selz 1913; Bartlett 1932) gespeichert. Schemata sind in neuronalen Netzen vorliegende Datenstrukturen, in denen die Regelmäßigkeiten in der Welt und persönliche Erfahrungen mit der Umwelt abgespeichert sind (Cohen 1989). Schemata liegen allen Aspekten des menschlichen Wissens und Könnens zugrunde und verleihen aller Wahrnehmung ihre Struktur (▶ Kap. 6): Sie beinhalten die Bedeutung sensorischer Eindrücke (*sensorisches Wissen*), das Wissen darüber, wie etwas gemacht wird (»Know-how«, *Prozesswissen*), und das Wissen, mit welchen Begriffen Objekte, Tätigkeiten und Fakten beschrieben werden können (»Know-what«; *Begriffswissen*).

Darüber hinaus können Schemata auch Erwartungen bezüglich der Umwelt beinhalten (*Erwartungsschema*): Das kognitive System des Menschen reagiert auf jede Situation mit Wissensstrukturen, die vieles von dem, was wohl erscheinen wird, vorwegnehmen (Erwartungshorizont, ▶ Kap. 8). Manchmal »sehen« oder »hören« wir sogar Dinge, wie die Bestätigung einer Anweisung, einfach deswegen, weil wir sie erwartet haben. Dadurch haben Schemata auch eine interpretative und schlussfolgernde Funktion, die aus den zugrunde liegenden Informationen mehr macht als »eigentlich« vorhanden ist. Fehlende Daten werden durch Erwartungswerte aufgefüllt. Diese Eigenschaften der Schemata spielen bei der Wahrnehmung (▶ Kap. 5) eine entscheidende Rolle.

Definition

Schema

Allgemeines Wissen über ein Ereignis oder einen Gegenstand, das auf der Grundlage vorausgegangener Erfahrung entstanden ist.

Das in Schemata gespeicherte Prozesswissen bildet die Grundlage für menschliches Handeln. Es besteht aus »Wenn-Dann«-Abläufen, die anhand von Erwartungen und dem Ergebnis einer Handlung überprüft werden (*Aktionsschema*): Ist ein bestimmter Sachverhalt gegeben, dann soll etwas Bestimmtes getan werden, und sobald dies getan ist, wird etwas Erwartetes eintreten.

Werden mehrere Aktionsschemata aneinandergereiht, so erhält man ein **Verhaltensprogramm** oder **Skript** (Schank u. Abelson 1977). Verhaltensprogramme sind die Folge von Wahrnehmungs-, Klassifizierungs-, Bewertungs- und Entscheidungsschritten, in denen Menschen für ähnliche Umweltanforderungen eine Reihe von erfolgreichen Denk- und Handlungsroutinen abgelegt haben. Verhaltensprogramme können einerseits ohne großen Aufwand in den entsprechenden Situationen »abgefeuert«, andererseits aber auch situativ angepasst und verändert werden. Verhaltensprogramme von Akutmedizinern sind das Legen peripher-venöser Zugänge oder die Intubation. Beide Skripten bestehen aus vielen Einzelschritten und können je nach den Besonderheiten des Patienten modifiziert werden.

4.5.2 Gedächtnis

Mit dem Gesagten ist auch schon eine einfache Struktur des menschlichen *Gedächtnisses* beschrieben (Überblick in Anderson 2009; Dörner u. van der Meer 1994; Dörner 1999): Wissen liegt in neuronalen Netzwerken als Schemata zusammengesetzt vor und wird durch die Verbindung von Sensorik mit Motorik und Motivation in Verhaltensprogrammen wirksam. Die einzelnen Inhalte des Gedächtnisses sind assoziativ miteinander verknüpft, was einen ungemein schnellen Aufruf relevanter Information erlaubt.

Das Gedächtnis ist aufgrund dieser Struktur *aktiv* und damit kein Computer, bei dem Information als Wissen auf eine Festplatte kopiert wurde, welches bei Bedarf nur abgelesen werden muss. Die im Gedächtnis »abgelegten« Inhalte werden vielmehr kontinuierlich verändert und umorganisiert, so wie es den aktuellen Bedürfnissen und der Lebenssituation am besten entspricht. Erinnerungen sind somit eher Rekonstruktionen als Datenabrufe. Welche Informationen wann und in welcher Form ins Gedächtnis übernommen und wieder abgerufen werden, ist abhängig von Vorerfahrungen, Gefühlen, der Situation oder der Tagesform. Auch *Gewohnheiten* beeinflussen das Gedächtnis. Schemata, die häufig aktiviert werden, können leichter und schneller wieder aufgerufen werden.

Das menschliche Gedächtnis ist keine homogene Funktionseinheit, die im Gehirn lokalisiert werden könnte. Die meisten Wissenschaftler stimmen aber darin überein, dass es verschiedene Gedächtnisfunktionen gibt (Überblick in Anderson 2009; Wickens 1992): Sensorischer Input (► Kap. 5) wird nur für sehr kurze Zeit gespeichert. Der Inhalt dieses Inputs kann weiter verarbeitet werden und wird so zu bedeutsamen Wahrnehmungen, die in das Arbeitsgedächtnis oder ins Langzeitgedächtnis transferiert werden können.

Da Denken nur dann funktionieren kann, wenn Menschen ihr momentanes Erleben mit vorhergehender Erfahrung vergleichen können, müssen sie in der Lage sein, sowohl auf die überdauernden Informationen im »*Langzeitgedächtnis*« als auch auf die kurzfristig verfügbaren Gedächtnisinhalte der Wahrnehmung zuzugreifen. Die Gedächtnisinhalte, die in einem Moment aktiviert sind, und mit denen das Denken arbeitet, werden als »*Arbeitsgedächtnis*« bezeichnet (früher Kurzzeitgedächtnis). Das Arbeitsgedächtnis ist kein eigener Speicher, sondern eine Benennung der aktuell aktiven Schemata. Es gibt viele komplexe Interaktionen auf dem Weg von einem situativen Hinweis (oder Reiz) zu einer Reaktion. In Kapitel 5 wird auf die vereinfachten Interaktionen zwischen Wissen (z. B. Langzeitgedächtnis), Wahrnehmung (z. B. sensorische Reize) und Denken (z. B. Arbeitsgedächtnis) näher eingegangen.

Um das eben Erlebte in das Gedächtnis aufnehmen zu können, verfügen Menschen über einen Art »Protokoll« des Geschehens. Dieses »*Protokollgedächtnis*« (Dörner 1999) hält die aktuellen gedanklichen Operationen fest und filtert Einheiten heraus, die wichtig und relevant sind. Wichtig und relevant ist, was zielführend und lustvoll oder im Gegenteil erfolglos und schmerzhaft war. Damit funktioniert auch das Gedächtnis nicht logisch, sondern »psycho-logisch«: Es werden diejenigen Geschehnisse aus dem Protokollgedächtnis langfristig gespeichert, die etwas mit der erfolgreichen Befriedigung oder dem starken Ansteigen von Bedürfnissen zu tun haben. Der Auswahlprozess anhand dieser wenigen Kriterien genügt, um das menschliche Erfahrungs- und Handlungsrepertoire erheblich auszuweiten. Der irrelevante Rest fällt schnell dem Vergessen anheim.

4.5.3 Lernen

Lernen ist untrennbar mit dem Gedächtnis verbunden. Lernen bedeutet, unser Repertoire an prozeduralen und deklarativen Schemata, also unsere Verhaltensoptionen und unser Wissen über die Umwelt, zu vergrößern. Wir lernen immer – jede Handlung, jede Beobachtung, die »relevant« oder »angenehm« ist, wird in unserem Gedächtnis abgespeichert, verfeinert die Qualität unserer Schemata und vergrößert die Menge an Schemata, die uns zu Verfügung stehen.

Es gibt eine Fülle an Lerntheorien, die teilweise zu sehr unterschiedlichen Ergebnissen kommen (Überblick in Lefrancois 2005). Im Hinblick auf den Erwerb neuer Verhaltensweisen scheint ein Sachverhalt jedoch von nahezu allen Forschungsgruppen akzeptiert: Erfahrungen bestimmen unsere Motivation und unser Verhalten, und die Konsequenzen unseres Tuns beeinflussen die nächste Handlung: Ist ein Verhalten erfolgreich oder ruft es angenehme Gefühle hervor, so werden wir bei nächster Gelegenheit versuchen, es zu wiederholen. Psychologen nennen diese positive Rückmeldung »Verstärkung«. Handlungen, die nicht zum erwünschten oder einem unangenehmen Ergebnis führten, werden hingegen in Zukunft vermieden. Positive und negative Verstärkung veranschaulichen die oben erwähnte enge Verbindung zwischen Motivation und kognitiven Prozessen. Motivation ist notwendig, um Verhalten zu ändern. Neben Vergnügen (Lust) und der Vermeidung von Unbehagen (Unlust) kann das Bedürfnis nach Aufrechterhaltung der Kompetenz und nach Sicherheit Lernen motivieren.

Lernen ist jedoch keinesfalls auf das individuelle Verhaltensrepertoire beschränkt. Da Menschen soziale Geschöpfe sind, lernen sie viel durch die Beobachtung anderer. Was diese erleben und berichten, kann im eigenen Gedächtnis hinzugefügt werden. Nicht nur in der Medizin lernen Anfänger nicht zuletzt dadurch, dass sie erfahrenere Kollegen beobachten sowie Teammitgliedern und anderen Mitarbeitern zuhören. Neben dem offensichtlichen Fakten- und Erfahrungswissen, eignen sie sich dabei unbewusst auch Wissen über die Kultur, in der sie arbeiten, an. Zu Lernen »wie die Dinge hier laufen« hilft Menschen dabei, ein Teil der Organisationstruktur zu werden (► Kap. 15).

4.6 Denken

Denken im engeren Sinne bezeichnet alle höheren kognitiven Funktionen, die menschliches Handeln beim Planen, bei der Erwartungsbildung und beim Entscheiden steuern. Denken ist eine begrenzte Ressource, weil es in der Regel an Sprache gebunden ist und sequenziell abläuft: Es kann immer nur ein Gedanke gedacht werden.

4.6.1 Denken als Prozess

Denken ist die interpretierende und *ordnungsstiftende* Verarbeitung von Informationen (z. B. Selz 1913/22; Guilford 1964; Klix 1971; Dörner 1976, 1999). Das zeigt sich in basalen Funktionen wie Erkennen und Identifizieren (▶ Kap. 5), Bewertung oder Begriffsbildung ebenso wie beim Schlussfolgern, Planen und Entscheiden oder allgemeiner: Problemlösen. Diese Denkoperationen werden über Gedächtnisschemata ausgeführt, die gebildet, umorganisiert, ergänzt und in Zusammenhang gebracht werden.

Nicht-sprachliches Denken kann in *assoziativem* Verknüpfen von Schemata nach gefühlsmäßiger Zusammengehörigkeit bestehen. *Analytisches* Denken hingegen ist an Sprache gebunden. Da nur ein Gedanke zur selben Zeit sprachlich gedacht werden kann, ist das Denken relativ langsam (▶ Kap. 6). Es erfordert außerdem Aufmerksamkeit (▶ Kap. 8), eine Ressource, die in einem medizinischen Notfall ebenfalls knapp ist. Häufig wirken assoziatives und analytisches Denken zusammen, wie beispielsweise beim Finden von Analogieschlüssen. Eine Idee entspringt aus Assoziationen und wird dann analysiert. Sprachliches Denken operiert mit Begriffen. Die Ordnung von Wissen in Oberbegriffe, Unterbegriffe und Nebenordnung (Klix 1971) ist für die Organisation des Wissens wichtig.

■ Selbstreflexion: Denken über das Denken

Denken muss sich nicht notwendigerweise auf externe Gegenstände oder Situationen beziehen. Denken kann auch auf sich selber angewendet werden, indem man die eigenen Denkprozesse analysiert und bewertet. Diese Fähigkeit, einen Blick auf die eigenen Denkprozesse werfen zu können, innerlich »einen Schritt zurück zu treten« und »über das Denken zu denken«, wird als »*Metakognition*« oder Selbstreflexion bezeichnet. Das Konzept der Metakognition entstammt der pädagogischen Psychologie (Flavell 1979) und bezieht sich auf höher organisiertes Denken, mit dem eine Person zu erfassen sucht, wie sie gerade lernt, welche Einflussgrößen Lernen erleichtern oder behindern und dann auf diese Prozesse aktiv Einfluss nehmen. Diese Lernprozesse sind jedoch nicht auf den pädagogischen Kontext beschränkt, sondern finden ganz allgemein da statt, wo man in einer Situation mit neuen Eindrücken konfrontiert wird: Sobald der Notarzt am Ort des Geschehens eingetroffen ist und einen Eindruck von der Situation bekommen hat, beginnt er sich sinngemäß zu fragen: »Weiß ich bereits alles über die Situation und den Patienten oder gibt es etwas, das ich noch wissen muss, um zu einer guten Entscheidung zu kommen?« Metakognition spielt somit eine wesentliche Rolle bei der Bildung und Aufrechterhaltung von Situationsbewusstsein (▶ Kap. 8).

Aber auch wenn der Notarzt sich nach dem Einsatz fragt: »Wie habe ich meine Entscheidungen getroffen? Warum habe ich den Patienten so und nicht anders behandelt? Warum habe ich mich nicht früher um das Thoraxtrauma gekümmert?«, ist er auf der metakognitiven Ebene aktiv. In diesem Fall hat er die Chance, einen Teil seiner *Beweggründe* aufzuklären. Darüber hinaus kann er überlegen, mit welcher Strategie er die Notfallsituation eigentlich strukturiert hat und somit *erfolgreiche Handlungsmuster* identifizieren. Diese Art der Selbstreflexion ist als Lernmöglichkeit für komplexe Arbeitsbereiche, in denen Lernen über Versuch und Irrtum zu riskant ist, sehr wichtig. Metakognition hilft, schlechte und gute Entscheidungen zu verstehen und Ansatzpunkte für Veränderungen zu finden. Sie ist eines der hervorstechendsten Kennzeichen menschlicher Intelligenz. Diese Fähigkeit unterscheidet nicht nur das Denken eines Erwachsenen von dem eines Kindes, sondern auch das Denken von Experten und Anfängern. ◘ Tabelle 4.1 fasst die wesentlichen Komponenten der Metakognition zusammen, die einen Experten ausmachen.

Tab. 4.1 Wesentliche Eigenschaften der Metakognition (in Anlehnung an Klein G. 1988)

Metakognition versetzt Menschen in die Lage ...	
... das große Bild zu haben	Experten zeichnen sich durch ihr Situationsbewusstsein aus. Sie bemerken frühzeitig, wenn ihr Situationsbewusstsein erlischt, sie dabei sind, das große Bild zu verlieren, und nehmen entsprechend Anpassungen vor. Sie sind in der Lage, vom unmittelbaren Problem gedanklich zurückzutreten und über die Gesamtsituation mit all ihren Verzweigungen nachzudenken
... sich eine angemessene Strategie auszusuchen	Kliniker werden mit einer großen Bandbreite an klinischen Problemen konfrontiert und haben entsprechend eine Fülle an Möglichkeiten, darauf zu reagieren. Experten sind in der Lage, über ihre Denkprozesse nachzudenken und dadurch neuartige Strategien zu wählen. Die gewählten Strategien beinhalten dabei auch die Aspekte, wie Entscheidungen gefällt werden, worauf sich die Aufmerksamkeit richten soll, wie Teamarbeit verbessert werden kann, und wie sich die Arbeitsbelastung reduzieren lässt. Darüber hinaus sind Experten ständig bemüht, ihre Erwartungen und Vorurteile zu hinterfragen
... sich der Grenzen des eigenen Gedächtnisses bewusst zu sein	Experten wissen um die Leistungsgrenze ihres Gedächtnisses (Arbeits-und Langzeitgedächtnis), welche entscheidend dafür ist, welche gedankliche Last in einem bestimmten Moment verarbeitet werden kann. Experten können sowohl das Ausmaß ihrer augenblicklichen Wachheit als auch ihre Fähigkeit, aufmerksam zu sein, einschätzen. Beide sind starke Einflussfaktoren auf das Gedächtnis. Die Limitationen ihres Gedächtnisses versuchen Experten mit Hilfe von Gedächtnishilfen (z. B. geschrieben, digital) auszugleichen, die die gedankliche Last reduzieren helfen
... selbstkritisch zu sein	Experten wissen um die Gefahr zu großen Selbstvertrauens. Sie pflegen ihre Fähigkeit, über Entscheidungen nachzudenken, und zeigen große Bereitschaft, Entscheidungen im Lichte neuer Informationen oder von Input durch Teammitglieder zu überprüfen. Das Handeln von Experten ist beständiger als das von Berufsanfängern; deshalb bemerken sie sehr schnell, wenn sie keine gute Arbeit leisten, und haben eine Vorstellung davon, warum dies so ist. Darüber hinaus erlaubt Erfahrung dem Experten, zu beurteilen, wo ein Plan unangemessen oder falsch ist

4.6.2 Sicherheitsgefährdende Einstellungen

Ein wichtiges Phänomen im Zusammenhang mit Handlungsfehlern ist die Tatsache, dass manche Menschen dauerhaft eine inadäquate Einstellung zu Sicherheit und Risiko zeigen. Diese Einstellung bewirkt, dass die betreffenden Personen in kritischen Situationen zu einem sicherheitsgefährdenden Verhalten neigen. Dadurch, dass sie eine aktuelle Situation überdauern und ihr regelhaft vorausgehen, können diese Einstellungen als fehlerbegünstigende »latente Bedingung« angesehen werden. Da sicherheitsgefährdende Einstellungen aus Bewertungen (Denken), Gefühlen und Handlungsimpulsen (Motiven) bestehen, sind sie zudem ein klassisches Beispiel für die »Psychologik des Handelns«: Die Bewertungen der Situation sind stark gefühlsbetont, häufig schwer in Worte zu fassen und damit dem Bewusstsein und der Reflexion schwer zugänglich. Sie werden von charakteristischen Motiven geleitet, die dazu beitragen, dass nicht Sicherheit sondern Aspekte der eigenen Person das handlungsleitende Motiv werden (Hovland u. Rosenberg 1960).

Eine weit verbreitete Unterscheidung benennt fünf riskante Haltungen, bei denen jeweils ein anderes Motiv im Vordergrund steht (Jensen 1995):

- **Die Macho**-Haltung: bravouröse Handlungen, die von anderen wahrgenommen werden, sollen das Kompetenzgefühl stärken. Das eigene Selbstbild ist das eines Menschen, dem alles gelingt und dem keinen Schwierigkeiten begegnen.
- Wer eine **anti-autoritäre** Haltung einnimmt, setzt sich über Regularien hinweg, da er das Ge-

Tab. 4.2 Sicherheitsgefährdende Einstellungen und die dazugehörigen »Antidot-Gedanken«

Einstellung	Gedanke in Notfallsituation	»Antidot-Gedanke«
Macho	Ich kann alles	Sich auf das Glück zu verlassen ist dumm
Anti-autoritär	Erzähl du mir nicht, was ich tun soll	Halte dich an die Regeln, sie sind normalerweise richtig
Impulsiv	Tu irgendetwas – schnell	Nicht so schnell – erst nachdenken
Unverletzlich	Mir passiert so etwas nicht	Es kann auch mir passieren
Resigniert	Was kann ich schon tun?	Ich bin nicht hilflos, ich kann etwas bewirken

fühl vermeiden möchte, von anderen Menschen kontrolliert zu werden.

- **Impulsivität** als Haltung bedeutet, dass es schwer fällt, mehrere Handlungsoptionen zu generieren, bevor man zur Tat schreitet. Jemand meint, dass »schnell etwas tun« immer besser ist als erst einmal nichts zu tun und nachzudenken.
- Wer sich mangels Unfallerfahrung für **unverletzlich hält,** zeigt eine ausgeprägte Tendenz zum risikoreichen Handeln.
- Eine **resignierte Haltung bedeutet,** bei Schwierigkeiten rasch aufzugeben. Das Kompetenzgefühl ist so niedrig, dass man nur noch auf Hilfe von anderen wartet.

Tabelle 4.2 zeigt die häufigsten gefährlichen Gedanken, die sich negativ auf die Patientensicherheit auswirken können. Daneben sind die entsprechenden »Gegengedanken« (»Antidotgedanken«), mit deren Hilfe der Einfluss der gefährlichen Gedanken abgeblockt werden kann, aufgelistet. Es wird empfohlen, sich immer dann den entsprechenden Gegengedanken laut vorzusprechen, wenn man eine der aufgeführten riskanten Haltungen bei sich feststellt (Jensen 1995). Die Tatsache, dass man sich über den Einfluss der gefährlichen Gedanken bewusst wird und sich ihnen bewusst entgegenstellt, trägt maßgeblich zur Wirksamkeit des »Antidots« bei. Allerdings entstehen gefährliche Haltungen gerade aus einem Mangel an Nachdenken über sich und über die Beweggründe des augenblicklichen Verhaltens, so dass die betreffende Person selten ohne äußeren Anlass ihre Haltung ändern wird. Was an Einsichten durch die »Innenwelt« nicht gegeben ist, kann dennoch durch die »Außenwelt« in den Betreffenden angeregt werden: Hier spielen Feedback durch das Team (▶ Kap. 11) und grundlegende Werte der Unternehmenskultur (▶ Kap. 15) eine wichtige Rolle.

4.7 Grundlagen des Handelns – Auf einen Blick

- Handeln folgt nicht allein sachlogischen Argumenten, sondern einer »Psycho-Logik«
- Psycho-Logik bedeutet, dass die Interaktion eines Menschen mit seiner Umwelt nur aus dem Zusammenspiel von Kognition, Motivation und Emotion zu erklären ist
- Die äußere, beobachtbare Ordnung des Handelns bezeichnet man in der Psychologie als Handlungs*organisation*; die innere, für Außenstehende nicht erkenntliche Ordnung des Handelns hingegen, wird Handlungs*regulation* genannt
- Diese Handlungsregulation erfolgt teilweise autonom, d. h. der Einfluss von Denken, Fühlen und Handeln auf das eigene Verhalten ist für den Betreffenden oft verborgen
- Jedes Handeln ist motiviert, es dient der Befriedigung von Bedürfnissen; neben den existenzsichernden Bedürfnissen (physiologische, Sicherheit) gibt es soziale (Nähe, Legitimität) und informationelle Bedürfnisse (Kompetenz, Neugier, Ästhetik)

▼

- Emotionen sind ganzheitliche, schnelle Situationsbewertungen, sie werden als Gefühl bewusst; Emotionen sind als Veränderung der Parameter der Handlungsregulation (Auflösungsgrad, Auswahlschwelle, Aktivierung, Externalisierung) beschreibbar
- Denken ist das sprachliche Operieren mit Gedächtnisinhalten, die in Schemata organisiert sind
- Das Gedächtnis ist mehr als ein passiver Informationsspeicher, es ist vielmehr eine mentale »Werkbank«, die Stelle, an der unsere bewusste Wahrnehmung erwacht; es spielt eine wichtige Rolle für die bewusste Interaktion mit unserer Umwelt
- Lernen bedeutet die Vergrößerung der prozeduralen und deklarativen Schemata und damit der Verhaltensoptionen und des Wissens eines Menschen
- Das wichtigste Prinzip des Lernens ist: Fühlt sich das Resultat einer Handlung gut an, wird die Handlung in Zukunft wiederholt; tut sie das nicht, werden Menschen versuchen, die Handlung von nun an zu vermeiden
- Metakognition oder Selbstreflexion beschreibt die Fähigkeit von Individuen, in ihren eigenen Denkprozess hinein zu sehen, gedanklich einen Schritt zurück zu treten und »über das Denken nachzudenken«
- Die Fähigkeit zur Metakognition kennzeichnet menschliche Intelligenz und unterscheidet das Denken von Erwachsenen und Kindern sowie von Experten und Anfängern
- Sicherheitsrelevante Einstellungen entstehen aus der Interaktion von Denken, Motivation und Emotion.

Literatur

Anderson JR (2009) Cognitive Psychology and Its Implications: Seventh Edition. Palgrave Macmillan, New york

Bandura A (1977) Self–efficacy mechanisms in human agency. American Psychologist 37: 122–147

Bartlett FC (1932) Remembering. Cambridge University Press, Cambridge UK

Belavkin RV, Ritter FE (2003) The use of entropy for analysis and control of cognitive models. Proc Fifth Int Conf on Analysis and Control of Cognitive Modeling. Universitaets-Verlag, Bamberg, pp 75–80

Bischof N (1985). Das Rätsel Ödipus. Piper, München

Brenner HP (2002) Marxistische Persönlichkeitstheorie und die ‚bio–psychosoziale Einheit Mensch'. Pahl–Rugenstein Nachfolger, Köln

Cohen G (1989) Memory in the real world. Erlbaum, London

Dörner D (1976) Problemlösen als Informationsverarbeitung. Kohlhammer, Stuttgart

Dörner D (1999) Bauplan für eine Seele. Rowohlt, Reinbek

Dörner D (2008). Emotion und Handeln. In Badke-Schaub P, Hofinger G, Lauche K (Hg.), Human Factors, Psychologie sicheren Handelns in Hochrisikobranchen. Springer, Heidelberg u.a., 94-112

Dörner D, van der Meer E (Hrsg.) (1994) Das Gedächtnis. Probleme – Trends – Perspektiven. Hogrefe, Göttingen

Flammer A (1990) Erfahrung der eigenen Wirksamkeit. Einführung in die Psychologie der Kontrolle. Huber, Bern

Flammer A, Nakamura Y (2002) An den Grenzen der Kontrolle. Zeitschrift für Pädagogik 44: Beiheft 02, 83-107

Flavell JH (1979) Metacognition and cognitive monitoring: a new area of cognitive-developmental inquiry. Am Psychol. 34:906-911.

Guilford (1967) The nature of human intelligence. McGraw–Hill, New York

Hacker W (1986) Arbeitspsychologie: Psychische Regulation von Arbeitstätigkeiten. Huber, Bern

Hovland CI, Rosenberg MJ (Hrsg.) (1960) Attitude, Organization and Change: an analysis of consistency among attitude components. Yale University Press, New Haven CT

Jensen RS (1995) Pilot judgement and crew resource management. Ashgate Publishing Vermont USA

Kleinhempel F, Möbius A, Soschinka HU, Waßermann M (Hrsg.) (1996) Die biopsychosoziale Einheit Mensch. Festschrift für Karl-Friedrich Wessel. Kleine Verlag, Bielefeld

Klix F (1971) Information und Verhalten. Kybernetische Aspekte der organismischen Informationsverarbeitung. Hans Huber, Bern u. a.

Kuhl J (1983) Motivation, Konflikt und Handlungskontrolle. Springer, Berlin

Lefrancois GR (2005) Theories of Human Learning: What the Old Woman Said. Wadsworth Publishing, New York

Lantermann ED (1985) Emotion und Reflexivität. Urban & Schwarzenberg, München

Maslow AH (1943) A theory of human motivation. Psychological Review 50: 370–396

Miller GA, Galanter E, Pribram KH (1960). Plans and the structure of behavior. Holt, New York

Reason (1997)

Schank RC, Abelson R (1977) Scripts, plans, goals, and understanding. Erlbaum, Hillsdale NJ

Scherer K, Ekman P (Hrsg.) (1984) Approaches to Emotion. Lawrence Erlbaum, Hillsdale, NJ

Seligman ME (2000) Erlernte Hilflosigkeit (2.Auflage). Beltz, München

Selz Otto (1912/13) Über die Gesetze des geordneten Denkverlaufs. Spaemann, Stuttgart

Spering M, Wagener D, Funke J (2005) The role of emotions in complex problem-solving. Cogn Emotion 19:1252–1261

Strohschneider S (1999) Human Behavior and complex systems: Some aspects of the regulation of emotions and cognitive information processing related to planning. In: Stuhler EA, deTombe DJ (eds) Complex problem solving: Cognitve psychological issues and environmental policy applications. Hampp, München, pp 61–73

Wickens CD (1992) Engineering Psychology and Human Performance, Harper Collins, New York

Individuelle Faktoren des Handelns

Kritische Situationen erfordern zu ihrer Bewältigung in unterschiedlichem Ausmaß bewusstes Denken, Planen und Entscheiden. Ob man dabei Handlungsroutinen anwenden kann oder ob man neue Problemlösungen finden muss, hängt von zwei Faktoren ab:

- Wie *komplex* ist eine kritische Situation?
- Besteht *Erfahrung* mit vergleichbaren Situationen?

Je weniger Erfahrung ein Mediziner mit einer kritischen Situation hat und je mehr Komplexität und Dynamik zunehmen, desto notwendiger wird es, von einer Regelanwendung zur kreativen Problemlösung überzugehen. Bewusstes, problemlösendes Handeln in der Akutmedizin lässt sich nach der Art der notwendigen Denktätigkeit in einzelne Schritte der Handlungsorganisation gliedern. Auf dem Hintergrund der »Psycho-Logik« von Denken, Wollen und Fühlen und des Wissens um Fehler werden diese Schritte in Teil II näher betrachtet. Die Darstellung konzentriert sich hier auf Einzelpersonen. Entscheidungsprozesse und das Handeln von Teams werden in Teil III betrachtet.

- Stufen der Handlungsorganisation (Dörner 1989):
- Informationsverarbeitung und Modellbildung
- Zielbildung
- Planen
- Entscheiden

Die jeweiligen Kapitel zu diesen »Stufen« der Handlungsorganisation werden von Kapiteln über die unbewussten Prozesse, die das Handeln mitbestimmen und beeinträchtigen können, eingerahmt. Diese sind:

- Wahrnehmung
- Aufmerksamkeitssteuerung
- Stress

Menschliche Wahrnehmung: Die Sicht der Dinge

Extubation

Gegen Ende einer total intravenösen Anästhesie (TIVA) beginnt ein Patient, gegen seinen Tubus zu husten. Der Anästhesist stellt daraufhin das Beatmungsgerät von einem kontrollierten Beatmungsmodus auf einen Spontanatmungsmodus um, indem er den entsprechenden Funktionsschalter drückt und mit einem Druckknopf bestätigt. Die Aufmerksamkeit des Anästhesisten wird für kurze Zeit von einem anderen Problem in Beschlag genommen. Als er sich wieder dem Patienten zuwendet, zeigt dieser alle Zeichen einer ausreichenden Spontanatmung: Bei gleichmäßigen Thoraxexkursionen und einer regelmäßigen CO_2-Atemkurve auf dem Monitor hat der Patient ein ausreichendes Atemminutenvolumen. Weil der Patient erneut gegen den Tubus hustet, entschließt sich der Anästhesist, ihn zu extubieren. Kurz nach der Extubation beginnt die pulsoxymetrisch gemessene Sättigung zu fallen und der Patient wird zyanotisch. Jetzt erst bemerkt der Anästhesist, dass sein Beatmungsgerät immer noch volumenkontrollierte Atemhübe abgibt, weil es nicht wie beabsichtigt in den Spontanatmungsmodus umgesprungen war. Der Patient wird daraufhin mit der Maske kontrolliert beatmet, bis die Spontanatmung wenige Minuten später einsetzt.

Ein Anästhesist möchte seinen Patienten extubieren und überprüft zu diesem Zweck dessen Fähigkeit zur Spontanatmung. Aufgrund eines Bedienungsfehlers wird das Beatmungsgerät jedoch nicht wie beabsichtigt in einen Modus umgeschaltet, der dem Patienten eine eigene Atemtätigkeit erlaubt. Stattdessen wird der Patient weiterhin kontrolliert beatmet. Alles, was der Anästhesist sowohl am Monitor als auch beim Patienten wahrnimmt, bestätigt ihn in seiner Meinung, dass sein Gerät dem Patienten die Eigenatmung erlaubt: Thoraxexkursionen, eine regelmäßige CO_2-Atemkurve und ein adäquates Atemminutenvolumen sprechen für eine ausreichende Spontanatmung. Widersprüchliche Parameter wie die Druck/Zeit-Kurve und die Flow/Zeit-Kurve, die eindeutig eine volumenkontrollierte Beatmung anzeigen, werden von dem Anästhesisten zu diesem Zeitpunkt nicht wahrgenommen. Da er seine Wahrnehmung ohne Konflikt als Spontanatmung deutet, entfällt jede weitere kritische Überprüfung.

Wahrnehmung dient dazu, den Menschen effizient mit Informationen aus demjenigen Bereich der Wirklichkeit zu versorgen, der für sein Überleben notwendig ist. Mit dieser Information kann er sich in seiner Umwelt *orientieren* und durch Handeln seine *Bedürfnisse befriedigen*. Es ist *kein* Ziel von Wahrnehmung, ein exaktes Abbild der Welt wiederzugeben. Die verbreitete Analogie der menschlichen Wahrnehmung und Informationsverarbeitung mit einem Computer ist daher falsch: Die Augen sind keine Kameras, die Reizvorlagen abscannen und die daraus gewonnenen Bilder im Gedächtnis auf eine Art Festplatte brennen. Das Gegenteil ist der Fall: Die Reizvorlage wird gar nicht erst vollständig abgetastet, und das, was menschliche Sinneszellen von »draußen« oder aus dem Körperinneren melden, wird bei jedem Schritt der Weiterleitung gefiltert, bewertet und umorganisiert. Sinnesinformationen sind akustisch (hören), visuell (sehen), olfaktorisch (riechen), gustatorisch (schmecken), haptisch (fühlen), nozizeptiv (Schmerz), kinästhetisch (Bewegung spüren) und propriozeptiv (Wahrnehmung der Körperlage). Wenn Wahrnehmung im Folgenden vor allem anhand des visuellen und akustischen Systems besprochen wird, so dient dies der Vereinfachung und Veranschaulichung. Die genannten Mechanismen treffen auch auf andere Sinnesmodalitäten zu.

Wahrnehmung, beispielsweise der Weg von einer Kapnografiekurve am Beatmungsmonitor zu dem Gedanken »der Patient hat eine ausreichende Spontanatmung« verläuft in drei, allerdings nicht scharf zu trennenden Schritten (◘ Abb. 5.1).

5.1 Vom Reiz zum Neuron: Sinnesphysiologie

Umweltreize, die auf unseren Organismus treffen (z. B. Schallwellen, Lichtwellen, Wärme, Duftstoffe, taktile Reize) werden von den verschiedenen Sinneszellen erfasst, biologischen Strukturen, die kleine Einheiten von Energien aus der Umwelt in zelluläre Aktionspotenziale übersetzen. Nach der Wahrnehmung des sensorischen Stimulus wird das entstandene sensorische Signal kodiert und über verschiedene neuronale Bahnen zu spezifischen Regionen des Rückenmarks und des Kortex übertragen. Die Interpretation des sensorischen Inputs durch das

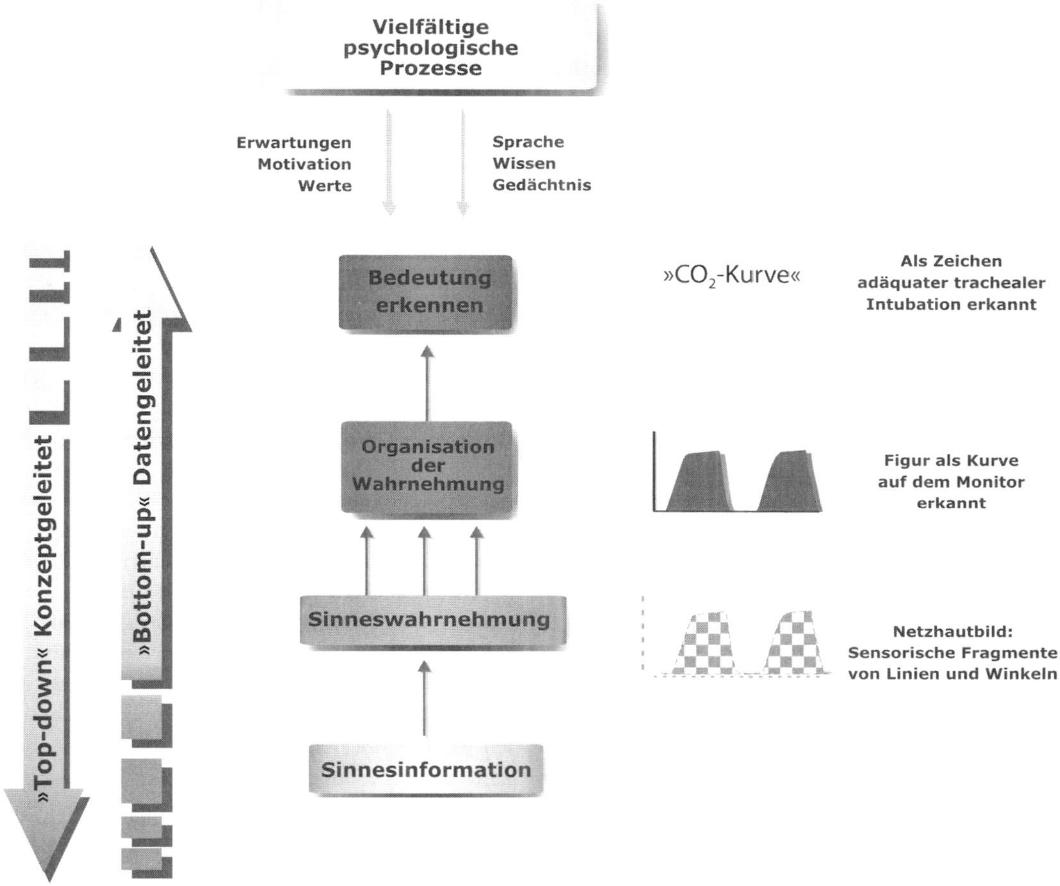

Abb. 5.1 Mehrstufiger Prozess der Wahrnehmung (nach Zimbardo u. Gerrig 1999). Top-down (konzeptgeleitete) und bottom-up (datengesteuerte) Prozesse wirken vielfach verschränkt (und noch guteils unverstanden) ineinander

Zentralnervensystem (ZNS) hängt von verschiedenen Faktoren ab: welche Bahnen das Signal weiter leiten, in welchen spezifischen Gehirnarealen Informationen abgebildet werden und wie die funktionellen Areale des ZNS vernetzt sind. Dieser Prozess des *Sinneseindrucks* beschreibt allerdings nur die ersten Schritte eines weitaus komplexeren Prozesses der *Wahrnehmung*: Sensorische Informationen, früher erlernte Informationen und andere Sinneseindrücke werden miteinander verbunden, so dass sich ein Mensch Urteile über Qualität, Intensität und Relevanz des Wahrgenommenen bilden kann.

Die Gesamtheit der menschlichen Sinnesorgane verhält sich wie ein evolutionär entstandener **Filter**: Er reduziert die Fülle möglicher Sinneseindrücke und ermöglicht dem Menschen den Zugang zu dem für ihn relevanten Ausschnitt der Welt. Deshalb können Menschen kein ultraviolettes Licht sehen, sich nicht anhand der Magnetfelder der Erde orientieren und auch nicht auf 100 Meter Entfernung eine Maus im Acker erspähen. Dafür sind die menschlichen Sinnesorgane und die Weiterverarbeitung des sensorischen Inputs jedoch bestens geeignet: Menschen am Leben zu halten und ihnen eine effektive Erkundung der Welt zu gestatten (Klix 1971; Ramachandran u. Blakeslee 2001). Der Verarbeitungsprozess von Reizen in den Sinneszellen ist in diesem Kontext unerheblich und ist an anderer Stelle nachzulesen (zur Sinnesphysiologie z. B. Birbaumer u. Schmidt 1991; Goldstein 2007).

Alle Sinnesorgane sind in ihrer Ansprechbarkeit durch relative und absolute **Schwellen** begrenzt. Aufeinanderfolgende Reize müssen sich deutlich genug voneinander unterscheiden, um als getrennt wahrgenommen zu werden (*relative Schwelle*). Hier gilt, dass der Unterschied umso größer sein muss, je stärker der schon vorhandene Reiz ist (*Weber'sches Gesetz*, nach Zimbardo 2008). Im Lärm des Schockraums wird ein Alarm, der im OP mühelos gehört werden kann, diese Unterschiedsschwelle vielleicht nicht überwinden und ungehört bleiben.

Absolute Schwellen legen fest, ab welcher und bis zu welcher Stärke (z. B. Helligkeit, Lautstärke) Reize überhaupt wahrgenommen werden können. Wahrnehmungsschwellen können *dauerhaft* durch Schädigung der Nerven verändert werden (durch Traumatisierung oder Alterungsprozesse). *Kurzfristig* verändern sich Schwellen sowohl durch den Prozess der Adaptation als auch durch motivationale Prozesse, die die Aufmerksamkeit regulieren (▶ Abschn. 4.4; Kap. 8). Für die Entstehung von Wahrnehmungsfehlern auf der Ebene der Sinneszellen sind die neurophysiologischen Mechanismen der *Adaptation* und *Ermüdung* relevant: Dauertöne werden zunehmend leiser und gleichbleibende Gerüche innerhalb von Minuten immer weniger intensiv wahrgenommen. Adaptationsprozesse dienen teilweise der Feineinstellung der Wahrnehmung (wie beispielsweise die Hell-Dunkel-Adaptation des Auges), teilweise verschwindet ein Sinnesreiz (wie Gerüche), wenn er seine Alarmierungsfunktion ausgeübt hat.

5.2 Vom Sinneseindruck zum Bewusstsein: Grundkonzepte des Gedächtnisses

Unser sensorisches System wird permanent mit Sinneseindrücken bombardiert. Es wird mit viel mehr Daten konfrontiert, als unser Gehirn auf ein Mal verarbeiten könnte. Aus diesem Grund wird der sensorische Input ständig dahingehend geprüft und gefiltert, ob denn relevante Informationen enthalten sind. Das kognitive System muss entscheiden, welcher Stimulus aus der Umwelt aufgrund seiner Relevanz eine eingehendere Betrachtung »verdient«, welche Stimuli ruhig ignoriert werden können und wann eine angemessene Antwort generiert werden muss. In der Psychologie bieten verschiedene Theorien verschiedene Modelle dieser Informationsverarbeitung an, die wohl immer noch verändert oder vervollständigt werden müssen, wenn wir in Zukunft mehr über die menschliche Kognition lernen. In diesem Buch wollen wir uns mit den Komponenten und Prozessen zufrieden geben, über die generell Einigkeit herrscht und die durch Forschungsergebnisse belegt sind (◘ Abb. 5.2). Gedächtnistheorien im Überblick finden sich in Lehrbüchern zur Allgemeinen Psychologie, z. B. Müsseler (2007) und Spada (2005).

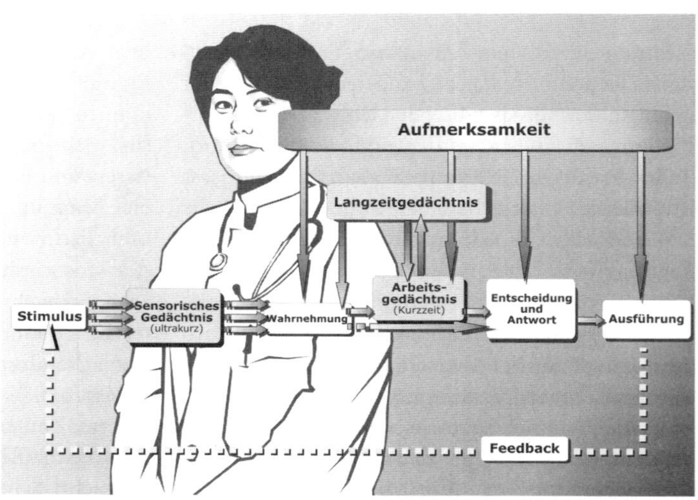

◘ Abb. 5.2 Sensorische Information wird im sensorischen Gedächtnis aufgenommen und in kodierter Form an das Kurzzeitgedächtnis weitergeleitet. Das Kurzzeitgedächtnis interagiert mit dem Langzeitgedächtnis, um die Informationen begrifflich fassen und somit wahrnehmen zu können. Sobald eine Antwort auf die Wahrnehmung erfolgt ist versorgt eine Feedback-Schleife das sensorische System mit neuen Stimuli. (In Anlehnung an Wickens 1992)

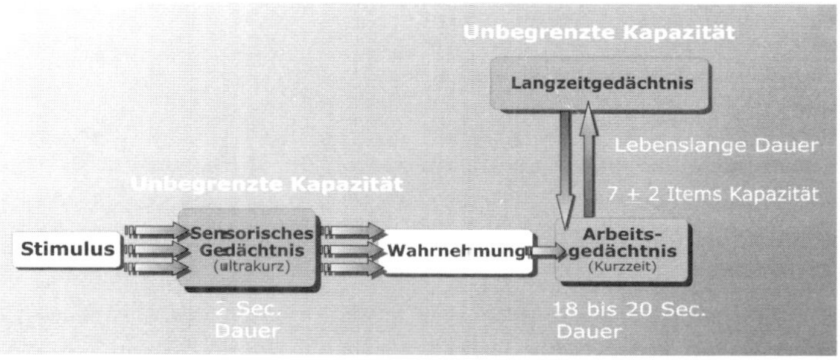

Abb. 5.3 Speicherkapazität der verschiedenen Subsysteme und Zerfallsdauer für Informationen

Nachdem ein Stimulus kodiert und an den Kortex übertragen wurde, wird die Information aus jedem sensorischen System entsprechend gespeichert.

Sensorisches Gedächtnis (Ultrakurzzeitgedächtnis)

Das sensorische Gedächtnis kann die Eindrücke einer sensorischen Information aufbewahren, nachdem der ursprüngliche Reiz verschwunden ist, so dass sie weiter verarbeitet und »wahrgenommen« werden können. Dieser sensorische Speicher ist in der Lage, eine große Menge an unverarbeiteter sensorischer Information aufzunehmen, allerdings nur für einen sehr kurzen Zeitraum: visuell wahrgenommene Informationen im ikonographischen Gedächtnis bleiben weniger als eine halbe Sekunde erhalten, das echoische Gedächtnis speichert auditiven Input etwa 3–4 Sekunden (Abb. 5.3). Angesichts der riesigen Anzahl an Reizen, die in jedem Augenblick auf unser sensorisches System einströmen, müssen wir uns auf die Reize, die für unsere aktuelle Absicht relevant sind, fokussieren und ihnen Beachtung schenken. Diese Selektion ist teilweise durch Daten aus der Umwelt beeinflusst (»bottom-up«), teilweise ist sie durch Erwartungen und Konzepte gesteuert, die wir aufgrund früherer Erfahrungen gebildet haben (»top-down«) (Abb. 5.1). Der selektive Aufmerksamkeitsprozess bildet die Basis für Situationsbewusstsein, einer essenziellen Komponente der sicheren Patientenversorgung (► Kap. 8).

Selektive Aufmerksamkeit bestimmt, welche Informationen zu der nächsten Verarbeitungsebene weiter gegeben werden, dem Arbeitsgedächtnis.

Arbeitsgedächtnis (oder Kurzzeitgedächtnis)

Das Arbeitsgedächtnis empfängt, hält, und verarbeitet Information aus dem sensorischen Gedächtnis, bevor sie in das Langzeitgedächtnis transferiert und dort gespeichert werden kann. Die Anzahl von Reizen, die unser sensorisches System aufnehmen kann, wird als unbegrenzt erachet. Laut den wegweisenden Arbeiten von Miller (1956) beträgt die »magische Zahl« der Einheiten, die das Arbeitsgedächtnis gleichzeitig verarbeiten kann, 7 ± 2. Ergebnisse späterer Unteruchungen weisen aber darauf hin, dass wir uns wohl 5 ± 2 Items merken können. Neben dieser eingeschränkten Speicherkapazität verliert das Arbeitsgedächtnis Informationen wieder sehr schnell: Die Informationen »verblassen« innerhalb von 3–30 Sekunden, sofern sie nicht bewusst organisiert, überprüft und für einen Transfer ins Langzeitgedächtnis kodiert werden. Außerdem ist das Arbeitsgedächtnis äußerst anfällig für Fehler, die durch Ablenkungen und Unterbrechungen einer Aufgabe hervorgerufen werden. Ablenkungen und Unterbrechungen können Informationen »löschen« oder »überschreiben«, bevor sie vollständig verarbeitet wurden, was dazu führen kann, dass eine unterbrochene Aufgabe nicht abgeschlossen wird (prospective memory failure, siehe Dieckmann et al. 2006). Im Alltagleben führen diese Gedächtnisfehler meist nur zu einem kurzzeitigen Ärgerniss, in kritischen Situationen können sie katastrophale Auswirkungen haben. Unser Arbeitsgedächtnis ist aber viel mehr als nur eine passive Datenspeicherungseinheit. Es spielt eine entscheidende Rolle für unsere bewusste Interaktion mit unserer Umwelt: Im Wesentlichen ist das Arbeitsgedächtnis unsere mentale »Werkbank«, hier erwacht unsere bewusste Wahrnehmung. Die Interaktion wird dadurch ermöglicht, dass ankommende Daten durch Organi-

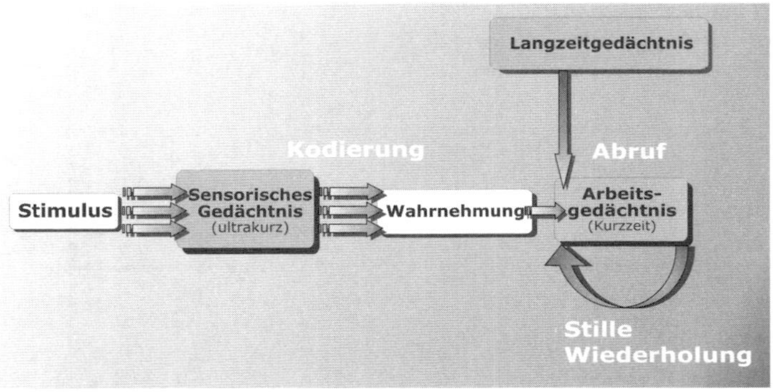

Abb. 5.4 Die drei wesentlichen Prozesse, mit denen das Arbeitsgedächtnis mit Informationen versorgt wird

sation und Wiederholung von Elementen für die »Werkbank« bereit gestellt werden, während Daten aus unserem Hauptgedächtnisspeicher abgerufen und dem Arbeitsgedächtnis zur Verfügung gestellt werden (Abb. 5.4).

- *Kodierung:* Sensorischen Reizen, die das sensorische Gedächtnis erreichen, wurde »Beachtung geschenkt«. Die Information wird dann in eine Form gebracht, die im Arbeitsgedächtnis weiter verarbeitet werden kann. Information wird in »Klumpen« (»chunks«) organisiert, so dass die Gesamtkapazität bei gleichbleibender Zahl von 7 ± 2 Einheiten wesentlich höher wird. Die Klumpenbildung (»***chunking***«) als Gedächtnismechanismus kann auch in unserem täglichen Leben beobachtet werden: Anstatt zu versuchen, uns eine Nummer als 19890815110 zu merken, gruppieren wir die Zahlen als 1989, 0815 und 110. Jetzt müssen wir uns nicht elf einzelne Einheiten merken, sondern haben eine Mnemonik mit sieben Items generiert, die auch noch einfacher zu erinnern ist, da jedes Item eine zusätzliche Bedeutung in sich trägt: das Jahr des Mauerfalls, »08/15« und den Notruf 110.
- *Stille Wiederholung (»maintenance rehearsal«):* Wie der Name besagt, besitzt das Kurzzeitgedächtnis nur eine begrenzte Speicherkapazität und -dauer. Wird die Information nicht überprüft oder anderweitig bewusst beachtet und kodiert, um ins Langzeitgedächtnis transferiert zu werden, verblasst sie rasch. Um dies zu ermöglichen, wird Information, die kodiert werden soll, im Stillen wiederholt: Wir sprechen mit uns selbst und wiederholen die Information solange, bis wir denken, sie uns gemerkt zu haben. Diese stille Wiederholung ist jedoch weder effektiv noch effizient, da in dem Zeitraum, in dem sie stattfindet, keine andere neue Information aufgenommen werden kann. Ohne die Möglichkeit dieser Wiederholung kann sich unser Arbeitsgedächtnis statt 7 ± 2 lediglich 3 oder 4 Items merken. Für emotional bedeutsame Inhalte ist keine Wiederholung nötig, sie werden sofort und dauerhaft gemerkt.
- *Abruf:* Für einen »*top-down*« gesteuerten Wahrnehmungsprozess wird Information aus dem Langzeitgedächtnis abgerufen, um eine Wiedererkennung zu unterstützen. Unser Vorwissen beeinflusst, wie wir sensorische Information wahrnehmen und unsere Erwartungen in Anbetracht einer bestimmten sensorischen Erfahrung leiten unsere Interpretation.

Langzeitgedächtnis (LZG)

Das Langzeitgedächtnis erhält neue Informationen aus dem Arbeitsgedächtnis, seine Kapazität ist praktisch unbegrenzt. Der Vorteile des LZG ist, dass wir Informationen nicht ständig wiederholen müssen, um sie zu behalten. Das LZG beinhaltet alles Gelernte und alle Erinnerungen unserer Lebenserfahrungen. Es stellt quasi die »Datenbank« unseres Lebens dar. Das Wissen, das wir in dieser Datenbank abspeichern, wirkt sich auf unsere Sicht der Welt aus und beeinflusst, welcher Information aus der Umwelt wir Beachtung schenken.

5.3 Gestalten und Muster: Organisation der Wahrnehmung

Das Langzeitgedächtnis ist nicht nur die Datenbank all unserer Lebenserfahrungen und die Interpretationshilfe für Umweltreize, die sensorische Informationen mit ihrer gespeicherten Entsprechung abgleicht. Es spielt außerdem eine wichtige Rolle darin, in welcher Form der sensorische Input wahrgenommen wird und als was er wahrgenommen wird: Sensorische Daten werden nicht unverändert weitergeleitet, sondern durchlaufen einen aktiven Prozess der Zusammenfassung, Ergänzung, Vereinfachung, Kombination und Organisation. Dies soll exemplarisch am Beispiel der Organisation der visuellen Wahrnehmung erläutert werden.

Das Ergebnis menschlicher Erfassung und Verarbeitung visueller Daten ist kein Pool unzusammenhängender Daten, sondern ein sinnvolles Ganzes, die sog. **Gestalt** (zur Gestaltpsychologie Wertheimer 1923, 1925; Metzger 1936, 1982; Eysenck 1942; Köhler 1971; Überblick in Hartmann u. Poffenberger 2006). Was für Menschen *relevante* Eindrücke sind, ist teils evolutionär gegeben, teils wird es im Laufe des Lebens erlernt. Als Folge dieses Organisationsprozesses sehen Menschen immer mehr als das, was ihre Sinnesorgane an Daten liefern: Sie nehmen nicht Sinneseindrücke wahr, sondern eine Gestalt, die für sie Sinn ergibt. Diese Gestalt ist immer mehr als die Summe ihrer Teile. Der Wahrnehmungsprozess fügt Erfahrung und angeborene Interpretationsmuster zu sensorischen Eindrücken hinzu. Außerdem ist die Bedeutung eines Items auch von dem Kontext abhängig, indem es erscheint. Dieses fundamentale Prinzip ist nicht nur auf die visuelle Wahrnehmung beschränkt.

Gestalten sind »transponierbar«, d. h. sie werden erkannt, auch wenn sich die Teile verändern, aus denen sie bestehen (v. Ehrenfels 1890 nach Vulkovich 2000). Dass ein Herz schlägt, wird daran erkannt, dass ein Narkosemonitor rhythmische Töne von sich gibt; ein EKG wird auf einem Rhythmusstreifen auch dann noch als solches erkannt, wenn die Linie auf dem Papier mangels Farbe nur gestrichelt ist. Wissen wir einmal, was zu erwarten ist, können wir tatsächlich biologische Organe, die hinter den vielen physikalischen Reizen stecken, die auf uns einströmen, »sehen«.

An diesem Fundamentalprinzip menschlicher Wahrnehmung wird offensichtlich, dass es unsere Umwelt nicht einfach »gibt«, sondern dass das, was Menschen als ihre Welt erleben, im Zusammenspiel von angeborenen neuronalen Mechanismen und erlernten Mustererkennungsprozessen durch das Gehirn *konstruiert* wird. Diese Konstruktion erfolgt bereits anhand einiger weniger Inputs, so dass ein Objekt keineswegs vollständig sensorisch erfasst sein muss, bevor es erkannt wird. **Gestaltwahrnehmung** bezeichnet daher das Phänomen, dass auch eine unvollständige Reizvorlage schnell und eindeutig erkannt werden kann. Die Gestaltwahrnehmung folgt Regeln, den sog. Gestaltgesetzen, nach denen das Wahrnehmungssystem entscheidet, welche sensorischen Eindrücke zusammengehören und eine Gestalt bilden: Gestaltgesetze beschreiben zwei allgemeine Wahrnehmungsprinzipien, anhand derer Informationen so organisiert werden, dass sie beispielsweise eine *Orientierung im Raum* ermöglichen, *Figuren vor Grund* erkennbar machen und *sinnvolle Gestalten* erkennen lassen:

- Die *Auswahl* einiger weniger möglicher Gestalten aus der Vielzahl theoretisch möglicher Interpretationen einer Reizkonfiguration
- Die *Ordnungsbildung* durch das Bevorzugen von »guten« Gestalten

Dieses zweite Prinzip, das in verschiedenen Einzelgesetzen konkretisiert wird, ist die **Tendenz zur guten Gestalt,** auch **Prägnanzprinzip** genannt: Wenn eine Reizkonfiguration, also die augenblickliche Summe aller sensorischen Eindrücke, mehrere alternative Deutungen zulässt, setzt sich stets die größtmögliche Ordnung durch, die »beste« Gestalt. Die beste Gestalt ist jeweils die einfachste, einheitlichste, symmetrischste, geschlossenste von allen möglichen.

Definition

Prägnanzprinzip

Wenn ein Sinneseindruck mehrere alternative Deutungen zulässt, setzt sich stets diejenige Struktur durch, die von allen möglichen die geordnetste »beste« Gesamtgestalt (z. B. die einfachste oder einheitlichste) annimmt. Das Prägnanzprinzip wird durch die Gestaltgesetze konkretisiert

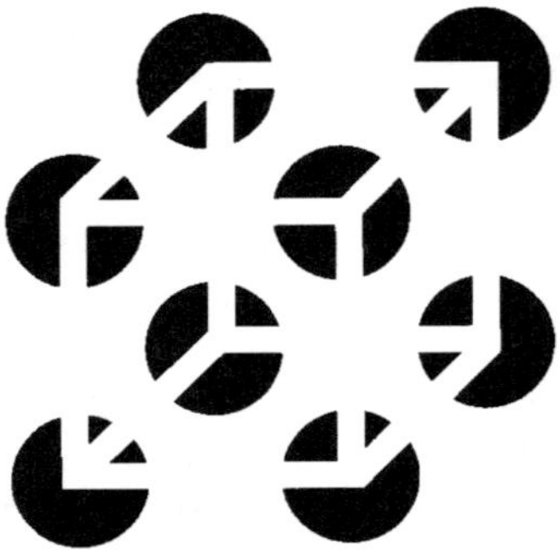

Abb. 5.5 Der Necker Würfel. Das Prägnanzprinzip erleichtert die Identifikation der unvollständigen Reizvorlage. Der Beobachter hat den Eindruck eines im Raum schwebenden Würfels; je nach Blickwinkel zielt dieser nach rechts oben oder nach links unten

Anstatt also nur weiterzuleiten, was als sensorischer Input erfasst wurde, konstruiert die menschliche Wahrnehmung gute Gestalten, wodurch eine optimale Abhebung und Gliederung eines Gebildes aus dem Gesamt eines Wahrnehmungsfelds bewirkt wird. Alles, was Menschen sehen, wird durch konstruktive Aktivität spontan zu einem sinnhaften Ganzen ergänzt. Auch aus einer »objektiv« ungeordneten Reizvorlage werden Gestalten gebildet. *Funktional* gesehen dient dies der schnellen und ausreichend sicheren Orientierung. Ein Beispiel für das Prägnanzprinzip gibt Abb. 5.5, in der ein Würfel gesehen wird, der nur durch Aussparungen in anderen Figuren »gezeichnet« ist. Die Tendenz, immer gute Gestalten zu bilden, lässt uns nicht existente weiße Linien auf dem weißen Hintergrund »sehen«.

Der Schwerpunkt der Gestalttheorie ist die Tendenz, ein visuelles Feld oder Problem durch »Gruppierung« ähnlicher oder nahegelegener Objekte zu interpretieren. Die Gruppierung der Reize, das Sehen eines »organisierten Ganzen« (Wertheimer 1923; Metzger 1936) folgt den **Gestaltgesetzen**. Die wichtigsten sind:

- **Figur und Hintergrund:** Wir neigen dazu, unsere Wahrnehmungen durch die Unterscheidung von Figur und Hintergrund zu organisieren
- **Gesetz der Nähe:** Dinge, die nahe beieinander sind, werden als zusammengehörig wahrgenommen
- **Gesetz der Ähnlichkeit:** Dinge, die einander ähnlich sind, werden als zusammengehörig wahrgenommen
- **Gesetz der guten Fortsetzung:** Eine Figur wird als Zusammenschluss möglichst sinnvoller Linien wahrgenommen; das menschliche Gehirn kann z. B. sich überkreuzende Linien auf Monitoren als solche wahrnehmen
- **Gesetz der Geschlossenheit:** Nicht vorhandene Teile eines Reizganzen werden in der Wahrnehmung ergänzt, unvollständige Figuren als ganze gesehen
- **Gesetz der Einfachheit:** Items werden in einfachen Figuren nach Symmetrie, Gleichmäßigkeit und Ebenmäßigkeit organisiert

Die Gestaltgesetze scheinen nicht unabhängig voneinander zu operieren, sie beeinflussen sich vielmehr gegenseitig, so dass die letztendliche Wahrnehmung ein Ergebnis aller zusammenarbeitenden Gestaltgruppierungsgesetze ist. Die Gestalttheorie lässt sich nicht nur auf Wahrnehmung und Problemlösen anwenden, sondern auch auf jeden anderen Aspekt menschlichen Lernens.

Hypothesengesteuerte Wahrnehmung

Die Leistung der Wahrnehmung geht aber über das Ergänzen nur teilweise vorhandener oder verdeckter Vorlagen zu ganzen Gestalten hinaus: Auch die Wahrnehmung von vollständig vorhandenen Objekten erfolgt unvollständig! Bereits mit dem ersten sensorischen Input werden im Abgleich mit Gedächtnisinhalten Hypothesen darüber gebildet, um welches Objekt es sich handeln könnte (**hypothesengesteuerte Wahrnehmung**, Bruner u. Postman 1951; Dörner 1999). Erscheint eine Hypothese am wahrscheinlichsten, so wird der am besten vorgebahnte Gedächtnisinhalt weiterverfolgt.

Es wird eine Erwartung gebildet, was an einer bestimmten Stelle des Blickfeldes zu sehen sein müsste, und diese Erwartung wird dann überprüft. Nach einer ausreichenden Zahl von Treffern wird der Prozess abgebrochen und das Objekt wird erkannt: Es ist also nur zum Teil gesehen worden, zum Teil wird es quasi halluziniert. Man sieht nur, was man (unbewusst) sehen will oder zu sehen gewohnt ist; wir hören auch, was wir erwarten zu hören, z. B. den Namen eines oft verwendetens Medikaments.

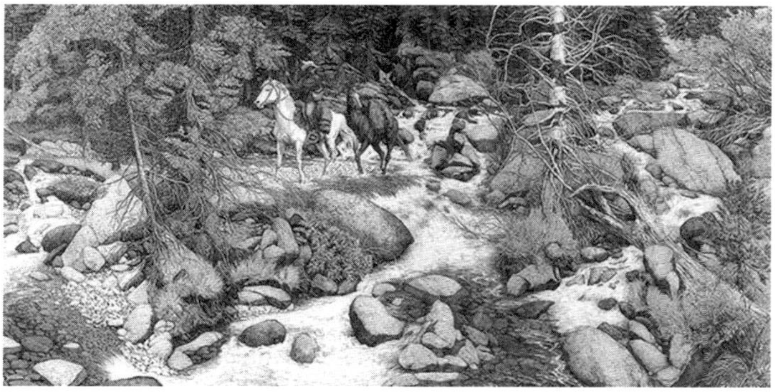

Abb. 5.6 Beispiel für das Gesetz der Vertrautheit: »Der Wald hat Gesichter« (Bild von Bev Doolittle 1985). Auf dem Bild werden der Wald und die Felsformationen zunächst als Bäume und Felsen gesehen. Erwartet man jedoch Gesichter in ihnen wiederzufinden, so ergeben die einzelnen Elemente des Bildes einen ganz neuen Sinn. Insgesamt sind 13 Gesichter zu erkennen

So können Fehler auftreten, wenn ein Arzt ein anderes, aber ähnlich klingendes Medikament anfordert, die Pflegekraft aber das erwartete (aber falsche) Medikament »hört«, weil sie es gewohnt ist. Wissen und Erwartungen bestimmen folglich maßgeblich, wie Menschen ihre Umgebung Welt wahrnehmen.

Hat man etwas erkannt, also eine Festlegung auf eine Hypothese getroffen, erfordert es große Mühe, sich zu einer neuen Deutung durchzuringen und diese dann auch zu sehen.

- **Wissensabhängigkeit der Hypothesen**

Die Hypothesen, die den Wahrnehmungsprozess steuern, werden großteils aufgrund vorhandenen Wissens gebildet. Vertrautes wird schneller und sicherer erkannt als Unvertrautes. Je erfahrener jemand ist, desto schneller und genauer wird er beispielsweise eine zyanotische Verfärbung der Haut als Zeichen einer ungenügenden Atemtätigkeit sehen, während ein Laie einfach nur ein blau angelaufenes Gesicht wahrnimmt.

Auch Hypothesen, die aus bewusstem Denken entstehen, können die Wahrnehmung leiten. Oft führt sogar erst das bewusste Wissen um das, was da sein soll, zum Sehen (Abb. 5.6).

Der Mechanismus der hypothesengesteuerten Wahrnehmung nimmt Irrtümer in Kauf. Der Satz: »Was wahrscheinlich ist, ist wahrscheinlich«, scheint nicht nur eine Hausarztregel zur Auswahl von Diagnosen, sondern *die* Auswahlregel unseres Gehirns schlechthin zu sein. Eine Vielzahl an optischen Täuschungen zeigt allerdings, wie leicht unser Wahrnehmungssystem dadurch in die Irre geführt werden kann. Evolutionär scheint jedoch eine schnelle Musterbildung in einer Umwelt, in der optische Täuschungen selten sind, gegenüber einer hundertprozentigen Abtastung der Reizvorlage, die zwar fehlerfrei, dafür aber langsamer arbeiten würde, von Vorteil gewesen zu sein. Dieser natürlichen Tendenz, alles schon zu erkennen, ehe man es wirklich gesehen hat, kann man durch Steuerung der Aufmerksamkeit (► Abschn. 8.1) zum Teil begegnen. Auch für den Anästhesisten aus dem Anfangsbeispiel wäre dieser Schritt, die momentane Deutung bewusst zu hinterfragen, der einzige Weg gewesen, seinen Fehler selbst zu erkennen. Der Mechanismus der hypothesengesteuerten Wahrnehmung erklärt, warum Medikamentenverwechselungen gerade in kritischen Situationen häufig zu fehlerhaften i.v.-Gaben führen: Zeitdruck reduziert die Zeitspanne, bis eine Hypothese als Fakt azeptiert wird. Unterscheiden sich beispielsweise Ampullen von hochpotenten Medikamenten nicht deutlich, nimmt man sich unter Zeitdruck oftmals nicht mehr die Zeit, genau hinzusehen. Da der Auflösungsgrad der Wahrnehmung unter diesen Umständen grob ist (► Kap. 4), »sieht« man das Medikament, das man zu sehen erwartet, und nimmt es. Entfällt unter Stress dann auch noch die bewusste Handlungskontrolle, wird der Fehler auch bei der Gabe des Medikaments nicht korrigiert. Ein bekanntes Beispiel dafür ist die Beschriftung der Medikamente

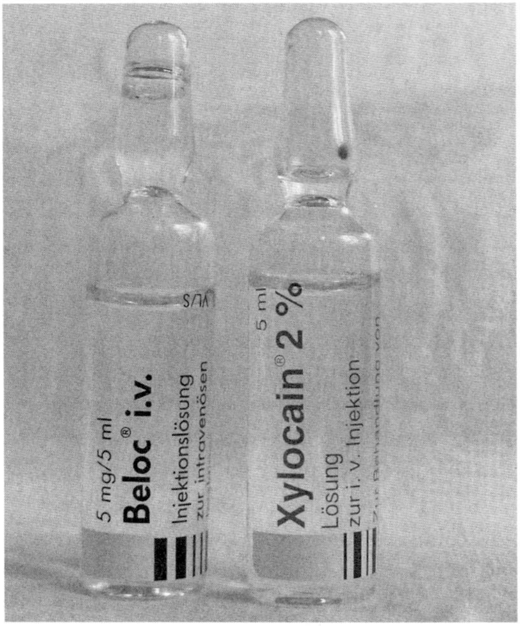

■ **Abb. 5.7** Beloc und Xylocain wurden aufgrund fast identischer Ampullenbeschriftungen häufig verwechselt

Beloc und Lidocain, die jahrelang sehr ähnlich war (■ Abb. 5.7, Fallbeispiel ► Kap. 3).

Gestaltgesetze erklären jedoch nicht nur Handlungsfehler. Aus der Kenntnis der Gestaltgesetze können auch ergonomische Anforderungen für die Konstruktion von Monitoren und die Entwicklung von Software abgeleitet werden. Werden diese beachtet, so können Informationen besser lesbar und leichter interpretierbar dargestellt werden.

5.4 Erkennen und Bedeutung schaffen

Die dritte Stufe der Wahrnehmung fügt der Musterbildung das **Erkennen** und **Bedeutung zuweisen** hinzu. Die Wahrnehmungsinhalte werden anhand von im Langzeitgedächtnis gespeicherten Schemata (► Kap. 4) *identifiziert* und in Kategorien unseres Wissens *eingeordnet*. Vorausgesetzt, die Wahrnehmungsinhalte sind dem Handelnden vertraut, erhält alles Wahrgenommene seine sprachliche Benennung. Auf dieser Stufe wird dem Wahrgenommenen seine Bedeutung zugewiesen und es wird in einen größeren Zusammenhang eingefügt: Aus visuellen Reizen wird eine Kapnographiekurve auf dem Bildschirm und der Gedanke »der Patient atmet spontan« taucht auf (■ Abb. 5.1). Erst bei diesem letzten Schritt, nachdem die Wahrnehmungsinhalte bereits vielfach gefiltert und verarbeitet wurden, wird Wahrnehmung bewusst. Trotz der vielstufigen, subjektiven Verarbeitung fühlt sich Wahrnehmung objektiv an: Menschen meinen, die Welt zu sehen, zu hören und zu spüren, wie sie ist. Die drei Wahrnehmungsstufen laufen so schnell ab, dass sie nicht getrennt wahrgenommen werden. Diese **gefühlte Objektivität** macht es schwer, die Täuschbarkeit der Sinneswahrnehmung nicht nur abstrakt einzusehen, sondern diese Erkenntnis auf sich selbst anzuwenden.

■ Erwartungen: »Das ist typisch!«

Das Erkennen und Einordnen von Wahrnehmungsinhalten in Kategorien wird durch *Voreinstellungen* und durch *Erwartungen* (***mind sets*, Erwartungsschemata**) wesentlich erleichtert: Da in einem bestimmten Zusammenhang einige Wahrnehmungen *wahrscheinlicher* sind als andere, werden sie neuronal voraktiviert. »Wahrscheinlicher« heißt in diesem Fall, dass in der persönlichen Erfahrung eine Wahrnehmung bei einem entsprechenden sensorischen Eindruck öfter als andere vorgekommen und damit für diese Situation typisch geworden ist. Durch die neuronale Voraktivierung wird die Einordnung und das Erkennen schneller und sicherer. Unerwartetes hingegen muss länger und eingehender betrachtet werden, ehe es zweifelsfrei erkannt wird.

Die Voraktivierung ist also *erfahrungsabhängig*: Das Wissen bestimmt, was in einer Situation wahrscheinlich ist. Damit ist jedoch immer die Gefahr verbunden, nur das zu sehen, was man immer schon gesehen hat, und nicht außerhalb eingefahrener Gleise denken zu können. Eine Voraktivierung kann auch *motivational* erfolgen (Dörner 1999): Ist ein bestimmtes Bedürfnis aktiv, so werden vorrangig diejenigen Dinge wahrgenommen, die zur Befriedigung des Bedürfnisses führen. Möchte ein Anästhesist möglichst rasch seinen Patienten extubieren, weil das Essen im Kasino wartet oder er müde ist, so wird er eher geneigt sein, eine Kapnographiekurve als Zeichen ausreichender Spontanatmung zu deuten: Der Wunsch wird zum Vater des Gedanken.

> **Definition**
> **Erkennen**
> Das Erkennen, also die Einordnung von Wahrnehmungsinhalten in Kategorien, erfolgt wie schon die Gestaltbildung hypothesengesteuert, wobei die zugrunde liegenden Hypothesen aufgrund von Erfahrung oder Motiven gebildet werden.

Mit der Einordnung in Kateogorien und der Benennung als »etwas« geht Wahrnehmung ins Denken über bzw. steht nun den bewussten Denkprozessen zur Verfügung (▶ Kap. 6).

5.5 Wahrnehmung und Gefühle

Die Wahrnehmung von Ereignissen in kritischen Situationen ist von Emotionen begleitet (Scherer u. Ekman 1994). Aus *allen* Wahrnehmungsinhalten wird eine **emotionale Bewertung** der Situation gebildet – auch aus denen, die nicht ins Bewusstsein gelangen (▶ Kap. 4, Kap. 8). Das Gefühl, das aus solchen Bewertungen entsteht, ist häufig unklar, sprachlich nicht gut fassbar. Da sie auf unbewussten Wahrnehmungen beruhen, sind Gefühle schwer analysierbar. Da sie aber eben auf Wahrnehmungen beruhen, sollten sie ernst genommen werden: Sie sind »**Rauchzeichen**« für Feuer, die »hinter dem Horizont« der bewussten Wahrnehmung brennen. »Ein ungutes Gefühl« zu haben, bedeutet, dass die Bewertung »hier stimmt etwas nicht« getroffen wurde, aufgrund welcher Informationen auch immer. Es lohnt sich, noch einmal genau hinzusehen und den Grund für das Gefühl herauszufinden.

Gefühle gelangen wie andere »Meldungen« aus dem Organismus als eigener Wahrnehmungsinhalt ins Bewusstsein. Deshalb werden sie wie ein Ereignis von außen erlebt und nicht etwa wie eine eigene Konstruktion. Um auf Gefühle angemessen reagieren zu können, sollte man sich jedoch klarmachen: Nicht das Ereignis selbst verursacht ein Gefühl, sondern die subjektive Bewertung des Ereignisses (◘ Abb. 5.8). Fängt ein Patient nach einer längeren Narkose wieder an zu atmen, sieht der Anästhesist nicht nur die Kapnographiekurve: Er verspürt auch so etwas wie Erleichterung über diesen Sachverhalt.

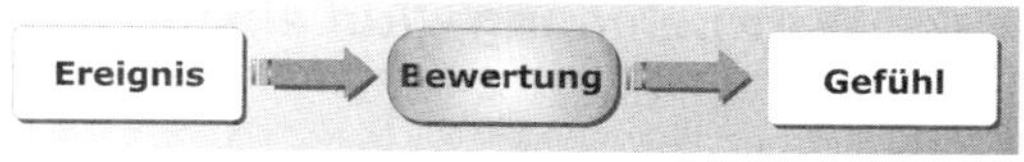

◘ **Abb. 5.8** Zusammenhang zwischen Umweltereignissen und Gefühlen. Nicht die Ereignisse selbst, sondern erst die Bewertung derselben lösen Emotionen aus

Der Grund dafür liegt in der Bedeutung, die er diesem Sinneseindruck gibt: Der Patient ist bald wieder wach und damit war die Narkose erfolgreich.

Die Erklärung von Gefühlen als *Bewertung* ist ein Ansatzpunkt für den Umgang mit unangenehmen Gefühlen in kritischen Situationen: Sei es die Kommunikation mit schwierigen Menschen, sei es der Umgang mit belastenden Ereignissen, Hilflosigkeit oder sogar Panik (*Stressoren*; ▶ Abschn. 9.1.1): Oftmals erhalten diese Situationen ihre belastende Komponente erst durch die Deutung, die man dem Verhalten eines Gegenüber oder einem Sachverhalt gibt. Möglicherweise kann man eine Person oder eine Situation »auch anders sehen« und damit einen Teil der Belastung »abfangen«.

5.6 Tipps für die Praxis

- Wahrnehmung ist subjektiv. Vertrauen Sie lieber auf vier Augen als auf zwei, wenn es um etwas Wichtiges geht.
- Rechnen Sie damit, dass Ihre Wahrnehmung Sie manchmal in die Irre führt. Erhöhen Sie deshalb in kritischen Situationen den Auflösungsgrad – sehen Sie bewusst genauer hin, um Irrtümer zu entdecken.
- Wahrnehmung wird durch Erwartungen geleitet. Machen Sie sich Ihre Erwartungen bewusst, das ermöglicht Ihnen eine genaue Prüfung.
- Verwenden Sie möglichst viele Sinnesmodalitäten, um ein genaues Bild der Situation zu bekommen – hören *und* sehen *und* riechen *und* fühlen Sie, wie es Ihrem Patienten geht.
- Gefühle werden nicht durch die Situation hervorgerufen, sondern durch ihre Bewertung – nehmen Sie diese ernst und suchen Sie nach Ursachen. Denken Sie bei starken unangenehmen Gefühlen auch daran, dass Sie Gefühlen nicht hilflos ausgeliefert sind, weil Sie diese Bewertungen verändern können.

5

5.7 Wahrnehmung – Auf einen Blick

Aus dem eben Gesagten lassen sich die folgenden Prinzipien zusammenfassen, die auf allen Stufen menschlicher Wahrnehmung wirken:

Wahrnehmung …

- … **ist ein Prozess,** der sensorische Informationen, früher gelernte Informationen und andere Sinneseindrücke integriert und Menschen befähigt, Beurteilungen über die Qualität, Intensität und Relevanz des Wahrgenommenen zu treffen
- … **befähigt Menschen, sich in der Welt zu orientieren.** Wahrnehmung ist nicht auf Wahrheit, sondern auf Nützlichkeit angelegt; Menschen konstruieren sich aus unvollständig erfassten Sinneseindrücken diejenigen Teile der Wirklichkeit, die für ihr Überleben notwendig sind
- … **erfolgt in drei interagierenden Schritten:** Verarbeitung von Sinnesreizen in den Sinnesorganen, Organisation der Wahrnehmung (Gestaltwahrnehmung und Musterbildung) sowie Bedeutungszuweisung und Erkennen; diese drei Prozesse beeinflussen sich gegenseitig und sind wissensabhängig
- … **wird durch absolute und relative Schwellen begrenzt.** Einige diese Schwellen sind biologisch vorgegeben, andere sind durch Motivation und durch bewusste Steuerung der Aufmerksamkeit veränderbar
- … **erfolgt hypothesengesteuert:** Erwartungen über das, was da sein müsste, steuern den Wahrnehmungsvorgang und ersetzen teilweise auch das tatsächliche Abtasten der Reizvorlage; für das menschliche Gehirn ist keine Unterscheidung von konstruierten und real vorhandenen Daten möglich; die zugrunde liegenden Hypothesen entstehen durch Vorbahnungen aufgrund von Erfahrungen und Motiven
- … **nimmt Fehleranfälligkeit in Kauf,** um Effizienz und Schnelligkeit zu erreichen: Die hypothesengesteuerte Organisation von Sinnesreizen dient einer schnellen, eindeutigen, stabilen und damit sicheren Orientierung im Raum; damit ist eine Anfälligkeit für Irrtümer und Täuschungen untrennbar verbunden

Literatur

Birbaumer N, Schmidt RF (1991) Biologische Psychologie. Springer, Heidelberg u. a.

Bruner JS, Postmann L (1951) An Approach to social perception. In: Dennis W, Lipitt R (eds) Current trends in social psychology. University of Pittsburgh Press, Pittsburg

Dieckmann P, Reddersen S, Wehner T, Rall M (2006) Prospective memory failures as an unexplored threat to patient safety: results from a pilot study using patient simulators to investigate the missed execution of intentions. Ergonomics, 49:526-543.

Dörner D (1999) Bauplan für eine Seele. Rowohlt, Reinbek bei Hamburg

Dörner D (1999) Die Logik des Misslingens. Rowohlt, Reinbek bei Hamburg

Eysenck H (1942) The Experimental Study of the »Good Gestalt«: A New Approach. Psychological Review, 49: 344–364

Goldstein EB (2007) Wahrnehmungspsychologie. Spektrum, Heidelberg

Hartmann GW, Poffenberger AT (eds) (2006) Gestalt psychology: a survey of facts and principles. Kessinger, Whitefish, Montana

Klix F (1971) Information und Verhalten. Kybernetische Aspekte der organismischen Informationsverarbeitung. Hans Huber, Bern u. a.

Köhler W (1971) Die Aufgabe der Gestaltpsychologie. Walter de Gruyter, Berlin New York

Metzger W (1982) Möglichkeiten der Verallgemeinerung des Prägnanzprinzipes. Gestalt Theory, 1/1982: 3–22

Metzger W (1936) Gesetze des Sehens. Kramer, Frankfurt am Main

Miller G (1956) The Magical Number Seven, Plus or Minus Two: Some Limits on Our Capacity for Processing Information. The Psychological Review 63; 81-97

Müsseler J (Hrsg.) (2007) Algemeine Psychologie (2., neu bearbeitete Auflage). Spektrum, Heidelberg

Ramachandran V, Blakeslee S (2001) Die blinde Frau, die sehen kann. Rätselhafte Phänomene unseres Bewusstseins. Rowohlt, Reinbek

Scherer K & Ekman P (eds) (1984) Approaches to Emotion. Lawrence Erlbaum, Hillsdale, NJ

Spada h (Hrsg.) (2005) Lehrbuch Allgemeine Psychologie (3. Auflage). Huber, Bern

Wertheimer M (1923) Untersuchungen zur Lehre von der Gestalt. Psychologische Forschung, 4: 301–350

Wertheimer M (1925) Über Gestalttheorie. Erlangen: Verlag der philosophischen Akademie. Reprint: Gestalt Theory, 7: 99–120

Wickens CD (1992) Engineering Psychology and Human Performance, Harper Collins, New York

Vukovich A (2000) Christian v. Ehrenfels: »Über ‚Gestaltqualitäten'«. In: Schmale H (Hrsg.) Hauptwerke der Psychologie. Kröner, Stuttgart:

Zimbardo P, Gerrig R (2008) Psychologie. 18, aktualisierte Auflage Pearson Studium, München

Informationsverarbeitung und Modellbildung: Weltbilder

6

Posttraumatischer Schock

Das Meldebild der Rettungsleitstelle lautet: »Ein Verkehrsunfall mit mehreren Verletzten«. Beim Eintreffen am Unfallort findet die Notärztin zwei PKWs vor, von denen einer aus ungeklärtem Grund von der Fahrbahn abgekommen und seitlich in das entgegenkommende Fahrzeug hineingefahren ist. Die beiden Insassen des einen Fahrzeuges sind leicht verletzt, der Fahrer des Unfallwagens zeigt äußerlich keine Verletzungsspuren, ist aber komatös und hat peripher nur schwach tastbare Pulse. Da der Fahrer nicht eingeklemmt ist, kann die technische Rettung aus dem Fahrzeug rasch erfolgen. Die Notärztin legt mehrere periphervenöse Zugänge und beginnt rasch mit der Volumenzufuhr. Sie intubiert den Patienten und beatmet ihn kontrolliert. Auch nach mehreren Litern Volumensubstitution sind die zentralen Pulse nicht stärker tastbar, so dass die Notärztin einen Adrenalinperfusor startet. Ihr fallen deutlich gestaute Halsvenen auf, jedoch kann sie einen Spannungspneumothorax bei beidseits kräftigem Auskultationsbefund ausschließen.

Der Rettungsassistent weist die mit der Thoraxdrainage beschäftigte Notärztin auf eine Sternotomienarbe hin, die eine vorangegangene koronare Bypassoperation anzeigen könnte. Die Notärztin geht darauf nicht ein. Unter weiterer Volumengabe wird der Patient mit der Verdachtsdiagnose eines Volumenmangelschocks in die Notaufnahme der nächsten Klinik gebracht. Bei weiterhin schlechten Blutdruckwerten, 3500 ml Volumenersatz und einer hohen Katecholamindosierung liefert der Abdomen-Ultraschall keinen Hinweis auf freie intraabdominelle Flüssigkeit, klinisch und radiologisch ergibt sich kein Hinweis auf eine knöcherne Verletzung und der Röntgenthorax zeigt eine beidseits adäquat ventilierte Lunge mit Zeichen einer ausgeprägten kardialen Stauung. Es wird eine transösophageale Echokardiographie durchgeführt, die eine ausgeprägte Akinesie im Vorder- und Hinterwandbereich des Herzens zeigt. Der Patient verstirbt kurze Zeit später im therapierefraktären kardiogenen Schock auf der Intensivstation.

Eine Notärztin wird mit einem scheinbaren Routineeinsatz konfrontiert: Ein Verkehrsunfall mit zwei leicht- und einem schwerer verletzten Patienten. Die Versorgung des Patienten mit den klinischen Zeichen eines Volumenmangelschocks erfolgt routiniert: Mehrere periphervenöse Zugänge werden gelegt und eine Notfallnarkose mit Intubation und kontrollierter Beatmung eingeleitet. Die Notfallsituation weist jedoch einige Besonderheiten auf, die von der Notärztin nicht wahrgenommen werden. Weder der ungeklärte Unfallhergang, die fehlenden äußeren Verletzungszeichen noch die Sternotomienarbe, die auf eine Herzoperation hinweist, bringen die Notärztin ins Nachdenken darüber, ob es neben der Anfangsdiagnose »Volumenmangelschock« noch eine andere Erklärung für den hämodynamischen Zustand des Patienten gibt. Zu keinem Zeitpunkt wird eine nicht-traumatologische Ursache wie beispielsweise ein akuter Myokardinfarkt als Unfallursache in Erwägung gezogen. Offen vorhandene Informationen werden von ihr während des gesamten Einsatzes nicht wahrgenommen.

Dieses Phänomen der Blindheit für das scheinbar Offensichtliche begegnet Akutmedizinern in ihrer täglichen Praxis gar nicht so selten. Wie ist zu erklären, dass die Notärztin erst nach Einsatzende und nicht schon während der Patientenversorgung sehen konnte, dass die äußeren Umstände des Verkehrsunfalls auch ganz anders hätten gedeutet werden können? Diese Frage berührt den Kern menschlicher Informationsverarbeitung.

Menschliches Denken benutzt Informationen, die durch die Wahrnehmung und durch das Gedächtnis bereit gestellt werden (► Kap. 4 und 5). Wissen steht Menschen jedoch nicht in der gleichen Weise zur Verfügung wie Informationen, die von einer Computerfestplatte gelesen werden. Der Zugriff auf Wissen erfolgt vielmehr selektiv und unterliegt dabei ähnlichen Prinzipien wie die Wahrnehmung (zusammenfassend Anderson 1995):

- Was *häufig* vorkommt, wird besser erinnert
- *Erwartetes* wird voraktiviert und ist leichter abrufbar
- *Verwandtes* wird gemeinsam aktiviert (Assoziation)
- *Wichtiges* wird besser erinnert und schneller abgerufen
- *Stark gefühlsmäßig* Bewertetes wird besser erinnert und schneller abgerufen

Bewusste Denkprozesse wie Urteilen, Planen, Analogiebildung oder die Bildung von Prognosen über den Verlauf von Geschehnissen bauen auf einer Vielzahl unbewusster Schritte der Informationsverarbeitung auf. In diesem Punkt gleicht das Denken der Wahrnehmung, bei der ebenfalls dem bewussten Erkennen eine Vielzahl an unbewussten Verarbeitungsschritten voraus gehen. Grundlegende Denkleistungen, die auf der Basis der Gedächtnisarchitektur ablaufen, sind z. B. (Lompscher 1972; Selz 1913):

- Identifizieren und Klassifizieren von Objekten oder Ereignissen
- Bewerten
- Verknüpfen
- Assoziieren
- Imaginieren/Vorstellen

Aus den genannten Abrufbedingungen für Wissen und den grundlegenden Denkleistungen lassen sich einige fundamentale Prinzipien der Informationsverarbeitung ableiten. Diese tragen sowohl zur enormen Leistungsfähigkeit als auch zu vielen Fehlern des menschlichen Denkens bei.

6.1 Organisation des Wissens: Schemata und mentale Modelle

Jedes menschliche Wissen – sensorisches und motorisches Wissen, Handlungswissen und Faktenwissen – ist im Gedächtnis anhand von **Schemata** organisiert (▶ Kap. 4). Schemata sind Zusammenfassungen, »Wissenspakete« über Dinge, Situationen oder Handlungen. Sie können entweder begrifflich (»alles, was zur Intubation gehört«) oder als **Skripte** für Situationen (»wie man intubiert«) angelegt sein (Bartlett 1932; Schank u. Abelson 1977). Schemata weisen die folgenden elementaren Eigenschaften auf (Bartlett 1932; Anderson 1995):

- Schemata sind unbewusste mentale Strukturen. Menschen sind sich der Tatsache nicht bewusst, dass die Kodierung, Speicherung und der Abruf von Information, genau wie die Wahrnehmung der Realität, von übergeordneten Wissensstrukturen geleitet wird und nicht vom Input kleiner Informationseinheiten abhängt.
- Übergeordnete Wissensstrukturen setzen sich aus Wissen und vergangenen Erfahrungen zusammen. Da Menschen versuchen, neues Material in vorhandene Wissensstrukturen zu integrieren und mit bereits Bekanntem zu vergleichen, können sie nur diejenigen Items sofort erkennen und klassifizieren, die ihnen vertraut sind oder Ähnlichkeit mit Bekanntem aufweisen.
- Schemata sind in einem hierarchischen System gespeichert, an dessen Spitze primäre Regeln zum Problemlösen stehen und danach sekundäre Regeln und Ausnahmen von den Regeln. Während Anfänger nur mit einer begrenzten Anzahl an Schemata arbeiten können, die meist auf primären Regeln beruhen, haben Experten eine Vielzahl an sekundären Regeln und Ausnahmen gemeinsam mit den primären Regeln gespeichert.
- Bei einem Abruf aus dem Langzeitgedächtnis werden vergangene Erfahrungen aktiv rekonstruiert und nicht einfach als unveränderte Rohdaten von der »Festplatte« des Gehirns gelesen. Folglich sind bestimmte vorhersagbare Verzerrungen in der Erinnerung normal, da die Rekonstruktion so erfolgt, dass sie für die aktuelle Handlungsregulation nützlich ist.
- Menschen neigen dazu, dargebotene Daten im Rahmen ihrer eigenen Erwartungen und etablierten Denkgewohnheiten zu interpretieren.
- Der Abruf von Schemata folgt dem Prinzip der Ökonomie, welches versucht, sein Ziel mit dem geringst möglichen Aufwand zu erreichen. Das Schema, das sich am stärksten »aufdrängt«, wird gewählt und auf eine anstrengende Suche nach Alternativen wird verzichtet.
- Die Stärke eines Schemas hängt davon ab, wie viel Zeit seit seiner letzten Verwendung vergangen ist und wie regelmäßig es benutzt wird. Der Einfluss des Gesetzes der Ökonomie kann durch bewusste Anstrengung und Zeitaufwand aktiv überwunden werden. Beide Ressourcen sind aber gerade in Notfallsituationen knapp.

Die Organisation der einzelnen Wissensbestandteile in Schemata (z. B. »Narkoseeinleitung und Intubation«) erlaubt es, Bestandteile der aktuellen Situation:

- *zu erkennen und einzuordnen* (»der Patient ist bewusstlos und lässt sich mit der Maske beatmen, bisher verläuft alles regelgerecht«),
- *zu erklären* (»die Bewusstlosigkeit ist durch das Thiopental bedingt«),
- *vorherzusagen* (»wenn ich Thiopental gebe, wird der Patient bewusstlos werden«).

Die Gesamtheit der Schemata, die sich auf einen bestimmten Realitätsbereich beziehen, bezeichnet man als **mentales Modell** (Johnson-Laird 1983). Mit diesem Begriff ist die Vorstellung gemeint, dass jeder Mensch sich von seiner Umwelt ein Modell »im Kopf« erstellt, das eine Deutung über den momentanen Zustand der Umwelt enthält und das eigene Handeln begründet. Da mentale Modelle Wissen auf stabile und vorhersagbare Weise organisieren, ermöglichen sie planvolles Handeln: Weil man sich in der Welt auskennt, kann neue Informationen in bereits vorhandene mentale Modelle eingefügt werden und als Grundlage für Entscheidungen dienen. Intensive Forschungen zum Thema Entscheidungsfindung unter Alltagsbedingungen bestätigen, dass Experten eine Situation schnell analysieren, indem sie Muster mit ihrer mentalen Bibliothek vorangegangener Erfahrungen abgleichen (Klein 1992).

6

Da mentale Modelle auf Wissen beruhen, das durch *persönliche Erfahrungen* geprägt wurde, unterscheiden sie sich zwangsläufig von Mensch zu Mensch. Daraus ergibt sich für Notfallsituationen die Notwendigkeit, die verschiedenen mentalen Modelle der Einzelnen miteinander abzugleichen. Geschieht dies nicht, so besteht die Gefahr, dass jedes Teammitglied auf der Basis ganz unterschiedlicher Voraussetzungen handelt (► Kap. 11).

■ Umgang mit neuer Information

Werden Menschen mit neuer Information konfrontiert, so wird diese, wann immer möglich, in bereits vorhandene mentale Modelle eingefügt (**Assimilation**). Lernen bedeutet in diesem Fall, dass bestehende mentale Modelle erweitert werden, ohne dass ihre Struktur verändert werden muss. Eine arterielle Hypotension in Zusammenhang mit einem Verkehrsunfall »passt« als Erweiterung in das Grundmodell »Volumenmangel«. Neue Information kann jedoch auch in einem so großen Widerspruch zu bereits Bekanntem stehen, dass sie nicht einfach in ein bestehendes Modell eingepasst werden kann. In diesem Fall müssen mentale Modelle umorganisiert und in ihrer Struktur so verändert werden, dass sie sich den neuen Gegebenheiten anpassen (**Akkomodation**, Piaget 1976). Lernen bedeutet in diesem Fall, dass man die Welt anders als bisher wahrnehmen muss und dass man gezwungen ist, bisherige Vorgehensweisen zu ändern. Da Menschen jedoch Gewohnheitstiere sind und es generell bevorzugen, ihre bestehenden mentalen Modelle aufrechtzuerhalten, erfolgt dieser Lernprozess häufig nur sehr widerstrebend.

6.2 Sind wir denkfaul und uneinsichtig? Ökonomie, Kompetenz und Sicherheit

Viele Fehler beim Denken kommen daher, dass falsches Wissen für den Denkprozess herangezogen oder mit richtigem Wissen falsch umgegangen wird (► Kap. 3). Daneben gibt es jedoch noch eine Reihe an Fehlern, die ihren Ursprung darin haben, wie neue Information und zur Verfügung stehendes Wissen verarbeitet werden. Die Vielzahl beobachtbarer Fehler lässt sich dabei auf drei grundlegende Prinzipien zurückführen, die sich gegenseitig beeinflussen: Die Rede ist von den Prinzipien der Ressourcenschonung, des Kompetenzschutz und der Suche nach Ordnung (◘ Abb. 6.1).

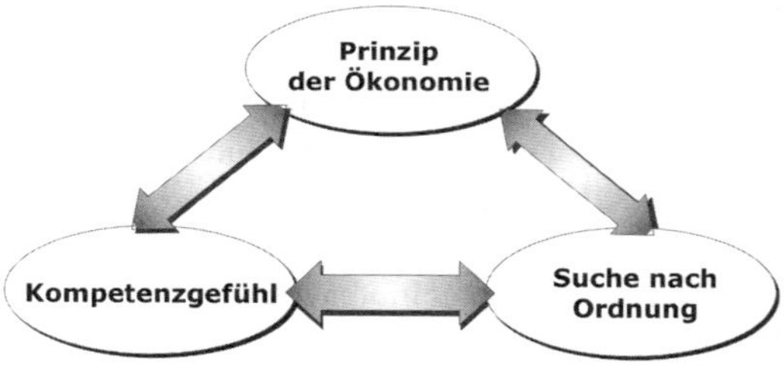

◘ **Abb. 6.1** Die drei grundlegenden Faktoren, die sich bei der Bildung mentaler Modelle gegenseitig beeinflussen

6.2.1 Denkfaulheit? Ressourcenschonung!

Bewusstes Denken ist zwar das mit Abstand effektivste Werkzeug im Umgang mit neuen Situationen und unbekannten Problemen, hat aber den Nachteil, dass es nur sehr langsam funktioniert und nicht in der Lage ist, viele verschiedene Informationseinheiten gleichzeitig zu verarbeiten. In Folge dessen ist die Kapazität zum bewussten Denken begrenzt, weshalb Menschen gezwungen sind, diese knappe Ressource so effizient wie möglich einzusetzen.

Dies geschieht dadurch, dass bewusstes Denken wann immer möglich vermieden wird und stattdessen entweder eine gedankliche Abkürzung gewählt oder auf fertigkeits- oder regelbasiertes Handeln (► Kap. 2) und emotionsbasiertes Entscheiden zurückgegriffen wird (► Kap. 10). Viele Fehler in unserem Denkprozess lassen sich auf die Tendenz des möglichst sparsamen Einsatzes der begrenzten Ressource »Denken« zurückführen. Dabei macht dieses **Prinzip der Ökonomie** im Alltag durchaus Sinn: Immer dann, wenn man etwas bereits zu wissen meint, muss man es nicht mehr bewusst ansehen oder darüber nachdenken. Gleiches gilt für Notfallsituationen: Ein Verkehrsunfall ist dann ein Verkehrsunfall, so wie man ihn schon oft erlebt hat, eine arterielle Hypotonie muss durch einen Volumenmangel verursacht sein, wie schon so viele Male zuvor. Was Menschen wahrnehmen, wird maßgeblich davon bestimmt, was sie wahrzunehmen erwarten. Fehlen Daten, die diese Erwartung bestätigen, so werden die Lücken mit Hilfe von Wissen aus vorangegangenen Situationen aufgefüllt und Information gewissermaßen in das Ereignis »hineingelesen«. Dieses Ergänzungsprinzip geht in der Tat sehr sparsam mit dem Einsatz von bewusstem Denken um, führt aber zu Fehlern, wenn:

- das Wissen der Realität nicht entspricht, weil es falsch oder unpassend ist,
- der Abgleich der Realität mit dem Wissen zu oberflächlich war.

Eine andere Möglichkeit, kognitive Ressourcen zu sparen, ist der emotionale Modus der Informationsverarbeitung. Erfahrungen, die als »Intuition« zusammengefasst werden, ersetzen in vielen Situationen bewusstes Denken. Das ist kostengünstig und erfolgversprechend, so lange die Situation einer anderen ähnelt, die wir schon früher gemeistert haben. Diese Strategie wird in ► Kapitel 10 näher beschrieben.

Trotz aller »Denkfehler« ist die Tendenz des Gehirns, möglichst ökonomisch zu arbeiten, meistens effektiv. Auch mit einer Strategie der begrenzten Informationsnutzung lassen sich gute Ergebnisse erzielen (Hertwig u. Todd 2001; Gigerenzer 2000, 2006). Unter Stress oder hoher emotionaler Anspannung wird der Abgleich des mentalen Modells mit der Wirklichkeit noch oberflächlicher: Die Wahrscheinlichkeit für das Auftreten von Fehlern wie Übersehen, Verwechseln und Verhören steigt (► Kap. 9).

6.2.2 Bloß nicht untergehen! Kompetenzschutz

Um effizient handeln zu können, benötigen Menschen ein stabiles mentales Modell, mit dem sich eine Situation hinreichend erklären lässt. Um diese Stabilität zu gewährleisten, wird an einer einmal gefundenen geistigen Ordnung möglichst lange festgehalten, damit man nicht ständig Neues denken oder von vorne anfangen muss. Das ist durchaus sinnvoll. Nicht-Wissen scheint aber auch direkt das Kompetenzgefühl anzugreifen, so dass Umdenken-Müssen auch als eine unmittelbare Bedrohung erlebt werden kann. Da der Mensch aber ohne Kompetenzgefühl nicht handlungsfähig ist, hat Kompetenzschutz eine wichtige Funktion in der Regulation der menschlichen Psyche (► Kap. 4). Somit halten Menschen nicht zuletzt auch deswegen an ihren mentalen Modellen fest, weil sie für sich selbst das Gefühl brauchen, die Entwicklungen in einer halbwegs stabilen Umwelt zu durchschauen und diese Umwelt in ihrem Sinne beeinflussen zu können (Dörner 1999).

Neben der *Stabilität* des mentalen Modells begründet Kompetenzschutz aber auch dessen *Form*: Je klarer und einfacher Modelle sind, desto mehr Sicherheit verleihen sie und desto mehr vermitteln sie Menschen das Gefühl, sich auszukennen und Herr(in) der Lage zu sein. Sich hingegen auf komplexe und differenzierte Welterklärungen einzulassen, würde nur unnötig Zweifel und Unsicherheit in eine Situation bringen. Beide Aspekte des mentalen Modells, die notwendige Stabilität und die möglichst einfache Form, erklären gut, warum Menschen die Komponenten und die Dynamik von unübersichtlichen Situationen unangebracht vereinfachen (Dörner 1989). Diese Vereinfachung zeigt sich darin, dass Menschen in kritischen Situationen dazu übergehen:

- Informationen zu übersehen, die darauf hindeuten, dass man falsch liegt (Fixierungsfehler),
- mögliche Entwicklungen und Langzeitauswirkungen einer kritischen Situation nicht zu be-

achten: man löst das Problem, das man hat, und befasst sich nicht mit denen, die man noch nicht hat – aber vielleicht genau deshalb bekommen wird (Überwertigkeit aktueller Probleme),
- die Auswirkungen ihrer Handlungen nicht zu überprüfen und »ballistisch« zu handeln: sie »feuern« ihre Maßnahmen wie Kanonenkugeln ab, ohne den weiteren Verlauf der Ereignisse zu kontrollieren (ballistisches Verhalten; Dörner 1989).

Je bedrohlicher eine Situation erlebt wird, desto mehr kann der Schutz des Kompetenzgefühls zum dominierenden Handlungsmotiv werden. Dass man sein Gesicht nicht verliert, kann in extremen kritischen Situationen plötzlich wichtiger werden, als dass der Patient nicht sein Leben verliert. Für den Betreffenden unbemerkt tritt die angemessene Behandlung des medizinischen Problems hinter die Kontrolle der eigenen Gefühle zurück.

6.2.3 Sicherheit und Ordnung: Vermeidung von Unbestimmtheit

Mentale Modelle fassen das Wissen über die Umwelt nicht irgendwie zusammen: Vielmehr ordnen sie die Eindrücke der Außen- und Innenwelt, indem sie ähnliche Erfahrungen zusammenfassen, diese Zusammenfassung mit einer eindeutigen Interpretation versehen und daraus ein in sich stimmiges Weltbild erstellen. Somit tendieren mentale Modelle zu Geschlossenheit und Stabilität. Erst diese beiden Eigenschaften ermöglichen eine verlässliche Erklärung des Bestehenden und eine aussichtsreiche Vorhersage des Zukünftigen. Die resultierende Ordnung der Welt ist ein starkes Motiv, da sie Sicherheit schafft. Um diese Sicherheit nicht selbst zu torpedieren, suchen Menschen die Eindeutigkeit und vermeiden Mehrdeutigkeit und Unbestimmtheit, wo immer es geht (**Ambiguitätsaversion**, Camerer u. Weber 1992; Heath u. Tversky 1991; Jungermann et al. 2009). In der Akutmedizin wird das Bedürfnis nach Ordnung beispielhaft in der Suche nach einer *eindeutigen* Diagnose sichtbar: Diese Eindeutigkeit ist eben nicht nur für die Behandlung des Patienten, sondern auch für das Denken des Arztes nötig.

Aber nicht nur für den Wunsch nach Sicherheit, sondern auch für die Effizienz des Gedächtnisses und des Denkens ist Ordnung zentral: Geordnetes kann man sich besser merken und leichter wieder abrufen. Sind Menschen gezwungen, größere Informationsmengen zu verarbeiten, so gelingt dies nur, wenn die Informationen in geordnetem Zusammenhang stehen. Denken kann daher in seiner Summe als ein Prozess beschrieben werden, mit dem Menschen Ordnung bilden (Selz 1913/1922).

6.3 Wunsch und Wirklichkeit: Informationsverzerrungen

Um das eigene Weltbild nicht in Frage stellen zu müssen, biegen Menschen unbewusst Informationen so lange zurecht, bis sie »passen«. Dieser sachlich unangemessene Umgang mit Informationen kann mehrere Formen annehmen (◘ Abb. 6.2).

▪ Selektive Informationssuche

Es werden vor allem Informationen gesucht, mit denen sich vorhandenes Wissen oder Annahmen untermauern lassen (***confirmation bias***, Kahneman et al. 1982). Daten, die bisherige Vorstellungen von einem Problem in Frage stellen, müssen nachdrücklicher präsentiert werden, um wahrgenommen zu werden, als solche, die das mentale Modell bestätigen. Hätte jemand der Notärztin aus dem Fallbeispiel davon berichtet, dass der Patient kurz vor dem Unfall über retrosternalen Brustschmerz klagte, wäre die Diagnose möglicherweise anders ausgefallen. Ohne diesen äußeren Anlass werden Informationen, die den eigenen Annahmen widersprechen, jedoch nur selten aktiv gesucht: Auch die Notärztin war hier keine Ausnahme. Dabei sind Zweifel an der eigenen Meinung und eine grundlegende Skepsis darüber, dass man mit der ersten Diagnose bereits ins Schwarze getroffen hat, oft der einzige Weg, selbst einen Fehler zu bemerken.

▪ Verzerrung und Ausblendung

Werden kritische Situationen als stark kompetenzbedrohend erlebt, kann das Bedürfnis, bestehendes Wissen aufrechtzuerhalten, überwertig werden: Widersprüchliche Information wird dann so *uminterpretiert,* dass sie das vorhandene Wissen bestä-

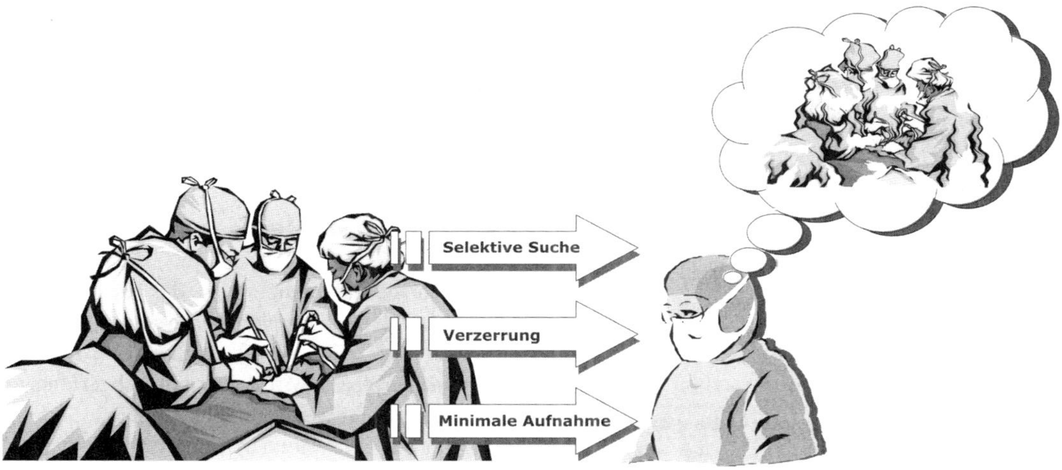

Abb. 6.2 Informationsverzerrungen führen zu inadäquaten mentalen Modellen

tigt. Dies kann soweit gehen, dass unangenehme Informationen nicht mehr gehört oder gesehen sondern komplett *ausgeblendet* werden.

- **Minimale Informationsaufnahme**

Nicht nur Kompetenzschutz, sondern auch Überforderung des Denksystems durch die Fülle, Vernetztheit, Intransparenz und Unsicherheit der einströmenden Daten (► Kap. 2) beeinträchtigen die Modellbildung. Kommen Menschen an die Grenzen ihrer kognitiven Verarbeitungskapazität, versuchen sie, die Belastung dadurch zu reduzieren, dass die Informationsaufnahme auf ein Minimum reduziert wird. Entscheidungen werden dann auf einer unvollständigen Datenlage aufgebaut und eine Diagnose wird auf den ersten *Ankerreiz* hin gefällt. Eine einmal getroffene Entscheidung wird nicht mehr anhand nachträglich gewonnener Information revidiert.

6.4 Trugbilder: Inadäquate mentale Modelle

Ressourcenschonung, Kompetenzschutz und Unbestimmtheitsvermeidung sind für viele Fehler verantwortlich. Andere Fehler passieren, weil der Umgang mit Wahrscheinlichkeiten für Menschen grundsätzlich schwierig ist. Gemeinsam ist ihnen allen das Erscheinungsbild: Das, was jemand über ein Problem im Kopf hat, entspricht nicht der Wirklichkeit, wie sie sich in Daten zeigt und im Rückblick erkennbar ist. Für die Notärztin aus dem Fallbeispiel war erst im Nachhinein ersichtlich, dass sie die ganze Zeit über das eigentliche Problem nicht erkannt hatte.

Es gibt eine überbordende Literatur zu Denkfehlern. Im Folgenden werden daher nur die Denkfehler besprochen, die Entscheidungen in der Akutmedizin häufig beeinflussen.

6.4.1 Fixierungsfehler: Aufrechterhalten mentaler Modelle gegen die Evidenz

In kritischen Situationen können Kompetenzerhalt und eine drohende kognitive Überlastung dazu führen, dass der Wunsch nach einem stabilen mentalen Modell alles Handeln bestimmt. Hat man einmal eine Lageeinschätzung getroffenen, bleibt man darauf fixiert, auch wenn hinreichend Informationen auf das Gegenteil hinweisen: Menschen bekommen einen **kognitiven Tunnelblick**. Diese Fixierungsfehler (DeKeyser u. Woods 1990; Gaba 1992) sind dadurch charakterisiert, dass bestätigende Informationen gesucht und Informationen zur Aufrechterhaltung mentaler Modelle verzerrt werden (Tab. 6.1).

Besonders deutlich wird dies, wenn eine bestimmte Hypothese entschieden abgelehnt wird

Tab. 6.1 Fixierungsfehler und ihre Bedeutung (nach DeKeyser u. Woods 1990)

Fixierungsfehler	Bedeutung
Dies und nur dies	Anhaltendes Versagen, eine Diagnose oder Plan zu revidieren, obwohl es ausreichend Evidenz für das Gegenteil gibt
Alles, nur das nicht	Anhaltendes Versagen, sich einem schwerwiegenden Problem zu widmen; es wird alles außer einem Notfall in Betracht gezogen
Es ist alles o.k.	Anhaltender Glaube, dass alles in Ordnung ist, obwohl es ausreichend Evidenz für das Gegenteil gibt

(»Alles, nur das nicht«). Neben der Notwendigkeit, seine Lageeinschätzung vor der Realität zu verteidigen, ist die entscheidende Motivation, die Kontrolle über die Umstände nicht zu verlieren: Wenn diese Situation »das« wäre, hätte man es mit einem schwerwiegenden Problem zu tun und wäre möglicherweise hilflos. Es kann also nicht sein, was nicht sein darf.

6.4.2 Zu einfache mentale Modelle über komplexe Probleme

Hat man es mit alltäglichen Problemen zu tun, führt die Konstruktion möglichst einfacher mentaler Modelle oft zum Ziel. Komplexe Probleme hingegen verlangen ein komplexes Verständnis, wenn man angemessene Lösungen finden will. Weil sich einfache Modelle im Alltag bewähren und ressourcensparend sind, suchen Menschen auch noch bei komplexen Problemen nach einfachen Lösungen (Dörner et al. 1983; Dörner 1989; Vester 1980; Gomez u. Probst 1987). Macht man sich auf diese Art das Denken einfach, so werden:

- Probleme nicht in ihrem Umfang erkannt,
- Vernetzungen ignoriert und die Elemente eines Problems als Einzelteile behandelt, wodurch man sich Nebenwirkungen erkauft,
- Entwicklungsdynamiken unterschätzt und Zeitdruck somit erst erzeugt,
- zu einfache Kausalitätsannahmen getroffen,
- Prognosen so getroffen, als ob der aktuelle Zustand einfach linear in die Zukunft weiter ginge (lineare Extrapolation); werden Menschen dann plötzlich mit einer nichtlinearen Entwicklung konfrontiert, sind sie überrascht.

6.4.3 Wissensfehler

Es muss nicht notwendigerweise das gesamte mentale Modell über ein Problem falsch sein, manchmal sind auch nur Teile davon betroffen: *Man weiß etwas Falsches.* Wissen wird zwar richtig abgerufen, es hilft jedoch nicht weiter, weil es falsch ist. So mag ein Notarzt eine Herzrhythmusstörung richtig diagnostizieren, sich aber dann bei der Wahl des Antiarrhythmikums irren, weil das Wirkprofil des Medikaments für diese Art der Erregungsstörungen nicht geeignet ist.

Wesentlich häufiger scheint es jedoch der Fall zu sein, dass *man etwas Richtiges weiß*, das Wissen allerdings nicht zum Problem, das man lösen will, passt. Ärzte können sehr schnell in diese Fehlerfalle tappen, wenn sie es sich angewöhnt haben, zu handeln, bevor sie ausreichend Zeit in die Bildung eines angemessenen mentalen Modells der Situation investiert haben. In diesem Fall werden vertraute Handlungsmuster nur durch wenige Situationscharakteristika veranlasst: Eine großzügige Volumentherapie ist in der Tat bei einem hypovolämischen Schock nach einem Verkehrsunfall indiziert – vorausgesetzt, der Schock ist durch Volumenmangel und nicht durch ein globales kardiales Pumpversagen bedingt. Man arbeitet schnell mit einem unangemessenen mentalen Modell, wenn man aufgrund einiger weniger Eigenschaften einer Situation vertraute Handlungsschemata (▶ Kap. 4) abruft, anstatt zuvor die ganze Situation zu analysieren. Es sind vor allem erfahrene Kliniker, die zu dieser Art von Fehler neigen: Jahrzehntelange Praxis hat ihnen zu einer Fülle an Situationsmustern verholfen, die es ihnen erlaubt, auf einen Ankerreiz hin ein Handlungsschema abzurufen. Gerade weil sich dieses Vorgehen bewährt hat, besteht die Gefahr, dass die spontane Situationseinschätzung nicht mehr hinterfragt wird.

Einzelfallspezifisches Handeln wird durch den **Methodismus des Erfahrenen** ersetzt. Diese Anwendung etablierter, althergebrachter Verhaltensmuster ist natürlich sehr viel ökonomischer als in jedem Einzelfall die genauen spezifischen lokalen Bedingungen in den Prozess der Auswahl einer Handlung mit einzubeziehen. In vielen kritischen Situationen ist die Berücksichtigung einiger scheinbar typischer Eigenschaften der Situation nicht der springende Punkt. Stattdessen muss die spezifische, individuelle Konfiguration dieser Eigenschaften betrachtet und eine »maßgeschneiderte« Handlungssequenz entwickelt werden.

Häufig werden Annahmen über Diagnosen und Behandlungsmöglichkeiten erst *im Prozess der Behandlung falsch*: Weil sich eine Notfallsituation dynamisch verändert, haben sich auch die Voraussetzungen des Handelns wandeln: Nitroglyzerin ist die Therapiemaßnahme der Wahl zur Behandlung von pektanginösen Beschwerden bei kreislaufstabilen Patienten. Werden die Schmerzen durch einen Myokardinfarkt verursacht und nehmen die Kontraktilität und damit der Systemdruck ischämiebedingt weiter ab, so kann die resultierende arterielle Hypotonie zu einer Kontraindikation für das gleiche Medikament werden. Wird der Blutdruck nicht regelmäßig überprüft, könnte es zu einem potenziell fatalen Behandlungsfehler kommen. Situationsbewusstsein (***situation awareness,*** Endsley 1995; ▶ Kap. 8) darüber, wo genau in einer kritischen Situation man sich befindet, ist somit eine entscheidende Fähigkeit, um Fixierungsfehler zu vermeiden und das mentale Modell einer Situation korrigieren zu können.

6.5 Wahrscheinlichkeiten, Unsicherheit und Risiko

Zu wissen, wo genau man sich in einer kritischen Situation befindet, ist Grundvoraussetzung für ein erfolgreiches Management. Zu wissen, wohin man geht, und die Fähigkeit, zwischen verschiedenen Behandlungsoptionen eine Auswahl zu treffen, stellt dann den nächsten logischen Schritt der Entscheidungsfindung dar. Um herauszufinden, was zu tun ist, muss man einen beabsichtigten Handlungsablauf in die nahe Zukunft projizieren und Wahrscheinlichkeiten für Erfolg und Misserfolg abschätzen.

»Wahrscheinlichkeit« im psychologischen Sinn kann als die auf den verfügbaren Informationen basierende subjektive Überzeugung definiert werden, dass eine Aussage wahr ist oder ein Ereignis eintreten wird (Kahnemann et al. 1982). Diese subjektiven Überzeugungen können falsch sein, wenn die Informationen nicht ausreichen oder falsche Schlüsse gezogen wurden. Trotzdem können Akutmediziner nicht umhin, im Rahmen der Diagnosefindung und Therapieplanung Wahrscheinlichkeiten und Risiken abzuschätzen und gegeneinander aufzuwiegen. Therapieoptionen werden nach ihrem wahrscheinlichen Nutzen und ihrem potenziellen Risiko bewertet. Dabei wird die Häufigkeit, mit der ein Ereignis (z. B. eine Nebenwirkung) vorkommt, und die Relevanz (z. B. Schwere der Erkrankung, Wirksamkeit der Therapie) in Beziehung gesetzt: Je häufiger ein mögliches negatives Ereignis eintritt und je gravierender dessen Auswirkungen ist, desto schwerer würde seine Vermeidung im Entscheidungsprozess wiegen.

In der Realität ist die Abschätzung von Handlungsfolgen aber nicht immer möglich (◘ Abb. 6.3). Kann man die Konsequenz einer Handlung sicher vorhersagen (also unter Sicherheit entscheiden), so bedeutet dies, dass die Wahl zwischen Alternativen gleichbedeutend mit der Wahl zwischen Konsequenzen ist: Wenn man, wie im Fallbeispiel, einem Traumapatienten ein Hypnotikum verabreicht, um ihn zu intubieren, wird er das Bewusstsein verlieren. Gibt man ihm das Medikament nicht, wird er auch nicht bewusstlos.

Im Alltag und erst Recht in kritischen Situationen sind aber Konsequenzen von Handlungen oder der Eintritt von Ereignissen meist nicht mit dieser Sicherheit vorhersagbar. Diese Art von Entscheidungen wird als Entscheidung unter Unsicherheit bezeichnet. »Entscheidung unter Unsicherheit« sagt aber lediglich etwas über die Bedingungen und nichts über die Risiken für den Patienten aus. Risiko im Kontext der Akutmedizin bedeutet, dass nicht nur das Handlungsergebnis unsicher ist, sondern dass mindestens eine der möglichen Konsequenzen für den Patienten gefährlich werden können.

Bei einer Entscheidung Unsicherheit zu verspüren, ist – wie oben beschrieben – psychologisch unangenehm. Sich dann auch noch bewusst zu sein, dass eine Entscheidung für den Patienten gefährlich

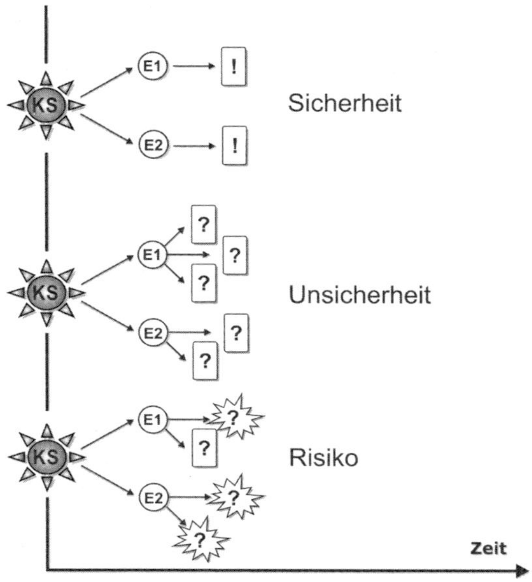

Abb. 6.3 Entscheidungen unter Sicherheit, Unsicherheit und Risiko. Aufgrund einer kritischen Situation (KS) sind Entscheidungen (E) notwendig. Bei Entscheidungen unter Sicherheit ist die Wahl einer Handlungsoption gleichbedeutend mit der Wahl einer Konsequenz (»!«). Unter Unsicherheit ist das Resultat der Entscheidung unbekannt (»?«). Entscheidungen unter Risiko stellen eine Untergruppe der Entscheidungen unter Unsicherheit dar, bei denen die Konsequenz einer Entscheidung Patienten gefährden kann (»gezackte Figur«)

werden kann, ist noch belastender und kann die Entscheidungsfähigkeit des Akutmediziners beeinträchtigen. Denn möglicherweise ist die riskante Option die einzige, die dem Patienten in seinem momentanen Zustand helfen wird.

6.5.1 Wahrscheinlichkeitsabschätzung: Daumenregeln für den Alltag

Menschen können generell schlecht mit Wahrscheinlichkeiten umgehen. Die meisten Entscheidungstheorien gehen davon aus, dass sich Entscheidungen aus der Abschätzung zukünftiger Ergebnisse und verschiedener Optionen und Alternativen unter einer Kosten-Nutzen-Analyse ergeben. Da diese Analyse allerdings viel Zeit sowie mentale Anstrengung kosten kann, könnten die Anwendung von **Heuristiken** und der Einfluss starker Emotionen sowie Motivation eine ausschlaggebendere Rolle spielen als ein sachrationales Abwägen verschiedener Optionen.

Diese subjektive Abschätzung der Wahrscheinlichkeit erfolgt für den Handelnden in aller Regel unbewusst. Für die Akutmedizin ist hierbei weniger mathematisch gefasste Information von Bedeutung als die Tatsache, dass alle unsicheren Informationen als Wahrscheinlichkeitsaussage aufgefasst werden können.

Handelnde wenden daher immer, wenn sie unsichere Informationen in Gestalt von Daten und Risiken verarbeiten müssen und Wahrscheinlichkeiten bestimmen sollen, zwei grundlegende Daumenregeln (**Heurismen**) an. Im Allgemeinen werden die gleichen heuristischen Prinzipien, die bereits im Rahmen des Umgangs mit Informationen beschrieben wurden, auch bei der Einschätzung von Wahrscheinlichkeiten angewendet. Und auch in diesem Fall zeigt sich, dass Daumenregeln, die im Alltagsleben nützlich sind, in kritischen Situationen systematisch in die Irre führen können (Tversky u. Kahneman 1992). Die Heurismen der Risikobeurteilung sind:

- **Repräsentativität:** Ob sich zwei Situationen (und damit deren vermutetes Risiko) gleichen, wird auf der Basis ihrer Ähnlichkeit mit einer prototypischen Situation (»*der* VU, *der* Myokardinfarkt«) beurteilt. Die Abschätzung dieser Ähnlichkeit beruht auf den »typischen« Eigenschaften der Situation (»Patient bewusstlos und stark blutend«) und weniger auf einer eingehenden Analyse. Eine Ähnlichkeit einiger Situationsmerkmale macht den Entscheider glauben, dass die Situationen gleich sind.
- **Verfügbarkeit:** Menschen schätzen die Häufigkeit oder Wahrscheinlichkeit eines Ereignisses anhand der Leichtigkeit ein, mit der ihnen Belege oder Vorkommisse dieser Art in den Sinn kommen (z. B. wie leicht sie erinnert werden können).

Repräsentativitätsheuristik

Die Einschätzung, ob der Patient aus dem Fallbeispiel einen Volumenmangelschock hat, wird von der Notärztin danach getroffen, wie »typisch« das Wahrgenommene für das Schema »Verletzte Person nach Verkehrsunfall« ist. Finden sich in einer Situation *einige Eigenschaften* wieder, die für eine bestimmte Kategorie repräsentativ sind, nehmen Menschen an, dass die Situation damit auch in diese Kategorie gehört. Die Zuordnung der aktuellen Notfallsituation zur Kategorie »Verkehrsunfall mit Personenbeteiligung« erfolgt aufgrund der Ähnlichkeit zum Prototyp (Repräsentativitätsheuristik, Tversky et al. 1982; **similarity matching**, Reason 1990). Aufgrund dieser Einschätzung wird die Maßnahme eingeleitet, die die höchste Erfolgswahrscheinlichkeit hat, nämlich die aggressive Volumenersatztherapie. Was bereits mehrfach erfolgreich war, wird bestimmt auch in dieser Situation weiterhelfen. Was abstrakt klingt, ist klinisch durchaus relevant: Wenn man aufgrund der Ereigniskonstellation »Ein Patient hat nach einem Frontalaufprall mit seinem PKW nur noch schwach tastbare Pulse« sofort die Diagnose »vital bedrohlicher Volumenmangelschock« trifft, kann die lebensrettende Behandlung ohne lange Analyseprozesse unmittelbar begonnen werden.

Diese Abkürzung verleitet aber dazu, sich nur auf wenige Merkmale der Situation zu konzentrieren und andere Merkmale außer Acht zu lassen. Die Repräsentativitätsheuristik wird besonders dann irreführend, wenn sie im Umkehrschluss verwendet wird: »Was nicht aussieht wie ein typischer Herzinfarkt, kann auch keiner sein«. Da die Notärztin dem klassischen Infarktpatienten in der Regel unter anderen äußeren Umständen begegnet, ist ein Myokardinfarkt für sie unter den geschilderten Bedingungen sehr ungewöhnlich: Dass so etwas dennoch passieren kann, ist zwar unwahrscheinlich, ereignet sich aber doch mit sehr geringer Inzidenz. Was für eine Situation typisch ist, hängt somit vom Wissen ab. Je differenzierter die mentalen Modelle einer Situation sind, desto mehr Merkmale können zur Beurteilung herangezogen werden.

■ Verfügbarkeitsheuristik

Als wie wahrscheinlich man ein Ereignis einschätzt, wird neben der Ähnlichkeit auch davon bestimmt, wie leicht sich die entsprechenden Schemata aus dem Gedächtnis abrufen lassen: Das, woran man sich am leichtesten erinnern kann, wird zur wahrscheinlichsten Deutung der momentanen Situation; was im Kopf vorhanden ist, muss – so die unbewusste Schlussfolgerung – auch in der Umwelt vorhanden sein (***rule of availability***). Die Leichtigkeit, mit der sich diese Deutungen anbieten, wird durch zwei Eigenschaften des Gedächtnisses begünstigt:

- Gedächtnisinhalte, mit denen wir uns regelmäßig beschäftigen, werden besser und schneller abgerufen als seltene Inhalte. Da die Verfügbarkeit von Schemata von der *Häufigkeit*, mit der sie benutzt werden, abhängt, werden Schemata, die alltägliche und häufige Situationen kodieren, häufiger aktiviert als Schemata seltener Ereignisse. Dies begründet die Nützlichkeit des Verfügbarkeitsheurismus für viele Alltagssituationen.
- Ereignisse, die in der Regel gemeinsam auftreten, werden über assoziative Verbindungen verknüpft und damit verstärkt (Tversky u. Kahneman 1974). Tritt eines der Ereignisse auf, so wird »stillschweigend« davon ausgegangen, dass es sich um eine Situation »so wie immer« handelt und daher auch vom Vorhandensein des anderen Ereignisses ausgegangen werden kann. Die Assoziation von »Schock« und »Volumenmangel« bei Trauma wäre ein Beispiel dafür.

Neben den genannten Faktoren der Häufigkeit und der assoziativen Verbindung beeinflussen auch

- Auffälligkeit,
- Wichtigkeit (für die Person selbst) und
- Zeit seit dem letzten Abruf

die Häufigkeit des Abrufs eines Gedächtnisinhalts. Dass viele Anästhesisten bei einem intraoperativen Anstieg von CO_2 in der Kapnometrie an eine maligne Hyperthermie denken, liegt eben daran, dass eine frühzeitige Diagnose wichtig ist, und nicht daran, dass dieses Krankheitsbild häufig ist. Hat man darüber hinaus erst kürzlich einen Weiterbildungsartikel zu einem bestimmten klinischen Problem gelesen, so wird man für einige Zeit hinter einer klinischen Veränderung häufiger genau dieses Problem vermuten.

6.5.2 Probleme im Umgang mit (statistischen) Wahrscheinlichkeiten

Dass Menschen Wahrscheinlichkeiten falsch einschätzen, liegt nicht nur an einer unangemessenen Motivation oder an der Ökonomie der mentalen Modelle: Die meisten Menschen kommen mit einigen grundlegenden Prinzipien des Rechnens mit Wahrscheinlichkeiten nicht zurecht. In der Akutmedizin ist dies vor allem dann relevant, wenn Entscheidungen anhand von Daten begründet werden müssen. Die Auswahl einer von zwei Behandlungsmethoden aufgrund der geringeren Nebenwirkungsrate wäre eine solche Situation. Es gibt etliche Bücher, die sich mit den alltäglichen Fehlern im Umgang mit Wahrscheinlichkeiten befassen, davon einige explizit mit medizinischen Themen (Beck-Bornholt u. Dubben 2001; Gigerenzer 2004). Auch wenn Wahrscheinlichkeit nicht in Zahlen, sondern verbal ausgedrückt wird, lauern bei der Beurteilung und Bewertung einige Denkfehler:

- *Vorsicht vor »gefühlter Wahrscheinlichkeit«!* Die emotionale Einschätzung von Wahrscheinlichkeiten ist hochgradig fehlerhaft, vor allem wenn zwei Wahrscheinlichkeiten verknüpft werden (dann gibt es oft kontra-intuitive Ergebnisse).
- *Vorsicht vor Scheingenauigkeit!* Wenn Vorinformation fehlt und man beispielsweise Annahmen über die grundsätzliche Wahrscheinlichkeit von Risiken treffen muss, dann rechnet man mit Zahlen und erhält am Ende eine »exakte« Zahl. Diese gibt jedoch nichts anderes wieder als persönliche Annahmen und (Vor-)Urteile. Vorsicht insbesondere bei der Verknüpfung (Multiplikation) von Näherungen!
- *Vorsicht vor der Verwechslung von Ursache (Kausalität) und Zusammenhang (Korrelation)!* Das gemeinsame Auftreten von zwei Ereignissen sagt nichts über die Verursachung aus (a → b, b → a oder Verursachung beider durch dritte Variable).
- *Vorsicht vor Umkehrschlüssen!* Wenn a → b, sagt nicht: Wenn nicht a → nicht b (wenn typische Symptome einen Myokardinfarkt anzeigen, ist der Umkehrschluss – wenn keine typischen Symptome, dann auch kein Infarkt – nicht zulässig)
- *Nicht Fehlerraten (von Tests) absolut setzen!* Man muss die Wahrscheinlichkeit einer Diagnose in der Grundgesamtheit kennen und die Fehlerquote des Tests, um die Fehlerrate sinnvoll bestimmen zu können (*base rate fallacy*).
- Wo ein alpha-Fehler ist, ist auch ein beta-Fehler, bei Tests bekannt als »falsch negativ« und »falsch positiv«. Man kann nicht beide zugleich minimieren. Tests, die alle Fälle erfassen (hoch sensitiv sind), schlagen häufiger falschen Alarm als Tests, die einige Fälle nicht erkennen (sind also wenig spezifisch). Ob es schlimmer ist, eine Diagnose zu übersehen oder sie fälschlich zu stellen (also alpha- oder beta-Fehler zu begehen) ist eine Entscheidung, die der Arzt trifft.

6.5.3 No risk, no fun? Der Umgang mit Risiko

Weil Komplexität Unsicherheit über den Ausgang einer geplanten Handlung beinhaltet (▶ Abschn. 2.1.2), ist Risiko ein unvermeidlicher Bestandteil ärztlichen Handelns. Die Frage kann für den Akutmediziner daher nicht sein, *ob er überhaupt* in risikoreiche Handlungen einwilligen möchte, sondern lediglich *in welchen Fällen* er es tut und aus welchen Gründen.

Weil nicht das tatsächliche, sondern nur das wahrgenommene Risiko die Grundlage für eine Risikoabschätzung bildet, erfolgt diese Bewertung subjektiv. Für geplante Handlungen in der Akutmedizin ist eine *absolute* Risikoabschätzung nicht möglich, wohl aber die *relative* Abschätzung beim Vergleich mehrerer Handlungsalternativen. Muss man sich in einer kritischen Situation zwischen mehreren Handlungsalternativen entscheiden, so sollte dies nicht spontan erfolgen. Vielmehr sollten an jede Handlungsoption drei Fragen gestellt werden, die helfen können, das Risiko für eine Handlung abzuschätzen:

- Wie hoch ist die Wahrscheinlichkeit für das Auftreten eines unerwünschten Ereignisses als Komplikation der angestrebten Maßnahme?
- Wie hoch ist die Wahrscheinlichkeit, dass man mit diesem unerwünschten Ereignis dann nicht zu Recht kommt?
- Welchen Preis muss der Patient (und man selbst) im Falle einer Komplikation zahlen?

Die Sicherheit des Patienten hängt somit in hohem Maße davon ab, inwieweit der behandelnde Arzt seine Entscheidung, ein Risiko einzugehen, kontrolliert und bewusst trifft. Welches Risiko die Entscheidung eines Akutmediziners dann tatsächlich für den Patienten mit sich bringt, hängt ab von:

- dem *Wissen* um die Gefahr,
- den *Erfahrungen* mit vergleichbaren Situationen und
- der tatsächlichen *Handlungskompetenz.*

Trotz der unvermeidbaren Notwendigkeit, risikobehaftete Entscheidungen zu treffen, können die oben aufgeführten Fragen dabei helfen, ein Verhalten zu entwickeln, das unnötige Risiken bewusst vermeidet. Unter dieser als Risikoaversion bezeichneten Haltung versteht man die Abneigung einer Person, Handlungen mit hoher Belohnung und ungewissem Ausgang vorzunehmen, und stattdessen Handlungen mit sicheren Konsequenzen aber möglicherweise geringerer Belohnung zu wählen.

▪ Motivation

Nicht selten leiten jedoch andere Motive als die Sicherheit des Patienten ärztliche Entscheidungen: Das Bedürfnis, Langeweile zu vermeiden (»no risk, no fun«), das Verlangen, autonom zu entscheiden, selbst auf die Gefahr hin, Standards zu ignorieren, oder der Wunsch, durch ungewöhnliches Handeln ein »Held« zu werden – das alles kann eine *Risikounterschätzung* begünstigen. Der Schlüssel für risikobewusstes Handeln liegt damit sowohl in einer realistischen Einschätzung der eigenen Handlungskompetenz als auch in der Kontrolle derjenigen Motive, die eine riskante Entscheidung begünstigen. Man sollte es sich daher zur grundlegenden (Arbeits-)Philosophie machen, Situationen bewusst zu vermeiden, in denen man nur am Limit seiner persönlichen Handlungskompetenz die Sicherheit eines Patienten gewährleisten kann. Teamkollegen können sich gegenseitig auf unnötiges Inkaufnehmen von Risiken hinweisen.

▪ Heurismen

Da auch die Abschätzung von Risiken eine Wahrscheinlichkeitsbewertung darstellt, erfolgt sie ebenfalls mit Hilfe von Heurismen. Die für die Risikobeurteilung relevanteste Heuristik ist die *Verfügbarkeitsheuristik* (► oben). Man hält eine Komplikation für umso wahrscheinlicher, je leichter man sie sich vorstellen kann. Die gesteigerte Vorstellungskraft kann dabei aus der eigenen Erfahrung, aus Gesprächen oder einem kürzlich gelesenen Fallbeispiel herrühren. Man *überschätzt* das Risiko für ein Ereignis, wenn man erst gestern darüber geredet hat oder bereits eine vergleichbare Komplikation erlebt hat (und diese noch in lebhafter Erinnerung ist); man *unterschätzt* das Risiko, wenn man eine Komplikation noch nie gesehen hat oder wenn man mit riskanten Handlungen bisher gute Erfahrungen gemacht hat und sich daher nicht vorstellen kann, warum ausgerechnet dieser Fall eine Ausnahme sein soll.

6.6 Tipps für die Praxis

Sowohl als Individuum als auch im Team kann man durch bewusste Steuerung der Informationsaufnahme die Fallen der Ökonomie und des Kompetenzschutzes oft vermeiden. Die folgenden Ideen sind im Prinzip einfach umzusetzen – sie erfordern jedoch, dass man sich bewusst gegen die eigenen Denkgewohnheiten wendet. Das kostet Energie und ist manchmal unangenehm!

▪ Informationssammlung und mentale Modelle

- Seien Sie selbstkritisch im Bezug auf jede einzelne »Tatsache«, auf die sich Ihr mentales Modell stützt. Prüfen sie, ob die Umstände tatsächlich so sind, wie Sie es annehmen.
- Suchen Sie aktiv nach Argumenten, die Ihrer Annahme widersprechen: Die Wahrscheinlichkeit, dass eine anfängliche Diagnose mit Hilfe einer (vereinfachenden) Daumenregel getroffenen wurde, ist hoch. Möglicherweise werden dabei wesentliche Aspekte der Situation übersehen. Man sollte daher immer aktiv nach Informationen suchen, die eine Erstdiagnose widerlegen könnten. Das Infragestellen von Anfangshypothesen gerade in kritischen Situationen ist aufgrund weniger externer Korrekturmöglichkeiten besonders wichtig, wegen Stress aber auch besonders schwer. Deshalb, sollte man es

sich bereits im klinischen Alltag zur Gewohnheit machen: Wurden Fakten übersehen? Passen neue Daten noch zur ursprünglichen Annahme? Hat sich Wesentliches in letzter Zeit verändert? Warum könnten die ursprünglichen Annahmen falsch sein? Die Fähigkeit, die Unvollständigkeit und Falschheit von Information und Rückschlüssen in Betracht zu ziehen, ist eine wichtige Voraussetzung im Umgang mit komplexen Situationen.

- Generieren Sie diagnostische und therapeutische Alternativen: Fixierungsfehler lassen sich leichter vermeiden, wenn bereits mehrere Differenzialdiagnosen und Handlungsmöglichkeiten ausgesprochen im Raum stehen. Sprechen situative Umstände für eine Alternative, so gilt: Die Revision einer anfänglich getroffenen Diagnose oder Entscheidung ist kein Zeichen von Schwäche, sondern von Kompetenz.

■ Wahrscheinlichkeitsabschätzung und Risikobeurteilung

- Gehen Sie Risiken immer aus den richtigen Gründen ein und auch nur dann, wenn Sie dabei ruhig und überlegt handeln können. Gehen Sie niemals ein Risiko ein, wenn sie ärgerlich, verletzt, deprimiert oder ängstlich sind. Gehen Sie niemals ein Risiko ein, nur um sich jemand anderem gegenüber zu beweisen oder jemand anderen durch diese Handlung in Nachteil zu bringen.
- Machen sie sich den Preis, den Ihr Patient im Falle eines Versagens zahlen muss, genauso bewusst wie den potenziellen Gewinn Ihrer geplanten Handlung. Solange Sie nicht genau wissen, was die negativen und positiven Konsequenzen sein könnten, haben Sie das Risiko nicht verstanden.
- Besondere Vorsicht ist bei allen Entscheidungen zu unwiderruflichen Handlungen geboten. Will man beispielsweise Patienten die Spontanatmung nehmen, sie relaxieren oder extubieren, sollte man immer einen Moment innehalten und sich fragen: »Will ich das jetzt wirklich tun?«
- »Ein herausragender Anästhesist zeichnet sich dadurch aus, dass er herausragendes Urteilsvermögen anwendet, um Situationen zu vermeiden, in denen herausragende Fähigkeiten benötigt werden, um wieder herauszukommen« (Erlanger Sprichwort).
- Aus der Luftfahrt kennen wir das Akronym »CAREFUL«: *Consciously Accept Risks Evaluated with Forethought, Understanding and Logic* (Akzeptiere bewusst Risiken, nachdem sie mit Voraussicht, Verständnis und Logik bewertet wurden).
- Gehen Sie, wenn möglich, immer nur ein Risiko auf einmal ein. Versuchen Sie nur in wirklichen Ausnahmefällen, Risiken kombinieren zu müssen. Gleichzeitig mehrere risikobehaftete Handlungen vorzunehmen, kann Menschen ängstigen und verwirren und ihre Entscheidungsfähigkeit lähmen. Im Falle eines Zwischenfalls kann es darüber hinaus schwierig werden, eine angemessene Fehleranalyse durchzuführen.
- Setzen Sie sich für alle Handlungen ein Minimum an Sicherheit – und unterschreiten Sie dieses niemals. Bedenken Sie: «If it is not worth doing safely, it is not worth doing!«
- Bei allem was Sie tun, sollten Sie ein klares Ziel vor Augen haben, denn nur mit einem Ziel wissen Sie, wann Sie angekommen sind. Gerade wenn Sie ein Risiko eingehen müssen, sollten Sie im Nachhinein wissen, ob Ihre riskante Handlung erfolgreich war oder nicht.

6.7 Informationsverarbeitung und Modellbildung – Auf einen Blick

- Bewusstes Denken baut auf basalen, unbewussten Prozessen der Informationsverarbeitung auf
- Wissen ist in Schemata (z. B. Ereignisschemata, Erwartungsschemata, Begriffswissen) und mentalen Modellen organisiert; mentale Modelle erlauben, Ereignisse zu erkennen, zu erklären und vorherzusagen
- Viele Handlungsfehler beruhen auf grundlegenden Funktionen der Informationsverarbeitung: kognitive Ökonomie (Schonung der begrenzten Ressource bewusstes Denken), Kompetenzschutz und Suche nach Ordnung bzw. Vermeidung von Unbestimmtheit
- Häufige Probleme der Informationssammlung sind selektive Informationssuche (Suche nach bestätigender Information), Verzerrung und Ausblendung »unerwünschter« Information, minimale Informationsaufnahme
- Mentale Modelle können dem Problem unangemessen sein; Fixierungen, zu einfache Modelle, Wissensfehler und Methodismus beeinträchtigen das Problemlösen
- Der Umgang mit unsicherer Information und Wahrscheinlichkeiten ist für Menschen schwierig; Menschen greifen auf Heuristiken zurück und beurteilen Wahrscheinlichkeiten nach der Repräsentativität von Ereignissen und ihrer Verfügbarkeit im Gedächtnis: Diese führen trotz ihrer Nützlichkeit häufig in die Irre
- Beim Kopfrechnen mit Wahrscheinlichkeiten entstehen Fehler dadurch, dass Rechnen mit Wahrscheinlichkeiten oft kontraintuitiv ist
- Risiken in Kauf zu nehmen, ist in der Akutmedizin unvermeidbar; Risiken werden aus motivationalen Gründen oder wegen der Anwendung von Wahrscheinlichkeitsheuristiken unter- oder überschätzt
- Die Fähigkeit, irrtümliche Annahmen einzugestehen und erste Diagnosen oder Entscheidungen zu revidieren, ist ein Zeichen der Weisheit und Kompetenz, nicht der Schwäche

Literatur

Anderson JR (1995) The Architecture of Cognition (reprint edition). Harvard University Press, Cambridge Mass

Bartlett FC (1932) Remembering. Cambridge University Press, Cambridge UK

Beck-Bornholt HP, Dubben HH (2001) Der Schein der Weisen. Irrtümer und Fehlurteile im täglichen Denken. Rowohlt, Reinbek bei Hamburg

Camerer C, Weber M (1992) Recent Developments in Modeling Preferences: Uncertainty and Ambiguity. Jn of Risk and Uncertainty, 5: 325–370

DeKeyser V, Woods DD (1990) Fixation errors: failures to revise situation assessment in dynamic and risky system. In: Colombo AG, Bustamante AS (eds) Systems Reliability assessment. Kluwer Academic Publishers, Dordrecht

Dörner D (1999) Bauplan für eine Seele. Rowohlt, Reinbek bei Hamburg

Dörner D (1989) Die Logik des Misslingens. Rowohlt, Reinbek bei Hamburg

Dörner D, Kreuzig H, Reither F, Städel T (1983) Lohhausen. Vom Umgang mit Unbestimmtheit und Komplexität. Huber, Bern Stuttgart Wien

Endsley MR (1995) Toward A Theory of Situation Awareness in Dynamic Systems. Human Factors, 37: 32–64

Gaba D (1992) Dynamic decision-making in anesthesiology: cognitive models and training approaches. In: Evans DA, Patel VL (eds) Advanced models of cognition for medical training and practice. Springer, Heidelberg, pp 123–48

Gigerenzer G (2006) Bounded and Rational. In Stainton RJ (ed) Contemporary debates in cognitive science. Blackwell, Oxford UK

Gigerenzer G (2004) Das Einmaleins der Skepsis. Über den richtigen Umgang mit Zahlen. BTV, Berlin

Gigerenzer G (2000) Adaptive Thinking. Rationality in the Real World. University Press, Oxford

Gomez P, Probst G (1987) Vernetztes Denken im Management: Eine Methodik des ganzheitlichen Problemlösens (Die Orientierung 89). Schweizerische Volksbank, Bern

Heath C, Tversky A (1991) Preference and belief: Ambiguity and competence in choice under uncertainty. Jn of Risk and Uncertainty 4: 5–28

Hertwig R, Todd P (2001) More is not always better: The Benefits of Cognitive Limits. In: Macchi L Hardman D (eds) The psychology of reasoning and decision making: A Handbook. Wiley, Chichester UK

Johnson-Laird PN (1983) Mental Model. Towards a cognitive science of language, interference, and consciousness. Cambridge University Press, CambridgeJungermann H, Pfister HR, Fischer K (2009) Die Psychologie der Entscheidung (3. Auflage). Spektrum Akad. Verlag, Heidelberg, Berlin

Jungermann H, Pfister HR, Fischer K (2009) Die Psychologie der Entscheidung (3. Aufl.). Heidelberg: Spektrum. Kahneman D, Slovic P, Tversky A (1982) Judgement under uncertainty: Heuristics and biases. Cambridge University Press, Cambridge New York u.a.

Klein G (1992) A recognition-primed decision (RPD) model of rapid decision-making. In: Klein G, Orasanu J, Calderwood R, Zsamboka E (eds) Decision-making in action: models and methods. Ablex, Norwood, New Jersey, pp 138–147

Lompscher J (1972) Theoretische und experimentelle Untersuchungen zur Entwicklung geistiger Fähigkeiten. Volk und Wissen, Berlin

Piaget J (1976) Die Äquilibration kognitiver Strukturen. Klett, Stuttgart

Reason J (1990) Human Error. Cambridge University Press, Cambridge u. a.

Schank RC, Abelson R (1977) Scripts, plans, goals, and understanding. Erlbaum, Hillsdale NJ

Selz O (1913/1922) Über die Gesetze des geordneten Denkverlaufs. Spemann, Stuttgart

Tversky A, Kahneman D (1974) Judgment under uncertainty: heuristics and biases. Science 185:1124–1130

Vester F (1980) Neuland des Denkens. Deutsche Verlagsanstalt, Stuttgart

Ziele und Pläne: Weichenstellung für den Erfolg

Leberperforation

Ein polytraumatisierter, adipöser Patient wird nach seiner operativen Erstversorgung mit den Diagnosen einer Lungenkontusion, einer offenen Unterarmfraktur und einer Oberschenkelfraktur auf die Intensivstation verlegt. Der Patient ist normoventiliert und hat einen Hb-Gehalt von 12,5 g%. Auf der Intensivstation entwickelt er wenige Stunden nach der Aufnahme zunehmend hohe Atemwegsdrücke. Trotz einer F_iO_2 von 0,7 fällt die pulsoxymetrisch gemessene Sättigung langsam. Zu diesem Zeitpunkt ist der Patient hämodynamisch stabil. Der zuständige Assistenzarzt vermutet aufgrund eines deutlich abgeschwächten Atemgeräusches auf der rechten Thoraxseite einen Pneumothorax und legt ohne vorherige Rücksprache mit seinem Oberarzt eine Thoraxdrainage. Da der Assistenzarzt mit dieser Technik keine Erfahrung hat und auch keinen erfahrenen Kollegen zur Aufsicht dazu holt, setzt er die Thorakotomiestelle zu tief an und perforiert mit dem Trokar der Thoraxdrainage die Leber. Über die Drainage entleert sich Blut, was von dem Assistenzarzt als Bestätigung seiner Diagnose eines Hämatopneumothorax gesehen wird. Das Einbringen der Thoraxdrainage verbessert allerdings weder die Beatmungsdrucke noch die Oxygenierung. Aus dieser Tatsache zieht der Intensivarzt jedoch keine Konsequenz.

Als sich innerhalb von 20 Minuten weitere 1500 ml Blut über die Drainage entleeren, beginnt der arterielle Blutdruck zu fallen. Der Assistenzarzt legt daraufhin zwei weitere periphere Venenzugänge und beginnt mit der Zufuhr von kristalloidem und kolloidalem Volumenersatz. Zeitgleich wird die Intensivpflegekraft beauftragt, einen Suprareninperfusor bereitzustellen, eine arterielle Blutgasanalyse durchzuführen und Gefrierplasmen in der Blutbank zu bestellen. Obwohl der Hb-Wert in der Blutgasanalyse 7,9 g% beträgt, bestellt der Assistenzarzt aus ungeklärtem Grund keine Erythrozytenkonzentrate. Er ordnet die weitere Gabe von Volumenersatzmitteln an und lässt erst zu diesem Zeitpunkt seinen Oberarzt verständigen. Noch bevor dieser eintrifft, wird der Patient drucklos und zeigt auf dem Überwachungsmonitor eine pulslose elektrische Aktivität. Es gelingt nach kurzzeitiger Reanimation, den Kreislauf des Patienten wiederherzustellen. Anhand der Lage der Drainage und des klinischen Verlaufs vermutet der Oberarzt eine iatrogene Perforation der Leber und stellt die Indikation zur Notfall-Laparotomie.

Es gelingt unter massivem Einsatz von Volumenersatzmitteln und ungekreuzten Blutprodukten, den Patienten auf niedrigem Niveau hämodynamisch zu stabilisieren und in den Operationssaal zu transportieren. Bei der Laparotomie finden sich ein blutgefülltes Abdomen und eine anhaltende Blutung aus einer Stichverletzung der Leber. Die Blutung kann erst nach kurzfristiger Unterbindung der Blutzufuhr zur Leber und durch eine Lebersegmentresektion kontrolliert werden. Der Patient entwickelt aufgrund der Massivtransfusion ein akutes Lungenversagen und muss mehrere Wochen beatmet werden. Als Ursache für die anfängliche Beatmungsproblematik findet sich noch intraoperativ bronchoskopisch ein dicker Blutkoagel, der den rechten Hauptbronchus fast vollständig verlegt.

Ein Assistenzarzt wird mit einem intensivmedizinischen Beatmungsproblem konfrontiert. Die Symptomkonstellation eines erhöhten Atemwegsdrucks, eines einseitig veränderten Atemgeräusches und einer langsam abfallenden Sättigung deutet er als Zeichen eines Pneumothorax. Obwohl es für diese Symptomkonstellation mehrere Differenzialdiagnosen gibt und der Patient zu diesem Zeitpunkt nicht vital gefährdet ist, beginnt der Assistenzarzt auf seine erste Verdachtsdiagnose hin zu handeln. Er sucht weder nach alternativen Ursachen für das Beatmungsproblem, noch holt er sich eine zweite Meinung ein. Da er die Anlage der Thoraxdrainage ohne Aufsicht eines erfahrenen Kollegen durchführt, zieht er bei seiner Planung die Möglichkeit von Komplikationen offensichtlich nicht in Betracht. Als es daraufhin doch zu Komplikationen kommt, erkennt er diese zunächst nicht. Im weiteren Verlauf der Behandlung werden aus Veränderungen (z. B. abfallender Hb-Gehalt) keine therapeutischen Konsequenzen gezogen. Dadurch wird der Patient reanimationspflichtig und kann nur durch eine forcierte Volumengabe und eine intraoperative Massivtransfusion mit Blutprodukten hämodynamisch stabilisiert werden. In Folge der Massivtransfusion verschlechtert sich die pulmonale Situation des Patienten erheblich und er entwickelt ein akutes Atemnotsyndrom des Erwachsenen (ARDS). Die eigentliche Ursache des anfänglichen Beatmungsproblems, ein Blutkoagel im rechten Hauptbronchus, hätte ohne Gefährdung des Patienten bronchoskopisch entfernt werden können. Dadurch, dass sich der Assistenzarzt vorschnell auf das Ziel »Thoraxdrainage einlegen« festlegt und die Ausführung dieser Handlung ungenügend plant, setzt er leichtfertig das Leben des Patienten aufs

Spiel. Sowohl die *Zielbildung* als auch die *Planung* finden bei ihm nur ungenügend statt.

Ziele und *Pläne* sind in die Zukunft gerichtete Gedanken – vorweggenommene Zustände und Handlungen: Ziele sind zwar Bestandteile von Plänen, aber das Bilden von Zielen stellt Menschen vor andere kognitive Anforderungen als das Planen. Weil darüber hinaus bei der Zielbildung und beim Planen jeweils andere spezifische Fehler begangen werden, werden die beiden Punkte im Folgenden getrennt behandelt.

7.1 Zielbildung und Zielklärung

Über den Umgang mit Zielen nachzudenken, scheint auf den ersten Blick für den Akutmediziner ein unnötiges Unterfangen. Wozu sich Gedanken über ein Ziel machen, das angesichts der Verpflichtung des ärztlichen Handelns zur Aufrechterhaltung und Wiederherstellung der Gesundheit offensichtlich erscheint? Ziele, die in eine grundsätzliche Richtung weisen, nennt man *Oberziele* – wie etwa das Ziel, bei dem adipösen, polytraumatisierten Patienten »die Beatmung zu normalisieren«. Über derartige Oberziele gibt es selten Zweifel oder Konflikte. Wenn aber konkrete Oberziele in Behandlungspläne umgesetzt werden sollen, kann dies bereits anders aussehen. Hier beginnt auch für den Intensivarzt aus dem Fallbeispiel die Unsicherheit: Ganz offensichtlich hat der Patient ein unklares Problem, aufgrund dessen sich mehrere mögliche Behandlungsziele ergeben. Einerseits könnten die Symptome durch ein rasch progredientes Problem (Spannungspneumothorax) bedingt sein, in welchem Falle das Ziel eine »rasche Entlastung« der intrapleuralen Luft wäre. Andererseits könnte eine Reihe anderer, weniger rasch progredienter Ursachen für die Symptome verantwortlich sein. Für das Ziel »Ursachenklärung« bräuchte er allerdings Zeit, die er nicht hat, wenn sich das Problem doch rasch verschlechtern sollte. Entscheidet er sich für die Anlage einer Thoraxdrainage, so ist diese Maßnahme in der Hand eines Unerfahrenen komplikationsträchtig. Ruft er mit dem Ziel »maximale Sicherheit« einen erfahrenen Kollegen dazu, riskiert er möglicherweise, dass ein Weiterbildungsziel »Eingriff selbst durchführen« gefährdet wird. Zwischen all diesen Zielen muss der Intensivarzt nun ausbalancieren. Genau diese *Zielpluralität* (▶ Kap. 2) ist auch die grundsätzliche Problematik von Zielen in der Akutmedizin. Zielpluralität bedeutet, dass man nicht nur eine Sache wollen kann, sondern mehreren, unter Umständen widersprüchlichen Anforderungen gerecht werden muss.

Das Dilemma der Zielpluralität wird für den Assistenzarzt durch die *Intransparenz des Realitätsbereichs* verschärft. Ein erhöhter Atemwegsdruck, veränderte Atemgeräusche und eine langsam abfallende Sättigung sind Veränderungen, die eine ganze Reihe an Ursachen haben können. Auch in diesem Fall zeigt sich, dass die Datenlage, die Akutmediziner zur Bildung von Zielen heranziehen müssen, oftmals unklar ist. Wenn Menschen jedoch nicht wissen, was eigentlich das Problem ist, fällt es ihnen schwer zu sagen, wohin genau sie eigentlich möchten. Der ungenaue Umgang mit Zielen ist nicht nur im vorliegenden Fall eine Quelle von Fehlern.

Darüber hinaus darf nicht vergessen werden, dass der Intensivarzt wie alle Ärztinnen und Ärzte nicht nur *Ziele für den Patienten* hat. Ärztliches Handeln ist immer auch *selbstbezogen*, da Handeln generell der Befriedigung von Motiven dient (▶ Kap. 4). Sich kompetent fühlen zu wollen, etwas ausprobieren zu wollen (z. B. eine Thoraxdrainage zu legen), das eigene Ansehen schützen, erfolgreich helfen wollen – all diese Motive beeinflussen (unbewusst) die Zielbildung und damit die Entscheidung des Intensivarztes für oder gegen eine Maßnahme. Dass persönliche Motive sachliche Entscheidungen beeinflussen, ist unvermeidbar und auch nicht schlimm. Problematisch wird es erst, wenn, wie im vorliegenden Fall, diese nicht-fachlichen Motive das Handeln unkontrolliert bestimmen. Nicht-fachliche Ziele werden oft erst dann sichtbar, wenn das Handeln zu medizinischen Problemen führt und auf der Sachebene Fehler sichtbar werden.

7.1.1 Ziele: Leuchtfeuer des Handelns

Ein Ziel zu haben bedeutet: Wissen, wie man ein bestimmtes Bedürfnis befriedigen kann. Ziele geben dem Handeln Richtung, sie dienen als »Leuchtfeuer des Handelns« (◘ Abb. 7.1; Dörner 1989). Gute Ziele sind solche, die möglichst vielen Bedürf-

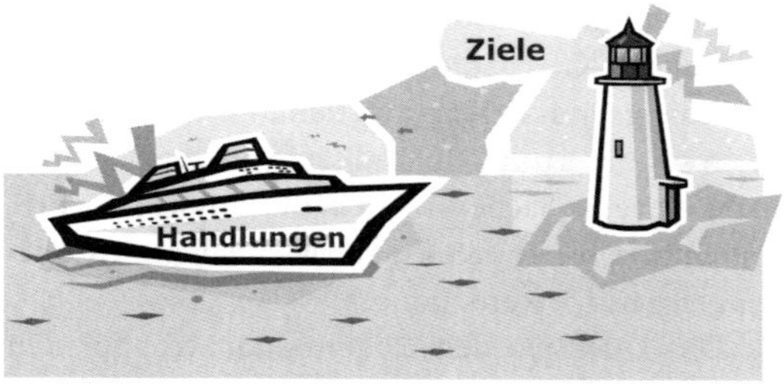

Abb. 7.1 Ziele als Leuchtfeuer des Handelns

nissen zugleich dienen, ohne dabei neue Probleme zu schaffen. Die Ziele des Intensivarztes erfüllen diese Kriterien leider nicht. Bei komplexen Problemen ist es deshalb eine nicht zu unterschätzende Aufgabe, gute Ziele zu bilden. Mitunter ist dies bei komplexen Problemen sogar die *zentrale kognitive Tätigkeit*, die das Planen und die Entscheidungsfindung entscheidend mitbestimmt (Dörner 1989). Mit »guten« Zielen ist dabei nicht eine inhaltlich-ethische Bewertung, sondern die Brauchbarkeit eines Ziels, handlungsleitend zu sein, gemeint.

Gute Ziele erfüllen somit klare Kriterien (von der Weth 1990). Sie sind:

- **positiv formuliert:** Gute Ziele formuliert man als *Anstrebensziel*, aus dem ersichtlich wird, was man erreichen möchte, anstatt eines *Vermeidungsziels*, das lediglich besagt, was man nicht will
- **klar benannt:** Bei klaren Zielen gibt es Kriterien dafür, wann das Ziel erreicht ist; Kriterien können numerisch (»Die Sättigung soll bei einer F_iO_2 von 0,5 wieder über 95% liegen«) oder qualitativ (»Der Patient soll wieder normale Atemwegsdrucke haben«) festgelegt werden
- **gegliedert:** Ein großes Ziel (»Oberziel«) besteht immer aus mehreren Unterzielen: Um zu erreichen, dass ein Patient wieder normale Atemwegsdrücke hat (Oberziel), muss man bestimmte Zustände (Änderungen der Lungenphysiologie, Einstellungen am Intensivrespirator) anstreben; darüber hinaus sollten Ziele in Zwischenziele zerlegt werden, die immer konkreter werden, bis sie Handlungsschritte beinhalten
- **nach Prioritäten geordnet:** Ziele benötigen eine inhaltliche und zeitliche Festlegung: Welches Ziel soll unbedingt erreicht werden, notfalls auch auf Kosten anderer? Und wenn ja, auf Kosten welcher anderer (z. B. Normokapnie vs. Spitzendrücke)?
- in einem **realistischen Zeitrahmen** angesiedelt: Bei der Festlegung eines guten Zieles muss die Zeit berücksichtigt werden, die zur Ausführung der Handlung zur Verfügung steht; unrealistische Zeitpläne wirken von Beginn an demotivierend
- **auf Widersprüche und Konflikte geprüft:** Welche Ziele schließen sich gegenseitig aus? Dies zu wissen ist besonders wichtig, wenn es um Nebenwirkungen des Handelns geht: Etwas alleine zum ersten Mal ausprobieren und gleichzeitig sicher handeln zu wollen, schließt sich aus; man sollte nicht erst im Nachhinein merken, dass das Erreichen eines Zieles ein anderes Ziel unmöglich gemacht hat
- **flexibel gehandhabt:** Die Entwicklung der aktuellen Situation ist oft nicht genau vorhersagbar; wenn Ziele flexibel bleiben, erlauben sie, Gelegenheiten zu nutzen, die sich »unterwegs« ergeben

Eigenschaften von guten Zielen
- Positiv formuliert
- Klar benannt
- Gegliedert
- Nach Prioritäten geordnet
- Vorgabe eines realistischen Zeitrahmens
- Auf Widersprüche und Konflikte geprüft
- Flexibel gehandhabt

7.1.2 Probleme der Zielbildung

Die *bewusste Formulierung von Zielen* wird im klinischen Alltag selten praktiziert. In Akutsituationen kann sich diese fehlende Gewohnheitsbildung unangenehm bemerkbar machen, da Fehler in der Zielbildung das resultierende Handeln ineffektiv werden lassen. Untersuchungen zu Problemen bei der Zielbildung in kritischen Situationen konnten die im Folgenden aufgeführten kritischen Punkte identifizieren (z. B. Dörner et al. 1983; Dörner 1989; Dörner u. Schaub 1994, 1995; Schaub 2000, 2006).

▪ Keine Zielbildung: Aktionismus

Zielbildung soll dazu dienen, dem Handelnden die Kontrolle über eine kritische Situation (zurück) zu geben. Übersteigt das Stressniveau die Bewältigungskapazität einer Person oder eines Teams, können die Anforderungen so groß werden, dass man »kopflos« zu handeln beginnt (Aktionismus). Ohne sich Ziele gefasst zu haben, werden spontane Ideen in die Tat umgesetzt: In der Lage zu sein, etwas zu tun, gibt einem in einer schwierigen Situation ein gutes Gefühl. Die Folge ist, dass der Planungsprozess nicht durch Ziele gesteuert wird sondern durch die Wahrnehmung der Effekte der eigenen Handlungen. Menschen neigen dazu, ihre Kompetenz durch Handlungen zu demonstrieren, die stark wirken. Gerade in Teams ist die Gefahr groß, dass nicht über Ziele kommuniziert wird. Ziele erscheinen dann für alle Beteiligten selbstverständlich und erst hinterher merkt man, dass jeder der Beteiligten »sein eigenes Süppchen gekocht hat«.

▪ Keine Prioritätensetzung

Komplexe und zeitkritische Situationen werden immer mehrere Ziele erzeugen, um die man sich kümmern muss. Diese Ziele können miteinander kollidieren, entweder weil ihre jeweiligen Variablen negativ miteinander verbunden sind (was im Wesentlichen bedeutet, dass mit der Erreichung des einen Ziels das andere unerreichbar wird), weil der gegebene Zeitrahmen nur die Verfolgung eines Zieles erlaubt oder weil die Ressourcen (z. B. Personal, Material) nicht ausreichen, um allen Situationsanforderungen zu begegnen. Da es also unmöglich ist, alle Probleme auf einmal zu lösen, muss ein Weg gefunden werden, die Liste der Probleme nach ihrer Wichtigkeit und Dringlichkeit zu organisieren. Diese Organisation muss stattfinden, bevor Handlungen geplant, delegiert und ausgeführt werden.

Im Normalfall wird ein Teamleiter, wenn er mit multiplen Problemen konfrontiert wird, Probleme oder Aufgaben delegieren. Hierbei muss er oder sie aber unbedingt zwischen »Probleme delegieren« und »Verantwortung an andere abgeben« unterscheiden. Ist dem Arzt nicht klar, welche Handlung die oberste Priorität hat, wird die Prioritätensetzung oft unbewusst dem Assistenzpersonal übertragen, welches mit einer Flut von Anordnungen überschüttet wird. Im vorliegenden Fall überträgt der Assistenzarzt seiner Intensivpflegekraft mehrere Anordnungen gleichzeitig. Da die Anordnungen jedoch ohne Prioritäten mitgeteilt werden, überlässt er der Pflegekraft die Entscheidung, welche der vielen Direktiven sie zuerst ausführen möchte. Ihre Prioritätensetzung wiederum kann dann die verschiedensten Motive haben: Sie tut das, was am einfachsten oder vertrautesten ist, was von ärztlicher Seite zuerst oder zuletzt gesagt wurde, oder das, was sie selbst möglichst lange möglichst weit weg von dem blutenden Patienten bringt. Möglicherweise trägt diese Entscheidung jedoch nicht dazu bei, das dringlichste Problem zu beheben.

Fehlende Prioritätensetzung zeigt sich ebenfalls im »**Reparaturdienstprinzip**«: Was gerade als Problem auffällt, darum kümmert man sich. Dadurch werden immer nur die dringlichsten, augenfälligsten Probleme gelöst. Die Hauptkonsequenz des Reparaturdienstverhaltens ist, dass die falschen Probleme gelöst werden: Kriterien wie Offensichtlichkeit oder persönliche Kompetenz bestimmen die Auswahl eines Problems. Man wiegt sich in der trügerischen Sicherheit, viel für den Patienten zu tun, und übersieht dabei, dass die Umstände das eigene Handeln und nicht das eigene Handeln die Umstände prägen: Das Reparaturdienstprinzip ist reaktiv und läuft den Entwicklungen hinterher. Kümmert man sich nicht angemessen um die Probleme, können sie lange unauffällig bestehen bleiben, bis sie sich dann immer schneller entwickeln. Antizipieren wir Probleme nicht, können sie uns überraschen. Da das Reparaturdienstverhalten nicht die zukünftige Entwicklung einer Situation berücksichtigt, eignet es sich nicht für den Umgang mit der Dynamik komplexer Situationen.

▪ Unklarheit über Zielkonflikte

Aufgrund der Vernetztheit vieler Systemvariablen (Situation des Unfallortes, Pathophysiologie des Patienten, Interessenslagen der behandelnden Berufsgruppen) gibt es Ziele, die jedes für sich genommen gerechtfertigt sind, sich aber gegenseitig widersprechen: Sei es die parallele technische Rettung und medizinische Versorgung an einem Unfallort oder das Nebeneinander von Diagnostik und Therapie während einer Versorgung im Schockraum: Immer besteht die Möglichkeit für Zielkonflikte, die nur durch einen Kompromiss oder eine klare Prioritätensetzung zu lösen sind. Besteht keine Klarheit über diese Konflikte, wird die Lösung dem Zufall, der Hierarchie oder dem Zeitdruck überlassen.

- **Mangelnde Konkretisierung von Zielen**

Das häufigste Problem bei der Zielbildung ist, dass sie zu früh abgebrochen wird und Ziele damit zu vage und allgemein bleiben, um handlungsleitend zu werden. Ein Ziel zu spezifizieren anstatt es unbestimmt zu lassen, erhöht die wahrgenommene Komplexität eines Problems und wird daher unbewusst vermieden. Unklare Ziele haben auch den psychischen Vorteil, dass ihre Erreichung nicht überprüft werden kann: Man kann sich auch angesichts schwieriger Probleme kompetent fühlen. Dadurch bleibt aber unklar, was genau durch wen und wann geschehen soll. Unklare Ziele werden auch von Teams gerne geteilt, da sie keinen Widerspruch erzeugen. Zielbildungen dieser Art dienen damit eher der Konfliktvermeidung als der Vorbereitung der Planung.

- **Ungenügende Zwischenzielbildung**

Grundsätzlich besteht Klarheit darüber, wohin sich der Zustand des Patienten weiterentwickeln soll, *konkret* wurde jedoch nicht darüber nachgedacht, wie die verschiedenen Schritte auf dem Weg zu diesem »großen Ziel« hin aussehen sollen. Zwischenziele dienen dazu, die Planung einzelner Handlungsschritte zu erleichtern. Fehlen sie, kann die Abfolge von Handlungen leicht willkürlich und planlos werden.

- **Fehlendes Bewusstsein über »nicht-sachliche« Ziele**

Explizit formulierte medizinische Ziele sind oftmals nur vordergründiger Motor des Handelns. Gleichzeitig gibt es aber auch Motive und implizite Ziele wie Kompetenzerhalt, Kontrolle, Statusgedanken, Angst vor Misserfolg, Konkurrenzgefühle und schlichtweg Bequemlichkeit. Es liegt an der »Psycho-Logik« menschlichen Handelns (► Kap. 4), dass es keine »rein sachlich« begründeten Entscheidungen gibt: In allem, was man tut, kümmert man sich um eigene Belange (*Selbstregulation*), nimmt auf Beziehungen zu Mitmenschen Rücksicht (*soziale Regulation*) und möchte sich so wenig Arbeit wie möglich mit einem Problem machen (*kognitive Ökonomie*). Dort, wo nicht-sachliche Ziele für den Entscheider unbewusst bleiben, können sie die heimliche Herrschaft über das Handeln in kritischen Situationen gewinnen. Dies ist mitunter für Außenstehende leichter zu erkennen als für den Handelnden selbst, der oft erst im Rückblick diese Einsicht gewinnt.

- **Frühe Festlegung endgültiger Ziele**

Ein einmal festgelegtes Ziel wird auch dann nicht revidiert, wenn neue Information dies erforderlich machen würde. Die Tatsache, dass sich weder die Beatmungsdrücke noch die Oxygenierung auf die Drainagenanlage hin verbessern, hätte den Assistenzarzt an der Richtigkeit seiner Diagnose und des resultierenden Ziels zweifeln lassen müssen. Eine Meinung zu korrigieren, wird unbewusst als mangelnde Kompetenz bewertet. Mangelnde Kompetenz jedoch gestehen sich Menschen ungern ein. Dadurch, dass keine Zweifel aufkommen dürfen, wird die Handlungsweise rigide und ist nicht mehr für Veränderungen der Situation offen.

- **Fixierung auf Negativziele**

Durch gedankliche Auseinandersetzung mit negativen Zielen (*Vermeidungszielen*) statt mit positiven Zielen (*Anstrebenszielen*) wird versucht, eine kritische Situation zu entschärfen (»Die Oxygenierung des Patienten darf sich auf gar keinen Fall weiter verschlechtern!«). Dadurch bleibt offen, was denn stattdessen erreicht werden soll, und planvolles Handeln wird erschwert. Zudem besteht die Gefahr, dass durch die intensive gedankliche Beschäftigung mit dem Negativziel das zu Vermeidende überhaupt erst herbeigeführt wird.

Häufige Fehler bei der Zielbildung

- Keine Zielbildung: Aktionismus
- Keine Prioritätensetzung
- Unklarheit über Zielkonflikte
- Mangelnde Konkretisierung von Zielen
- Ungenügende Zwischenzielbildung
- Fehlendes Bewusstsein über »nichtsachliche« Ziele
- Frühe Festlegung endgültiger Ziele
- Fixierung auf Negativziele

7.2 Planen

Planen ist eine geistige Tätigkeit: Es ist »Probehandeln« (Freud 1911), gewissermaßen eine vorgestellte Annäherung an das Ziel (Funke u. Fritz 1995). Planen heißt (vgl. Hacker 1986; Strohschneider u. von der Weth 2001),

- verfügbare Handlungsoptionen zu **erkennen**,
- Handlungsoptionen zu **bewerten** (Risiken und Vorteile, Durchführungswahrscheinlichkeit, Rahmenanforderungen) und
- Handlungsschritte (was, wann, wo) **im Zeitverlauf festzulegen**.

Beim Planen kann man sich überlegen, unter welchen *Bedingungen* eine Maßnahme »funktioniert«, welche *Konsequenzen* eine Handlung haben wird, man kann *Alternativen* erwägen und *Risiken abwägen*. Der Vorteil des Planens ist, dass all das vollkommen gefahrlos ist, denn es ist ja nicht real. Der Nachteil des Planens ist, dass es nicht real ist: Ob ein Plan aufgeht, weiß man erst hinterher.

Ein Plan kann sich auf unmittelbar bevorstehende Einzelhandlungen oder auf weit in die Zukunft reichende Handlungsketten beziehen. In jedem Fall besteht ein Teilstück eines Plans aus den Elementen »Bedingung für die Maßnahme X – Maßnahme X – Folgen der Maßnahme X«: »Falls es gelingt, bei dem adipösen Patienten einen weiteren i.v.-Zugang zu legen, bekommt er unverzüglich 250 ml HyperHAES und dann wird der Blutdruck ansteigen.« Wenn aus einer Handlung mehrere Zustände resultieren können, kann sich der Plan »verzweigen« (Dörner 1999): »Wenn es gelingt, bei dem adipösen Patienten einen weiteren i.v.-Zugang zu legen, können wir darüber die Volumentherapie laufen lassen, anderenfalls versuchen wir es am anderen Arm nochmals oder wir punktieren zentralvenös.« Da in der Akutmedizin Handlungsfolgen oft nicht genau bestimmbar sind, würde eine konsequente Planung aller möglichen Verzweigungen sehr schnell unüberschaubare Bäume ergeben. Man wird deshalb nicht zu viele Schritte im Voraus festlegen, sondern eher bis zu wichtigen Zwischenzielen planen und die weitere Entwicklung der Situation abwarten (Lindblom 1959; ◻ Abb. 7.2).

Planen kann darüber hinaus nach der Richtung unterschieden werden, in der die Planungsgedanken gehen: *Vorwärts- und Rückwärtsplanen* (Dörner 1989):

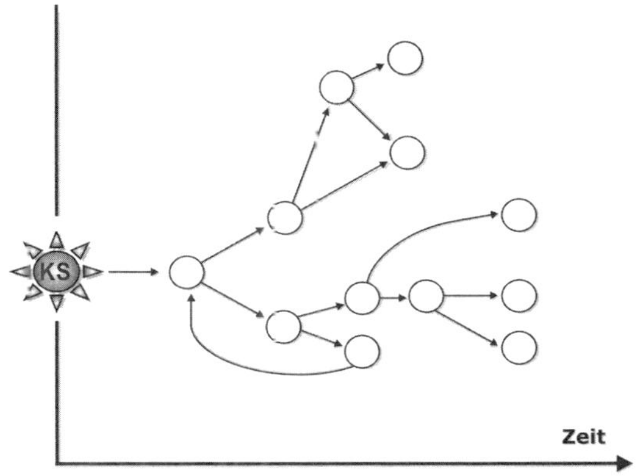

◻ **Abb. 7.2** Verzweigter Plan (nach Dörner 1999). Die Ausgangslage des verzweigten Plans ist eine kritische Situation (KS). Die Pfeile symbolisieren Handlungsschritte, die Kreise Ereignisse

- Vorwärts zu planen bedeutet, vom *momentanen Zustand* aus zu denken: Dies ist die augenblickliche Situation des Patienten; wie geht es von hier aus weiter in Richtung auf das Ziel?
- Rückwärts planen heißt, *vom Ziel aus* zu denken: Was muss vorher erreicht sein, wenn man dieses Ziel erreichen will? Rückwärts planen kann man nur, wenn das Handlungsziel klar ist und wenn der Weg dorthin in konkrete Zwischenziele gegliedert ist; gleichsam als Etappen, an denen entlang man rückwärts denkt

Planen in kritischen Situationen läuft in der Regel nicht nach einer der beiden Planungsarten ab, sondern erfordert eine Kombination beider Vorgehensweisen.

Eine zusätzliche Planungsanforderung entsteht bei der Behandlung von Akutpatienten durch interdisziplinäre Teams: Hier kommt zu der Notwendigkeit, die eigenen Behandlungsschritte im Kopf haben zu müssen, auch noch die Anforderung hinzu, die eigenen Pläne mit denen der anderen Berufsgruppen abzustimmen. Auf die damit verbundene Möglichkeit von Zielkonflikten und deren Lösungsmöglichkeiten wird in ▶ Kap. 11 eingegangen.

7.2.1 Angemessenes Planen in komplexen Situationen

Komplexe Problemsituationen in der Akutmedizin sind oft durch Intransparenz und eine hohe Eigendynamik gekennzeichnet (▶ Kap. 2). Genau wie der Assistenzarzt in dem Fallbeispiel findet man sich in einer Situation wieder, in der man genau genommen nicht genug über einen Patienten weiß, um »vernünftig« planen zu können. Neben der Undurchsichtigkeit der momentanen Situation ist auch die weitere Zukunft nicht absehbar. Damit kann man sich nicht auf einen Plan festlegen, ohne gleichzeitig zu riskieren, dass sich die Situation bereits verändert, während man noch über die Problemlösung nachdenkt. Schließlich stellen auch die Folgen des eigenen Handelns einen Unsicherheitsfaktor für die Planung dar: Gelegentlich stellt sich erst nach einiger Zeit heraus, dass das Tun nicht den gewünschten Erfolg gebracht hat. Entsprechend ging auch der Assistenzarzt lange Zeit davon aus, erfolgreich eine Thoraxdrainage gelegt zu haben.

Zusammenfassend lässt sich festhalten, dass man unter den Bedingungen der Komplexität keine langfristigen und vollständigen Pläne erstellen kann. Planen unter diesen besonderen Rahmenbedingungen schließt daher grundsätzlich aus, den Weg von einer gegebenen Situation bis zu einem Ziel in allen Einzelheiten im Voraus festlegen zu können. Komplexität macht es erforderlich, Pläne je nach Zustand des Patienten oder des Fortgangs der Situation zu verändern. Auch wenn diese Flexibilität eine der Kernanforderungen an das Planen sein muss, so kann man dennoch einige Grundregeln formulieren, die als Fixpunkte für gutes Planen gelten können (von der Weth 2001). Gutes Planen in der Akutmedizin ist:

- **... in Maßen »verzweigt geplant«**
  Die Komplexität einer kritischen Situation ist nicht durch nur *einen* gedachten Handlungsweg von A nach B reduziert, sondern es werden Alternativen mitgeplant. Dazu braucht man in der Planung »Sollbruchstellen«, an denen man entscheidet, ob das bisherige Vorgehen effektiv ist oder ob es geändert werden muss. Hat man Zwischenziele mit Kriterien formuliert, können diese als solche Kontrollpunkte dienen: Wenn ein Zwischenziel nicht erreicht werden kann, muss der Gesamtplan überprüft werden. Ein solches Zwischenziel hätte beispielsweise die Normalisierung der Beatmungswerte nach Anlage der Drainage sein können. Dass diese unverändert blieben, hätte den Assistenzarzt zum Nachdenken bewegen müssen.
- **... auf Neben- und Fernwirkungen des Handelns geprüft**
  Da mit einer Maßnahme ein bestimmtes Ziel erreicht werden soll, ist man häufig zufrieden, wenn das Erwünschte eintritt. Jede Behandlung hat jedoch ihre Risiken und unerwünschten Nebenwirkungen. Eine Anforderung an gutes Planen ist deshalb, nicht nur den Behandlungsweg, sondern auch die – unter Umständen erst später auftretenden – negativen Konsequenzen im Auge zu haben. Neben- und Fernwirkungen des Handelns wurden bei der Planung der Thoraxdrainage offensichtlich nicht berücksichtigt.
- **... mit Puffern geplant**
  Gerade weil sich kritische Situationen dynamisch verändern, kann man sich unvermutet mit einer unerwarteten Entwicklung konfrontiert sehen. Um diese Entwicklung abfangen zu können, bevor sie den Patienten schädigt, ist es nötig, seinen Handlungsspielraum mit Puffern zu versehen. Puffer in der Akutmedizin sind vor allem Zeit, zusätzliches Personal und materielle Ressourcen. Puffer werden jedoch in der momentanen Situation des Gesundheitswesens oftmals als überflüssiger Luxus angesehen. Planen ohne Puffer erhöht aber die Risiken für schwere Unfälle und Zwischenfälle, da Abweichungen vom Plan nicht mehr aufgefangen werden können.

Zeichen guten Planens
- In Maßen »verzweigt geplant«
- An Neben- und Fernwirkungen des Handelns gedacht
- Mit Puffern geplant

7.2.2 Fehler und Probleme beim Planen

Komplexität und Dynamik begrenzen die Möglichkeiten, weitreichend planen zu können. In Folge dessen treten regelhaft eine Reihe an Fehlern während des Planungsprozesses auf. Diese Fehler sind (Dörner et al. 1983; Dörner 1989; Dörner u. Schaub 1994, 1995; Schaub 2000, 2006; Strohschneider u. von der Weth 2001):

- **... fehlendes Planen: Methodismus**
  Hat sich ein medizinisches Vorgehen einmal bewährt, wird diese Handlung mit einer positiven Verstärkung gelernt. Tritt eine ähnliche Situation das nächste Mal auf, besteht eine starke Tendenz dahingehend, die Verhaltensweise erneut einzusetzen, getreu dem Motto: »Was sich einmal hat bewährt, darauf greift man gern zurück!« Durch die damit bewirkte Verstärkung können positive Erfahrungen bereits mittelfristig zu starrem regelbasiertem Problemlösen führen, zum sogenannten Methodismus. Methodismus als Ersatz für situationsspezifisches Planen kann zu einer Gefahr werden, die besonders den Erfahrenen ereilen kann. Unbewusst lautet dessen Situationseinschätzung: »Diese Situation kenne ich, das habe ich schon so oft erlebt, da weiß ich, wie die Behandlung geht«, und als Reaktion darauf wird unter Auslassung des Planungsprozesses auf einen vorformulierten Handlungsablauf zurückgegriffen. Möglicherweise kommen dabei Handlungsroutinen (► Kap. 3) zur Anwendung, die sich bisher in ähnlichen Situationen bewährt haben, just für das konkrete Problem aber nicht angemessen sind, weil dieses sich in unauffälligen, aber wichtigen Details unterscheidet. Es resultieren Handlungen nach dem Motto »Bewährt, aber falsch« (Reason 1990).
- **... planen ohne Alternativen, mit nur einem Schwerpunkt**
  Es wird nur ein Handlungsweg bedacht, ohne mögliche Verzweigungen oder denkbare Alternativen zu berücksichtigen. Verläuft der Handlungsweg nicht wie geplant, wird man von der Entwicklung überrascht und muss mangels Alternativen erneut mit dem Planungsprozess beginnen. Der weitere Verlauf der Patientenversorgung nach der vermeintlich erfolgreichen Punktion des Pneumothorax wäre ein klassisches Beispiel dafür, wie man im Falle des Scheiterns einer Idee ganz neu mit dem Planen beginnen muss und sich nun mit wesentlich größerem Zeitdruck konfrontiert sieht.
- **... planen ohne Fern- und Nebenwirkungen zu bedenken, unvernetzt planen**
  »Man kann nie nur eines wollen« – und man kann in der Medizin auch nie »nur eines tun«! Dieser Satz mag zwar als Binsenweisheit anmuten, er ist jedoch von elementarer Bedeutung für den Umgang mit Planungsprozessen in komplexen Situationen. Jede Handlung hat unerwünschte Neben- und Fernwirkungen, die beachtet und in der persönlichen »Kosten-Nutzen-Rechnung« berücksichtigt werden müssen. Der Preis, den Patienten für die Behandlung bezahlen müssen, darf nicht höher sein als die Kosten ihrer Erkrankung; daran sollte sich jeder Plan orientieren. Die Maxime »man kann nie nur eines wollen« wird aber oft missachtet, weil es geistig unbequem ist, die Komplexität eines Problems dadurch zu erhöhen, dass man auch noch Fern- und Nebenwirkungen einkalkuliert. Gelegentlich treten erst in Folge dieser Reflexion Zweifel an bisherigen Therapiemaßnahmen auf und zwingen zur Neuorientierung. Darüber hinaus kostet dieses Nachdenken Zeit und Kraft, eine Ressource, die nicht in jedem Fall in ausreichender Menge zur Verfügung steht.
- **... unterplanen**
  Einen Plan in detaillierte Handlungsabschnitte zu untergliedern, erfordert viel mentale Kapazität. In Verbindung mit der Notfallsituation ist die mentale Belastung jedoch oft so hoch, dass Pläne bevorzugt auf einem sehr vagen Niveau formuliert werden. Das ist in gewissen Grenzen sinnvoll, da man dadurch mögliche Verzweigungen oder denkbare Alternativen berücksichtigen kann. Allerdings erscheinen manche Optionen nur so lange erstrebenswert, so lange man sich noch keine Gedanken über die konkrete Umsetzung gemacht hat. Unterplant man eine Situation, so läuft man Gefahr, einen Weg einzuschlagen, der sich mangels Durchführbarkeit als Sackgasse herausstellt.

- **... Planoptimismus**
  Sobald der Wunsch Vater des Gedanken wird und ein Scheitern von vorneherein nicht in Frage kommt, wird Planoptimismus das Handeln bestimmen: »Die Anlage der Thoraxdrainage wird gut gehen, weil es gut gehen muss«. Die Wahrnehmung über Rückmeldungen aus dem System (Blutung; unveränderte Beatmungssituation) wird selektiv erfolgen; man sieht nur, was man sehen möchte, weil man zu wissen meint, dass der einmal gefasste Plan erfolgreich sein wird. Die schwerwiegendste Variante des Planoptimismus ist das völlige Außerbetrachtlassen der Möglichkeit, dass Komplikationen (wie die Perforation der Leber) oder kritische Situationen auftreten könnten. Wer nicht mit einem Scheitern rechnet, wird möglicherweise »kalt erwischt« und muss dann nicht nur unter Zeitdruck neue Pläne bilden, sondern auch das eigene Scheitern verarbeiten.

Häufige Fehler beim Planen
- Fehlendes Planen: *Methodismus*
- Planen ohne Alternativen, mit nur einem Schwerpunkt
- Planen ohne Fern- und Nebenwirkungen zu bedenken, unvernetzt planen
- Unterplanen
- Planoptimismus

7.3 Tipps für die Praxis

Ziele
- Setzen Sie sich realistische Ziele! Bedenken Sie, dass eine gute Entscheidung nur dann gut ist, wenn man auch die Zeit hat, sie in die Tat umzusetzen.
- Wenden Sie Mühe auf die Klärung von Zielen und Kriterien ihrer Erreichung: Woran genau werden Sie merken, dass Sie Ihre Ziele erreicht haben?
- Klären Sie für sich die Priorität Ihrer Ziele, *bevor* Sie sich an Ihr Assistenzpersonal wenden.
- Seien Sie sich selbst gegenüber kritisch, welche nicht-medizinischen Absichten oder Ziele Ihr Handeln bestimmen.
- Formen Sie, wo immer möglich, ein negatives Ziel in ein positives Ziel um. Wo Sie mit dem Patienten hin möchten, ist entscheidend und nicht, wo Sie nicht hin möchten.
- Bedenken Sie immer, dass Sie in komplexen Situationen nicht *nur eines* machen, nicht *nur ein Ziel* anstreben können. Seien Sie wachsam gegenüber Zielkonflikten.
- Nutzen Sie das Sprechen über Behandlungsziele als Möglichkeit, im Team besser zusammenzuarbeiten: Gemeinsame Ziele sind die Voraussetzung gemeinsamen Handelns!

Planen
- Erhoffen Sie das Beste, aber planen Sie für das Schlimmste! Wenn man ein »*worst case*«-Szenario bei seiner Planung berücksichtigt, wird man nicht von unangenehmen Entwicklungen überrascht.
- Denken Sie immer daran: Alles kann auch Ihnen passieren! Dass auch dem kompetentesten Kliniker Pläne scheitern, liegt in der Natur des Planens, nicht in der Person des Planers.
- Planen Sie mit Alternativen und mit Puffern (Zeit, Ressourcen, Personal).
- Denken Sie an unbeabsichtigte Nebenwirkungen Ihres Handelns.
- Vergessen Sie nicht, dass Planen eine geistige Tätigkeit und somit anstrengend ist. Es benötigt ein Minimum an Ausgeruhtheit und Muße, auch in kritischen Situationen. Wo immer möglich, sollte der Erfahrenste alle manuellen Tätigkeiten delegieren, um den Kopf zum Planen frei zu haben.

7.4 Ziele und Pläne – Auf einen Blick

- Ein Ziel zu haben bedeutet: Wissen, wie man ein bestimmtes Bedürfnisse befriedigen kann; gute Ziele sind solche, die möglichst vielen Bedürfnissen zugleich dienen, ohne dabei neue Probleme zu schaffen
- Ziele geben dem Handeln die Richtung vor, sie dienen als »Leuchtfeuer« des Handelns
- Gute Ziele sind gegliedert in Ober-, Teil- und Zwischenziele, geordnet nach Prioritäten und auf Konflikte geprüft; sie sind positiv formuliert, klar benannt und mit Kriterien der Erreichung formuliert; Flexibilität ist in dynamischen Situationen besonders wichtig
- Häufige Probleme bei der Zielbildung sind Aktionismus, fehlende Prioritätensetzung, Unklarheit über Zielkonflikte, mangelnde Konkretisierung und Gliederung, zu frühe Festlegung und Fixierung auf Negativziele
- Nicht-fachliche Ziele spielen beim Handeln häufig eine Rolle; vor allem Kompetenzschutz kann in kritischen Situationen unbewusst das Handeln bestimmen
- Planen ist die vorgestellte Annäherung an ein Ziel; Planen bedeutet, Handlungsoptionen zu erkunden, zu bewerten und Handlungsschritte festzulegen
- Unter den Bedingungen der Akutmedizin sind vollständige, langfristige Pläne selten möglich; gute Pläne in der Akutmedizin sind in Maßen verzweigt, mit Puffern versehen und auf Fern- und Nebenwirkungen geprüft
- Häufige Planungsfehler sind Methodismus, Planen ohne Alternativen, fehlende Beachtung von Nebenwirkungen, Unterplanen und Planoptimismus

Literatur

Dörner D (1999) Bauplan für eine Seele. Rowohlt, Reinbek bei Hamburg

Dörner D (1989) Die Logik des Mißlingens. Rowohlt, Reinbek bei Hamburg

Dörner D, Kreuzig H, Reither F, Stäudel T (1983) Lohhausen. Vom Umgang mit Unbestimmtheit und Komplexität. Hans Huber, Bern

Dörner D, Schaub H (1994) Errors in Planning und Decision Making and the Nature of Human Information Processing. Applied Psychology: An International Review, 43: 433–453

Dörner D, Schaub H (1995) Handeln in Unbestimmtheit und Komplexität. Organisationsentwicklung, 14: 34–47

Funke J, Fritz A (1995) Über Planen, Problemlösen und Handeln. In: Funke J, Fritz A (Hrsg.) Neue Konzepte und Instrumente zur Planungsdiagnostik. Deutscher Psychologen Verlag, Bonn, S 1–45

Freud S (1911/1961) Formulierungen über die zwei Prinzipien des psychischen Geschehens. Gesammelte Werke, Band VIII. Fischer, Frankfurt am Main

Hacker W (1986) Arbeitspsychologie. Deutscher Verlag der Wissenschaften, Berlin

Lindblom CE (1959) The science of muddling through. Public Administration Review 19:79–88

Reason J (1990) Human Error. Cambridge University Press, Cambridge UK

Schaub H (2000) Menschliches Versagen. Die Rolle des Faktor »Mensch« bei großtechnischen Katastrophen aus psychologischer Sicht. Bamberg: Memorandum 35 des Instituts für Theoretische Psychologie der Universität Bamberg.

Schaub H (2006) Störungen und Fehler beim Denken und Problemlösen. In Funke J (hg) Enzyklopädie der Psychologe. C/II/8: Denken und Problemlösen. Hogrefe, Göttingen, 447–482

Strohschneider, S, von der Weth R (Hrsg.) (2001) Ja, mach nur einen Plan: Pannen und Fehlschläge – Ursachen, Beispiele, Lösungen. Hans Huber, Bern

Von der Weth R (2001) Management der Komplexität. Huber, Bern u. a.

Von der Weth R (1990) Zielbildung bei der Organisation des Handelns. Peter Lang, Frankfurt am Main

Aufmerksamkeit: Im Fokus des Bewusstseins

Re-Intubation

Ein Intensivarzt hat die letzte Schicht in seiner Nachtdienstwoche. Es ist 3 Uhr morgens und die vergangenen Stunden waren aufgrund von arbeitsintensiven Patienten sehr anstrengend. Dementsprechend müde fühlt sich der Assistenzarzt. Er hat vor, sich kurz hinzulegen, visitiert jedoch zuvor nochmals einen Patienten mit einem neu aufgetretenen hämodynamischen Problem. Während er noch über eine Problemlösung nachdenkt, wird er in das Nachbarzimmer zu einem Notfall gerufen: Ein Intensivpatient ist bei einer Lagerungsmaßnahme versehentlich extubiert worden. Der Assistenzarzt folgt der Pflegekraft in das Zimmer, wo eine weitere Pflegekraft den Patienten mit der Maske beatmet. Die pulsoxymetrisch gemessene Sättigung liegt bei 85%. Der Assistenzarzt übernimmt die Maskenbeatmung und lässt die Re-Intubation vorbereiten. Da der Patient verwirrt ist und sich gegen die Maskenbeatmung wehrt, möchte der Assistenzarzt die bereits laufende Analgosedierung mit Fentanyl und Dormicum vertiefen. Zu diesem Zweck greift der Assistenzarzt nach dem Perfusor und dreht mit der Hand einige Milliliter des Spritzeninhaltes hinein. Wenige Sekunden später beginnt der Patient tachykard zu werden und der Monitor gibt Alarm. Ein Blick auf den Bildschirm zeigt eine Herzfrequenz von 180/min und einen arteriellen Druck von 260/150 mmHg. Anstatt einen Bolus Fentanyl-Dormicum zu geben hat der Assistenzarzt versehentlich den Perfusor mit Suprarenin bedient. Mit der Bolusgabe von Perlinganit kann der Assistenzarzt eine weitere Blutdrucksteigerung kupieren und wenige Minuten später mit der geplanten Intubation fortfahren.

Ein Intensivmediziner wird am Ende einer Nachtdienstwoche im müden Zustand mit einem Notfall konfrontiert. Die Anforderung erreicht ihn in einem Moment, wo seine Aufmerksamkeit von einem anderen Problem in Beschlag genommen wird. Erschöpft und noch in Gedanken muss er eine Notfallsituation bewältigen, in der er sich auf eine Maskenbeatmung und die Vorbereitung einer Re-Intubation konzentrieren muss. Als er dem Patienten manuell einen Bolus mit Analgosedierung geben möchte, vergreift er sich in der Wahl der Perfusorspritze und appliziert dem Patienten eine größere Menge eines Katecholamins. Durch die sofortige medikamentöse Intervention kann der Assistenzarzt eine Patientenschädigung durch einen exzessiven Blutdruck- und Herzfrequenzanstieg verhindern.

8.1 Steuerung des Handelns: Aufmerksamkeit, Vigilanz und Konzentration

Menschliches Denken, Wahrnehmen und Handeln kann bewusst kontrolliert und gesteuert werden. Diese bewusste Steuerung ist besonders für die analytische Bewältigung von *Problemen* und für alle Tätigkeiten, die *Genauigkeit* und *Dauerhaftigkeit* verlangen, relevant. Die dafür notwendige zentrale Ressource ist die **Aufmerksamkeitslenkung.** Mit ihrer Hilfe gelingt es Menschen, ganz bei einer Sache zu sein. Aufmerksamkeit ist jedoch eine anfällige Ressource: Lässt sie nach oder ist sie wie im Fallbeispiel müdigkeitsbedingt gestört, fehlt Menschen oftmals die Kontrolle über die Ausführung von Handlungen. Fehler werden dann häufiger begangen.

In der Forschung zu Human Factors werden:

- als *Eigenschaften von Aufmerksamkeit* die phasische und tonische Aktivierung, Daueraufmerksamkeit und Vigilanz, und
- als *Störungen der Aufmerksamkeit* Müdigkeit, Ermüdung und Monotonie diskutiert.

8.1.1 Aufmerksamkeit

Der Intensivarzt verabreicht das falsche Medikament, weil er einen Moment lang nicht aufmerksam ist. Ihm wird die Fehlhandlung erst dann bewusst, als Monitoralarme ihn auf eine Abweichung des geplanten vom tatsächlichen Verlauf aufmerksam machen. Obwohl er ganz bei der Notfallsituation ist, gewissermaßen »ganz aufmerksam« die Patientenversorgung koordiniert, entgeht dennoch ein Teil der damit verbundenen Handlung, die Medikamentenapplikation, seiner Aufmerksamkeit. Wie soll man sich daher Aufmerksamkeit vorstellen, wenn man zwar »ganz da« sein kann, aber dennoch manche Handlungen außerhalb der bewuss-

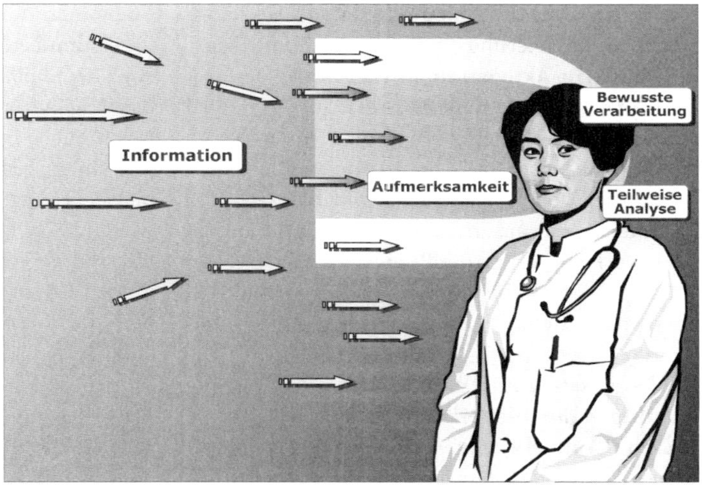

Abb. 8.1 Aufmerksamkeit als »Scheinwerfer« oder »Filter«: Was in ihrem Fokus ist, gelangt ins Bewusstsein

ten Kontrolle sind? »Was Aufmerksamkeit ist, das weiß man einfach«, sagte bereits 1890 der Bewusstseinspsychologie James: »Aufmerksamkeit ist die willkürliche Ausrichtung der Wahrnehmung und des Denkens auf einen Gegenstand.« Trotz dieser einleuchtenden Erklärung gibt es bis heute keine klare Definition von Aufmerksamkeit (Weeß et al. 1998; Beispiele: Eysenck u. Keane 2000; Styles 2006). Statt einer Definition finden sich in der Literatur zumeist Metaphern, die Aspekte der Aufmerksamkeit beschreiben (Zimbardo u. Gerrig 2008). Die drei wichtigsten Metaphern sind der *Scheinwerfer*, der *Filter* und der *Flaschenhals* (Abb. 8.1).

Metaphern der Aufmerksamkeit

Durch die **Scheinwerfer-Metapher** wird deutlich: *Nicht alles, was gerade in der Umgebung vorhanden ist, wird von Menschen bewusst wahrgenommen*. Nur das, was im Fokus der Aufmerksamkeit steht, kann ein Mensch bewusst ansehen oder anhören und darüber nachdenken. Der »Scheinwerfer Aufmerksamkeit« ist eng mit dem Bewusstsein verknüpft. Was nicht aufmerksam wahrgenommen und verarbeitet wird, kann über *Gefühle* dennoch teilweise ins Bewusstsein gelangen. Dies geschieht allerdings in verschlüsselter Form, da Gefühle als blitzartige Zusammenfassung und Bewertung einer Situation ihre Ursache nicht erklären (▶ Kap. 4).

Die **Metapher des Filters** zeigt, dass *nicht alles, was ein Mensch wahrnimmt, auch ins Bewusstsein gelangt* (▶ Kap. 5). Bekannt wurde die Formulierung der Filtertheorie als Flaschenhals (Broadbent 1958). Da die Aufmerksamkeit eine limitierte Ressource ist, gehe alles, was nicht bewusst verarbeitet wird und folglich nicht durch den Flaschenhals gelangt, verloren. Empirisch gestützt ist die modifizierte Form dieser Theorie: Die bewusste Verarbeitung hängt zwar von der Aufmerksamkeit ab, aber es wird auch das, was nicht bewusst wahrgenommen wird, zumindest teilweise analysiert. Dies geschieht dadurch, dass Wahrnehmungsinhalte, die nicht von der Aufmerksamkeit aus dem Datenstrom gefiltert und im Kortex verarbeitet werden, in anderen Gehirnzentren auf Relevanz geprüft und in Schemata eingeordnet werden (Ramachandran u. Blakeslee 2001). Wird eine Wahrnehmung als »relevant« bewertet, erfolgt eine unwillkürliche Zuwendung der Aufmerksamkeit auf die Reizquelle hin (**Orientierungsreaktion,** Sokolov 1963). Der Monitoralarm einer Blutdrucküberschreitung ist eine solche Reizquelle, an der sich der Assistenzarzt orientiert. Der Alarmton ist für ihn eine relevante Wahrnehmung.

Physiologie der Aufmerksamkeit

Physiologisch ist Aufmerksamkeit an zentralnervöse Aktivierung gebunden. Es gibt zwei Grundformen von Aufmerksamkeit, die phasische und die tonische Aktivierung:

- **Tonische Aktivierung** beschreibt, wie »wach« jemand ist. Diese Aktivierung unterliegt nicht der bewussten Kontrolle, sondern ist vom zirkadianen Rhythmus und vom Schlafmangel abhängig. Zum Zeitpunkt des Notfalls ist die tonische Aktivierung des Intensivarztes niedrig.

- **Phasische Aktivierung** ist ein Anstieg der zentralnervösen Aktivierung, der auf ein Signal oder einen Warnreiz hin erfolgt. Physiologisch zeigt sich die phasische Aktivierung in einem Anstieg von Herzfrequenz und Blutdruck, in einer Abnahme des Hautwiderstands und in einer Erweiterung der Pupillen. Als er von dem Notfall im Nebenzimmer erfährt, erfolgt bei dem Assistenzarzt eine phasische Aktivierung.

Im Gegensatz zur zentralnervösen Aktivierung unterliegen die Aufmerksamkeitsaspekte Vigilanz, selektive Aufmerksamkeit und geteilte Aufmerksamkeit zumindest teilweise der bewussten Kontrolle des Organismus (Weeß et al. 1998).

8.1.2 Vigilanz

Vigilanz (Wachsamkeit) ist die Bereitschaft, die Aufmerksamkeit über einen längeren Zeitraum auf einem hohen Niveau zu halten und auf seltene und zufällig auftretende Reize zu reagieren. Der Neurologe Sir Henry Head hielt bereits Anfang des letzten Jahrhunderts fest, dass man unter Vigilanz »das Ausmaß« versteht, »in dem ein bestimmter Teil des Zentralen Nervensystems zu einem beliebigen Zeitpunkt Zeichen der integrativen und absichtsvollen Anpassung [auf Außenreize hin; Anm. d. Hrsg] zeigt« (Head 1923). Während des Zweiten Weltkrieges beauftragte die Royal Air Force den Psychologen Norman Mackworth, die Effizienz des Radarpersonals zu untersuchen. Ausgangspunkt war die Beobachtung, dass Soldaten, die am Sonargerät feindliche U-Boote aufspüren sollten, insbesondere gegen Ende der Wache schwache Signale auf ihren Monitoren entgingen. Mackworth untersuchte systematisch, wann genau und warum dieses Phänomen auftrat. Er fand heraus, dass die Genauigkeit der Signaldetektion bereits nach 30 Minuten um etwa 15% gesunken war und in der verbleibenden Zeit der Schicht einen eher graduellen Abfall aufwies. Dieses Phänomen der nachlassenden Leistung bei der konstanten Aufgabe der Signaldetektion bezeichnete er als Aufmerksamkeitsverfall (*vigilance decrement;* Mackworth 1948). Erklärt wurde dieses Phänomen durch die mental unterfordernde und unterstimulierende Aufgabengestaltung. Diese Sicht wird heute nicht mehr geteilt. Es gilt als gesichert, dass Vigilanzaufgaben hohe Anforderungen an die menschliche Informationsverarbeitung stellen und mit einem beachtlichen Grad an subjektiver Arbeitsbelastung und Stress verbunden sind (Mackworth 1970, Warm et al. 2008). Somit kann die »Ressource Aufmerksamkeit« zu einem limitierenden Faktor in der Auseinandersetzung mit Außenreizen werden. Verfällt die Vigilanz im Laufe einer Aufgabe, so liegt dies nicht daran, dass die Aufgabe langweilig ist, sondern daran, dass die Arbeitsbelastung, die Vigilanzaufgaben mit sich bringen, den Betreffenden ermüdet.

Das Interesse an den Möglichkeiten und Grenzen der Vigilanz ist in vielen Hochrisikobereichen aufgrund vermehrt eingesetzter Automatisierung gestiegen. Der technische Fortschritt hat die Rolle des Menschen und damit die Anforderungen an seine Tätigkeiten verändert: Während ein Arbeitnehmer früher ein System aktiv steuerte und wusste, wo genau im Prozess man sich gerade befand, so beschränkt sich vielerorts seine Aufgabe nur noch darauf, das System zu überwachen und bei Problemen einzugreifen. Ein vergleichbares Anforderungsprofil von Überwachung und Eingreifen ist in manchen Bereichen der Akutmedizin zu finden. War beispielsweise die Anästhesie früher durch eine ständige klinische Interaktion zwischen Patient und Arzt oder Schwester charakterisiert (Gesichtsfarbe wahrnehmen, Pupillen kontrollieren, Puls fühlen, Lunge auskultieren), so ist diese Interaktion durch die Beobachtung von Monitoren und Anzeigen von Vitalzeichen ersetzt worden. Symptomatisch für diese generelle Entwicklung stieg die Anzahl von Anzeigen, Alarmen und Kurven auf hochentwickelten Monitoren von etwa vier in den 1970er Jahren auf 23 im Jahre 2000 (Beatty 2000). Alle diese Monitore bedürfen einer vigilanten Überwachung, um Änderungen im System rasch erkennen zu können.

Einige anästhesiologische Fachgesellschaften tragen dieser Tatsache mit der Erwähnung von Vigilanz in ihrem Leitmotiv Rechnung: »Vigila et ventila« (»Sei wachsam und beatme«). Leistungsabfälle während einer langen Vigilanzaufgabe – wie das Beobachten von Monitoren – manifestieren sich in

Herabsetzung der Reaktionszeit sowie einer verminderten Wahrscheinlichkeit der visuellen und auditiven Signalentdeckung (Krueger 1994). Während langen Operationen kann der Vigilanzabfall gerade für Assistenten, die monotone Aufgaben ausführen, oder für Anästhesisten, die ständig Vitalzeichen und Monitordaten überwachen sowie Narkotika verabreichen müssen, zu einem Problem werden.

Vigilanz ist zwar eine notwendige Bedingung für gutes Handeln in der Anästhesie, ihre Bedeutung in der Zusammenschau mit anderen Faktoren sollte jedoch nicht überschätzt werden (Howard u. Gaba 1997). Eine sehr hohe (z. B. Stress) sowie eine sehr niedrige Aktivierung (z. B. Erschöpfung und Müdigkeit) senken die Vigilanz.

8.1.3 Konzentration

Konzentration ist die dauernde Ausrichtung der Aufmerksamkeit auf einen bestimmten, bewusst ausgewählten Bereich des Denkens und Wahrnehmens (Zimbardo u. Gerring 2008).

Konzentration setzt die Fähigkeit zur *selektiven Aufmerksamkeit* voraus, mit der man aus der Summe aller möglichen Wahrnehmungsinhalte eine bewusste Auswahl trifft und störende Reize ausblendet. Um sich auf eine Sache voll konzentrieren zu können, muss das aktuelle *Motiv* von anderen Motiven, die auch aktiv werden wollen, *abgeschirmt* werden (► Kap. 4). Zudem verlangt Konzentration die *Erhöhung der Wahrnehmungsschwellen*, da man sonst leicht durch andere Reize abgelenkt wird.

8.1.4 Geteilte Aufmerksamkeit

Von geteilter Aufmerksamkeit spricht man, wenn jemand zwei oder mehr Aufgaben zugleich bearbeiten muss (Müsseler u. Prinz 2002). Ob dies gelingt, hängt maßgeblich davon ab, welcher Natur die entsprechenden Aufgaben sind. Die meisten Menschen sind nicht in der Lage, mehrere Aufgaben, die jeweils eine bewusste Verarbeitung notwendig machen, parallel abzuarbeiten. Sie können sich nur dann mehreren Aufgaben gleichzeitig widmen, wenn höchstens eine davon bewusstes Denken erfordert und die andere Aufgabe großteils »automatisiert« abläuft (Schneider u. Shiffrin 1977). Dies wird am Vorgehen des Intensivarztes aus dem Fallbeispiel deutlich: Seine Aufmerksamkeit gilt der Maskenbeatmung und der Vorbereitung zur Re-Intubation. Die Bolusgabe der vermeintlichen Analgosedierung erfolgt dagegen auf dem Fertigkeitslevel (► Kap. 2) ohne gezieltes Hinsehen. Läuft eine Handlung so ab, so wendet sich die Aufmerksamkeit diesem Automatismus nur an »Kontrollpunkten« zu, um die korrekte Ausführung zu überprüfen. In der verbleibenden Zeit ist die Aufmerksamkeit auf die Maskenbeatmung und die geplante Intubation gerichtet, weil diese Aufgaben bewusstes Denken erfordern. Da der Intensivarzt jedoch müde ist, beanspruchen diese Aufgaben seine Aufmerksamkeit stärker als sonst. Dies hat zur Folge, dass die »Kontrollpunkte« der Medikamentengabe übersprungen werden und die Perfusormanipulation unkontrolliert abläuft. Dadurch entsteht die geschilderte kritische Situation.

Mehrere Aufgaben zeitgleich ohne Leistungseinbußen zu bearbeiten ist auch dann leichter möglich, wenn verschiedene Sinnesmodalitäten zur Bewältigung der Situation eingesetzt werden können. So kann der Assistenzarzt gleichzeitig sowohl Anweisungen für die Intubation geben als auch auf den Signalton des Pulsoxymeters hören, was ihm als Rückmeldung über die Effizienz seiner Maskenbeatmung dient. Wäre er jedoch mit einer Aufgabe konfrontiert, die so neuartig und ungewohnt ist, dass er auf analytisches Denken zurückgreifen müsste, so würde diese Aufgabe seine volle Konzentration abverlangen und möglicherweise zu einer Abschottung von allen anderen Aufgaben führen.

Die Notwendigkeit, seine Aufmerksamkeit zwischen mehreren gleichzeitig zu bearbeitenden Aufgaben aufzuteilen, ist nicht nur während medizinischen Notfällen gegeben. Vielmehr ist es ein Charakteristikum der Akutmedizin, dass Behandler regelmäßig und häufig in ihren Handlungen unterbrochen werden und auch zusätzlich »hereinkommenden« Aufgaben ihre Aufmerksamkeit zuwenden müssen (Chisholm et al. 2000).

8.1.5 Begrenzte Aufmerksamkeitskapazität

Da es sich bei der Aufmerksamkeit um eine von Natur aus begrenzte Ressource handelt, die je nach Situation auch noch auf verschiedene Aufgaben aufgeteilt werden muss, steht für eine bestimmte Aufgabe oft nur ein begrenztes Maß davon zur Verfügung. In dem Wunsch, die Ressource zu vergrößern, wurde bereits früh mit Versuchen begonnen, die menschliche Aufmerksamkeitskapazität durch Training zu steigern. Untersuchungen in der zivilen Luftfahrt haben jedoch gezeigt, dass Trainingsmaßnahmen zu keiner nennenswerten Vergrößerung der Kapazität führen. Vielmehr steht jedem Menschen in der Tat nur eine begrenzte Menge an Aufmerksamkeit zur Verfügung (Wickens 1984). Die Kapazität gleicht damit einem Eimer, dessen Inhalt zwar nicht vergrößert, wohl aber verschieden verteilt werden kann. Wie genau man sich diesen »Eimer« an Aufmerksamkeitskapazität vorstellen muss, darüber existieren verschiedene theoretische Modelle. Für viele Autoren stellt Aufmerksamkeit eine Art »Zentralbank« dar, die Ressourcen für alle Aufgaben zur Verfügung stellt, die mit mentaler Anstrengung verbunden sind. Andere hingegen gehen von multiplen spezialisierten Ressourcen aus, die den Sinnesmodalitäten (z. B. Sehen, Hören) zugeordnet sind. Einig sind sich beide Modelle jedoch darin, dass es nur ein begrenztes Maß an Aufmerksamkeit zu verteilen gibt.

Die Konsequenzen dieser Erkenntnis haben unmittelbaren Einfluss auf die Struktur der Patientenversorgung im Team: Die Person mit der meisten Erfahrung sollte ihre Aufmerksamkeit nicht dadurch binden, dass sie manuelle Tätigkeiten am Patienten durchführt und deren Ausführung überwacht. Stattdessen sollte die Aufmerksamkeit uneingeschränkt der Analyse und Problembewältigung zur Verfügung stehen.

8.2 Offen für Neues: Hintergrundkontrolle und Erwartungshorizont

Für die meisten Tätigkeiten der Akutmedizin ist es notwendig, seine Aufmerksamkeit ganz auf die aktuelle Absicht auszurichten: Nur das, womit man sich im Moment beschäftigt, soll zählen. Um dies zu erreichen wird die übrige Umgebung kurzerhand »ausgeblendet« und störende Einflüsse ignoriert. So wichtig dieser Fokus auf das Wesentliche ist, so groß ist doch gleichzeitig die Gefahr, dass diese Konzentration absolut wird und man dann weder *gute Gelegenheiten* für andere Absichten noch *Gefahren* oder drohende Komplikationen mitbekommt. Um diese Entwicklung zu vermeiden, führt unser kognitives System eine **Hintergrundkontrolle** (Dörner 1999) durch. Damit ist gemeint, dass Menschen ihre Umgebung in regelmäßigen Intervallen auf Wichtiges überprüfen. Sie tun dies, indem ihre Aufmerksamkeit für sehr kurze Zeit schweifend auf die Umgebung gerichtet wird und dann zur eigentlichen Handlung zurückkehrt. Hintergrundkontrolle erfolgt ohne bewusste Planung und wird dem Handelnden meist auch nicht bewusst. Bei sehr wichtigen Absichten und unter Stress entfällt die Hintergrundkontrolle jedoch weitgehend. In diesen Situationen ist es umso wichtiger, dass Akutmediziner sich bewusst und regelmäßig zu dieser Hintergrundkontrolle entschließen.

Neben den Einflüssen durch die Situation wird Hintergrundkontrolle auch durch das *Kompetenzgefühl* beeinflusst. Wenn jemand sich inkompetent fühlt, wird er entweder weniger kontrollieren, um die Entdeckung bedrohlicher Ereignisse zu vermeiden (*Einkapselung*), oder er wird aus Angst vor Fehlern sehr häufig kontrollieren (*Sprunghaftigkeit* und *Unkonzentriertheit*).

In welchem Ausmaß Menschen Hintergrundkontrolle durchführen, hängt von der subjektiv empfundenen Sicherheit der Umgebung, von der Schwierigkeit der aktuellen Handlung und von den Erwartungen an den weiteren Fortgang der Ereignisse, dem **Erwartungshorizont** ab (◘ Abb. 8.2). Unter dem Erwartungshorizont versteht man die Prognose des zu Erwartenden, die Extrapolation der Gegenwart in die Zukunft (Dörner 1999). Für den Intensivarzt besteht der Erwartungshorizont in einer problemlosen Fortführung der Intubationsvorbereitungen. Als der Erwartungshorizont bricht, weil die Herzfrequenz ansteigt und Monitoralarme ausgelöst werden, ruft dies Erstaunen, möglicherweise Erschrecken hervor. Es kommt zu einer Ausrichtung der Aufmerksamkeit (*Orientierungsreak-*

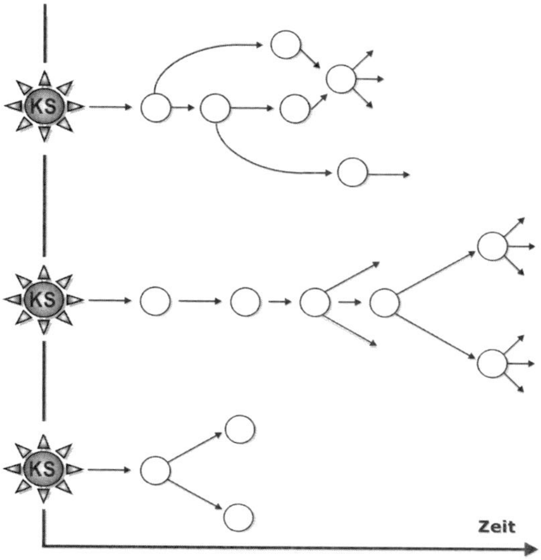

Abb. 8.2 Erwartungshorizont (nach Dörner 1999). Für jede kritische Situation (KS), in der sich ein Mensch befindet, wird eine Extrapolation in die Zukunft vorgenommen. Die Kreise repräsentieren Geschehnisse, die Pfeile alternative Handlungen oder Entwicklungen. Mit wachsender Entfernung von der Gegenwart werden immer mehr Möglichkeiten vorstellbar, Erwartungen also immer unpräziser

tion) und zum Nachdenken über die Situation: »Was geschieht hier gerade? Warum tritt das nicht ein, von dem ich angenommen hatte, dass es passiert?«

Der Erwartungshorizont ist für die Aufmerksamkeitssteuerung wichtig: Ereignisse, die man sicher erwartet, werden nicht bewusst kontrolliert. Es genügt eine gelegentliche Kontrolle, um das Situationsbild aufzufrischen. Ereignisse hingegen, deren Entwicklung man nicht gut vorhersagen kann, müssen genauer verfolgt werden. Je ungenauer die Erwartungen für die Zukunft sind (*unbestimmter Erwartungshorizont*), desto häufiger kontrollieren Menschen den Situationshintergrund.

8.3 Situationsbewusstsein

In der Human Factors Forschung ist in den vergangenen Jahren das Situationsbewusstsein in den Fokus gerückt, als ein zentraler Faktor für die Vermeidung von Fehlhandlungen in komplexen Systemen. **Situationsbewusstsein** (*situation awareness*) bedeutet, dass Menschen stets in der Gesamtsituation orientiert sind, um diese kontrollieren zu können (Endsley 1995; Biella u. Schäfer 2002). Eine entscheidende Voraussetzung für das Entstehen von Situationsbewusstsein ist die Fähigkeit von Individuen, ihren eigenen Denkprozess zu reflektieren, zur Seite zu treten und »über ihr Denken nachzudenken« (**Metakognition**). Metakognition schafft Situationsbewusstsein, indem Klarheit darüber geschaffen wird:
- mit welcher Art von *Geschehen* man es zu tun hat,
- welche *Elemente* an der Situation beteiligt sind,
- was die aktuellen Geschehnisse für eine *Bedeutung* haben und
- welche *Entwicklung* die Situation vermutlich nehmen wird.

Um Situationsbewusstsein zu entwickeln und zu halten, müssen Menschen zunächst ein **Situationsbild** aufbauen, indem sie alle für die Situation relevanten Objekte, Parameter und Ereignisse erfassen. Um das Situationsbild immer auf dem aktuellsten Stand zu halten und damit ein hohes Maß an Situationsbewusstsein zu wahren, sind zwei Prozesse nötig:
- Das Situationsbild muss regelmäßig aufgefrischt werden. Das ist der oben beschriebene Prozess der Hintergrundkontrolle. Für den Aufbau eines Situationsbewusstseins muss diese Kontrolle allerdings bewusst erfolgen, indem die Aufmerksamkeit dieser Kontrolle zugewiesen wird.
- Die wahrgenommenen Elemente müssen auf ihre Relevanz hin bewertet werden. Um diese Bewertung durchführen zu können, ist allerdings Klarheit über die eigenen Ziele in der Situation notwendig, da eine Relevanzprüfung immer die Frage beantworten muss: »Relevant wofür?«

Die Leichtigkeit (oder Mühe), mit der Menschen ein hohes Situationsbewusstsein erlangen und aufrechterhalten können, ist in hohem Maße von der Gestaltung eines Arbeitsplatzes abhängig und davon, wie notwendige Information präsentiert wird: Eine unübersichtliche Gestaltung von Monitoranzeigen erschwert den Aufbau oder die Auffrischung des Situationsbildes erheblich (Biella u. Schäfer 2002). Werden hingegen das kognitive System des Nutzers und seine Verhaltensweisen bei der Gestaltung von medizinischem Equipment berücksichtigt, so können integrierte graphische Anzeigen sowie ein intelligentes Design von Monitoralarmen das Situationsbewusstsein unterstützen (z. B. Drews u. Westenskow 2006; Edworthy u. Hellier 2006; Michels et al. 1997).

Neben einer anwenderfreundlichen Ergonomie sind die Teammitglieder eine wesentliche Quelle für ein angemessenes Modell der Situation. Die Bildung eines geteilten mentalen Modells eines Problems ist eine der Kernanforderungen an effektive Teamarbeit (► Kap. 11), da nur ein gemeinsames Modell einen Kontext schafft, in dem Entscheidungen getroffen werden und die kognitiven Ressourcen des gesamten Teams ausgeschöpft werden können (Stout et al. 1997).

8.4 Störungen der Aufmerksamkeit

Die bewusste Handlungskontrolle kann von vielen Faktoren beeinträchtigt sein. Etliche somatische wie psychische Krankheiten (z. B. Depression, Schizophrenie) verändern die Aufmerksamkeitssteuerung. Auch gibt es Menschen, die habituell eine unzureichende Aufmerksamkeitssteuerung zeigen (*cognitive failure*, Broadbent et al. 1982). Dieses Versagen scheint ein relativ stabiler Persönlichkeitszug und damit eine chronische Störung zu sein. Im Zusammenhang mit der Akutmedizin geht es bei Störungen der Aufmerksamkeit mehr um akute Veränderungen durch Müdigkeit, Ermüdung, Monotonie oder »Einkapselung«.

Allen diesen Beeinträchtigungen ist gemeinsam, dass sie die allgemeine Leistungsfähigkeit herabsetzen und zu mehr Fehlern führen.

8.4.1 Rien ne va plus: Ermüdung

Der Begriff »Ermüdung« beschreibt in der Arbeitspsychologie die nachlassende Leistungsfähigkeit bei kognitiver und körperlicher Anstrengung, die durch mentale oder muskuläre Arbeit entsteht. Ermüdung ist eine Schutzfunktion des Körpers, wenn Leistungspotenziale verbraucht sind (Münzberger 2004). Sie zeigt sich als reversible Minderung der Leistungsfähigkeit und wird von Gefühlen der physischen Erschöpfung (muskuläre Ermüdung) und von einem subjektiven Müdigkeitsgefühl (mentale Ermüdung) begleitet. Im Gegensatz zur Monotonie kann Ermüdung nur durch *Erholung* ausgeglichen werden, nicht etwa durch Wechsel der Tätigkeit (Ulich 2001). Ermüdung führt zu *körperlichen Symptomen*: Dazu gehören ein erhöhter Puls (Ermüdungspuls), flache Atmung, eine Verringerung der Kraft und ein erhöhter Sauerstoffverbrauch bei gleicher Arbeit (Münzberger 2004). Die Abnahme der *geistigen Leistungsfähigkeit* durch Ermüdung zeigt sich empirisch an folgenden Symptomen, die ähnlich auch bei Müdigkeit zu finden sind (Zimbardo u. Gerrig 2008; Ulich 2001, Münzberger 2004):

- *Abnahme der tonischen Aktivierung und der Aufmerksamkeit*: Menschen finden es zunehmen schwieriger, sich länger auf eine Aufgabe zu konzentrieren und ertappen sich immer häufiger dabei, dass ihre Gedanken »abschweifen«.
- *Störung der Auge-Hand-Koordination:* Die Bewegungen werden ungenauer und ungeschickter.
- *Zunahme der Reaktionszeit*: die Zeit, die man zur Reaktion auf einen Außenreiz benötigt, nimmt zu.
- *Einschränkungen bei der Entscheidungsbildung:* Da wissensbasiertes Entscheiden zunehmend als anstrengend erlebt wird, greift man bevorzugt auf regelbasiertes Entscheiden zurück (Ökonomieprinzip; ► Kap. 6).
- *Beeinträchtigung des Gedächtnisses:* Es kommt zu einer Einschränkung der Fähigkeit, Neues zu lernen und sich an Gelerntes zu erinnern.
- *Veränderungen der visuellen Wahrnehmung:* Die Spannbreite reicht von einfachen Perzeptionsstörungen (Veränderung der Empfindlichkeitsschwellen des Auges) bei normaler Müdigkeit bis hin zu Wahrnehmungsstörungen (Illusionen, Halluzinationen) bei anhaltendem schwerem Schlafentzug. Der Auflösungsgrad der Wahrnehmung sinkt, so dass einem müden Individuum wichtige Details entgehen können.
- *Denkstörungen:* Man nimmt es mit vielen Dingen nicht mehr so genau, weil das »genau nehmen« zu anstrengend wird. Dies äußert sich in einer Nachlässigkeit bei der Meinungsbildung, einer höheren Toleranz gegenüber eigenen

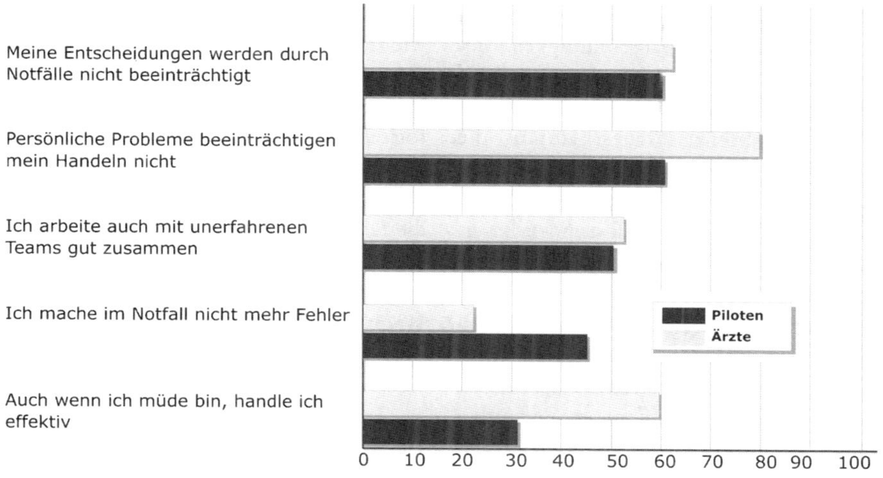

Abb. 8.3 Prozentsatz an Ärzten und Piloten, die eine unrealistische Einstellung bezüglich ihrer persönlichen Leistungsfähigkeit haben. Zwei von drei Ärzten verneinen einen negativen Einfluss von Ermüdung auf ihr Handeln (Helmreich u. Merritt 1998)

Fehlern und in voreilig getroffenen Entscheidungen.

- *Veränderung des sozialen Verhaltens*: Menschen sind zunehmend weniger in der Lage, ihre Affekte zu kontrollieren, so dass sie von ihren Mitmenschen als mürrisch, launisch und aufbrausend erlebt werden. Man macht sich nicht mehr die Mühe, Informationen an andere weiter zu geben, sondern behält diese für sich.

Ermüdung und Erholung folgen exponentiellen Kurven: Ermüdung nimmt erst langsam und dann sehr stark zu. Hingegen geschieht Erholung am Anfang sehr schnell, um bis zur vollständigen Erholung jedoch lange zu dauern. Aus diesem Grunde scheint es sinnvoller und effektiver zu sein, wenn häufige und kürzere Pausen genommen werden als eine lange Pause am Ende der Aufgabe. Dies scheint umso wichtiger, da es Menschen schwerfällt, das Maß ihrer Ermüdung zuverlässig einzuschätzen. Forschungsergebnisse weisen darauf hin, dass zwischen dem subjektiven Bericht über Müdigkeit und objektiven Messungen der physiologischen Verfassung eine signifikante Diskrepanz besteht (Howard et al. 2002). Das *Gefühl der Ermüdung* hinkt somit dem Abbau der physischen und psychischen Leistungsfähigkeit hinterher, so dass Menschen auch dann noch meinen, uneingeschränkt einsatzfähig zu sein, wenn sie in Wirklichkeit bereits ein deutliches Leistungsdefizit aufweisen. Ärzte scheinen aufgrund ihrer Berufskultur besonders anfällig für diese Art von Fehleinschätzung zu sein. Im Gegensatz zu anderen Berufsgruppen wie Piloten, aber auch im Gegensatz zu Pflegekräften geben Ärzte häufiger an, auch dann noch voll leistungsfähig zu sein, wenn sie ermüdet sind (Flin et al. 2003; Helmreich u. Merritt 1998; Abb. 8.3).

Weil das subjektive Gefühl kein verlässlicher Indikator für Ermüdung ist, verspüren Menschen Ermüdung erst, wenn Leistungsminderungen eingetreten sind. Daher werden Pausen oft zu spät gemacht. Erholung benötigt dann mehr Zeit, als wenn man frühzeitig Pause macht. Unter diesem Aspekt ist es im Sinne der Patientensicherheit wichtig, dass alle im Gesundheitswesen Tätigen auf ausreichende und rechtzeitige Pausen achten.

8.4.2 Wenn Schlaf zur Mangelware wird: Müdigkeit

Ermüdung entsteht durch Arbeit oder allgemein durch Belastung. Müdigkeit dagegen entsteht durch das Bedürfnis zu schlafen. In der Schlafforschung ist die begriffliche Unterscheidung häufig nicht eindeutig und so werden beide Begriffe oft synonym verwendet: mit Ermüdung kann auch die »Müdigkeit am Arbeitsplatz« oder »Tagesmüdigkeit« gemeint sein (Caldwell et al. 2008; Monk 1991). Definiert man Müdigkeit jedoch genau, so ist Müdigkeit eine natürliche Funktion des Tagesrhythmus, die Menschen veranlasst, schlafen zu gehen. Müdigkeit ist ein Teilaspekt des natürlichen Schlaf-Wach-Zyklus, der mit dem 24 Stunden umfassenden zirkadianen Rhythmus synchronisiert ist. Dieser zirkadiane Rhythmus, dessen Taktgeber der Nucleus suprachiasmaticus ist, zeigt einen zweigipfligen Verlauf mit Phasen erhöhter Schlaftendenz während der Nacht und am frühen Nachmittag. Phasen maximaler Wachheit liegen am späten Vormittag und am späten Abend. Der Hauptfaktor, der den Rhythmus am Tag aktiviert und nachts Schlaf induzierend wirkt, ist das Tageslicht. Daneben sind eine Reihe anderer physiologischen Variablen und Hormonen beschrieben, die innerhalb von 24 Stunden zu verschiedenen Zeitpunkten steigen oder fallen.

Schlafmangel tritt immer dann ein, wenn ein Individuum nicht die Menge an Schlaf bekommt, die notwendig ist, um für eine vollständige Erholung des ZNS zu sorgen. Schlafmangel kann sowohl das Resultat eines längerfristigen, ungenügenden Schlafverhaltens sein, als auch das Ergebnis einer einzigen durchwachten Nacht sein. Chronisch reduzierter Schlaf (z. B. weniger als fünf Stunden täglich) erzeugt ein kumulatives Schlafdefizit, das innerhalb einer Woche die physiologische und kognitive Leistungsfähigkeit herabsetzt (Dinges et al. 1997). Entgegen der gelegentlich noch in der Medizin anzutreffenden Sichtweise, dass man sich durch konstanten Schlafentzug in Verbindung mit angemessener Motivation und Professionalität an zu wenig Schlaf gewöhnen könne, belegen Studien: Menschen können sich weder an unzureichenden Schlaf anpassen noch entstandene Defizite durch andere Faktoren ausgleichen (Caldwell et al. 2008).

Auswirkungen von Schlafmangel

Die negative Auswirkung auf die Leistungsfähigkeit lässt sich bereits nach einer einzigen Nacht ohne Schlaf feststellen und ist in ihrer Auswirkung mit dem Konsum von Alkohol zu vergleichen: Schlafmangel ist im Hinblick auf das Gedächtnis ebenso wirksam wie Alkohol, hinsichtlich der sedierenden Wirkung sogar signifikant potenter. Zwei Stunden weniger Schlaf hatten äquivalente sedative Effekte wie die Aufnahme von 360 ml Bier, acht Stunden Schlafmangel entsprechen sogar dem Konsum von 1,2 Litern Bier (Roehrs et al. 2003). Die psychomotorischen Funktionseinbußen nach Schlafentzug wurden ebenfalls mit denjenigen nach Alkoholeinnahme verglichen: Nach 17 Stunden Wachheit war die Leistungsfähigkeit in Funktionstests dem eines Probanden mit 0,5 ‰ Blutalkoholkonzentration vergleichbar. Nach 24 Stunden ununterbrochener Wachheit korrelierte die psychomotorische Leistungsfähigkeit mit einem Blutalkoholspiegel von 1 ‰ (Dawson u. Reid 1997).

Trotz der generellen negativen Auswirkungen von Schlafmangel auf die Leistungsfähigkeit scheint einigen Menschen Müdigkeit weniger auszumachen als anderen. Diese nachweislichen Unterschiede scheinen durch den sogenannten Chronotypus des Menschen erklärbar: Menschen, die lieber früh am Tag aktiv sind, sind oft anfälliger für die Auswirkungen von Schlafentzug, als Menschen, die spät aufstehen und in den Abendstunden zur persönlichen Höchstform auflaufen. In diesem Sinne scheinen persönliche Charakteristika (»Frühaufsteher« vs. »Nachteule«) auch die psychomotorische Leistung am Arbeitsplatz zu beeinflussen (Caldwell et al. 2008).

Nachtarbeit

Müdigkeit während der Arbeit stellt ein Sicherheitsrisiko dar. Dieses Risiko besteht immer dann, wenn Menschen:

- lange in einer Schicht arbeiten müssen,
- mehrere aufeinanderfolgende Tage lange Schichten haben,
- unvorhersehbare oder unregelmäßige Arbeitspläne haben,
- unmittelbar vor der Schicht nicht ausreichend schlafen,
- unter kumulativen Schlafmangel leiden.

Da die genannten Punkte auf Ärzte und Pflegekräfte in der Regel zutreffen, ist das müdigkeitsbedingte Sicherheitsrisiko ein systemimmanentes Problem des Gesundheitswesens. Eine Fülle an Untersuchungen hat sich mit den Auswirkungen dieses systemimmanenten Problems (Nacht- und Bereitschaftsdienste) auf die Leistungsfähigkeit und Fehleranfälligkeit von Ärzten beschäftigt (Übersichten bei

Howard et al. 2002; Samkoff u. Jacques 1991): Die Teilnahme an Bereitschaftsdiensten macht Ärzte anfällig für Fehler (Landrigan et al. 2004), wobei sich mit jeder aufeinanderfolgenden Nachtschicht die Unfallwahrscheinlichkeit erhöht (Knauth 1995; Spencer et al. 2006). Das mehrmalige Aufstehen während des Nachtdienstes führt zu *partiellem Schlafentzug*. Auch wenn dies selbst nach mehreren Wochen nicht zu den massiven Beeinträchtigungen eines vollständigen Schlafentzugs führt (Wilker et al. 1994), leiden Assistenzärzte mit unterbrochenem Nachtschlaf an chronischem Schlafmangel. Neuere Untersuchungen zur Leistungsfähigkeit von Chirurgen (Taffinder et al. 1998; Grantcharov et al. 2001) und Anästhesisten (Howard et al. 1995) nach Schlafentzug konnten zeigen, dass die Fehlerhäufigkeit durch Schlafmangel ansteigt. Wenngleich eine objektive Korrelation zwischen Übermüdung und einer direkten Patientenschädigung nicht nachweisbar ist, ist dieser Zusammenhang subjektiv durchaus gegeben: Mehr als die Hälfte der Anästhesisten, die zu diesem Zusammenhang befragt wurden, erinnerten sich an einen Handlungsfehler, der aufgrund von zu starker Müdigkeit begangen wurde (Gaba et al. 1994; Gravenstein et al. 1990). Vergleichbare Ergebnisse wurden auch aus anderen medizinischen Feldern berichtet (Baldwin u. Daugherty 2004).

In den letzten Jahren wurde versucht, die negativen Effekte der Schichtarbeit auf den zirkadianen Rhythmus zu verringern, indem ergonomische Schichtpläne entworfen wurden (Überblick in: Flin et al. 2008; Nelson 2007). Elemente solcher mitarbeiterfreundlichen Schichten sind:

- Fortlaufende Schichtrotation: Schichten an aufeinanderfolgenden Tagen werden möglichst so gelegt, dass sie vorwärts durch einen 24-Stunden Tag fortschreiten (z. B. erste Schicht morgens, zweite nachmittags, dritte nachts)
- Schichtwechsel: Ein System mit drei Schichten zu 10, 8 und 6 Stunden innerhalb von 24 Stunden ist schlaffreundlicher als drei gleichlange Schichten von je 8 Stunden
- Einteilung zum Bereitschaftsdienst nicht öfter als einmal in fünf Nächten
- Nickerchen (»Napping«): Kurze Schlafphasen während eines Nachtdienstes können Veränderungen des zirkadianen Rhythmus minimieren (Smith-Coggins et al. 2006).

Jedoch zeigen selbst Änderungen der Arbeitszeit nicht immer sofort den erhofften positiven Effekt: Trotz einer Reduktion der Arbeitszeit waren bei 70% der Assistenzärzte einer Intensivstation nach wie vor schwere Müdigkeitserscheinungen nachweisbar (Reddy et al 2009).

Ähnlich wie mit der subjektiven Einschätzung der Müdigkeit haben Menschen bei Schlafmangel das Problem, dass sie sich ihrer herabgesetzten Aufmerksamkeit und ihres kognitiven Defizits nicht bewusst sind, obwohl sie aus neurophysiologischer Sicht bereits pathologisch schläfrig sind: In einem experimentellen Untersuchungsdesign glaubte jeder zweite Proband, während der gesamten Dauer des Experiments wach gewesen zu sein, obwohl EEG-/EOG-Ableitungen eindeutig zeigten, dass jeder Proband zu irgendeinem Zeitpunkt kurz eingeschlafen war (Howard et al. 1995).

Eine weitere Fehlerquelle während Nachtschichten ist die **Schlaftrunkenheit** unmittelbar nach dem abrupten Aufwachen aus dem Schlaf: Der Piepser geht, man springt auf und man macht sich »rein mechanisch« auf den Weg in den OP oder ins Fahrzeug, merkt aber, dass man nicht in der Lage ist, auch nur einen klaren Gedanken zu fassen. Das Ausmaß und die Dauer dieser Schlaftrunkenheit hängen direkt mit dem Schlafstadium zusammen, aus dem man beim Wecken gerissen wird: Personen, die aus dem tiefsten Schlaf heraus erwachten, zeigten die langsamsten Reaktionszeiten. Auch wenn die Adrenalinausschüttung in Notfallsituationen das Schlafbedürfnis kurzzeitig unterdrücken kann, kann es bis zu 20 Minuten dauern, bis man wieder vollständig orientiert ist und einen Notfall optimal bewältigen kann. Das Auftreten von Schlaftrunkenheit nach Schlafphasen im Dienst weist darauf hin, dass es keine einfachen Rezepte für die Erhöhung der Patientensicherheit gibt: Sowohl wenn man die Nacht arbeitet (und man damit unter Schlafentzug leidet) als auch wenn man während des Bereitschaftsdienstes zum Schlafen kommt (und man durch Schlaftrunkenheit beeinträchtigt wird), ist die Inzidenz von Handlungsfehlern erhöht.

Neben der Aufmerksamkeit und der kognitiven Leistungsfähigkeit verändert Schlafmangel auch die Motivation: Das Bedürfnis nach Schlaf kann so übermächtig werden, dass Menschen alle anderen

Absichten so schnell wie irgend möglich ausführen, um endlich schlafen zu können.

▪ Wachmacher?

Da ein gestörter zirkadianer Rhythmus der Preis ist, den Menschen für Schicht- und Bereitschaftsdienst zahlen müssen, versuchen viele, diese Störung mit aufmerksamkeitssteigernden Substanzen oder Schlafmitteln zu »behandeln«.

Das am weitesten verbreitete aufmerksamkeitssteigernde Mitteln ist Koffein. Koffein erhöht bei ermüdeten Menschen die Vigilanz und verbessert die psychomotorische Leistung, insbesondere wenn diese normalerweise einen geringen Kaffeekonsum haben. Koffein hat keine unerwünschten Nebenwirkungen, kann aber aufgrund seiner Halbwertszeit mit dem Erholungsschlaf am Tag interferieren, wenn es gegen Ende der Nachtschicht konsumiert wird. In einer kürzlich durchgeführten US-weiten Befragung gaben 6% der anästhesiologischen Assistenzärzte zu, »etwas anderes als Koffein« zu sich zu nehmen, um im Bereitschaftsdienst wach zu bleiben (Hanlon et al. 2009).

Der Schlafmangel während der Nachtschichten sollte eigentlich den Tagesschlaf erleichtern. Da die gedankliche Auseinandersetzung mit dem Erlebten nach einer Nachtschicht häufig noch anhält, greifen immer mehr Ärzte und Pflegekräfte auf pharmakologische (Ein-)Schlafhilfen zurück: 20–30% der Notfallmediziner berichten über regelmäßigen Gebrauch schlaferleichternder Substanzen (z. B. Alkohol und schlafinduzierende Medikamente), die ihnen helfen, nach einer Nachtschicht in den Schlaf zu finden (Bailey u. Alexandrov 2005; Handel et al. 2006).

▪ Schlafmangel, Sozialleben und eigene Gesundheit

Schlafmangel hat neben der direkten auch durch die Beeinträchtigung des Privatlebens eine indirekte Auswirkung auf die Leistungsfähigkeit im Beruf. Die Tatsache, dass persönliche und soziale Aktivitäten zurückgeschraubt sowie bedeutsame persönliche Freuden vernachlässigt werden müssen (Papp et al. 2004), wird als deutliche Einbuße in der Lebensqualität erlebt und kann sich somit als weiterer chronischer Stressfaktor auf die Leistungsfähigkeit des Betreffenden auswirken.

Zusammenfassend lässt sich feststellen, dass die Tätigkeit während Bereitschafts- und Nachtdiensten die Lebensqualität und Gesundheit der Akutmediziner aus den verschiedensten Gründen stark beeinträchtigen kann. Rettungsdienstpersonal, Pflegekräfte und Ärzte, die kritisch erkrankte oder verletzte Patienten behandeln, müssen jedoch auch darauf achten, sich um ihre eigene Gesundheit und nicht nur um die Gesundheit ihrer Patienten zu kümmern. Werden die kumulativen Effekte eines chronischen Schlafmangels ignoriert, kann dies die Entstehung eines Burnout-Syndroms beschleunigen und die Anzahl der Jahre begrenzen, in denen hervorragend ausgebildete und trainierte Menschen ihren Beruf ausüben können (Nelson 2007).

8.4.3 Nichts zu tun: Monotonie

Als Monotonie wird ein Zustand herabgesetzter psychischer Aktivität und körperlicher Aktiviertheit bezeichnet (Ulich 2001). Dieser Zustand entsteht, wenn Menschen in reizarmen Situationen gleichförmige Tätigkeiten, die Aufmerksamkeit erfordern, häufig wiederholen. Diese Tätigkeiten können nicht automatisiert werden, verlangen aber auch kein Nachdenken.

Im Gegensatz zur Ermüdung (die der Erholung bedarf) verfliegt Monotonie bei Tätigkeitswechsel sofort: Die »*seconds of terror*« vertreiben die »*hours of boredom*«. Monotonie kann am wirksamsten durch einen Wechsel der Aufgaben, durch Musik und durch körperliche Bewegung verhindert werden. Monotonie ist allerdings ein Phänomen, das in der Akutmedizin selten vorkommt. Aufgaben wie die Überwachung von Monitoren erzeugen nicht Monotonie, sondern erfordern Vigilanz.

8.4.4 Zu viel Konzentration: Fehlende Hintergrundkontrolle

Bis hierher wurde beschreiben, wie eine *zu geringe Aktivierung* die Aufmerksamkeit beeinträchtigen kann. Doch auch das Gegenteil kann der Fall sein, da eine *übermäßige Konzentration* auf eine einzige Tätigkeit eine angemessene Verteilung der Aufmerksamkeit auf alle in Frage kommenden Aufgaben erschwert. Konzentriert man sich zu sehr auf eine einzige Aufgabe, so entfällt das gelegentliche Absuchen der Umgebung nach relevanten Informationen (*Hintergrundkontrolle*). Ist man aber nicht mehr offen für Hinweise aus der Umgebung, dass sich die Situation verändert hat oder Neues eingetreten ist, so bemerkt man auch nicht mehr, wenn durch die Änderung ein anderes Problem dringender geworden ist als dasjenige, dem man sich gerade uneingeschränkt zuwendet. Man lebt dann wie unter »Scheuklappen« und wird von den Entwicklungen überrascht (vgl. Ausführungen zu Stress, ► Kap. 9).

8.5 Tipps für die Praxis

- Nehmen Sie die Auswirkungen von Müdigkeit ernst. Subjektive Wachheit kann täuschen. Wenn Sie nicht mehr sicher arbeiten können, sollten Sie dies ihren Mitarbeitern signalisieren und sich ablösen lassen. Der Patient hat ein Recht darauf, von einer ausgeruhten und leistungsfähigen Person betreut zu werden.
- Das Müdigkeitsgefühl ist ein Spätsymptom. Warten Sie daher nicht mit Pausen, bis es nicht mehr anders geht, weil sie sich völlig ermüdet fühlen. Versuchen Sie stattdessen, regelmäßig (kurze) Pausen zu nehmen. Versuchen Sie ebenfalls, die Ermüdung von Teamkollegen dadurch zu vermeiden, dass Sie sich gegenseitig kurz auslösen.
- Bevor eine Person einen Auftrag von Ihnen bekommt, sollten Sie sicherstellen, dass Ihr Gegenüber aufmerksam ist.

8.6 Aufmerksamkeit – Auf einen Blick

- Aufmerksamkeit ist die willentliche Ausrichtung des Wahrnehmens und Denkens auf einen Gegenstand
- Informationen können über einen direkten und einen indirekten Weg ins Bewusstsein gelangen: Der direkte Weg führt über die willentliche Ausrichtung der Aufmerksamkeit auf den Gegenstand; der indirekte Weg führt über die vorbewusste Verarbeitung und Relevanzprüfung der Information, die dem Betreffenden als Gefühl bewusst wird
- Relevante Reize führen zu einer unwillkürlichen Ausrichtung der Aufmerksamkeit
- Vigilanz (Wachsamkeit) ist die Bereitschaft, die Aufmerksamkeit über einen längeren Zeitraum auf einem hohen Niveau zu halten und auf seltene und zufällig auftretende Reize zu reagieren
- Konzentration ist die dauernde Ausrichtung der Aufmerksamkeit auf einen bestimmten, bewusst ausgewählten Bereich des Denkens und Wahrnehmens; sie beinhaltet selektive Aufmerksamkeit, Motivabschirmung und die Erhöhung der Wahrnehmungsschwellen
- Der Erwartungshorizont ist eine Prognose darüber, was Menschen von einer Situation erwarten; er ist die Extrapolation der Gegenwart in die Zukunft
- Der Erwartungshorizont ist für die Aufmerksamkeitssteuerung wichtig: Ereignisse, die man sicher erwartet, werden nicht bewusst kontrolliert; eine gelegentliche Kontrolle reicht aus, um das Bild der Situation aufzufrischen
- Situationsbewusstsein ist die Fähigkeit, eine Situation wahrzunehmen, einzuschätzen und ihre zukünftige Entwicklung zu antizipieren
- Ermüdung zeigt sich als reversible Minderung der Leistungsfähigkeit und kann nur durch Erholung, nicht aber durch Wechsel der Tätigkeit ausgeglichen werden
- Ermüdung ist eine protektive physiologische Reaktion, die nicht durch Motivation, Training oder Willenskraft überwunden werden kann
- Müdigkeit entsteht durch das Bedürfnis zu schlafen und ist eine natürlich Funktion des Tagesrhythmus
- Das Gefühl der Müdigkeit ist kein verlässlicher Indikator; Menschen verspüren Müdigkeit erst, wenn bereits Leistungsminderungen eingetreten sind
- Schlafmangel tritt auf, wenn ein Mensch nicht die Menge an Schlaf bekommt, die nötig ist,

▼

um das ZNS vollständig zu regenerieren
- Nach 24 Stunden ununterbrochener Wachheit entspricht die psychomotorische Leistungsfähigkeit der einer Person mit einem Blutalkoholspiegel von 1 ‰
- Menschen können den eigenen müdigkeitsbedingten Leistungsabfall nicht verlässlich einschätzen
- Ärzte sind anfällig für Fehleinschätzungen ihrer Leistungsfähigkeit; viele von ihnen glauben, auch dann noch voll leistungsfähig zu sein, wenn sie müde sind
- Monotonie bezeichnet einen Zustand herabgesetzter psychischer Aktivität und körperlicher Aktiviertheit
- Es gibt individuelle Unterschiede bezüglich der Anfälligkeit für Müdigkeit
- Es existiert kein »Zaubermittel« (außer ausreichend Schlaf) gegen Müdigkeit
- Es gibt verlässliche Strategien gegen Müdigkeit, die die Sicherheit und Produktivität erhöhen, vorausgesetzt, sie werden richtig eingesetzt

8

Literatur

Baldwin DC, Daugherty SR (2004) Sleep deprivation and fatigue in residency training:results of a national survey of first- and second-year residents. Sleep 27:217–223

Bailey B, Alexandrov L (2005) A survey to describe sleep-facilitating substances used by Canadian emergency physicians. CJEM 7(2)93-102

Beatty P (2000) Advances in patient monitoring. In: Weissberg P (ed) Horizons in Medicine 12, 395–407. London: Royal College of Physicians of London

Biella M, Schäfer H (2002) Situationsbewusstsein: Definitionen und messtheoretischer Zugang. Aktuelle Projekte und Vorhaben in den DLR-Instituten für Flugführung und Verkehrsführung. (Unveröffentlichtes Manuskript)

Broadbent DE (1958) Perception and communication. Pergamon Press, London

Broadbent DE, Cooper PF, Fitzgerald P, Parkes KR (1982) The Cognitive Failures Questionnaire (CFQ) and its correlates. British Journal of Clinical Psychology, 21: 1–16

Caldwell JA, Caldwell JL, Schmidt RM (2008) Alertness management strategies for operational context. Sleep Medicine Review 12: 257–73

Chisholm CD, Collison, EK, Nelson DR, Cordell WH (2000) Emergency department workplace interruptions:are emergency physicians «interrupt-driven« and «multitasking«? Acad Emerg Med 7:1239–1243

Dawson D, Reid K (1997) Fatigue, alcohol and performance impairment. Nature 388: 235

Dinges DF, Pack F, Williams K, Gillen KA, Powell JW, Ott GE, Aptowitcz C, Pack AI (1997) Cumulative sleepiness, mood disturbance, and psychomotor vigilance performance decrements during a week of sleep restricted to 4–5 hours per night. Sleep 20(4): 267–77

Dörner D (1999) Bauplan für eine Seele. Rowohlt, Reinbek

Drews FA, Westenskow DR (2006) The right picture is worth a thousand numbers: data displays in anesthesia. Hum Factors 48:59–71

Edworthy J, Hellier E (2006) Alarms and human behaviour: implications for medical alarms. Br J Anaesth 97:12–17

Endsley MR (1995). Toward A Theory of Situation Awareness in Dynamic Systems. Human Factors, 37: 32–64

Eysenck MW, Keane MT (2000) Cognitive psychology, 4th edn. Psychology Press, Hove

Flin R, O'Connor P, Crichton M (2008) Safety at the sharp end. A guide to non-technical skills. Ashgate, Farnham

Flin R, Fletcher G, McGeorge P, Sutherland A, Patey R (2003) Anaesthetists' attitudes to teamwork and safety. Anaesthesia 58: 233–42

Gaba DM, Howard SK, Jump B (1994) Production pressure in the work environment: California anesthesiologists' attitudes and experiences. Anesthesiology 81:488

Grantcharov TP, Bardram L, Funch-Jensen P, Rosenberg J (2001) Laparoscopic performance after one night call in a surgical department: Prospective study. BMJ 323: 1222–1223

Gravenstein JS, Cooper JB, Orkin FK (1990) Work and rest cycles in anesthesia practice. Anesthesiology 72: 737

Handel DA, Raja A, Lindsell CJ (2006) The use of sleep aids among emergency medicine residents: a web based survey. BMC Health Serv Res 19:136

Hanlon JG, Hayter MA, Bould MD, Joo HS, Naik VN (2009) Perceived sleepiness in Canadian anesthesia residents: a national survey. Can J Anaesth 56(1): 27–34

Head H (1923) The conception of nervous and mental energy. II. Vigilance: A psychological state of the nervous system. Br J Psychol 14, 126–47

Helmreich RL, Merritt AC (1998) Culture at work in aviation and medicine. National, organizational and professional influences. Ashgate, Aldershot

Howard SK, Gaba DM (1997) Human performance and patient safety In: Morell R, Eichhorn J (eds) Patient safety in anesthetic practice. Churchill Livingstone, pp 431–466

Howard SK, Gaba DM, Rosekind MR (1995) Evaluation of daytime sleepiness in resident anesthesiologists. Anesthesiology 83:A1007

Howard SK, Rosekind MR, Katz JD, Berry AJ (2002) Fatigue in anesthesia: implications and strategies for patient and provider safety. Anesthesiology 97: 1281–94

James W (1890) The Principles of Psychology. Henry Holt, New York

Knauth P (1995) Speed and direction of shift rotation. J Sleep Res: 4:41–46

Krueger GP (1994) Fatigue, performance and medical error. In: Bogner M (ed) Human error in medicine. Erlbaum, Hillsdale, New Jersey, pp 311–326

Landrigan CP, Rothschild JM, Cronin JW, Kaushal R, Burdick E, Katz JT, Lilly CM, Stone PH, Lockley SW, Bates DW, Czeisler CA (2004) Effect of reducing interns' work hours on serious medical errors in intensive care units. N Engl J Med 351(18):1838–48

Mackworth NH (1948) The breakdown of vigilance during prolonged visual search. Quarterly Journal of Experimential Psychology 1, 6–21

Mackworth JF (1970) Vigilance and attention. Penguin Books, Hammondsworth

Michels P, Gravenstein D, Westenskow DR (1997) An integrated graphic data display improves detection and identification of critical events during anesthesia. J Clin Monit 13:249–259

Monk TH (1991) Sleep, sleepiness and performance. Wiley, Chichester, UK

Münzberger E (2004) Modularer Lehrbrief »Einführung in die Arbeitsmedizin«, Abschnitt Arbeitsphysiologie. www-Dokument. URL: http://arbmed.med.uni-rostock.de/lehrbrief/arbphys.htm

Müsseler J, Prinz W (2002) Allgemeine Psychologie. Spektrum, Heidelberg Berlin

Nelson D (2007) Prevention and treatment of sleep deprivation among emergency physicians. Ped Emerg Care 23(7): 498–503

Papp KK, Stoler EP, Sage P, Aikens JE, Owens J, Avidan A, Phillips B, Rosen R, Strohl KP (2004) The effects of sleep loss and fatigue on resident-physicians: a multi-institutional, mixed-method study. Acad Med 79:394–406

Ramachandran V, Blakeslee S (2001) Die blinde Frau, die sehen kann. Rätselhafte Phänomene unseres Bewusstseins. Rowohlt, Reinbek

Reddy R, Guntupalli K, Alapat P, Surani S, Casturi L, Subramanian S (2009) Sleepiness in medical ICU residents. Chest 135(1): 81–5

Roehrs T, Burduvali E, Bonahoom A, Drake C, Roth T (2003) Ethanol and sleep loss: a «dose« comparison of impairing effects. Sleep 26(8):981–5

Samkoff JS, Jacques CH (1991) A review of studies concerning effects of sleep deprivation and fatigue on residents' performance. Acad Med 66: 687–693

Schneider W, Shiffrin RM (1977) Controlled and automatic human information processing: I. Detection, search, and attention. Psychological Review, 84: 1–66

Smith-Coggins R, Howard SK, Mac DT, Wang C, Kwan S, Rosekind MR, Sowb Y, Balise R, Levis J, Gaba DM (2006) Improving alertness and performance in emergency department physicians and nurses: the use of planned naps. Ann Emerg Med 48(5): 596–604

Sokolov E (1963) Perception and conditioned reflex. Pergamon, Oxford

Spencer MB, Robertson KA, Folkard S (2006) The development of a fatigue/risk index for shift workers. London: HSE Books

Stout RJ, Salas E, Fowlkes JE (1997) Enhancing teamwork in complex environments through team training. Group Dyn 1:169–182

Styles E (2006) The Psychology of Attention, Psychology Press, Hove

Taffinder NJ, McManus IC, Gul Y, Russell RC, Darzi A (1998) Effect of sleep deprivation on surgeons' dexterity on laparoscopy simulator. Lancet 352: 1191

Ulich E (2001) Arbeitspsychologie. 5. Vollst. überarb. und erw. Auflage. Vdf, Zürich / Schäffer–Pöschel, Stuttgart

Warm JS, Parasuraman R, Matthews G (2008) Vigilance Requires Hard Mental Work and Is Stressful. Human Factors 50:3, 433–41

Weeß HG, Lund R, Gresele C, Böhning W, Sauter C, Steinberg R (1998) Vigilanz, Einschlafneigung,

Daueraufmerksamkeit, Müdigkeit, Schläfrigkeit. Die Messung müdigkeitsbezogener Prozesse bei Hypersomnien. Somnologie 2: 32–41

Wickens CD (1984) Processing resources in attention,.in Parasuraman R, Davies DR (Eds.) Varieties of attention, (pp. 63-102). Academic Press, New York, NY

Wilker FW, Bischoff C, Novak P (Hrsg.) (1994) Medizinische Psychologie, Medizinische Soziologie (2. Auflage). Urban & Schwarzenberg, München

Zimbardo P, Gerrig R (2008) Psychologie. 18., aktualisierte Auflage. Pearson Studium, München

Stress: Ärzte unter Strom

Kindliches Polytrauma

Das Meldebild der Leitstelle lautet: »Kindlicher Fenstersturz«. Bei Eintreffen am Unfallort findet der Notarzt, der einen seiner ersten Einsätze fährt und mit Patienten diesen Alters keine Erfahrung hat, ein 15 Monate altes bewusstloses Kleinkind mit Tachypnoe und schwachen zentralen Pulsen vor. Der Notarzt untersucht das Kind grob orientierend und diagnostiziert ein Gesichtsschädeltrauma und ein großes subgaleales Hämatom linksparietal. Passanten berichten, dass das Kind aus ungeklärtem Grund aus einem offenen Fenster im 3. Stock gestürzt sei. Während das Kind von einem Rettungsassistenten mit der Maske assistiert beatmet wird, bemüht sich der Notarzt um die periphere Venenpunktion. Diese bleibt jedoch trotz mehrerer Versuche frustran. Während der Punktionsversuche zeigt das Kind kurzzeitig bradykarde Episoden im EKG. Erst nach 20 Minuten, als der Notarzt bereits erwägt, das Kind ohne weitere Versorgung in die Klinik zu begleiten, erfolgt vom Rettungsdienstpersonal der Hinweis auf eine intraossäre Nadel, die sich im Kindernotfallkoffer befindet.

Obwohl der Notarzt diese Technik zuvor noch nie verwendet hat, gelingt es ihm, einen intraossären Zugang an der Tibia zu etablieren. Es erfolgt eine Narkoseeinleitung mit Atropin, S-Ketamin und Dormicum, bei der sich aufgrund des blutigen Rachens die Laryngoskopie und Intubation schwierig und protrahiert gestalten. Unmittelbar nach der Intubation beginnt die pulsoxymetrisch gemessene Sättigung zu fallen. Bei inzwischen deutlich geblähten Abdomen erfolgt eine erneute Laryngoskopie, die eine ösophageale Intubation ergibt. Der Notarzt beatmet das Kind zwischenzeitlich mit der Maske und reintubiert erneut verzögert, diesmal jedoch erfolgreich. Darauf bleibt die Sättigung konstant bei Werten um 85%. Erst die Entlastung des geblähten Abdomens mittels Magensonde führen zu einer Normalisierung der Oxygenierung. 75 Minuten nach Eintreffen am Unfallort wird das Kind mit schwachem Druck und beidseits weiten und lichtstarren Pupillen in die Klinik eingeliefert.

Ein Notarzt wird zu einem kindlichen Polytrauma alarmiert. Aufgrund seiner kurzen Berufstätigkeit fehlt ihm mit pädiatrischen Patienten jegliche Erfahrung. Somit werden praktische Aspekte der Versorgung (Legen eines intraossären-Zugangs, Dosierung von Medikamenten, nasotracheale Intubation) für ihn zu einer extremen *fachlichen* Herausforderung. Daneben stellt der Einsatz auch eine *emotionale* Belastung dar, da er ein Kleinkind behandeln muss. Beide Faktoren zusammen setzen den Notarzt erheblich unter Stress. Dieser Stress wird dadurch verstärkt, dass im Laufe der notärztlichen Behandlung zeitkritische Maßnahmen (sicherer i.v.-Zugang, Intubation) spät und erst nach mehreren Fehlversuchen erfolgreich sind. Aufgrund der protrahierten Versorgung kann der Patient erst nach über einer Stunde und in einem kritischen Zustand in die Klinik transportiert werden; wertvolle Zeit ist verloren worden. Dieser Tatsache ist sich der Notarzt bewusst.

9.1 Was ist Stress?

Für den jungen Notarzt bedeutet die Versorgung des kindlichen Polytraumas Stress pur. Er sieht sich mit einer Situation konfrontiert, die ihn an die Grenze seiner fachlichen Kompetenz und emotionalen Belastbarkeit bringt. Die Ursachen für den **akuten Stress** lassen sich in diesem Fall klar benennen: Das Wissen um ein Missverhältnis zwischen den Anforderungen der Situation und seinem eigenen fachlichen Können, der Anblick eines schwerstverletzten Kleinkindes, Misserfolgserlebnisse im Verlauf einer Patientenversorgung, die als Wettlauf gegen die Zeit erlebt wird, und die als Belastung empfundene Verantwortung über Leben oder Tod. Und als ob dies nicht schon genug wäre, kommt der Assistenzarzt möglicherweise bereits mit »einer Portion Stress« belastet an den Unfallort: Private Probleme, fehlende Erholung aufgrund langer Arbeitszeiten und eine hohe Dienstbelastung in der Klinik, Konkurrenzverhalten unter Kollegen und wenig Unterstützung von Seiten seiner Vorgesetzten könnten seine Leistungsfähigkeit an diesem Tag bereits von Anfang an eingeschränkt haben. Kumulieren solche Belastungen über Wochen und Monate, können sie als **chronischer Stress** die Handlungsfähigkeit von Menschen nachhaltig beeinträchtigen.

Was aber ist Stress? Ganz allgemein gesprochen ist Stress ein Anspannungszustand, der als *physische* und *psychische* Reaktion auf eine Beanspruchung hin eintritt (Selye 1936; Ulich 2001; Semmer 2003). Unter *Beanspruchung* ist dabei ein Ereignis gemeint, das von Menschen eine sofortige Veränderung oder Anpassung ihres Handelns verlangt. Dieser Anspannungszustand bereitet den Organismus auf eine schnelle und zielgerichtete Handlung vor. Der Begriff »Stress« hat im ursprünglichen Sinn keine negative Bedeutung, sondern beschreibt lediglich den Zustand einer körperlichen Aktivierung und geistigen Konzentration (Selye 1936; Semmer et al. 2005). Der junge Notarzt erlebt Stress jedoch in Verbindung mit einem *unangenehmen Gefühl*. Dies liegt daran, dass die Ereignisse nicht nur eine Veränderung seines Handelns verlangen, sondern darüber hinaus als Bedrohung empfunden werden. Bedrohlich ist die Situation für ihn deswegen, weil er spürt, dass es ein Ungleichgewicht zwischen den Anforderungen der Notfallsituation und den ihm zur Verfügung stehenden Ressourcen gibt.

9.1.1 Ab wann wird es stressig? Eine Frage der Bewertung

▪ Bewertung einer Situation

Ein wesentliches Merkmal der Akutmedizin ist die Tatsache, dass Menschen schlagartig mit einer für sie unbekannten Situation konfrontiert werden. Was Menschen von dieser neuen Situation innerhalb der ersten Augenblicke wahrnehmen, bewerten sie hinsichtlich dessen Bedeutung und dessen Einfluss auf das persönliche Wohlbefinden (»Transaktionales Stressmodell«, Lazarus u. Folkman, 1984). Dies trifft auch auf den Notarzt zu. Seine Bewertungen laufen schnell, unbewusst und ganzheitlich ab und werden von ihm als Gefühl wahrgenommen (▶ Kap. 5). Da es sich um eine neue Sachlage handelt, lautet die primäre, auf die Situation bezogene Bewertung: *»Ist diese Situation für meine Ziele bedrohlich, neutral oder günstig?«*

Ob eine Lage als »bedrohlich« empfunden wird, hängt unter anderem vom Können, Wissen, den Ressourcen, den eigenen Wertvorstellungen und von der persönlichen Tagesform ab. Da dem Notarzt jegliche Erfahrung mit Notfällen im Kindesalter fehlt, erlebt er diese Situation als bedrohlich. Diese Einschätzung trifft er jedoch nicht erst beim Eintreffen am Unfallort. Schon auf der Anfahrt setzt die Meldung der Leitstelle den Notarzt unter Stress, weil er um seine mangelnde Erfahrung weiß. Somit kann bereits die Erwartung überfordert zu sein, und nicht erst das Erleben selbst, stressauslösend wirken (Greif 1989; Ulich 2001; Semmer 1997). Ein erfahrener Notarzt hätte während der Anfahrt möglicherweise ganz andere Gefühle: Ihn könnte die zu erwartenden Notfallversorgung »beflügeln«.

Aus der Gegenüberstellung der möglichen Reaktionsweisen wird deutlich, dass die *subjektive Wahrnehmung* einer Situation und nicht die *reale Situation* selbst von entscheidender Bedeutung für die psycho-biologische Entstehung von akutem Stress ist: »Bewertet eine Person ihre Beziehung zu der Umwelt in einer bestimmten Art und Weise, wird damit eine bestimmte Emotion hervorgerufen, die im Zusammenhang mit dem vorliegenden Bewertungsmuster liegt« (Lazarus 1991). Wird eine Situation als bedrohlich bewertet, kann dies für Menschen nicht so bleiben: Entweder die Situation muss verändert werden oder die handelnde Person selbst muss sich ändern. Auch diese Notwendigkeit zur Veränderung löst Stress aus (Lazarus u. Folkman 1984; Semmer 2003; Ulich 2001).

Dieser ersten Bewertung folgt eine sekundäre (ebenso ganzheitliche und unbewusste), die sich auf die Art und den Umfang eigener Ressourcen bezieht (◘ Abb. 9.1): *»Werde ich mit der Situation zurechtkommen?«*

Je nachdem, wie sich der Akutmediziner diese Frage beantwortet, wird er mit unterschiedlichen Strategien auf die Situation antworten. Fühlt er sich der Situation gewappnet, wird seine Anspannung möglicherweise in gespannte Erwartung übergehen. Wird ihm jedoch bewusst, dass seine persönlichen Ressourcen unzureichend sind, um das Problem erfolgversprechend zu lösen, wird sein Stressniveau steigen. Dies gilt in gleicher Weise für den Notarzt: Um mit der Situation zurechtzukommen, müsste er seine zur Verfügung stehenden Ressourcen (Erfahrung, Fertigkeiten, Ausrüstung, Teammitglieder) als größer einschätzen als die Anforderungen des kindlichen Notfalls (◘ Abb. 9.2). Doch auch die Beantwortung dieser Frage ist nicht so offensichtlich, wie sie zunächst scheint: Um zu wissen, ob Ressourcen ausreichen, muss man sich erst die Frage beantworten: »Ressourcen, wofür?« Ob Ressourcen ausreichen, hängt daher neben der Einschätzung der Situation auch von dem Ziel ab, das man erreichen will: Möchte der Notarzt das polytraumatisierte

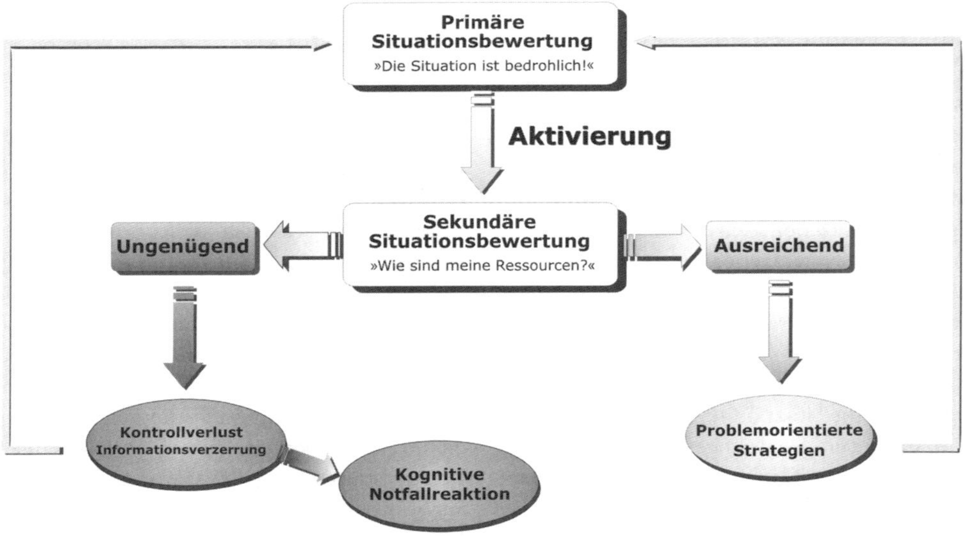

◻ **Abb. 9.1** Primäre und sekundäre Bewertung (nach Lazarus 1991)

Kind so rasch wie möglich *irgendwie* in das nächste geeignete Krankenhaus bringen (»*scoop and run*«) oder will er zunächst seinen kleinen Patienten nach allen Regeln der ärztlichen Kunst versorgen und dann erst (einschließlich eines leserlichen DIVI-Protokolls) in der Notaufnahme abgeben (»*stay and play*«)? Entscheidet sich der Notarzt für die erste Vorgehensweise, wird er möglicherweise wesentlich zuversichtlicher sein, dies schaffen zu können, als im Falle einer ausführlichen Versorgung vor Ort: Er hat seine Ziele nicht so hoch gesteckt. Je zahlreicher und konkreter Ziele werden, desto wahrscheinlicher wird es für den Notarzt, dass eines oder mehrere davon gefährdet sind. Gefährdete Ziele erzeugen jedoch Stress. Gefährdete Ziele können dabei von *Identitätszielen* (»Ich will in jeder Situation ein guter Notarzt sein«) über *globale Ziel* (»Ich will, dass dieses Kind überlebt«) bis hin zu *konkreten Zielen* (»Ich will dieses Kind intubieren«) reichen. Ziele, die unmittelbar das Leben eines Patienten betreffen, werden als besonders wichtig bewertet und lösen deshalb bei ihrer Gefährdung in besonderem Maße Stress aus.

▪ Stressoren

Welche Faktoren Stress auslösen können und wie stark sie dies tun, hängt wie gesagt von der persönlichen Bewertung ab und ist somit sehr subjektiv. Darüber hinaus gibt es jedoch ganz grundlegende Faktoren, welche die Wahrscheinlichkeit erhöhen, dass einen Person Stress erlebt (Kühn et al. 2001; Semmer 1997). Solche Risikofaktoren für die Entstehung von Stress heißen *Stressoren*. Stressoren sind Ereignisse, die von den meisten Menschen als bedrohlich für wichtige Ziele oder für die körperliche Unversehrtheit erlebt werden. Manche Stressoren treten nur in kritischen Situationen selbst auf (*akute Stressoren*), während andere Stressoren länger bestehender Teil der familiären oder beruflichen Umwelt sind (*chronische Stressoren;* ◻ Tab. 9.1).

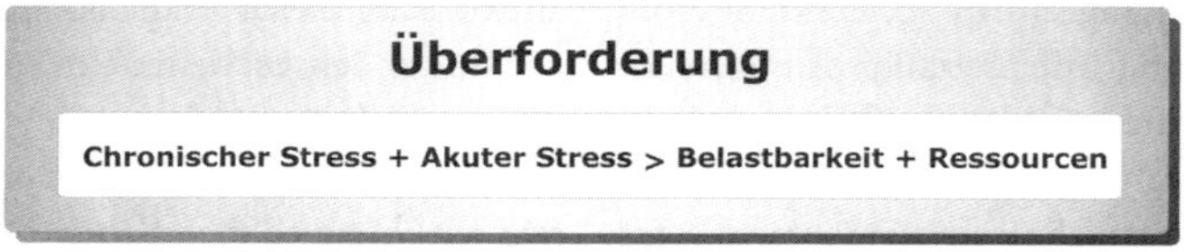

◻ **Abb. 9.2** Faktoren, die zu einer Überforderung in einer Notfallsituation führen. Ob eine Person mit einer Situation überfordert ist, ergibt sich aus dem Zusammenspiel aller vier Faktoren

■ Tab. 9.1 Akute und chronische Stressoren der Akutmedizin

Akute Stressoren	Chronische Stressoren
Akustische Alarme, abfallender Sättigungston	Zu lange Arbeitszeiten
Zeitdruck, aktueller Produktionsdruck (»die OP muss jetzt beginnen«)	Chronischer Schlafmangel
Komplexität der Arbeitswelt (► Abschn. 2.1)	Ständiger Produktionsdruck: »Schnelle Wechsel im OP, Patienten durchschleusen«
Verantwortung für Leben des Patienten	Arbeitsaufwand durch Bürokratie
Fachliche Überforderung	Wenig Unterstützung durch Vorgesetzte
Begangene Fehler	Abhängigkeit von Vorgesetzten (Karriere)
Müdigkeit	Konkurrenz unter Kollegen
Häufige Unterbrechungen von Routinetätigkeiten	Berufliches Selbstbild: Falsche Fehlerkultur und illusorische Dogmen (»Kein Patient darf mir versterben«)
Arbeiten in schlechten Teambedingungen	Ständige Konfrontation mit Sterben und Leid
Unklare Kompetenzen	
Furcht vor medikolegalen Konsequenzen	

Wesentlich für das Verständnis von und den Umgang mit akuten und chronischen Stressoren ist die Tatsache, dass sich beide Arten von Stressoren in ihrer Wirkung addieren (■ Abb. 9.2). Akutmediziner, die chronischen Stressoren ausgeliefert sind, benötigen in der Regel weniger akuten Stress, um bereits Zeichen der Überforderung zu zeigen. Wer seine Fähigkeit, akuten Stress erfolgreich zu bewältigen, stärken will, darf daher nicht nur sein Augenmerk auf die Verfügbarkeit und Stärke eigener Ressourcen richten. Er muss sich ebenfalls mit den Ursachen von persönlichem chronischem Stress auseinandersetzen und geeignete Bewältigungsstrategien entwickeln.

9.1.2 Die Stressreaktion: Kampf oder Flucht

Jedes Mal, wenn ein Organismus seine Umwelt als Bedrohung erlebt, muss er darauf reagieren. Die Stressreaktion (Cannon 1928; Selye 1936) ist die stereotype Antwort des menschlichen Körpers (und Geistes) auf ganz unterschiedliche Arten von Bedrohung: Jeder Sinnesreiz, der nach der initialen Bewertung als Bedrohung körperlicher Integrität oder persönlicher Ziele empfunden wird, setzt die Stressreaktion in Gang. Um sich einer Bedrohung stellen zu können, erhöht der Körper mit dieser Reaktion seine physische und psychische Leistungsbereitschaft. Die daran anschließende Auseinandersetzung mit der Bedrohung erfolgt entweder:

- durch Kampf (wenn die bestehende Gefahr als schwächer bewertet wird),
- durch Weglaufen bzw. Flucht (wenn ein Angriff aussichtslos erscheint) oder
- durch Nichtstun bis hin zur völligen Erstarrung (wenn keine Entscheidung weder für den Kampf noch für die Flucht möglich ist).

Im Kontext der Akutmedizin ist diese »*fight, flight, or freeze-response*« (engl.: Kampf, Flucht oder Einfrieren) jedoch keine angemessene Reaktion im Hinblick auf den »Verursacher« des akuten Stresses: Mit einem schwerverletzten Kind kann man weder körperlich kämpfen, noch kann man weglaufen oder bei seinem Anblick bewegungslos verharren: Ein Patient muss behandelt werden. Die körperliche Mobilisierung, welche die Stressreaktion bewirkt, geht somit ins Leere.

Tab. 9.2 Anzeichen von akutem Stress, Einteilung in die vier BEST-Kategorien (Behavioral, Emotional, Somatic, Cognitive nach Flin et al. 2008)

	»Fight or flight« (Kampf oder Flucht)	*»Freeze«* (Einfrieren/Verhaltenstarre)
Behavioral (Verhalten)	Externalisierung des Handelns	Teilnahmslosigkeit
	Aggressivität	Konkrete Ängste (Verlustangst/Angst vor Kontroll-/Machtverlust/Versagensangst)
Emotional (Gefühle)	Ängstlichkeit	Panik
	Reizbarkeit	
	Wutausbrüche	
Somatic (Körperfunktionen)	Stressreaktionen (Cannon 1928)	
	Beschleunigung der Herzfrequenz	Tremor
	Erhöhter Blutdruck	Erhöhter Muskeltonus/Verspannungen
	Schnelle Atmung	Bedürfnis zu urinieren/Durchfall
	Schwitzen, kühle Haut	Gastrointestinale Beschwerden (»Schmetterlinge im Bauch«)
	Trockener Mund	
Thinking (Denken)	Gedächtnisstörungen	Überforderung durch Informationsfülle
	Einschränkung des Urteilsvermögens	Verlust von Situationsbewusstsein
	Beeinträchtigungen beim Entscheiden	Berufung auf Automatismen und Regeln
	Rigides Denken (Scheuklappeneffekt)	Unmöglichkeit, irgend etwas zu denken (»Blackout«)
	Stark vereinfachtes Denken	

Physiologie der Stressreaktion

Jedes Mal, wenn sich Menschen in einer für sie bedrohlichen Situation wiederfinden, wird ihr limbisch-hypothalamisches System aktiviert. Diese Aktivierung löst vom Hypothalamus ausgehend zwei Reaktionswege aus: Zum einen erfolgt eine Aktivierung des sympathoadrenergen Systems mit konsekutiver Adrenalinausschüttung aus dem Nebennierenmark. Zum anderen wird Adrenokortikotropes Hormon (ACTH) aus dem Hypophysenvorderlappen freigesetzt, welches die Freisetzung von Glukokortikoiden aus der Nebennierenrinde und damit die Glukoneogenese stimuliert. Kortikoide wiederum hemmen Regenerations- und Aufbauprozesse und stellen Glukose für energieverbrauchende Vorgänge zur Verfügung. Als Resultat beider Reaktionswege werden das Gehirn und die quergestreifte Muskulatur besser durchblutet und mit Sauerstoff und Glukose versorgt. Die Stressreaktion entspricht damit einer evolutionär entstandenen Prioritätensetzung: Alle Körperfunktionen werden der Bewältigung einer Bedrohung zur Verfügung gestellt (Tab. 9.2). Cannon bezeichnete die Stressreaktion dementsprechend als »physiologische Notfallreaktion« (Cannon 1928).

Sobald die Bedrohungssituation abgeklungen ist, verschwinden die körperlichen Symptome im Laufe der nächsten 15 Minuten. Da die primäre Zielgröße der Stressreaktion das Überleben des Organismus ist, ist sie optimal auf grobmotorisches *körperliches Handeln* angepasst. Die Feinmotorik hingegen wird dadurch erheblich beeinträchtigt (Tremor), wodurch die Stressreaktion in Situationen, die eben diese Feinmotorik erfordern (Notoperation, schwieriger i.v.-Zugang), selber zu einem Problem werden und den vorhandenen Stress verstärken kann.

▪ Änderungen des Denkens und Fühlens

Müssten Akutmediziner lediglich mit der Tatsache klar kommen, dass die Stressreaktion einige unangenehme (und für die Patientenversorgung hinderliche) körperliche Symptome mit sich bringt, so wäre die Beeinträchtigung vermutlich durch Konzentration auf die vorliegende Aufgabe zu kompensieren. Stress verändert jedoch nicht nur die Physiologie des Menschen, sondern führt auch zu charakteristischen Veränderungen des Denkens, Fühlens und Verhaltens. Die physiologischen und kognitiven Auswirkungen der Stressreaktion lassen sich leicht durch das englische Akronym »BEST« merken: »*behavioral*« (Verhalten), »*emotional*« (Gefühle), »*somatic*« (Körperfunktionen) und »*thinking*« (Denken) (◘ Tab. 9.2, nach Flin et al. 2008).

In gleicher Weise wie die körperlichen Reaktionen dienen auch die kognitiven Veränderungen dem Ziel, ein Überleben des Organismus sicher zu stellen. Dies geschieht dadurch, dass:

- die Aufmerksamkeit sich auf das aktuelle Problem fokussiert und
- der Auflösungsgrads der Informationsverarbeitung verringert wird.

Beide Anpassungen führen dazu, dass unsere Fähigkeit, Erinnerungen aus dem Gedächtnis abzurufen, Informationen zu analysieren, Schlussfolgerungen zu ziehen und Entscheidungen zu treffen, vermindert wird. Wenn Aufmerksamkeit sich auf das aktuelle Problem fokussiert, so bedeutet dies einerseits, dass man sich ganz auf das Wesentliche *konzentriert*: Man ist ganz bei der Sache und bleibt auch dabei. Wenn ein anderes Motiv die »Regie übernehmen« will, so muss es erst eine hohe Schwelle überwinden, um Einfluss zu gewinnen (▶ Kap. 4; Dörner 1999). Durch diese Konzentration auf ganz Weniges wird es für Menschen aber zunehmend schwieriger, ihr Bild von der Situation (»Situationsbewusstsein«) regelmäßig aufzufrischen. Das aber ist notwendig, wenn man nicht übersehen möchte, dass sich die Umstände mittlerweile geändert haben. Mit anderen Worten: Je mehr man auf ein Problem fokussiert, desto mehr konkurriert dies mit der Hintergrundkontrolle (▶ Kap. 8). Menschen sehen und hören unter Stress nicht mehr alle Informationen, sondern nur noch diejenige, die unmittelbar vor ihnen liegt. Im Nachhinein beschreiben Menschen manchmal diese Art von Erlebnis als »Tunnelblick«.

Zusätzlich zu der eingeengten Wahrnehmung bedeutet Fokussierung aber auch *Einengung des Denkens:* Indem man sich ausschließlich mit dem aktuellen Problem beschäftigt und mit der Frage, wie man dieses lösen kann, wird das Handeln auf kurzfristige Ziele ausgerichtet. Damit verliert man den Blick für mögliche Probleme, die im weiteren Verlauf der Behandlung entstehen könnten (Lantermann et al. 1992; Lantermann u. Otto 1994; Semmer 1997).

Eine weitere Konsequenz der Stressreaktion ist, dass Handlungen stärker *durch Gefühle* und weniger durch bewusstes Nachdenken *geleitet* werden. Eine tiefergehende Situationsanalyse entfällt und Entscheidungen werden unüberlegter getroffen (Schaub 1997; Semmer 1997; Dörner u. Schaub 1994; Dörner u. Pfeiffer 1993). Stehen Menschen unter Stress, so planen sie weniger, sondern greifen stattdessen auf Automatismen und »Daumenregeln« zurück (▶ Kap. 2). Häufig reicht diese grobe Vereinfachung des Denkvorgangs aus, um entstandene Probleme erfolgreich zu lösen. Hat man es jedoch mit unbekannten und neuartigen Notfallsituationen zu tun, sieht dies anders aus. Ungeachtet der Andersartigkeit der Situation tut man unter Stress das, was man am besten kann oder schon immer getan hat. Möglicherweise ist dies jedoch nicht die Maßnahme, die dem Patienten am meisten geholfen hätte.

Eigentlich sollten die genannten kognitiven Veränderungen dem Ziel dienen, mit bedrohlichen Situationen fertig zu werden. Häufig tragen sie jedoch dazu bei, die Wahrscheinlichkeit für Fehler zu erhöhen. Jeder begangene Fehler trägt aber unmittelbar dazu bei, dass das Stressniveau weiter ansteigt und weitere Fehler begünstigt: Eine *Kette schlechter Entscheidungen* kann die Folge sein (▶ Kap. 10).

▪ Übertragung von Stress in andere Situationen

Sobald eine Person feststellt, dass die bedrohliche Situation vorbei ist, erfolgt durch das parasympathische Nervensystem eine Wiederherstellung des

Gleichgewichts. Die akute Stressreaktion klingt üblicherweise nach wenigen Minuten ab und hat keine bleibenden Auswirkungen. Da aber der Abbau der Hormone häufig über die eigentliche Stresssituation hinaus andauert und auch die mentale Beschäftigung mit dem Problem nicht einfach abgeschaltet werden kann, kann Stress in andere Situationen verschleppt werden (z. B. von der Arbeit ins Privatleben und umgekehrt): Es kann zu einer »Stress-Aufschaukelung« kommen (Semmer 1997).

9.1.3 Chronischer Stress

Bleiben die Auslöser für die Stressreaktion erhalten, wird die akute Stressreaktion durch das **allgemeine Anpassungssyndrom** (AAS, Selye 1956) abgelöst. Diese »Widerstandsreaktion« ermöglicht die Adaptation an anhaltende Stressbedingungen. Es entsteht eine (scheinbare) Resistenz gegenüber den belastenden Faktoren, da alle Körperfunktionen durch anhaltend hohe Kortisolspiegel auf eine Dauerbelastung eingestellt werden. Körperliche Symptome können eine anhaltend hohe Pulsfrequenz, ein arterieller Hypertonus, anhaltend hohe Blutzuckerwerte und eine Schwächung des Immunsystems sein. Regenerations- und Aufbauprozesse bleiben gedämpft. Bleibt diese Aktivierung über Wochen oder Monate bestehen, so kann dies körperlich und psychisch die Gesundheit gefährden.

9

■ Auswirkungen von Langzeitstress

Die Anzeichen von chronischen Stress, können auch in die vier Kategorien des o. g. »BEST«-Modells eingeteilt werden (◘ Tab. 9.3). Bei der Einteilung ist es wichtig zu verstehen, dass die einzelnen Stresssymptome in unterschiedlicher Ausprägung und Kombination auftreten können. Die Veränderungen können so weit gehen, dass sich die *physischen Auswirkungen* von chronischem Stress in psychosomatischen Erkrankungen, Depressionen etc. zeigen. Aus diesem Grund gibt es nicht *die* klassische Stresskrankheit, vielmehr gibt jeder Mensch an seiner schwächsten Stelle nach (Überblick in Semmer 2003). Darüber hinaus verleitet Stress zu ungesundem Verhalten wie Rauchen, erhöhtem Alkoholkonsum und unausgewogener Ernährung, was seinerseits gesundheitsgefährdend sein kann.

◘ **Tab. 9.3** Anzeichen von chronischem Stress, Einteilung in die vier BEST-Kategorien (Behavioral, Emotional, Somatic, Cognitive nach Flin et al. 2008)

Behavioral (Verhalten)	Abwesenheit vom Arbeitsplatz	Suche nach Zerstreuung
	Sozialer Rückzug	Feindseliges und gereiztes Verhalten gegenüber anderen
	Teilnahmslosigkeit	Verhaltensstörungen wie Nägelkauen, nervöse Tics, Zähneknirschen
	Unachtsamkeit	
	Suchtverhalten (v.a. Alkohol und Tabak)	
Emotional (Gefühle)	Ängstlichkeit	Depressionen
	Ständiges Sorgen	Verwirrung
	Zynismus	Stimmungsschwankungen
	Schlechte Stimmung	Reizbarkeit
Somatic (Körperfunktionen)	Chronische Müdigkeit	Vernachlässigung des (körperlichen) Erscheinungsbildes
	Gesundheitsbeschwerden (chronische Infektionen)	
Thinking (Denken)	Konzentrationsstörungen	Vergesslichkeit
	Verringerte Aufmerksamkeit	Schlechte Zeitplanung

Einen Überblick über die somatischen und kognitiven Veränderungen unter chronischem Stress gibt ◘ Tab. 9.3.

Die Auswirkungen von chronischem Stress können die Patientensicherheit gefährden. Obwohl das Wissen um den Zusammenhang zwischen Stress und persönlicher Leistungsfähigkeit jedem Mediziner theoretisch bekannt ist, scheint dies wenig Einfluss auf das Verhalten im Beruf zu haben: Ärzte (vor allem Chirurgen) schätzten sich im Vergleich mit anderen Berufsgruppen als weniger stressanfällig ein (Sexton et al. 2000; Flin et al. 2003). Jeder zweite Arzt (in einigen Berufsgruppen bis zu 70%) stimmte der Aussage zu: »Auch wenn ich erschöpft bin, handle ich effektiv« (◘ Abb. 8.3).

Die in weiten Teilen der Ärzteschaft wirksamen *chronischen Stressoren* (lange Arbeitszeiten, hohe Dienstbelastung, wenig Schlaf, Bürokratie, verständnislose Vorgesetzte) können darüber hinaus die persönliche Wahrnehmung der Welt verändern: Das *Lebensgefühl* wird von der Ohnmacht bestimmt, an den Umständen nichts ändern zu können (**Kontrollverlust**). Damit wird auch die Fähigkeit zur Bewältigung von Belastungen untergraben. Chronisch überlastete Menschen können als persönlich unfähig erscheinen, Stress zu bewältigen, obwohl ihre Arbeitsbedingungen diese Unfähigkeit erst mit sich gebracht haben (Semmer 2003).

▪ Vom Langzeitstress zum Burnout-Syndrom

Entsteht chronischer (Arbeits-)Stress auf dem Boden eines besonderen Engagements, z. B. bei helfenden Berufen aufgrund langer Arbeitszeiten, nicht ausreichendem Schlaf, kann sich die Stressreaktion bis hin zum Gefühl des *Ausgebrannt-Seins*, dem sog. Burnout-Syndrom steigern (Maslach 2003, Kühn et al. 2001) .

Der amerikanische Psychologe Herbert J. Freudenberger prägte 1974 den Begriff »Burnout« und bezeichnete damit einen Prozess des körperlichen und geistigen Erschöpfungszustandes bei Berufen im Gesundheitswesen und in sozialen Arbeitsbereichen (Freudenberger 1974). Daran anschließend definierten Maslach und Jackson (1981) das Burnout-Syndrom als eine nachhaltige Reaktion auf chronischen Arbeitsstress, die sich über verschiedene Phasen hinweg entwickelt. Diese Phasen beinhalten:

- **Überengagement:** Man kennt keine Distanzierung von der Arbeit, sondern »gibt alles«.
- **Erste Erschöpfungsanzeichen:** Der Verlauf beginnt schleichend. Es zeigen sich jedoch bereits erste Symptome von emotionaler und körperlicher Erschöpfung, die einher gehen mit Gefühlen der Entfremdung, Zynismus, Ungeduld, aber auch mit zunehmender Distanz zu Mitarbeitern. Man ist ständig angespannt und begeht häufiger Fehler.
- **Zunehmende Erschöpfung:** Mitarbeiter in helfenden Berufen entwickeln negative Einstellungen gegenüber den Patienten, aber auch zum Beruf. Dies zeigt sich in reduziertem Engagement, sozialem Rückzug und weiteren emotionale Reaktionen, wie Schuld- und Ohnmachtsgefühle sowie Selbstmitleid.
- **»Ausgebrannt sein«:** Bei anhaltend hohem Stresslevel fühlt man sich ausgebeutet und distanziert sich von der eigenen Arbeit. Die bestimmenden Gefühle sind Affektverflachung, Hilflosigkeit und Verzweiflung. Personen, die sich zuvor sehr um ihre Mitmenschen gekümmert haben, schirmen sich ab und sorgen sich nicht mehr um andere. Psychosomatische Krankheiten nehmen zu. Im Extremfall kommt es zur reaktiven Depression und zu Nervenzusammenbrüchen.

Das Burnout-Syndrom ist somit durch die drei folgenden Dimensionen gekennzeichnet:

- **Emotionale Erschöpfung:** Aufgrund des chronischen Stresses werden emotionale Ressourcen ausgeschöpft, so dass sich Arbeitskräfte nicht mehr fähig fühlen, die Betreuung von anderen Menschen (Patienten) zu übernehmen, obwohl sie dies zuvor mit besonderem Engagement taten. Emotionale Erschöpfung stellt eines der Hauptkennzeichen des Burnout-Syndroms dar.
- **Depersonalisierung:** Eine negative, gleichgültige und zynische Einstellung gegenüber den Adressaten (oder den zu betreuenden Personen) entwickelt sich. Eine abgestumpfte und sogar entmenschlichte Wahrnehmung von anderen Personen kann dazu führen, dass Mitarbeiter Patienten als Personen betrachten, die ihre gesundheitlichen Probleme verdient haben.

- **Reduzierte Leistungsfähigkeit bzw. negative Selbsteinschätzung:** Menschen mit Burnout-Syndrom schätzen ihre beruflichen Leistungen negativ ein. Die zeigt sich insbesondere in der negativen Einschätzung ihrer Arbeit mit Patienten, die häufig von Gefühlen geringer Arbeitsleistungen und beruflichen Versagen begleitet wird.

Grundsätzlich scheinen Mitarbeiter im Gesundheitswesen aufgrund ihres hohen emotionalen Engagements anfälliger für Burnout zu sein als die übrige Bevölkerung (Tennant 2001). Dieses Risiko ist innerhalb des Gesundheitswesens ungleichmäßig verteilt und betrifft insbesondere Intensivmediziner: In einer Studie war jeder zweiter Intensivmediziner langfristig in Gefahr, an einem Burnout-Syndroms zu erkranken. Insbesondere eine dauerhaft erhöhte Arbeitsbelastung (z. B. Anzahl an Nachtdiensten pro Monat) und Konflikte mit Kollegen und Pflegepersonal begünstigten das Auftreten des Burnout-Syndroms (Embriaco et al. 2007). Die Schwere der Erkrankung von betreuten Patienten hingegen schien geringen Einfluss auf die Entstehung zu haben.

9.1.4 Ein bisschen Stress muss sein!

Stress hat nicht nur negative Seiten. Im Gegenteil: Menschen brauchen ein Minimum an Stress, um überhaupt Leistung bringen zu können, und ein gutes Maß an Stress, um »zur Höchstform auflaufen« zu können. Dies liegt daran, dass erst ein gewisses Maß an Stress über die oben genannten Mechanismen eine körperliche Aktivierung und kognitive Fokussierung auf das Wesentliche bewirkt. Ständige Unterforderung hat zudem selber den Charakter eines Stressors: Man fühlt sich angespannt und belastet, gerade weil man zu wenig zu tun hat oder durch die Aufgabe unterfordert ist (► Kap. 8).

Wie viel Stress zu einer maximalen Leistung führt, hängt von der Aufgabe ab. Jede Aufgabe hat einen spezifischen Erregungslevel, bei dem sie am besten bewältigt werden kann. Ist der Stress zu gering oder zu groß, verschlechtert sich das Ergebnis (◘ Abb. 9.3).

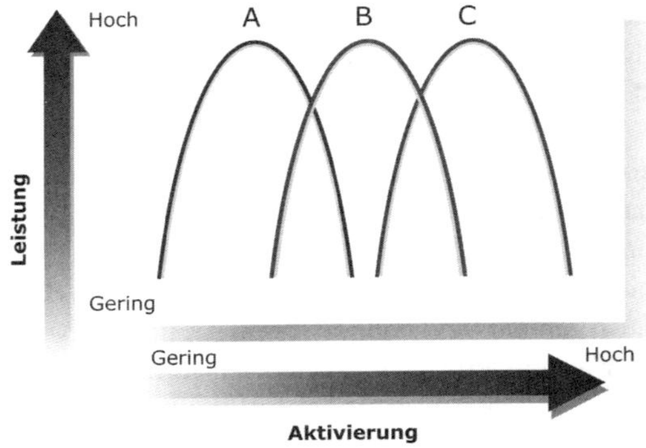

◘ **Abb. 9.3** Zusammenhang zwischen der Aktivierung und der erbrachten Leistung. Das für eine Höchstleistung optimale Maß an Stress hängt von der zu bewältigenden Aufgabe ab. (Nach Yerkes u. Dodson 1908)

9.2 Vom Stress überwältigt

Bisher wurden die körperlichen und kognitiven Auswirkungen »normaler« Stresssituationen beschrieben. Gelegentlich kommt es gerade in der Akutmedizin vor, dass der Stress einer Notfallsituation die Grenzen der persönlichen Leistungsfähigkeit überschreitet. Ist dies der Fall, fühlen sich Menschen von einer Situation überfordert. In solchen Überforderungssituationen kommt es zu einer charakteristischen Einengung des Denkens und Verhaltens. Diese Veränderung wurde in Anlehnung an die physiologische Reaktion in Stresssituationen als »kognitive Notfallreaktion« (Dörner et al. 1983; Dörner 1989) oder »gedankliche Notfallreaktion« »*intellectual emergency reaction*«; Reason 1990) bezeichnet.

9.2.1 Die kognitive Notfallreaktion

Sind Menschen mit einer Situation überfordert, weil ein Problem mit den ihnen zur Verfügung stehenden Ressourcen nicht bewältigt werden kann, bedroht diese Einschätzung unmittelbar ihr **Kompetenzgefühl** (► Kap. 4). Da das Kompetenzgefühl aber nötig ist, um die eigene Handlungsfähigkeit zu erhalten, muss es geschützt werden. Um dies zu gewährleisten, macht das kognitive System »die Schotten dicht«: Wichtiger als die *Lösung* eines noch so vitalen Problems wird die Aufrechterhaltung des

Gefühls, die Sache im Griff zu haben oder wenigstens etwas in der Umwelt kontrollieren zu können. Jede weitere Belastung des Kompetenzgefühls, etwa durch Zweifel an dem eigenen mentalen Modell oder an der eigenen Planung, wird vermieden. Man sieht nur noch, was man sehen möchte (*Informationsverzerrung*; ▶ Kap. 6). Zugleich wird die eh schon belastete Ressource bewussten Denkens (Reflexion, Planen) sparsamer eingesetzt (*Prinzip der Ökonomie*; ▶ Kap. 6).

Die kognitive Notfallreaktion äußert sich in folgenden Symptomen:

- **Externalisierung des Handelns**
  - Die Konzentration liegt weniger auf internen Prozessen (Denken, Planen), sondern mehr auf dem Handeln (▶ Kap. 4)
  - Weil weniger gedacht und geplant werden kann, wird das Handeln durch Außenreize gesteuert, weniger durch Ziele; daraus resultiert ein sprunghaftes Vorgehen (*Reparaturdienstbetrieb*)
- **Schnelle Lösungen**
  - Es erfolgt ein Rückgriff auf *bekannte* Denk- und Handlungsschemata (*Methodismus*)
  - Es werden schnelle und einfache Lösungen bevorzugt
- **Unangemessene Komplexitätsreduktion**
  - Es werden einfache und reduktionistische Denkmodelle gebildet
  - Das eigene (reduzierte) Modell der Situation wird gegenüber anderen Sichtweisen geschützt; es resultieren Dogmatismus, Rechthaben wollen, Abwehr von Kritik und Zweifeln sowie die Vermeidung des Wörtchens »aber …«
  - Informationen werden nicht mehr analysiert oder nicht mehr beachtet, widersprüchliche Information wird aktiv ausgeblendet: Auch vor der Realität kann man sein Denkmodell schützen
  - Die Verantwortung für Probleme wird der Dummheit oder den schlechten Motiven anderer Personen zugeschrieben statt der Komplexität des Realitätsbereichs (*Personalisierung*)
- **Verzicht auf Selbstreflektion**
  - Die Selbstreflektion ist deutlich reduziert. Es erfolgt keine eigene Prozesskontrolle mehr. Es werden nur noch einzelne Aufgaben ausgeführt, die nicht mehr in einem Zusammenhang stehen.

Für den Betroffenen läuft die kognitive Notfallreaktion in aller Regel unbewusst ab. Bewusst fühlt man sich dem Problem in Einschränkungen durchaus gewachsen, da das Kompetenzgefühl erfolgreich gegen alle Anfeindungen verteidigt wurde.

9.2.2 Am Boden zerstört: Die posttraumatische Belastungsstörung (PTBS)

Aufgrund seiner geringen Erfahrung mit pädiatrischen Patienten befürchtet der Notarzt von Anfang an, bei der Versorgung des Kindes zu versagen). Und obwohl sich seine Versagensängste in den ersten frustranen Behandlungsversuchen zu bestätigen scheinen, gelingt es dem Notarzt doch, das Kind vital zu stabilisieren und in die Klinik zu transportieren. Schwere Traumata und der Tod von Patienten im Kindesalter gehören zu den Nerven aufreibendsten und am schwierigsten zu verarbeitenden Erlebnissen, die Akutmedizinern widerfahren können. In einigen Studien zu diesem Thema konnte gezeigt werden, dass während der Versorgung von schwerkranken bzw. schwerletzten Kindern bei den Behandlern psychische Abwehrmechanismen gesenkt werden, die emotionale Distanzierung abnimmt, empathisches Empfinden und eine Identifizierung mit den Leittragenden einsetzen (Sterud et al. 2008, Laposa u. Alden 2003; Mahony 2001; Alexander u. Klein 2001; Clohessy u. Ehlers 1999; Dyregov u. Mitchell 1992).

Übersteigt das Ausmaß und die Intensität der erlebten Gefühle die Belastbarkeit eines Menschen, kann das Erleben derartig traumatisierend wirken, dass eine posttraumatische Belastungsstörung (PTBS) resultiert. Die PTBS gehört nach ICD-10 zu den »Reaktionen auf schwere Belastung« und »Anpassungsstörungen«, die »als verzögerte oder protrahierte Reaktion auf ein belastendes Ereignis oder eine Situation kürzerer oder längerer Dauer entsteht und mit außergewöhnlicher Bedrohung oder katastrophenartigem Ausmaß einhergeht, die bei fast jeder Person eine tiefe Verzweiflung hervorrufen würde« (ICD-10). Zu diesen belastenden Ereignissen gehören neben den genannten Katastrophen mit vielen beteiligten Personen Anschläge von Selbstmordattentätern, schwerverbrandverletzte Patienten, Polytraumata mit Verstümmelungen und Situationen, bei denen Familienangehörige oder Freunde während der medizinischen Versorgung versterben (Gallagher u. McGilloway 2007; Laposa u. Alden 2003). Personen die ein solches traumatisches Ereignis erlitten haben entwickeln in 25–30% eine PTBS. Nachdem sich die Forschung zu PTBS früher überwiegend mit *Opfern* von traumatischen Erlebnissen (Anschläge auf militärische Konvois, Vergewaltigungsopfer) befasst hatte, ist man in den letzten Jahren dazu übergegangen, das Augenmerk verstärkt auf die professionellen Retter (Katastrophenschutz, Feuerwehr, Rettungsdienst, Mitarbeiter in Notaufnahmen) zu richten. Auch wenn Mitarbeiter des Katastrophenschutzes aufgrund der Intensität der belastenden Eindrücke (z. B. Auslandseinsätze nach Naturkatastrophen) besonders anfällig für die Entwicklung von PTBS zu sein scheinen, zeigten die Forschungsergebnisse, dass auch eine regelmäßige Belastung durch »leichtere« kritische Situationen im Berufsalltag erheblich zur Entwicklung von PTSD beitragen kann. Mehreren internationalen Studien zufolge konnten bei 10–22% des Rettungsdienstpersonals Symptome einer PTBS nachgewiesen werden (Andersson et al. 1991; Clohessy u. Ehlers 1999; Grevin 1996; Überblick bei Donelly u. Siebert 2009). Bei Mitarbeitern einer Notaufnahme lag die Häufigkeit von Symptomen einer PTBS bei 12%. Diese und weitere Untersuchungen haben die Annahme erhärtet, dass Mitarbeiter dieser Berufsgruppen ein erhöhtes Risiko für die Entwicklung einer PTBS haben (Laposa u. Aldem 2003).

Die charakteristischen Symptome einer PTSD sind von unangenehmer und aufdringlicher Natur (nach ICD-10):

- Das wiederholte Erleben des Traumes in sich aufdrängenden Erinnerungen (Nachhallerinnerungen; *flashbacks*)
- Träume oder Albträume
- Ein andauerndes Gefühl des Betäubtseins und der emotionalen Stumpfheit
- Gleichgültigkeit gegenüber anderen Menschen
- Teilnahmslosigkeit/Freudlosigkeit
- Vermeidung von Aktivitäten, die Erinnerungen an das Trauma wachrufen könnten
- Zustand vegetativer Übererregtheit mit Vigilanzsteigerung
- Übermäßige Schreckhaftigkeit
- Schlafstörungen
- Häufige Assoziation mit Angst und Depressionen

Der Beginn der Symptome folgt dem Trauma mit einer Latenz, die wenige Wochen bis Monate dauern kann. Der Verlauf ist wechselhaft, in der Mehrzahl der Fälle kann jedoch eine Heilung erwartet werden. In wenigen Fällen nimmt die Störung über viele Jahre einen chronischen Verlauf und geht dann in eine andauernde Persönlichkeitsänderung über.

Die Wahrscheinlichkeit, eine PTBS zu entwickeln, hängt von einer Vielzahl an Faktoren ab, wobei einige Faktoren die Entwicklung von PTBS eher fördern (Risikofaktoren), andere einer Entwicklung eher entgegenwirken (Resilienzfaktoren). Zur Unterstützung der Mitarbeiter im Gesundheitswesen und zur Aufdeckung von PTBS bzw. deren aufkommenden Symptome wurden in Bezug auf die Aufarbeitung von traumatischen Erlebnissen einige praktische Schritte in medizinischen Richtlinien aufgenommen, wie z. B. Konfrontation und Besprechung von traumatischen Ereignissen (NICE 2006).

9.3 Wenn Teams unter Druck geraten

Die Art und Weise, wie Teams auf Situationen reagieren, in denen sie sich überfordert fühlen, gleicht im Prinzip den Reaktionsweisen einer Einzelperson: Auch als Team versucht man, negative Gefühle nicht übermächtig werden zu lassen und das Gefühl zu behalten, in irgend einer Weise seine Umwelt beeinflussen zu können. Über die oben beschriebenen individuellen Verhaltensweisen hinaus zeigen Teams zusätzliche Verhaltensweisen, die zu einer Gefährdung der Patientensicherheit beitragen können (Badke-Schaub 2000, ► Kap. 11):

- Ziele werden nicht mehr diskutiert
- Die Informationssammlung wird frühzeitig abgebrochen
- Es werden keine Lösungsalternativen gesucht

- Widerspruch wird unterdrückt; einzelne beugen sich dem Gruppendruck
- Es werden tendenziell riskantere Handlungen begangen (»Risikoschub«)
- Keiner fühlt sich letztlich verantwortlich (Diffusion der Verantwortung)
- Die Koordination der Maßnahmen verschlechtert sich
- Es erfolgt der Ruf nach einer starken Führung

Neben diesen Reaktionsweisen des gesamten Teams neigen die jeweiligen Führungskräfte unter Stress zu einem *Alleingang* in ihren Handlungen: Bedingt durch die Fokussierung der Aufmerksamkeit laufen Führungskräfte Gefahr, sich ausschließlich auf das eigene Denken und Tun zu konzentrieren und die verbleibenden Teammitgliedern nicht mehr an ihren Gedankengänge teilhaben zu lassen (»Doc goes solo«). Zusätzlich zu diesem gedanklichen Alleingang lässt sich bei Führungskräften weiterhin beobachten, dass sie unter Stress weniger an Teammitglieder delegieren: Weil sie sich von dem Verlust der Handlungsfähigkeit bedroht fühlen, möchten sie so rasch wie möglich wesentliche Aspekte der augenblicklichen Situation zum Guten wenden. Dies geht vermeintlich nur, wenn man die Angelegenheit selbst in die Hände nimmt (► Kap. 13).

9.4 Coping-Mechanismen: Formen der Stressbewältigung

Stressbewältigung umfasst alles, was jemand tut, um die spezifischen internen oder externen Anforderungen einer Situation zu bewältigen (**coping**; Lazarus 1991; Lazarus u. Folkman 1984). Bewältigungsstrategien kann man danach unterscheiden, ob sie sich mit *dem Problem selbst* oder mit den eigenen Gefühlen und *der Wahrnehmung des Problems* beschäftigen. Beides kann sich sowohl in der gedanklichen Auseinandersetzung als auch in sichtbarem Verhalten äußern (Semmer 2003). Entsprechend der ursprünglichen Flucht- oder Angriffsreaktion können Bewältigungsversuche sowohl:

- *vermeidend* sein (indem man ein Problem einfach ignoriert und Ärger »runterschluckt«) oder sich dadurch auszeichnen, dass sie
- ein *Problem direkt angehen* (»assertiv«; indem man konstruktiv handelt oder seinen Ärger zeigt).

Eine Vielzahl von Studien beschäftigt sich mit Bewältigungsstrategien bei berufsbedingtem Stress im Gesundheitswesen. Dabei zeigte sich, dass grundsätzlich *assertive, problemorientierte* Strategien erfolgreicher und gesünder sind. Welchen Weg man wählt, um eine Belastung zu bewältigen, ist sowohl von der Situation als auch von dem persönlichen Bewältigungsstil und den persönlichen Erfahrungen abhängig (Weber 2004). Dieser Stil ist darüber hinaus stark kulturell geprägt: Der offene Ausdruck von Ärger ist beispielsweise in südeuropäischen Ländern selbstverständlich, während er in asiatischen Kulturen als unangemessen und sogar als unhöflich empfunden wird.

Formen der Copingstrategien
- Problemorientiert vs. gefühlsorientiert
- Kognitive Strategien vs. Verhaltensstrategie
- Vermeidend vs. assertiv

9.4.1 Den Gefühlen freien Lauf lassen? Emotionale Bewältigungsstrategien

Akuter Stress löst starke Emotionen aus. Starke Emotionen wiederum »vernebeln« das klare Denken. Daher kann es zu Beginn eines Notfalls notwendig werden, erst die eigenen Gefühle in den Griff zu bekommen (wieder ruhig werden, »runterkommen«), bevor man ein Problem inhaltlich lösen kann. Aufgestaute Emotionen kann man auch dadurch loswerden, dass man sie z. B. in Form von Geschrei »raus lässt«. Dieser Weg verschafft emotionale Entlastung, ist aber für die soziale Akzeptanz und die weitere Patientenversorgung kontraproduktiv (Billings u. Moos 1984): Wer gerade seine Gefühle an Teammitgliedern ausgelassen hat, kann nicht damit rechnen, dass diese ihn im nächsten Moment vorbehaltlos unterstützen. Die Konzentration auf die eigenen Gefühle als Bewältigungsstrategie kann darüber hinaus die Intensität dieser Gefühle erst richtig verstärken: Weil man mit seinen Gefühlen beschäftigt ist, bleibt man mit seiner Aufmerksamkeit bei sich selbst und nimmt wahr, wie stark diese Gefühlen sind. Diese Wahrnehmung fließt dann wieder in die Situationsbewertung ein, indem man noch verärgerter, ungehaltener etc. ist (Baumeister et al. 1994).

Der angemessene Umgang mit Emotionen liegt vielmehr darin, die Art und Intensität seiner Gefühle bewusst wahrzunehmen und nur den Teil davon einzubringen, der »kooperativ« verwendet werden kann (Weber 1994). Diese *Vorbearbeitung von Gefühlen* erfordert aber die Fähigkeit der Metakognition (▶ Kap. 4), die nicht alle Teammitglieder in gleichem Maße besitzen, und ein Mindestmaß an Selbstkontrolle. Und sie ist nur solange möglich, wie der akute Stress einer Notfallsituation einen Menschen nicht überfordert.

9.4.2 Dinge anders sehen! Kognitive Bewältigungsstrategien

Wenn im Alltag Ziele unerreichbar sind und man sich durch diesen Umstand »gestresst fühlt«, so kann ein Weg zur Stressverringerung darin liegen, sich zu fragen, ob diese Ziele nicht von vorneherein unrealistisch waren und diese entsprechend anpassen. Bis dato unverrückbare Gegebenheiten kritisch zu hinterfragen, kann gerade für den Umgang mit chronischen Stressoren und für Menschen mit perfektionistischen Persönlichkeitszügen eine hilfreiche Bewältigungsstrategie sein. Diese Vorgehensweise ist leider nicht ohne Weiteres auf die Akutmedizin übertragbar: Manche Ziele können im Interesse des Patienten nicht aufgegeben werden. Wer beruflich eine Garantenstellung für den Patienten eingegangen ist, wird zwar immer wieder mit praktischen Schwierigkeiten bei der Ausführung dieser Ziele konfrontiert werden (i.v.-Zugänge sind para, frustrane Laryngoskopie); der dadurch entstehende Stress kann jedoch nur zur Suche nach Handlungsalternativen und nie zur Aufgabe von Zielen führen.

9.4.3 Stressresistenz entwickeln: Eine vierfache Strategie

Die Tatsache, dass manche Menschen mit Stressoren besser fertig werden als andere, lässt sich durch die Widerstandsfähigkeit (»Resilienz«) der betreffenden Personen erklären. In der Kognitionspsychologie bezeichnet Resilienz ein bestimmtes Ausmaß an positiven Fähigkeiten und gedanklichen Prozessen, auf die eine Person bei der Bewältigung von Stressoren zurückgreifen kann. Diese bewirken, dass trotz des Stresses weniger schwerwiegende psychische Störungen entstehen. Resilienz beschreibt darüber hinaus den Sachverhalt, dass dieses Bewältigungssystem keine statische Größe darstellt. Geraten Menschen wiederholt unter Stress, dem sie sich emotional gewachsen fühlen, so kann durch diese Beanspruchung die Widerstandsfähigkeit gegen zukünftige negative Ereignisse sogar gestärkt werden.

Die psychologische Literatur verwendet den Begriff »Resilienz« bzw. »kognitive Resilienz« nicht einheitlich. So finden sich in der Literatur zu Stressbewältigung häufig eine Reihe von englischsprachigen Synonymen, wie beispielsweise *hardiness* (»Widerstandfähigkeit«), *resourcefulness* (»Einfallsreichtum im Umgang mit Stress«), *adaptive coping* (»angepasste Bewältigungsstrategien«), *thriving* (»Ausbau der eigenen Fähigkeiten im Umgang mit Stress«) und *mental toughness* (»Geistesstärke«).

Bei gegen Stress widerstandsfähigen (»resilienten«) Menschen finden sich im Besonderen folgende Eigenschaften (Semmer 2003):

- Eine generell optimistische Haltung, ohne dabei naiv zu sein
- Ein guter Umgang mit schwerwiegenden Veränderungen
- Eine große Hingabe, mit der persönliche Ziele verfolgt werden, ohne zugleich fanatisch zu sein; Ziele können flexibel den zur Verfügung stehenden Möglichkeiten angepasst werden
- Die Fähigkeit, neue Wege einzuschlagen, wenn die alten nicht mehr erfolgsversprechend sind
- Die Fähigkeit, Stressoren als Chance und positive Herausforderung zu betrachten
- Die Einstellung, dass der Erfolg ihres Handelns von ihnen abhängt (*internale Kontrollzuschreibung*) und nicht von äußeren Bedingungen diktiert wird (*externale Kontrollzuschreibung*)

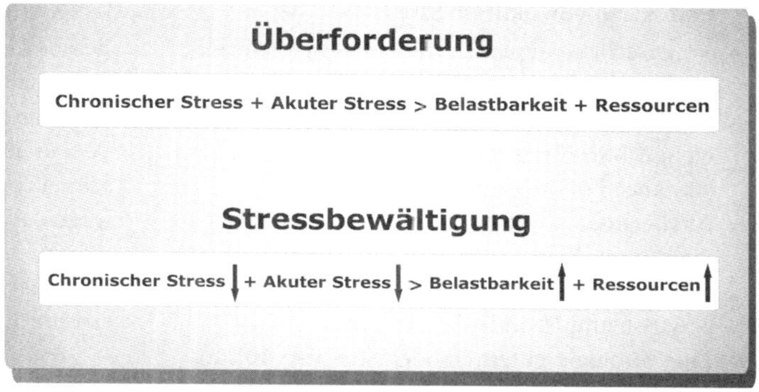

Abb. 9.4 Faktoren, die zu einer Überforderung in einer Notfallsituation führen, und praktische Ansatzpunkte, diese Stressresistenz zu erhöhen

- Die Fähigkeit, sich ganz in eine schwierige Aufgabe »reinzuhängen«
- Die Fähigkeit, alle vorhandenen Möglichkeiten auszuschöpfen
- Eine Einstellung, die sich von Widerständen nicht schnell entmutigen lässt (»Wo ein Wille ist, da ist auch ein Weg«) und die nach Rückschlägen dafür sorgt, dass die Person wieder »rasch auf die Beine kommt«
- Eine Einstellung, die Misserfolge und Fehler als Normalität akzeptiert und sie nicht als Zeichen eigener Unzulänglichkeit deutet
- Ein gut funktionierendes soziales Netzwerk, das ihnen Rückhalt gibt

Wesentlich für das Verständnis von Widerstandsfähigkeit gegen Stress ist, dass nicht einige Menschen die genannten Merkmale »einfach so« besitzen und andere wiederum nicht. Vielmehr können (und müssen) die bereits genannten kognitiven und sozialen Fähigkeiten und Einstellungen über einen längeren Zeitraum bewusst angestrebt und entwickelt werden. Es liegt folglich an den Mitarbeitern in gefährdeten Arbeitsbereichen selbst, ganzheitliche pro-aktive Bewältigungsstrategien zu entwickeln, um ihre persönliche Widerstandsfähigkeit zu verbessern und ihre (psychische) Gesundheit zu fördern.

Gute Strategien der Stressbewältigung (Kaluza 1996, 2004; Kühn et al. 2001) können auf drei Ebenen greifen:

- **Kognitiv:** Man beginnt seine eigene Einstellung und Wahrnehmung der Situation zu ändern; man entwickelt eine »innere Achtsamkeit«
- **Problemorientiert:** Man arbeitet an persönlichen Problemlösestrategien und versucht die zur Verfügung stehenden Ressourcen zu vergrößern
- **»Palliativ«-regenerativ:** Man versucht, die Pausen zur bewussten Entspannung zu verwenden und sich körperlich fit zu halten, beispielsweise indem man Ausdauersport betreibt

Trotz aller aufgeführten Ansatzpunkte gibt es keine Patentlösung, mit der sich der akute Stress einer Notfallsituation reduzieren ließe. Ein gewisses Maß an Stress wird den Akutmediziner sein Berufsleben lang begleiten (Jackson 1999). Da die Überforderung in einer kritischen Situation das Zusammenspiel mehrerer Faktoren ist, lassen sich jedoch vier Ansatzpunkte definieren, mit Hilfe derer eine Überforderung mit kognitiver Notfallreaktion weniger wahrscheinlich wird (Abb. 9.4).

- **Reduktion von chronischem Stress**
  - Eine entspannte, gelassene Grundhaltung im Leben anstreben und so dadurch weniger chronischen Stress erleben
  - Persönliche Stressoren erkennen und lernen, die eigene Reaktion einzuschätzen und die Faktoren gezielt zu beeinflussen
  - Auf ausgeglichene Lebensbalance achten: Zeiten der Anspannung müssen sich mit Zeiten der Entspannung abwechseln
  - Für Hilfe durch Dritte offen sein: Coaching, Beratungsgespräche und therapeutische Behandlungen können gezielt dabei helfen, chronischen Stress abzubauen

- **Reduktion von akutem Stress**
  - Vorausschauend planen hilft, Stress zu reduzieren; in Handlungspausen nächste Schritte vorbereiten (evtl. benötigte Perfusoren aufziehen etc.); Motto für den klinischen Alltag: »Always stay ahead of the game«
  - Auf bewusste Kontrolle des Handelns achten, da diese unter Stress schnell entfallen kann; nicht Handlungsimpulsen nachgeben, sondern sich bewusst zum Nachdenken bringen
  - Eine Strategie guten Handelns (▶ Kap. 10) anwenden
  - Die einengende Wirkung der Stressreaktion aufheben: Einen Schritt zurücktreten und eine andere Perspektive einnehmen, den Blick schweifen lassen, sich fragen: »Abgesehen von dem, was mich gerade beschäftigt. Was könnte noch wichtig sein?«
  - Sicherstellen, dass man realistische, also unter den gegebenen Bedingungen erreichbare Ziele verfolgt
  - Eine wichtige kognitive Strategie besteht darin, das Problem nicht übermächtig werden zu lassen (nicht in Panik zu geraten)
  - Misserfolge als Einzelereignisse sehen und nicht im Sinne einer moralischen Wertung auf die eigene Person beziehen (»Ich bin unfähig«)
  - Kurzfristig körperorientierte Strategie anwenden: Bewusst und kontrolliert atmen, auf einen guten »geerdeten« Stand achten

- **Erhöhung der persönlichen Belastbarkeit**
  - Eine vorsichtig optimistische Grundhaltung einnehmen
  - Ausreichend Sport betreiben und auf gesunde Ernährung achten; dadurch können körperliche Ressourcen für Stresssituationen aufgebaut werden

- **Vergrößerung der Ressourcen**
  - Fertigkeiten trainieren, Wissen aneignen und Problemlösestrategien einüben; sich in jeder Hinsicht »auf dem neuesten Stand zu halten« kann dazu beitragen, sich auch schwierigen Situationen gewachsen zu fühlen
  - Zwischenfälle und Teamverhalten in realistischer Umgebung üben (*Simulatortraining*) (▶ Kap. 15)
  - Seine Arbeitsumgebung kennen und wissen, wo Ressourcen zu finden sind; dadurch können Arbeitsabläufe vereinfacht, Handlungsschritte unabhängiger von der Anwesenheit anderer Personen gemacht und wichtige Ressourcen schneller gefunden werden (z. B. Reanimationswagen, Ausrüstung für den »schwierigen Atemweg«)
  - In kritischen Situationen frühzeitig das Team erweitern und Führungskräfte rufen

9.4.4 Teams aus dem Stress führen

Das Team ist die wichtigste Ressource im Notfall: Bei der Informationsbeschaffung, der Modell- und Zielbildung sowie bei der Ausführung können sich Teammitglieder gegenseitig unterstützen. Die Voraussetzungen dafür sind gute Kommunikation und ein gutes Klima untereinander. Führungskräfte sollten die Ressourcen des Teams gut verteilen und sich selbst um den Überblick über die Situation bemühen. Gestresste Teammitglieder brauchen klare Aufträge und wertschätzende Kommunikation. Im Stress muss die Führungskraft die Bildung gemeinsamer mentaler Modelle durch Benennung des Problems und Vorgabe der Richtung des Handelns erleichtern (▶ Kap. 12, Kap. 13).

9.5 Beitrag der Organisation zur Stressreduktion

Aus arbeitspsychologischer Sicht spielt eine Organisation bei der Entstehung und Prävention von Stress eine ebenso wichtige Rolle wie das Verhalten von und Stressmanagement-Empfehlungen an Einzelpersonen: Die Arbeitsbedingungen zu verändern, die als chronische Stressoren Arbeitnehmer prägen, ist effektiver, als viele einzelne Menschen zu Veränderungen zu veranlassen. In der Akutmedizin sind viele akute Stressoren unvermeidbar – der Anblick schwerstverletzter Menschen, die eigene Hilflosigkeit im Angesicht von Sterben und Tod. Ebenso sind chronische Stressoren wie Nachtarbeit oder Schichtdienst unvermeidbar. Andere Stressoren hingegen können durch organisationale Maßnahmen durchaus verändert werden. Organisationen können die

Stressbewältigung ihrer Mitarbeiter durch folgende Maßnahmen unterstützen:

- Berufliche Anforderungen und gesundes Privatleben sollten miteinander vereinbar sein (z. B. durch flexible Arbeitszeiten, Jobsharing)
- Arbeitsbelastung und gefordertes Arbeitstempo sollten sich an den Fähigkeiten einer Arbeitskraft orientieren
- Ein Klima der Unterstützung schaffen: Um Hilfe fragen ist selbstverständlich, man weiß jederzeit, wen man anrufen kann
- Auf die Regeneration der Mitarbeiter achten (Pausen und Dienstzeiten einhalten, angemessene Dienstzimmer, für gute Verpflegung sorgen)
- Debriefing oder konstruktive Beratung nach kritischen Situationen
- Regelmäßige Fortbildung und Fallkonferenzen

9.6 Stress – Auf einen Blick

- Stress ist ein Anspannungszustand, der als physische und psychische Reaktion auf eine Beanspruchung hin eintritt und den Organismus auf eine schnelle und zielgerichtete Aktion vorbereitet
- Stress ist kein Ereignis, das von außen auf Menschen einstürmt; Stress ist vielmehr das Ergebnis einer aktiven Auseinandersetzung mit einer Situation und deren Bewertung
- Ob und inwieweit eine Situation Stress auslösen kann, liegt an der persönlichen Beantwortung der beiden Fragen: »Ist diese Situation für meine Ziele bedrohlich, neutral oder günstig?« (Situationsbewertung) und »Werde ich mit der Situation zurechtkommen?« (Ressourceneinschätzung); diese Bewertung erfolgt großteils unbewusst und sehr schnell
- Die Stressreaktion kann in vier Kategorien eingeteilt werden, die in dem Akronym BEST zusammengefasst sind: Behavioral, emotional, somatic and thinking (Verhalten – Gefühle – Körperfunktionen – Denken)
- Stress ist eine funktionale Reaktion auf eine wahrgenommene Gefahr, auch wenn die Folgen der Stressreaktion selber zum Problem werden können
- Die Stressreaktion versetzt Menschen körperlich, geistig und emotional in einen Zustand, der rasches und zielgerichtetes Handeln zur Abwehr einer Bedrohung ermöglicht; dies gilt auch dann, wenn die Situation weder Angriff noch Flucht verlangt, was bei einer Patientenversorgung in der Akutmedizin der Fall ist
- Stress verändert nicht nur die Physiologie, sondern auch das Denken und Fühlen: Es findet eine Fokussierung auf das aktuelle Problem statt und der Auflösungsgrad der Informationsverarbeitung wird reduziert
- Stress erschwert vernünftige Entscheidungen zwischen verschiedenen Alternativen und führt zu vorschnellen Erklärungs- und Lösungsmustern für komplexe Probleme
- Physiologische Stressreaktionen, z. B. Tremor, können Stress in einer kritischen Situation zusätzlich erhöhen
- Ein moderates Ausmaß an Stress kann auch positive Auswirkungen auf die eigene Leistung haben, ein zu hohes Ausmaß wirkt sich hingegen negativ aus
- Chronischer Stress in der Akutmedizin kann gesundheitsschädlich wirken und zur Entwicklung eines Burnout-Syndroms führen
- Ein Burnout-Syndrom ist durch drei Dimensionen charakterisiert: emotionale Erschöpfung, Depersonalisierung, reduzierte Leistungsfähigkeit bzw. negative Selbsteinschätzung
- Werden Menschen von einer Notfallsituation überfordert, kommt es zu einer charakteristischen Einengung des Denkens und Verhaltens; diese Veränderung wird als »kognitive Notfallreaktion« bezeichnet
- Kompetenzschutz kann in Stresssituationen (unbewusst) wichtiger werden als die eigentliche Behandlung des Patienten
- Die posttraumatische Belastungsstörung (PTBS) entsteht als verzögerte oder protrahierte Reaktion auf ein belastendes Ereignis oder eine Situation kürzerer oder längerer Dauer, das mit einer außergewöhnlichen Bedrohung oder katastrophenartigem Ausmaß einhergeht und die bei fast jedem Menschen eine tiefe Verzweiflung hervorrufen würde
- Teams reagieren auf Stress ähnlich wie einzelne Personen; zusätzlich können jedoch einzelne Teammitglieder Verhaltensweisen zeigen, die die Patientensicherheit zusätzlich beeinträchtigen können
- Der Beitrag der Organisation in der Entwicklung und Vorsorge von Stress ist genauso wichtig wie das Verhalten und die Bewältigungsstrategien einer einzelnen Person

Literatur

Anderson HS, Christensen AK, Petersen GO (1991) Post-traumatic stress reactions amongst rescue workers after a major rail accident. Anxiety Research 4,245-51

Alexander DA, Klein S (2001) Ambulance personnel and critical incidents: impact of accident and emergency work on mental health and emotional well-being. Br J Psychiatry 178(1): 76-81.

Badke-Schaub P (2000) Wenn der Gruppe Flügel fehlen: Ungeeignete Informations- und Entscheidungsprozesse in Gruppen. In: Mey H, Lehmann H, Pollheimer D (Hrsg) Absturz im freien Fall oder Anlauf zu neuen Höhenflügen. vdf, Zürich, S 113–130

Baumeister RF, Heatherton TF, Tice DM (1994) Losing Control: How and Why People Fail at Self-Regulation. Academic Press, San Diego CA

Billings AG, Moos RH (1984) Coping, stress, and social resources among adults with unipolar depression. Journal of Personality and Social Psychology, 46: 877–891

Cannon WB (1928) Bodily changes in pain, hunger, fear, and rage. Appleton-Century-Crofts, New York

Clohessy S, Ehlers A (1999) PTSD symptoms, response to intrusive memories and coping in ambulance service workers. Br J Clin Psychol 38 (3): 251-265.

Dörner D (1999) Bauplan für eine Seele. Rowohlt, Reinbek

Dörner D (1989) Die Logik des Misslingens. Rowohlt, Reinbek

Dörner D, Kreuzig HW, Reither F, Stäudel Th (1983) Lohhausen: Vom Umgang mit Unbestimmtheit und Komplexität. Huber, Bern

Dörner D, Pfeiffer E (1993) Strategic thinking and stress. Ergonomics 36:1345–1360

Dörner D, Schaub H (1994) Errors in planning and decision-making and the nature of human information processing. Appl Psychol Int Rev 43:433–453

Donnelly EA, Siebert DC (2009) Occupational risk factors in the emergency medical services. Prehospital and Disaster Medicine, 24: 428-435

Dyregov A, Mitchell JT (1992) Work with traumatized children – psychological effects and coping strategies. J Traum Stess 5:5-17

Embriaco NE, Azoulay E, Barrau K, Kentish N, Pochard F, Loundou A, Papazian L (2007) High level of burnout in intensivists: prevalence and associated factors. Am J Respir Crit Care Med 175(7): 686-692.

Flin RH, O'Connor P, Crichton M (2008) Safety at the sharp end. A guide to non-technical skills. Ashgate Publishing Burlington

Freudenberger HJ (1974) Staff burnout. J Soc Issues 30: 159–165

Gallagher S, McGilloway S (2007) Living in critical times: the impact of critical incidents on frontline ambulance personnel-a qualitative perspective. Int J Emerg Ment Health 9(3):215-23

Greif S (1989) Stress. In: Greif S, Holling H, Nicholson N (Hrsg) Arbeits- und Organisationspsychologie. Internationales Handbuch in Schlüsselbegriffen. PVU, München, S 432–439

Grevin F (1996) Posttraumatic stress disorder, ego defense mechanism and empathy among urban paramedics. Psychological Reports 79:483-95

ICD-10 (2009) International classification of diseases . Zugriff am 04.11.2010. Verfügbar unter: http://www.dimdi.de/static/de/klassi/diagnosen/icd10/htmlgm2011/index.htm

Jackson SH (1999) The role of stress in anaesthetists' health and well-being. Acta Anaesthesiol Scand 43: 583–602

Kaluza G (1996) Gelassen und sicher im Stress. Springer, Berlin und Heidelberg

Kaluza G (2004) Stressbewältigung. Trainingsmanual zur psychologischen Gesundheitsförderung. Springer, Berlin und Heidelberg

Kühn D, Luxem J, Runggaldier K (Hrsg.) (2001) Rettungsdienst. Urban & Fisher, Jena und München

Lantermann ED, Döring-Seipel E, Schima P (1992) Ravenhorst – Gefühle, Werte und Unbestimmtheit im Umgang mit einem ökologischen System. Quintessenz, München

Lantermann ED, Otto JH (1994) Emotionale und kognifizierte Gefühlszustände und ihre Kontrollierbarkeit. Zt. für Experimentelle und Angewandte Psychologie, 41: 211–231

Laposa JM, Alden LE (2003) Posttraumatic stress disorder in the emergency room: exploration of a cognitive model. Behav Res Ther 41(1): 49-65

Lazarus RS (1991) Emotion and adaption. Oxford University Press, Oxford

Lazarus, RS, Folkman S (1984) Stress, appraisal, and coping. Springer, New York

Mahony KL (2001) Management and the creation of occupational stressors in an Australian and a UK ambulance service. Aust Health Rev 24:135-45

Maslach C (2003) Burnout. The cost of caring. Malor, Cambridge

Maslach C, Jackson SE (1981) The measurement of experienced burnout. J Occup behav 2:99–113

NICE: National Institute of Clinical Excellence (2005) Posttraumatic stress disorder (PTSD): the management of PTSD in adults and children in primary and secondary care. Clinical Guideline 26. Accessed at http://www.nccmh.org.uk/guidelines_ptsd.html

Reason J (1990) Human error. Cambridge University Press, Cambridge UK

Schaub H (1997) Decision-making in complex situations: cognitive and motivational limitations. In: Flin R, Salas E, Strub ME, Martin L (eds) Decision-making under stress. Emerging themes and applications. Ashgate, Aldershot, pp 291–300

Selye H (1936) A Syndrome Produced by Diverse Nociuous Agents. Nature 138: 32

Selye H (1956) The stress of life. McGraw-Hill, New York

Semmer N (2003) Individual Differences, Stress, and Health. In: Schabracq MJ, Winnubst JA, Cooper CL (eds) Handbook of Work and Health Psychology (2. Aufl.) Chichester: Wiley, pp 83–120

Semmer N (1997) Stress. In: Luczak H, Volper W (Hrsg.) Handbuch Arbeitswissenschaft. Schäffer–Pöschel, Stuttgart, S 332–340

Semmer NK, McGrath JE, Beehr TA (2005) Conceptual issues in research on stress and health. In: Cooper CL (ed) Stress medicine and health. CRC Press, Boca Raton, Florida, pp 1–44

Sexton JB, Thomas EJ, Helmreich RL (2000) Error, stress, and teamwork in medicine and aviation: cross sectional surveys. BMJ 320: 745–749

Sterud T, Hem E, Ekeberg O, Lau B (2008) Occupational stressors and its organizational and individual correlates: a nationwide study of Norwegian ambulance personnel. BMC Emergency Medicine 8:16, 1-11

Tennant C (2001) Work-related stress and depressive disorders. J Psychosom Res 51(5): 697-704.

Ulich E (2001) Arbeitspsychologie. 5. Vollst. Überarb. und erw. Auflage. Vdf, Zürich; Schäffer–Pöschel, Stuttgart

Weber H (1994) Ärger. Psychologie einer alltäglichen Emotion. Juventa, Weinheim u. München

Weber H (2004) Explorations in the social construction of anger. Motiv Emotion 28:197–219

Yerkes RM, Dodson JD (1908) The Relation of Strength of Stimulus to Rapidity of Habit–Formation. Journal of Comparative Neurology and Psychology, 18: 459–482

Handlungsstrategien: Wege zur guten Entscheidung

Perikardtamponade

Auf einer kinderkardiologischen Station verständigt eine Mutter den Stationsarzt, weil ihr Kind, das vor einer Woche an einem Herzfehler operiert wurde, im Laufe der letzte halben Stunde zunehmend über Unwohlsein und Schwindel klagt. Als die Assistenzärztin den 5-jährigen Jungen sieht, reagiert dieser kaum mehr auf Ansprache. Die Pädiaterin lässt das Kind in das Untersuchungszimmer fahren und an das Monitoring anschließen. Das Kind hat bei einem Blutdruck von 60/40 mmHg eine Herzfrequenz von 130/min. Die pulsoxymetrisch gemessene Sättigung schwankt zwischen 88–92%. Da erst am gestrigen Tag die letzte Thoraxdrainage entfernt wurde, auskultiert die Ärztin die Lunge. Der Auskultationsbefund ergibt ein linksseitig abgeschwächtes Atemgeräusch bei insgesamt sehr leisen Herztönen. Auffallend sind deutlich gestaute Venen am Hals. Die Pädiaterin erwägt als Grund für die klinische Verschlechterung eine verspätete Komplikation der Operation, einen Spannungspneumothorax oder einen Perikarderguss. Das Kind erhält über eine Gesichtsmaske 6 l Sauerstoff pro Minute. Über den liegenden i.v.-Zugang wird kristalloide Lösung gegeben.

Da das Kind weiterhin auf Ansprache kaum reagiert und auch die Sättigung unverändert bleibt, überlegt sich die Assistenzärztin, das Kind noch an Ort und Stelle zu intubieren. Sie entscheidet sich dagegen, weil sich der Blutdruck bei zwei der möglichen Ursachen, dem Spannungspneumothorax und dem Perikarderguss, durch die Beatmung weiter verschlechtern könnte. Stattdessen beginnt sie mit der kontinuierlichen Zufuhr eines Katecholamins. Darunter steigt der Blutdruck und die Sättigung verbessert sich. Die Assistenzärztin verständigt die pädiatrische Intensivstation und begleitet das Kind dorthin. Dort wird sofort eine transthorakale Echokardiographie durchgeführt, in der bei global guter Pumpfunktion des Ventrikels ein breiter, teilweise gekammerter Flüssigkeitssaum um das ganze Herz mit einer deutlichen Komprimierung des rechtsventikulären Einflusstrakts zu sehen ist. Unter der Diagnose einer Perikardtamponade wird das Kind umgehend rethorakotomiert.

Die diensthabende Kinderärztin wird mit einem Notfall konfrontiert, dessen Symptome eine Reihe von Ursachen haben können. Die Problematik der Situation liegt für sie darin, dass die Ursachenzuschreibung aufgrund der Vieldeutigkeit der Symptome nicht eindeutig ist und dass einige Handlungen (Intubation, Anlegen einer Thoraxdrainage) ohne genaue Kenntnis der Ursache den Zustand des Patienten verschlechtern können. Da die vitale Bedrohung und die Dynamik der Situation ein sofortiges Handeln nicht zwingend vorschreiben, entscheidet sie sich dagegen, die Maßnahmen die ihr spontan in den Sinn kommen, durchzuführen. Stattdessen stabilisiert sie die Vitalfunktionen des Patienten und bringt ihn damit in einen klinischen Zustand, der eine genauere Diagnostik erlaubt. Als die Ursache für die klinische Verschlechterung evident ist, kann die weitere Therapie gezielt erfolgen.

Weil die Assistenzärztin eine umsichtige und vorausschauende Verhaltensweise an den Tag legt, kann sie verhindern, dass ihr Patient durch eine unbedachte Maßnahme weiter geschädigt wird. Mit ihrer Handlungsweise ist sie ein Beispiel dafür, wie menschliches Verhalten nicht nur die Quelle vieler Handlungsfehler, sondern auch die Sicherheitsressource für gutes Handeln ist. Der »Faktor Mensch« ist der entscheidende Grund dafür, warum die meisten Zwischenfälle erfolgreich bewältigt werden können.

10.1 Strategien guten Handelns

10.1.1 »Kopf und Bauch«: Theorie der dualen Prozesse

Angesichts der akuten klinischen Verschlechterung und der Vieldeutigkeit der Symptome ist es keinesfalls selbstverständlich, dass die Assistenzärztin ein umsichtiges und vorausschauendes Verhalten an den Tag legt. Dieser Umsicht jedoch ist es zu verdanken, dass weiterer Schaden vom Patienten abgewendet werden kann. Unter anderen Umständen hätte der Entscheidungsprozess auch zu anderen Ergebnissen führen können. Mehrere Konstellationen sind hierbei denkbar:

- *Unerfahrenheit und spontane Entscheidung:* Das Geschehen hätte alternativ so verlaufen können, dass die Kinderärztin wenig klinische Erfahrung besitzt und einer spontanen »Bauchentscheidung« folgt. Aufgrund ihrer Unerfahrenheit hätte sie in dem reduzierten Bewusstsein und der wechselnden Sättigung eine klare Indikation zur Intubation erkannt. Da sich diese Vorgehensweise der Ärztin aufgrund ihrer gefühlten Plausibilität »aufgedrängt« hätte (das Englische kennt hier den treffenden Begriff der »strong but wrong«-Entscheidung) und ihr keine Ausnahmen von dieser Regel bekannt gewesen wären, hätte sie mit der Umsetzung dieser »Bauchentscheidung« eine vital bedrohliche Verschlechterung der klinischen Situation herbeigeführt.

- *Expertise und spontane Entscheidung:* Hätte eine Pädiaterin mit vielen Jahren klinischer Erfahrung in der postoperativen Betreuung kardiochirurgischer Patienten in der gleichen Situation eine spontane »Bauchentscheidung« getroffen, so wäre sie zu einem anderen Ergebnis gekommen. Ihre ganzheitliche Einschätzung der Situation als »typisch« für eine Herzbeuteltamponade hätte dazu geführt, dass sie die invasive Beatmung so lange wie möglich hinauszögert. Mit der Umsetzung dieser »Bauchentscheidung« hätte sie eine vital bedrohliche Verschlechterung der klinischen Situation verhindert.

Aus dieser Gegenüberstellung wird ersichtlich, dass entgegen der landläufigen Einschätzung Begriffe wie »spontan« oder »intuitiv« im Zusammenhang mit Entscheidungsfindung nicht mit »schlecht« oder »irreführend« gleichgesetzt werden können. In beiden Szenarien folgen die Pädiater ihrer Intuition, aber das Resultat ist jedes Mal ein anderes. Der Unterschied zwischen beiden Situationen liegt darin, dass in dem einen Fall die spontane Erstbeurteilung der Situation inadäquat ist und das andere Mal zutreffend. In beiden Fällen stützt sich die Beurteilung auf Erfahrung mit Situationen, die in der Vergangenheit vergleichbare Merkmale aufwiesen (Dreyfus u. Dreyfus 2000). Aufgrund des zugrundeliegenden »Erfahrungsschatzes« stellt eine »spontane« Entscheidung, die in einer vertrauten Umgebung getroffen wurde, für den Erfahrenen oft eine zufriedenstellende und durchführbare Option dar. Man spricht hier auch von der »Macht der Bauchentscheidung« und von der »Intuition des Unbewussten« (Gigerenzer 2008).

- *Unerfahrenheit und streng analytische Entscheidung:* Am anderen Ende des Spektrums kann man sich vorstellen, dass die Kinderärztin als Berufsanfängerin nicht in der Lage ist, das klinische Geschehen zu deuten. Sie ist sich der Unzulänglichkeit nur zu gut bewusst und vermeidet daher eine impulsive Reaktion. Um dennoch zu einem Ergebnis zu kommen, muss sie bewusst über das Problem nachdenken. Dieser Problemlöseprozess stellt sich für sie als eine Reihe an bewusst durchgeführten, mühsamen analytischen Schritten dar. Zu Beginn muss sie die Situation analysieren und versuchen, bekannte Regeln zu finden, die sie darauf anwenden kann. Findet sich eine Übereinstimmung, so kann diese Regel zum Einsatz kommen. Aufgrund des zugrundeliegenden begrenzten Wissens und eingeschränkter Erfahrung wird die Anwendung dieser Regeln auf das Vorhandensein von einigen wenigen, jedoch ganz offensichtlichen Reizen hin geschehen (z. B. die stark schwankende Sättigung). Man spricht hier auch davon, dass die Regelanwendung in diesen Reizen »verankert« ist. In ihrer Extremform kann diese Kombination aus (über)vorsichtigem Handeln und Bemühen nach möglichst vollständiger Analyse der Situation (um ja nichts falsch zu machen oder zu übersehen) in einer »Paralyse durch Analyse« enden. In diesem Zustand ist die Fähigkeit einer Person, zu irgendeiner Entscheidung zu kommen, vollständig blockiert.
- *Kombination aus »Bauchentscheidung« und analytischem Check:* Irgendwo in der Mitte zwischen »Bauchgefühl« und akribischer Analyse findet sich eine Vorgehensweise, die die Stärken von beiden Herangehensweisen vereinigt. So könnte die Kinderärztin zunächst Daumenregeln als mentale Abkürzungen verwenden, um Entscheidungsmöglichkeiten zu generieren, und dann, anstatt unmittelbar auf diese Eindrücke zu reagieren, analytisches Denken anwenden, um die gefundenen Lösungswege kurz zu überdenken.

Sieht man sich diese verschiedenen Szenarien auf die zugrundeliegenden Mechanismen hin an, so entsteht der Eindruck, dass Menschen zwei grundlegend verschiedene Wege der Entscheidungsfindung zur Verfügung stehen, wenn sie Probleme lösen: Der eine Prozess ist schnell und läuft unbewusst, quasi »automatisch« ab. Er hat eine hohe Verarbeitungskapazität, so dass er mehrere Eindrücke parallel verarbeiten kann (»System 1«). Das andere System arbeitet bewusst, langsam und kann nur einen Gedanken nach dem anderen denken. Dafür ermöglicht dieses System aber abstraktes und hypothetisches Denken. Limitierend für diesen zweiten Prozess ist die Kapazität des Arbeitsgedächtnisses, in dem sich dieser Prozess abspielt (»System 2«).

Die Idee von zwei unterschiedlichen Arten des Denkens wurde immer wieder geäußert, seitdem Psychologen begannen, über die Natur der menschlichen Kognition zu schreiben. Experimentelle Ergebnisse der vergangenen Jahrzehnte lieferten genügend Hinweise dafür, dass es in der Tat zwei getrennte kognitive Systeme gibt, Menschen gewissermaßen mit einem »zweifachen Verstand in einem Gehirn« ausgestattet sind (Evans 2003). In jedem dieser beiden Systeme sind zusammenhängenden Eigenschaften zu finden (◘ Tab. 10.1). Unter der Annahme dieser beiden unterschiedlichen Denkprozesse ergibt sich eine weitere Sichtweise auf die ausgeprägte menschliche Neigung, Daumenregeln anzuwenden: Nicht nur die Ökonomie menschlichen Denkens, welche mentale Ressourcen dadurch schonen will, dass Daumenregeln statt bewusstem Nachdenken verwendet werden (► Kap. 4), sondern vor allem die Arbeitsweise eines dieser beiden Systeme ist dafür verantwortlich. Die Theorie der dualen Prozesse ist in den kognitiven Wissenschaften mittlerweile auf breiter Basis akzeptiert und hat unsere Vorstellung vom menschlichen Denken erweitert: Denken ist nicht mehr ausschließlich an die Kapazität des Arbeitsgedächtnisses gekoppelt (De Neys 2006; Evans 2008; Kahnemann 2003; Nisbett et al. 2001; Reyna 2004; Slomann 2002; Wason u. Evans 1975; Weber u. Johnson 2009).

Die Forschung über Entscheidungsfindung in Realsituationen (z. B. Klein 1998) zeigt, dass bei Entscheidungen von Experten (► Kap. 2) beide Systeme zur Anwendung kommen: In Routinesituationen und »vertrauten Notfällen« erkennen Experten auf einen Blick die Situation und wissen, was zu tun ist (»System 1«). Indem sie auf ihre ganzheitliche Einschätzung der Situation und der zur Verfügung stehenden Möglichkeiten vertrauen, denken Experten genau genommen gar nicht nach, wenn sie entscheiden: Sie tun einfach, »was richtig ist«. Wenn hingegen die situativen Eigenschaften unbekannt oder komplexer als gewöhnlich sind, wird System 2 ins Spiel gebracht, um die automatisierten Entscheidungen von System 1 zu überprüfen und um abstraktes Denken auf das Problem anzuwenden. Mit seiner Hilfe können Situationen mental simuliert werden, um eine Auswahl aus bestehenden Optionen zu ermöglichen. Selbst ausgewiesene Experten können sich nicht darauf verlassen, dass sie in jedem Fall »auf einen Blick erkennen«, was das Problem und was zu tun ist. Immer wieder sehen auch sie sich mit Situationen konfrontiert, in denen ihnen nur bewusstes Nachdenken hilft, eine gute Entscheidung zu treffen.

◘ Tab. 10.1 Unterscheidung der kognitiven Prozesse, die nach der Theorie der dualen Prozesse zwei verschiedenen Systemen zugeordnet werden können

System 1	System 2
Unbewusst	Bewusst
Intuitiv	Analytisch
Automatisch	Kontrolliert
Implizit	Explizit
»Bauchgefühl«	Rational
Schnell	Langsam
Hohe Kapazität	Geringe Kapazität
Mühelos	Anstrengend
Parallele Verarbeitung	Sequenzielle Verarbeitung
Holistisch, ganzheitlich	Regelbasiert
Sich aus dem Kontext erschließend	Auf abstraktem Niveau stattfindend
Spezifisch für eine Domaine	Auf alle Domainen zutreffend
Nonverbal	An Sprache gebunden
Unabhängig vom Arbeitsgedächtnis	Begrenzt durch das Arbeitsgedächtnis
Evolutionär früh entstanden, bei vielen Spezies anzufinden	Evolutionär spät entstanden, nur bei Menschen

10.1.2 »Gute Entscheidungen« in der Akutmedizin

Was jedoch ist eine »gute Entscheidung« in einer Notfallsituation? Das Ziel der pädiatrischen Assistenzärztin ist es, ein schwerkrankes und vital bedrohtes Kind erfolgreich zu behandeln. Um jedoch *erfolgreich handeln* zu können, muss sie unter den Bedingungen der Komplexität und Dynamik zunächst einmal *gute Entscheidungen treffen*. Dies ist leichter gesagt als getan, da die Situation mit ihren Charakteristika der Komplexität, Undurchsichtigkeit und dynamischen Veränderungen ihre Entscheidungsfähigkeit und den Entscheidungsspielraum einengt. Die Umstände verhindern, dass das theoretisch Denkbare auch das realistisch Machbare werden kann. Wenn es angesichts der teils erheblichen Einschränkungen an Diagnostik und Therapie nicht die Wahl der »besten« Möglichkeit sein kann, stellt sich die Frage, wodurch denn dann »gute Entscheidungen« in der Akutmedizin charakterisiert sind. Folgende Punkte scheinen diese Eigenschaften am treffendsten zu beschreiben.

Eine »gute Entscheidung« in einer Notfallsituation…

- *unterstützt eine effektive Bewältigung der Aufgabe* im Sinne von Patientensicherheit, Effektivität der Maßnahmen und Effizienz der Ressourcennützung.
- *berücksichtigt die momentane Situation*, in der sich der Akutmediziner befindet; die Planungs- und Handlungsmöglichkeiten sind durch Zeit und begrenzte Ressourcen limitiert.
- *respektiert die »psychische Verfasstheit« des Menschen:* Die Verarbeitungskapazität für Informationen ist begrenzt, Motivationen und Emotionen spielen beim Handeln eine Rolle: Gute Strategien überfordern den Handelnden nicht.
- bewirkt, dass die aus Entscheidungen resultierenden Handlungen *situations- und zeitgerecht realisierbar* sind. Nur eine Entscheidung, die man auch umsetzen kann, ist gut.
- *berücksichtigt Nebeneffekte* der Behandlung oder diagnostischen Intervention.
- integriert sowohl »Bauchgefühl« als auch analytische Herangehensweisen.

Eine gute Entscheidung ist daher *nicht* gleichbedeutend mit…

- *einem guten Ergebnis:* Entscheiden hat vor allem damit zu tun, *wie* man zu einem Ergebnis kommt. Häufig führen auch »Abkürzungen« und Routineverstöße gegen bestehende Regeln zu guten Ergebnissen und können gefährliche Einstellungen positiv verstärken (► Kap. 3). Andererseits kann auch eine gute Entscheidung das »Restrisiko« für den Patienten nicht aufheben: Auch nach einer erfolglosen Reanimation kann als Fazit die Erkenntnis bleiben, dass richtig entschieden und gehandelt wurde. Daneben gibt es auch Situationen, in denen man einfach Glück gehabt hat.
- *einer guten Absicht*: Gute Absichten garantieren kein gutes Ergebnis. Geplante Handlungen müssen auf ihre Risiken und die Wahrscheinlichkeit ihres Erfolges hin überprüft werden. Eine sofortige Intubation wäre eine solche gute Absicht gewesen, die möglicherweise mehr Schaden angerichtet als geholfen hätte. Absichten müssen zudem von dem Vermögen begleitet sein, sie auch realisieren zu können. »Das Hegen guter Absichten ist eine äußerst anspruchslose Geistestätigkeit« (Dörner 1989).
- *der besten denkbaren Entscheidung*: Nach einer kritischen Situation finden sich oft noch bessere Lösungen. Sobald der Stress vorbei ist und andere Teammitglieder ihre Gedanken mitteilen, können vorher unberücksichtigte Optionen auftauchen. Unglücklicherweise waren diese Informationen, Ideen und Meiningen in der kritischen Situation selbst nicht verfügbar, die beste denkbare Entscheidung konnte deshalb nicht getroffen werden. Man sollte diese Einschränkung immer im Hinterkopf behalten, will man nicht Gefahr laufen, sich mit selbstquälerischen Gedanken im Sinne von »hätte ich diese Handlung anders gemacht, der Patient würde heute noch leben«; »das hätte mir niemals passieren dürfen, ich hätte es besser wissen müssen« zu zerfleischen.

Kritische Situationen unterscheiden sich anhand der Anforderungen, die sie dem Handelnden auferlegen: Es kann sowohl der Einsatz von Fertigkeiten, die Anwendung von Regeln als auch das Finden neuer Lösungen erforderlich sein (► Kap. 2). Eine gute Entscheidung in der Akutmedizin hängt davon ab, ob es mit ihrer Hilfe gelingt, in einer kritischen Situation den situativen Anforderungen gerecht zu werden.

10.1.3 Maximale »Effizienz-Divergenz«

Als die Assistenzärztin das Kind zum ersten Mal sieht, ist die weitere Entwicklung des Geschehens nicht absehbar. Alles, was ihr zur Verfügung steht, um den Verlauf zu prognostizieren, ist der momentane klinische Zustand des Patienten. Dieser jedoch lässt Deutungen in viele Richtungen zu. Somit kann die Ärztin weder spontane Entwicklungen vorhersagen noch mit Sicherheit sagen, wie therapeutische Maßnahmen die Situation beeinflussen werden. Es kann sein, dass sie mit ihrer Entscheidung richtig liegt. Es kann aber auch sein, dass sie durch ihr Handeln die Situation verschlechtert. Angesichts dieser prognostischen Unsicherheit ist es Teil einer guten Strategie, sich nicht zu frühzeitig auf einen einzigen Behandlungsweg festzulegen, sondern einen Pfad einzuschlagen, mit dem man sich noch möglichst viele Türen offen hält. Daher entscheidet sich die Pädiaterin gegen die sofortige Intubation, weil eine kontrollierte Beatmung die Vorlast des Herzens weiter reduziert und möglicherweise eine Verschlechterung des Blutdrucks bewirkt hätte. Stattdessen beginnt sie mit der kontinuierlichen Gabe von Katecholaminen zur Blutdrucksteigerung. Mit dem dadurch erzielten stabilen Blutdruck ist ein Zustand erreicht, von dem aus die Kinderärztin in viele Richtungen hin diagnostizieren und therapieren kann. Auch wenn das geschilderte Vorgehen gängiger Bestandteil akutmedizinischer Praxis ist, so kann es durchaus hilfreich sein, es sich jedes Mal aufs Neue *bewusst vorzunehmen*, solche Punkte »maximaler Effizienz-Divergenz« (Oesterreich 1981) anzustreben (◘ Abb. 10.1).

Diese zugegebenermaßen etwas komplizierte Formulierung der »maximalen Effizienz-Divergenz« besagt, dass man in komplexen Situationen nach Möglichkeit Zustände ansteuern soll, von denen aus man noch möglichst viele Freiheitsgrade für das weitere Handeln hat (daher »Divergenz«), die alle eine hohe Aussicht auf Erfolg bieten (daher »Effizienz«).

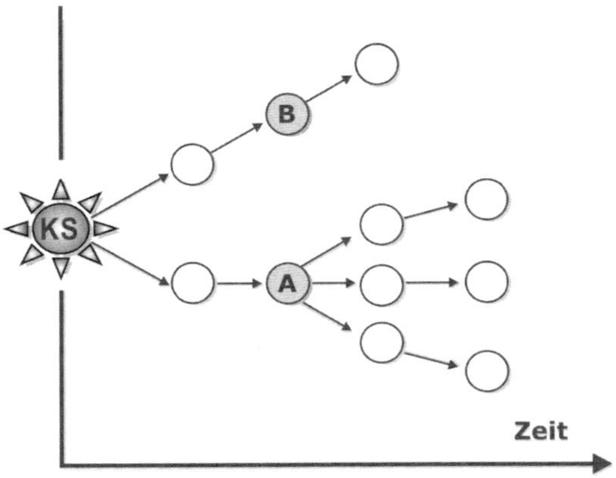

◘ **Abb. 10.1** Handlungsstrategie der maximalen Effizienz-Divergenz (Oesterreich 1981). Eine Patientenversorgung ist als Aufeinanderfolgen verschiedener klinischer Zustände gedacht (Kreis). Wird man mit einer kritischen Situation konfrontiert (KS), stehen in der Regel mehrere Handlungsoptionen offen. Manche Ziele (B) erlauben jedoch nur die Weiterentwicklung des Handelns in eine Richtung. Strebt man hingegen einen Zustand maximaler Effizienz-Divergenz (A) an, hält man sich mehrere Handlungsoptionen offen

10.1.4 Fünf Schritte einer guten Strategie

Die Versorgung des kritisch kranken Kindes konfrontiert die Kinderärztin mit einer neuartigen Situation, die sich ihr nicht intuitiv erschließt und auf die sie nicht einfach mit der Anwendung einer Regel antworten kann. Die Fragen, denen sie sich gegenüber gestellt sieht, lauten: »Was ist eigentlich das Problem?«, »Was kann ich dagegen tun?« und »Was muss ich unter allen Umständen vermeiden?« Derartige Entscheidungssituationen stellen die größte Herausforderung für den Akutmediziner dar. Denn anstatt einfach Verhaltensprogramme zu aktivieren, muss bewusst nachgedacht und mit Hilfe von *Problemlösen*, einem relativ langsamen und in seinen Ressourcen begrenzten Prozess, die Aufgabe bewältigt werden. Die Versuchung ist daher sowohl für Anfänger wie Experten groß, in kritischen Situationen Ad-hoc-Entscheidungen zu treffen, um die Last des angestrengten Nachdenkens so schnell wie möglich los zu werden. Während Anfänger, wie bereits beschrieben, scheinbar passende Regeln anwenden, verlassen sich Experten auf Strategien, die sich nach ihrer Erfahrung als erfolgreich erwiesen haben. Geschieht dies zu leichtfertig, so können selbst sie kritische Hinweise in einer Situation übersehen, die darauf hindeuten, dass in diesem Falle ein anderes Handeln angemessen wäre. Statt eine gute Strategie maßzuschneidern, erliegen sie dann dem »Methodismus des Erfahrenen«. Eine Aufgliederung des Entscheidungsprozesses in systematische Schritte kann sowohl Anfängern als auch Experten helfen, ihr Handeln in kritischen Situationen zu verbessern. In der akutmedizinischen Literatur finden sich einige Entscheidungshilfen mit dieser Zielsetzung (Runciman 1988; Gaba 1992; Risser et al. 1999; Small 1999; Murray u. Foster 2000). Sie alle beinhalten auf die eine oder andere Weise die folgenden fünf Schritte einer guten Strategie:

1. Vorbereitet sein
2. Situation analysieren
   - Problemdefinierung
   - Informationsmanagement
   - Modellbildung
3. Pläne entwerfen
   - Zielbildung
   - Risikoabschätzung
   - Planen
   - Entscheiden
4. Strategien umsetzen
5. Ergebnis überprüfen
   - Kontrolle der Handlungen
   - Kontrolle der Strategie
   - Selbstreflexion

10.1.5 Entscheidungshilfen

Erfahrungen aus anderen komplexen Arbeitswelten haben gezeigt, dass strukturierte Entscheidungsprozesse ein effektiver Weg zu sicherem Handeln in Hochrisikoumgebungen sind. Dies liegt daran, dass die vorgegebene Struktur Menschen hilft, ihrer Neigung zu vorschnellen Entscheidungen nicht nachzugeben. Stattdessen können Entscheidungsprozesse anhand einer Regel strukturiert und Schritt für Schritt »durchbuchstabiert« werden (Benner 1975; Orasanu u. Connolly 1992; Jensen 1995). Um besser gelernt werden zu können, sind Entscheidungshilfen häufig als Akronym formuliert. Übertragen auf die Akutmedizin bedeutet dies, dass immer dann, wenn eine Entscheidung oder ein Urteil unter Unsicherheit gefällt werden muss, die Anwendung einer Entscheidungshilfe dazu beitragen kann, dass nicht impulsiv gehandelt wird, Abkürzungen gewählt oder wesentliche Fakten übersehen werden.

▪ Entscheidungshilfen für zeitkritische, eingegrenzte Probleme

Es werden zwei Beispiele aus nicht-medizinischen Hochrisikobereichen vorgestellt, die in die Akutmedizin übertragen wurden und sich auch dort bewährt haben:

- DECIDE aus der Brandbekämpfung (◘ Tab. 10.2, Benner 1975): Der Schwerpunkt liegt bei diesem Modell auf dem *Sicherheitsaspekt* der Entscheidung
- FOR-DEC aus der Luftfahrt (◘ Tab. 10.3, Hoermann 1995): Dieses Modell stellt den Weg zu einer *ausgewogenen Entscheidung* in den Vordergrund, bei der Ad-hoc-Entscheidungen vermieden werden.

Beide Entscheidungshilfen beschreiben einen geschlossenen Regelkreis: Sobald eine Handlung ausgeführt wurde, erfolgte eine erneute Beurteilung der Situation: Haben sich die Umstände verändert oder bleibt das erwartete Ergebnis der Handlungen aus, beginnt man wieder von vorne. Da es sich um *Entscheidungs*hilfen handelt, die davon ausgehen, dass das Ziel der Handlung (die Korrektur der gestörten Vitalfunktionen) eindeutig ist, wird der Punkt der *Zielbildung* nicht besonders betont.

Der entscheidende Vorteil dieser Entscheidungshilfen ist, dass es allen Teammitgliedern ermöglicht wird, den gleichen Ansatz in der Entscheidungsbildung und im Handeln zu teilen. Verwenden alle Teammitglieder für ihren Entscheidungsprozess Entscheidungshilfen wie FOR-DEC oder DECIDE, so werden die Informationssammlung, das Generieren von Optionen und die Risikobewertung als Teamarbeit erledigt.

▪ Entscheidungshilfen für komplexe Probleme mit mäßigem Zeitdruck

Neben akuten Problemen mit einer ausgeprägten Dynamik am einen Ende des Spektrums gibt es am anderen Ende des Spektrums auch Probleme, bei denen der Zeitdruck nicht sehr groß, hingegen die Komplexität ausgeprägt ist. Dazu zählen beispiels-

Tab. 10.2 Entscheidungsmodell »DECIDE« (nach Benner 1975)

	Frage/Aussage	Bedeutung
Detect	»Etwas hat sich verändert!«	Man entdeckt, dass der momentane Verlauf des Geschehens vom erwarteten Verlauf abweicht
Estimate	»Hat die Veränderung eine Bedeutung?«	Die wahrgenommene Veränderung wird auf ihre Bedeutung für den Patienten und den Verlauf des Geschehens hin untersucht
Choose	»Ich werde mich für eine sichere Handlung entscheiden!«	Man nimmt sich explizit vor, die kommende Entscheidung unter dem Aspekt der Patientensicherheit zu fällen
Identify	»Welche konkreten Handlungsmöglichkeiten habe ich?«	Es wird die Option mit den geringsten Risiken und besten Erfolgsaussichten ausgewählt Zugleich wird ein »Plan B« festgelegt, falls die erste Wahl versagt
Do	Ich handle nach den besten Alternativen!	Die Maßnahme wird konkret geplant und durchgeführt
Evaluate	»Was hat die Handlung bewirkt?«	Die Handlung wird überprüft Es erfolgt ein kritischer Vergleich der tatsächlichen und der erwarteten Wirkung Man sollte sich fragen: »Haben sich die Umstände inzwischen geändert? Ist dieser Plan der richtige?« Ggf. kehrt man zurück zu »Identify«

10

Tab. 10.3 Entscheidungsmodell »FOR-DEC« (nach Hörmann 1995)

	Frage/Aussage	Bedeutung
Facts	»Was ist das Problem?«	Der Entscheidungsbedarf wird erkannt Es erfolgt eine Situationsanalyse und eine Sammlung von Fakten Die Dringlichkeit wird bewertet: Wie viel Zeit steht zur Verfügung?
Options	»Welche Möglichkeiten haben wir?«	Realistische Handlungsmöglichkeiten werden von den Teammitgliedern zusammengetragen
Risks/ Benefits	»Was spricht für welche Handlung?«	Die Erfolgsaussichten der Handlungsmöglichkeiten und die Risiken der Handlungsmöglichkeiten und die Unsicherheitsfaktoren werden abgeschätzt
Decision	»Was tun wir also?«	Es wird die Option mit den geringsten Risiken und besten Erfolgsaussichten ausgewählt Zugleich wird ein »Plan B« festgelegt, falls die erste Wahl versagt Vor der Ausführung erfolgt ein Re-Check: Ist die Situationsanalyse noch gültig?
Execution	»Wer macht wann, was und wie?«	Die Maßnahme wird konkret geplant und durchgeführt
Check	»Ist alles noch in Ordnung?«	Die Handlung wird überprüft Es erfolgt ein kritischer Vergleich der tatsächlichen und der erwarteten Wirkung Ggf. kehrt man zurück zu »Facts«

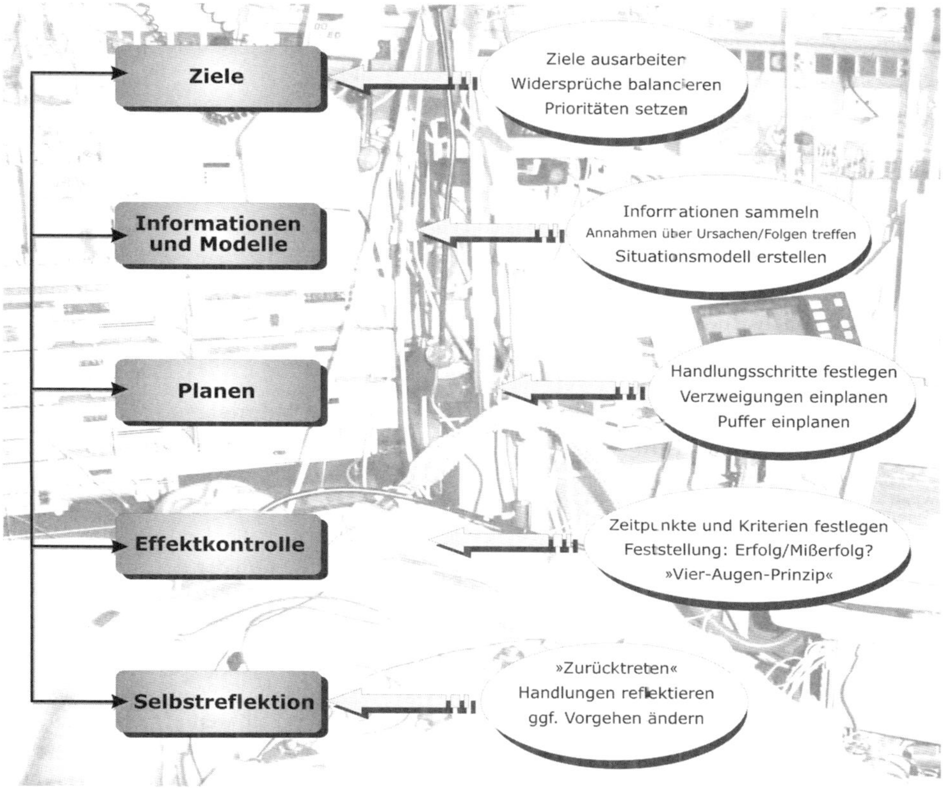

Abb. 10.2 Modell der Handlungsorganisation für Situationen mit mäßigem Zeitdruck und hoher Komplexität (nach Dörner 1989)

weise Intensivpatienten, die sich kontinuierlich klinisch verschlechtern. Hier gewinnt die Bildung von Zielen eine große Bedeutung. Das folgende Modell (Dörner 1989; Dörner u. Schaub 1995) kann zur Organisation des Handelns eingesetzt werden (Abb. 10.2).

Die Pfeile verdeutlichen, dass die Reihenfolge der Schritte nicht zeitlich festgelegt sind – je nach Problem muss man beispielsweise vor der endgültigen Festlegung von Teilzielen erst Informationen sammeln oder man muss während des Planungsprozesses die Ziele revidieren.

Das Modell der Handlungsorganisation dient also eher als Checkliste: Sind alle Stationen der Handlungsorganisation angemessen gründlich bearbeitet worden? Inhaltlich soll dieses Modell dabei helfen, die einzelnen Stationen für den jeweiligen Fall angemessen auszuarbeiten. Die einzelnen Punkte des Modells werden an dieser Stelle nicht weiter ausgearbeitet, wurden sie doch bereits in vorhergehenden Kapiteln gründlich abgehandelt:

- *Ziele, Pläne, Modelle* und der Umgang mit *Informationen* sind Gegenstand der ► Kap. 6 und 7.
- *Effektkontrolle* ist die Überprüfung der Handlungsergebnisse und ein zentraler Bestandteil aller Entscheidungshilfen. Sie wird erschwert durch Zeitverzögerungen (► Kap. 2) und die Überlagerungen von Effekten verschiedener Handlungen. Effektkontrolle ist Informationsmanagement – es gelten hier alle Begrenzungen, die in ► Kap. 6 beschrieben wurden. Hinzu kommt, dass das Auslassen oder oberflächliche Durchführen von Kontrollen hilft, das Kompetenzgefühl zu schützen, insbesondere wenn Misserfolg droht.
- *Selbstreflexion* meint bewusste Analyse des eigenen Handelns (allein oder im Team). Dazu gehört, Ursachen für Erfolg und Misserfolg zu

suchen und Veränderungen der Strategien für zukünftiges Handeln zu bedenken. Sie ist unbequem, und es ist häufig schwer, einen guten Zeitpunkt zu finden – *in* einer kritischen Situation kann man nur in Bruchstücken oder gar nicht reflektieren. Danach ist man meist schon mit anderen Problemen befasst und möchte sich u. U. auch nicht mehr mit abgeschlossenen Situationen befassen. Trotzdem ist Reflexion für das Handeln in komplexen Arbeitsbereichen essenziell: Sie ermöglicht (bewusstes) Lernen und Veränderung.

10.2 Strategien im Umgang mit Fehlern

10.2.1 Fehler frühzeitig erkennen

Fehler sind absichtsvoll begangene Handlungen, die ihr geplantes Ziel nicht erreichen (► Kap. 3). Handlungsfehler entspringen nicht pathologischen psychischen Mechanismen, sondern nehmen ihren Ursprung in nützlichen psychologischen Prozessen und in der Begrenztheit der kognitiven Verarbeitungskapazität. Deswegen ist es für Menschen *unmöglich, keine Fehler zu machen.* »100% fehlerfreie Krankenhäuser« sind eine Illusion und sollten gar nicht erst angestrebt werden. Man sollte vielmehr anstreben, die *Auswirkungen* von unvermeidlichen Fehlern auf die Patientenversorgung so gering wie möglich zu halten. Um dies zu erreichen, müssen Fehler frühzeitig entdeckt und korrigiert werden. Aus Gründen, die in den vorangehenden Kapiteln ausführlich behandelt wurden, ist aber gerade dies für die fehlerhaft handelnde Person selbst nur eingeschränkt möglich. Menschen nehmen eine nur grobe Übereinstimmung zwischen ihrem aktuellen gedanklichen Modell der Situation und dem tatsächlichen Zustand der Welt allzu gerne hin und entdecken daher oft erst sehr spät, wenn sich das erreichte vom angestrebten Ziel unterscheidet.

Dennoch kann durch einige bewusst durchgeführte Strategien und vor allem durch die Einbeziehung anderer Teammitglieder das Erkennen von Fehlern verbessert und die Auswirkung von Fehlern auf den Patienten minimiert werden. Bei den im Folgenden aufgeführten Punkten handelt es sich um Vorschläge, die der Einzelne auf sich und sein Handeln anwenden kann. Auf den Umgang mit Fehlern auf der Ebene von Organisationen wird in ► Kap. 14 näher eingegangen.

■ Damit rechnen, dass Fehler passieren

Da Fehler immer passieren werden, ist es wichtig, diese auch im eigenen Handeln zu erwarten. Eine selbstkritische und fehlerbewusste Einstellung kann dazu beitragen, hinter einer Abweichung tatsächlicher von geplanten Handlungen eine Fehlhandlung zu vermuten.

■ Die eigene Wahrnehmung verbessern – Fehler suchen

Bei Handlungen, bei denen man manuell tätig wird und dadurch eine unmittelbare Rückmeldung bekommt, kann man Fehler sofort bemerken (z. B. akzidentelle Punktion der A. carotis bei der Anlage eines Cava-Katheters). Viel schwieriger ist es hingegen, einen Fehler in klinischen Situationen zu bemerken, in denen es keine unmittelbaren Rückmeldungen über Erfolg oder Misserfolg gibt. Dies ist immer dann der Fall, wenn Maßnahmen an Dritte delegiert werden und sowohl die Ausführung als auch das Ergebnis aus dem eigenen Denkhorizont verschwinden können oder wenn zwischen Maßnahme und Auftreten der Komplikation eine zeitliche Latenz besteht (► Kap. 2). Aber selbst wenn neu auftretende Symptome darauf deuten, dass der aktuelle Verlauf vom geplanten abweicht, so heißt das noch lange nicht, dass man hinter der Entwicklung einen Fehler vermutet. Im Grunde genommen möchten Menschen davon »gar nichts wissen«, weil jeder Hinweis auf Fehler das Gefühl von Unsicherheit und Kontrollverlust verstärkt. Statt Fehlentwicklungen nachzuspüren, sucht man unbewusst nach Informationen, die das momentane Bild der Situation bestätigen. Um sich dieser Tendenz bewusst entgegenzustellen, ist es von größter Wichtigkeit, dass Akutmediziner *aktiv* nach Informationen *suchen,* die ihrem derzeitigen mentalen Modell oder Plan widersprechen. Nur dann läuft man nicht Gefahr, sich die Situation nach Bedarf »zurechtzubiegen«. Man sollte es sich daher bereits im Alltag zur Gewohnheit machen, in jeder Situation aktiv nach Anzeichen dafür zu suchen, dass das momentane Modell der Situation *nicht* zutrifft.

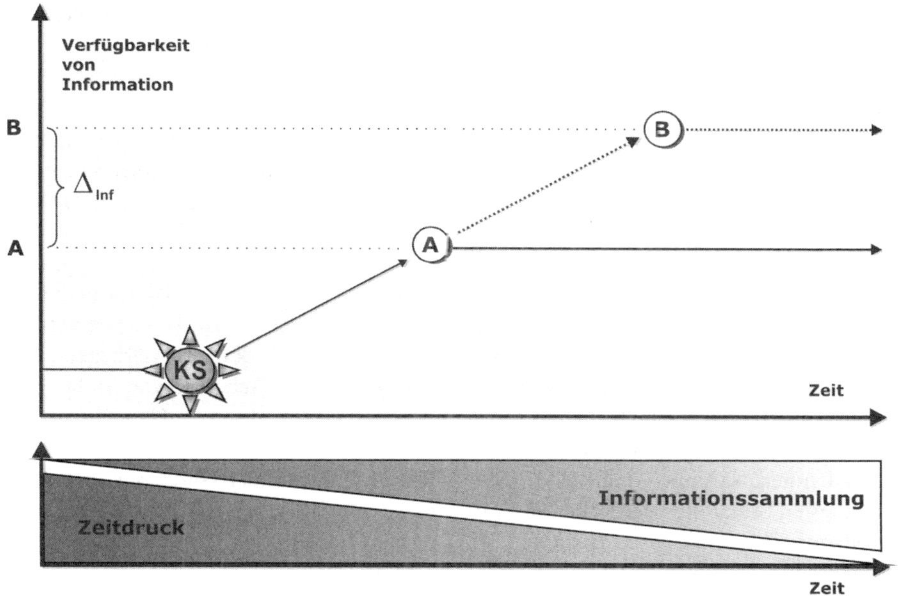

Abb. 10.3 Zeitdruck, Informationsbeschaffung und Vorteil, wenn eine zweite Person die Situation betritt (B). Das resultierende mentale Modell wird eine vollständigere Situationsbewertung beinhalten. Zeitdruck (unterer Keil) und die für eine erste Entscheidung zur Verfügung stehende Information (oberer Keil) korrelieren invers: Es gibt keine vollständige Datensammlung unter ausgeprägtem Zeitdruck

Um die Hilfe und Rückmeldung von Teamkollegen bitten

Andere Teammitglieder sind die wirksamste Ressource bei der Entdeckung von Fehlern und falschen Plänen (cross-monitoring; Vier-Augen-Prinzip; Risser et al. 1999). Der Grund dafür ist jedoch nicht, dass andere Teammitglieder mehr können als man selbst. Vielmehr ist es das genannte Zusammenspiel von Komplexität (► Kap. 2), kognitiver Ökonomie und der Vermeidung von Unbestimmtheit (► Kap. 6), das dazu führt, dass Menschen Schwierigkeiten haben, Veränderungen einer Situation frühzeitig zu erkennen. Dies gilt insbesondere dann, wenn man sich aufgrund der Dynamik der Situation anhand der zur Verfügung stehenden Information auf eine Deutung festgelegt und zu handeln begonnen hat. Abb. 10.3 verdeutlicht dies: Wird eine Routinehandlung von einer kritischen Situation (»KS«) unterbrochen, beginnt man sofort damit, nach Informationen zu suchen (»Was genau ist das Problem?«) und gleichzeitig die Situation auf ihre Dringlichkeit hin zu bewerten (»Bleibt noch Zeit, um noch mehr Daten zu sammeln, oder muss ich jetzt handeln?«). Abhängig von der Dringlichkeit kommt früher oder später der Moment, in dem sich die Person entscheidet zu handeln (»A«). Die Entscheidung basiert dabei auf einem mentalen Modell, das aus den zu diesem Zeitpunkt zur Verfügung stehenden Informationen abgeleitet wurde. Kognitive Ressourcen werden vom Problemlösen zur Aufgabenausführung umgelenkt. Da aufgrund des Zeitdrucks möglicherweise nur wenig Information in die Modellbildung eingehen konnte, besteht die Gefahr, dass Veränderungen der Situation (und damit neu zur Verfügung stehende Information) nicht bemerkt und daher auch nicht berücksichtigt werden. Ein Teammitglied, das mit dem Szenario erst später konfrontiert wird (»B«), ist nicht an früher entstandene Ideen gebunden. Ihm fällt es leichter, das neue Gesamtbild zu sehen, das sich möglicherweise in entscheidenden Punkten von dem von »A« entwickelten mentalen Modell unterscheidet. »Jemand, der zu einem späteren Zeitpunkt neu in die Situation eintritt, ist, zumindest am Anfang, noch nicht so theoriegebunden. Die Nacktheit des Kaisers sehen diejenigen sofort, die nicht glauben mussten, er sei bekleidet.« (Reason 1994, S. 121). So kann jedes später hinzukommende Teammitglied, unabhängig von seiner Erfahrung, durch eine neue Perspektive zu einem neuen Verständnis der Situation beitragen.

Unabhängig davon ist es in kritischen Situationen immer geboten, sich so rasch wie möglich Hilfe von erfahreneren Kollegen zu holen. Der Patient hat ein Recht darauf, mit der größtmöglichen Expertise betreut zu werden. Erfahrung ist darüber hinaus nicht an die Zugehörigkeit zu Berufsgruppen gebunden: Oftmals sind gerade erfahrene Pflegekräfte für Ärzte eine »Goldgrube« an klinischer Weisheit, aus der sie gerne und reichlich schürfen. Im Idealfall wird gegenseitige Unterstützung in Teams und damit zwischen den Berufsgruppen und Fachdisziplinen zu einem festen Bestandteil der Sicherheitskultur einer medizinischen Einrichtung. In diesem Fall kann die gegenseitige Überwachung (*cross-monitoring*) effektiv zur Fehlervermeidung und zur Erhöhung der Patientensicherheit beitragen (Risser et al. 1999).

Unglücklicherweise wird gerade in der Medizin noch immer ein früher Ruf nach Hilfe als Zeichen der Inkompetenz und als Eingeständnis von Schwäche gesehen. Auch die Überwachung eigener Handlungen durch eine zweite Person kann schnell als unerwünschte Einmischung in die eigene Autonomie und nicht als notwendiger Tribut an die menschliche Fehlerhaftigkeit gesehen werden.

10.2.2 Die Wirkung von Fehlern abschwächen

▪ Die »Kette schlechter Entscheidungen« durchbrechen

Ein Fehler allein führt in den seltensten Fällen den deletären Ausgang eines Zwischenfalls herbei. Erst das Versagen mehrerer Sicherheitsbarrieren, die Aneinanderreihung schlechter Entscheidungen und das Unvermögen, diese Entscheidungen frühzeitig zu erkennen und zu beheben, führen zu Unfällen und zu einer Schädigung des Patienten. Die besondere Problematik mit Fehlentscheidungen liegt darin, dass sie nicht nur ungünstige Auswirkungen auf den Patienten haben, sondern auch auf die betreffende Person »zurückfallen«. Dies liegt daran, dass fehlerhafte Entscheidungen:

- den Sicherheitsbereich für sicheres Handeln reduzieren,
- das Kompetenzempfinden untergraben und
- Gefühle wie Scham über das Fehlverhalten oder Schuld erzeugen und dadurch das Stressniveau erhöhen.

So erhöht ein Fehler die Wahrscheinlichkeit, dass eine Person weitere Fehler machen wird. Geschieht dies mehrfach in kurzem zeitlichem Abstand, so können sich Menschen so von ihren Gefühlen bedrängen lassen, dass ihr Handeln in einer Kette schlechter Entscheidungen (***poor judgement chain***, Jensen 1995) mündet: Durch vorhergehende Misserfolgserlebnisse verunsichert, beginnt man »kopflos« zu handeln. Dieser Kette schlechter Entscheidungen sind Menschen jedoch nicht hilflos ausgeliefert: In dem Maße, wie die Selbstwahrnehmung geschult wird (»Ich merke, dass mich der Misserfolg frustriert und ich einfach nur irgendetwas tun will, damit das Gefühl verschwindet«), kann die Entscheidung bewusst getroffen werden, sich nicht von spontanen Eindrücken lenken zu lassen. Damit kann die Kette an jeder Stelle unterbrochen und das Handeln in geregelte Bahnen zurückgeführt werden.

▪ Teamressourcen nutzen

Gerade wenn Fehlhandlungen Patienten betreffen, die bis zu diesem Zeitpunkt vollkommen gesund waren, können die Selbstvorwürfe und peinigenden Gedanken ein erhebliches Ausmaß annehmen. Die Auswirkungen von Fehlern können Akutmediziner dann bis an die Grenze ihrer psychischen und physischen Leistungsfähigkeit belasten und verhindern, dass in der Situation noch klar gedacht und zielsicher gehandelt werden kann. Daher sollten schwerwiegende Fehler nicht vom Verursacher alleine, sondern immer mit weiteren Teammitgliedern zusammen korrigiert werden. Gelegentlich kann es sogar notwendig werden, die betreffende Person komplett von dem Geschehen zu entbinden, wenn ihr Beitrag als wenig konstruktiv und eher kontraproduktiv erlebt wird. Auch hier gilt: Wer erst spät in eine Situation dazu kommt, profitiert davon, dass er wesentlich einfacher eine andere Perspektive einnehmen kann.

Umgang mit begangenen Fehlern

Fehler frühzeitig erkennen

- Damit rechnen: »Es kann auch mir passieren!«
- Die eigene Wahrnehmung verbessern: Suchen Sie ganz bewusst nach Informationen, die im Widerspruch zu Ihrem mentalen Modell stehen
- Um die Rückmeldung von Teamkollegen bitten

Wirkung eingetretener Fehler reduzieren

- Die »Kette schlechter Entscheidung« durchbrechen
- Die Teamressourcen nützen

10.3 Tipps für die Praxis

- Wenden Sie die oben genannten Entscheidungshilfen (DECIDE, FOR-DEC) im Team an.
- Wenn Sie Entscheidungshilfen in kritischen Situationen anwenden wollen, müssen Sie diese vorher gut geübt haben. In Stresssituationen stehen nur vertraute Handlungsmuster zur Verfügung.
- Achten Sie in kritischen Situationen auf Ihr Bauchgefühl: Ein »schlechtes« Gefühl sollte nie vernachlässigt werden.
- »Nichts zu tun ist auch eine Entscheidung«. Manchmal müssen Sie eine Entscheidung treffen und dabei das Risiko in Kauf nehmen, dass Sie sich falsch entschieden haben. Aus dieser Tatsache dürfen Sie jedoch nicht die Lizenz zum Leichtsinn ableiten.
- Korrigieren Sie jeden Fehler sofort – Verbesserung ist wichtiger als Rechtfertigung!
- Holen Sie sich frühzeitig Hilfe (Oberarzt, Kollegen), die »unbelastet« in der Situation handeln kann. »Bitte um Hilfe, es steht nur dein Stolz auf dem Spiel!«
- Bedanken Sie sich im Alltag bei Kollegen und Pflegekräften für jeden Hinweis auf mögliche Fehler. Tun Sie dies auch dann, wenn es gar keinen Fehler gibt. Mit diesem Verhalten bewirken Sie langfristig, dass andere Ihnen bei der Entdeckung von Fehlern helfen können (und dies auch möchten).
- Weisen Sie andere auf mögliche Fehler hin. Tun Sie dies, ohne die andere Person zu beurteilen, indem Sie Ihre Beobachtung und deren Bewertung mitteilen.

10.4 Handlungsstrategien – Auf einen Blick

- Eine gute Entscheidung in der Akutmedizin bewirkt, dass man den Anforderungen der Notfallsituation gerecht wird
- Teil einer guten Strategie ist es, sich nicht zu frühzeitig auf einen einzigen Behandlungsweg festzulegen; man sollte sich für eine Handlung entschließen, die einem noch möglichst viele Türen offen hält (»maximale Effizienz-Divergenz«)
- Eine gute Strategie beinhaltet fünf Schritte: Vorbereitet sein, die Situation analysieren, Ziele festlegen und Pläne entwerfen, Strategien umsetzen, Ergebnis überprüfen
- Wissen, das auf Erfahrungen basiert, wird uns als Gefühl oder Intuition bewusst; es sollte, genau wie analytische Herangehensweisen berücksichtigt werden
- Entscheidungshilfen (z. B. DECIDE, FOR-DEC) ermöglichen es, Entscheidungsprozesse anhand einer Regel zu strukturieren und »durchzubuchstabieren«
- Der große Vorteil von Entscheidungshilfen ist, dass alle Teammitglieder die gleichen Ansätze im Entscheiden und Handeln teilen; die Anwendung von Entscheidungsmodellen (wie DECIDE oder FOR-DEC) in einer kritischen Situation ist Teil der Teamarbeit, nicht die Aufgabe eines Einzelnen
- Unterlaufen dem Akutmediziner Fehler, was unvermeidbar ist, so darf daraus keine »Kette schlechter Entscheidungen« werden

Literatur

Benner L (1975) D.E.C.I.D.E. in hazardous materials emergencies. Fire Journal 69:13–18

De Neys W (2006) Dual processing in reasoning-two systems but one reasoner. Psychol Sci 17(5): 423–33

Dörner D (1989) Die Logik des Misslingens. Rowohlt, Reinbek bei Hamburg

Dörner D, Schaub H (1995) Handeln in Unbestimmtheit und Komplexität. Organisationsentwicklung 14: 34–47

Dreyfus HL, Dreyfus SE (2000) Mind over machine: The power of human intuition and expertise in the era of the computer (5 Auflage). Blackwell, Oxford

Evans JSBT (2003) In two minds: dual-process accounts of reasoning. Trends in cognitive sciences 7(10), 454–59

Evans JSBT (2008) Dual-processing accounts of reasoning, judgment and social cognition. Annu Rev Psychol 59: 255–78

Gaba D (1992) Dynamic decision–making in anesthesiology: cognitive models and training approaches. In: Evans DA, Patel VL (eds) Advanced models of cognition for medical training and practice. Springer, Heidelberg, pp 123–148

Gigerenzer G (2008) Bauchentscheidungen: Die Intelligenz des Unbewussten und die Macht der Intuition. C. Bertelsmann Verlag, New York

Hoermann HJ (1995) FOR-DEC. A prescriptive model for aeronautical decision-making. In: Fuller R, Johnston N, McDonald N (eds) Human factors in aviation operations. Proc of the 21st Conference of the European Association for Aviation psychology (EAAP), vol 3, Avebury Aviation, Aldershot Hampshire, pp 17–23

Jensen RS (1995) Pilot judgement and crew resource management. Ashgate Publishing, Vermont USA

Kahnemann D (2003) Maps of bounded rationality: a perspective on intuitive judgment and choice. In: Frangsmyr T (ed) Les Prix Nobel: the Nobel Prizes 2002. 449–89. Stockholm, Nobel Found.

Klein G (1998) Sources of Power: How People Make Decisions. Cambridge, MA: The MIT Press

Murray WB, Foster PA (2000) Crisis resource management among strangers: principles of organizing a multidisciplinary group for crisis resource management. J Clin Anesth 12: 633–8

Nisbett R, Peng K, Choi I, Norenzayan A (2001) Culture and systems of thought: holistic vs. analytic cognition. Psychol Rev 108:291–310

Oesterreich R (1981) Handlungsregulation und Kontrolle. Urban & Schwarzenberg, München

Orasanu J, Connolly T (1992) The reinvention of decision making. In: Klein G, Orasanu J, Calderwood R, Zsamboka E (eds) Decision making in action: models and methods. Ablex Publishing, New Jersey, pp 3–20

Reason J (1994) Menschliches Versagen. Spektrum, Heidelberg

Reyna VF (2004) How people make decisions that involve risk: a dual-process approach. Curr Dir Psychol Sci 13(2): 60–66

Risser DT, Rice MM, Salisbury ML, Simon R, Jay GD, Berns SD (1999) The potential for improved teamwork to reduce medical errors in the emergency department. The MedTeams Research Consortium. Ann Emerg Med 34: 373–83

Runciman WB (1988) Crisis management. Anaesth Intensive Care 16: 86–8

Small SD, Wuerz RC, Simon R, Shapiro N, Conn A, Setnik G (1999) Demonstration of high-fidelity simulation team training for emergency medicine. Acad Emerg Med 6: 312–23

Sloman SA (2002) Two systems of reasoning. In: Gilovich T, Griffin D, Kahneman D (ed.) Heuristics and biases: The psychology of intuitive judgment. 379-98. Cambridge, University Press

Wason PC, Evans JSBT (1975) Dual processing in reasoning? Cognition 3:141–54

Weber EU, Johnson EJ (2009) Mindful judgment and decision making. Annu Rev Psychol 60:53–85

Human Factors im Team

In Teil II wurden Faktoren besprochen, die das Handeln jedes Einzelnen beeinflussen. Die Patientenversorgung in der Akutmedizin erfolgt jedoch in den seltensten Fällen durch eine einzelne Person. Vielmehr arbeiten mehrere Menschen aus den unterschiedlichsten Berufsgruppen und Fachrichtungen zusammen, um als Team einen Patienten zu betreuen. Teams sind jedoch mehr als nur die Summe von Individuen. Teams haben ihre eigenen Stärken und Schwächen und können eine besondere Dynamik entwickeln. Teil III behandelt deshalb Teamarbeit unter dem Blickwinkel der Human Factors in kritischen Situationen.

Die Leitfragen sind:

- Welche Anforderungen an Teams werden in der Akutmedizin gestellt? Was sind typische Einflussfaktoren von Gruppen auf Fehler?
- Kommunikation ist *die* Ressource der Teamarbeit. Was zeichnet gute Kommunikation in kritischen Situationen aus? Welche typischen Fehler in der Kommunikation gibt es?
- Welchen Einfluss hat Führung auf die Bewältigung von Notfällen? Was zeichnet gute Führung aus, welche Führungsprobleme gibt es in kritischen Situationen?

Teamarbeit hängt jedoch nicht nur von den Menschen ab, sondern wird durch die Organisation, in der die Menschen arbeiten, maßgeblich geprägt: Die Organisation setzt die Rahmenbedingungen für Teamarbeit, teilt Ressourcen zu und ermöglicht regelmäßige Teambesprechungen, Schulungen und praktische Simulationsübungen. Die Einbettung von Teams in Organisationen wird in Teil IV behandelt.

Teamarbeit: Der Schlüssel zum Erfolg

Unfall in der Druckerei

In einer Druckerei versucht ein Arbeiter, im laufenden Betrieb einen Fremdkörper von einer Druckwalze zu entfernen, als die Ärmel seines Arbeitskittels zwischen zwei tonnenschweren Walzen gezogen werden und beide Arme mitreißen. Trotz augenblicklicher Abschaltung der Druckwalzen durch Arbeitskollegen sind beide Arme zwischen den Walzen eingeklemmt. Der erstversorgende Notarzt, ein Assistenzarzt der inneren Medizin, findet einen bewusstseinsgetrübten Patienten vor, der an der Walze stehend von mehreren Arbeitskollegen gestützt wird. Die Einleitung einer Narkose ist unter diesen Bedingungen nicht möglich. Der Notarzt legt zwei großlumige Zugänge an den Füßen des Patienten und beginnt mit der Volumentherapie. Nach der fraktionierten Gabe von Ketanest ist es möglich, ein provisorisches Podest seitlich an den Walzen zu errichten, auf dem der Patient zu liegen kommt. Aus dem nahe gelegenen städtischen Krankenhaus fordert der Notarzt einen Chirurgen – einschließlich operativen Bestecks – sowie einen Anästhesisten nach, da nach einer ersten Lageeinschätzung durch den Betriebstechniker von einer langwierigen Demontage des Gerätes ausgegangen werden muss.

Eine primäre Amputation beider Arme zieht der Notarzt nach Rücksprache mit dem Chirurgen angesichts des jungen Alters des Patienten nicht in Betracht. Zur Unterstützung des Betriebstechnikers bei der Demontage des Gerätes lässt der Notarzt die Feuerwehr nachalarmieren. Nachdem der Anästhesist eine Narkose eingeleitet hat, können die Betriebstechnik und die Feuerwehr mit der Zerlegung des Gerätes beginnen. Nach weiteren drei Stunden können die beiden Arme des Mannes befreit werden; eine schlagartig einsetzende Blutung kann durch eine beidseitige Blutsperre am Oberarm zum Stillstand gebracht werden. Durch eine rasche operative Intervention können beide Extremitäten mit einer zufriedenstellenden Restfunktionalität erhalten werden.

Der Unfallmechanismus und das Verletzungsmuster dieses Arbeitsunfalls stellen eine komplexe Herausforderung sowohl an die ärztliche Versorgung als auch an die technische Rettung des eingeklemmten Patienten dar. Die optimale und koordinierte Bewältigung dieser Aufgabe ist nur durch Teamarbeit möglich. Das zufällig zusammengestellte Team aus Ärzten verschiedener Fachrichtungen, Feuerwehr, Betriebstechnik und Angestellten der Druckerei kann diese Herausforderung mit Erfolg bewältigen, da die anstehenden Aufgaben arbeitsteilig unter Nutzung der speziellen Fähigkeiten und Erfahrungen aller Beteiligten erfüllt werden.

Dass Teamarbeit so gut funktioniert wie in dem Fallbeispiel, wird häufig vorausgesetzt. Welche Faktoren konkret zu einer gelungenen Zusammenarbeit in Notfallsituationen beitragen, interessiert jedoch häufig nicht – solange wie die Zusammenarbeit eben funktioniert. Erst in den vergangenen Jahren hat man in der Akutmedizin die Wichtigkeit erkannt, sich systematisch mit den Grundlagen guter Teamarbeit auseinander zu setzen, um die Erkenntnisse in Trainingskonzepte einbinden zu können. Der Bedarf dafür scheint gegeben: Nicht selten scheitert die Teambildung und Teamarbeit in kritischen Situationen daran, dass ein gemeinsames Verständnis von Teamarbeit und einheitliche Rahmenbedingungen für das Verhalten aller Beteiligten fehlen. In Folge dessen beeinträchtigen Konflikte und Reibungsverluste das Zusammenspiel, so dass vorhandene Ressourcen nicht ausgenutzt und zusätzliche Probleme möglicherweise erst geschaffen werden. Mangelhafte Teamarbeit steht neben ungenügender Kommunikation und Überarbeitung ganz vorne in der Liste der Human Factors, die Behandlungsfehler verursachen (Barrett et al. 2001, Morey et al. 2002).

Hier macht sich ein Ausbildungsdefizit bemerkbar: Ärzte, Rettungsdienst- und teilweise auch Pflegepersonal lernen zwar intensiv die Ausführung klinischer Einzelaufgaben, jedoch werden sie kaum mit den grundlegenden Verhaltensweisen vertraut gemacht, die Teamarbeit effizienter und sicherer gestalten. Diese Teamverhaltensweisen werden in anderen Hochrisikobereichen seit über zwei Jahrzehnten gelehrt und mit Erfolg angewendet (Helmreich u. Merrit 1998; Stout et al. 1997; Thomas et al. 2003b).

11.1 Kennzeichen von Teams und Teamarbeit

11.1.1 Warum Teamarbeit erst in jüngster Zeit in den Fokus der Aufmerksamkeit gerückt ist

Als Teamarbeit werden gemeinsame Bemühungen für das Erreichen eines gemeinsamen Ziels durch Mitglieder eines Teams oder einer Gruppe bezeichnet. Da Patienten in Anästhesie, Intensiv- und Notfallmedizin ausschließlich im Team versorgt werden, stellt Teamarbeit ein zentrales Thema in der Akutmedizin dar. Trotz dieser offensichtlichen Bedeutung wurde dieses Thema in den letzten Jahrzehnten in der Medizin grundsätzlich vernachlässigt. Dafür gibt es viele Gründe.

Zunächst spiegelt die weitverbreitete Tendenz, vom Individuum und nicht vom Team her zu denken, eine in der westlichen Kultur und auch im Gesundheitswesen tief verwurzelte Sichtweise. Die Bedeutung, die dem Individuum und seinem Streben nach Glück und Verwirklichung persönlicher Ziele zukommt, hat geprägt, wie unsere Gesellschaft zwischenmenschliche Beziehung und die Einbettung eines Individuums in einen größeren sozialen Kontext betrachtet. Dem entspricht auch, dass von Kindheit an die individuellen Fähigkeiten eines Menschen höher eingeschätzt werden als seine oder ihre Sozialkompetenz. Dadurch, dass von Geburt an vor allem die kognitiven Fähigkeiten und manuellen Fertigkeiten unserer Kinder von uns gefördert und gelobt werden, wird der Eindruck vermittelt, dass nur zählt, was eine Person allein leisten kann. Diese Grundannahme, dass das individuelle fachliche Wissen der Schlüssel zum Erfolg sei, spiegelt sich auch in der Lehre und Ausbildung von Ärzten und Pflegepersonal wider. Vor allem im ärztlichen Bereich wurden bis vor kurzem Fachwissen, klinische Algorithmen und praktische Fertigkeiten trainiert, ohne dabei der Tatsache Rechnung zu tragen, dass der Einsatz all dieser Fähigkeiten im Kontext eines Teams erfolgt. So wird immer noch die Mehrheit der im Gesundheitswesen Tätigen bis zum Beginn ihrer beruflichen Tätigkeit kaum mit grundlegenden Konzepten zu Kommunikation und Teamarbeit konfrontiert. Trotz dieses offensichtlichen Lerndefizits wird im klinischen Alltag stillschweigend vorausgesetzt, dass Kommunikation und Zusammenarbeit innerhalb eines Teams problemlos funktionieren (Leonard et al. 2004). Nur zögernd macht sich in der Akutmedizin die Erkenntnis breit, dass ein Team von Experten noch lange keine erfolgreiche Teamarbeit garantiert und dass die hierfür notwendigen Fähigkeiten, wie alle anderen Fähigkeiten auch, gelernt werden müssen.

Neben der kulturellen Problematik mit seiner einseitigen Betonung des Individuums sind die bestehenden hierarchischen Verhältnisse ein weiterer wesentlicher Faktor für die ungenügende Teamarbeit und unzureichende Kommunikation im Gesundheitswesen. Das vielerorts noch anzutreffende Konzept von Teamarbeit im Sinne einer Führungsperson und vieler »Untergebener« trägt sehr autoritäre Züge und spiegelt auf keinen Fall eine von gegenseitigem Respekt geprägte Zusammenarbeit erwachsener, mündiger Menschen wider (Firth-Cozens 2004).

Doch selbst dort, wo es gelingt, die Zusammenarbeit zwischen Ärzten und Pflegepersonal in ein Teamkonzept einzubinden, unterscheiden sich die beiden Berufsgruppen in Kommunikationsfähigkeiten und Konfliktlöseverhalten (Makary et al. 2006; Thomas et al. 2003a; Undre et al. 2006).

11.1.2 Warum Teamarbeit wichtig ist

Befragungen zur Qualität der Teamarbeit ergaben, dass die Mehrheit der Akutmediziner der Kommunikation und Teamkoordination den gleichen Stellenwert für effizientes Handeln in kritischen Situationen einräumen wie dem Beherrschen technischer Fertigkeiten. Diese Ergebnisse wurden einstimmig für die Anästhesie (Flin et al. 2003; Helmreich u. Schaefer 1994; Schäfer et al. 1995; Sexton et al. 2006; St.Pierre et al. 2004), für Notaufnahmen (Barrett et al. 2001; Cole and Crichton 2006; Risser et al. 1999), Intensivstationen (Brown et al. 2003; Kaissi et al. 2003; Ohlinger et al. 2003; Reader et al. 2006; Sherwood et al. 2002; Thomas et al. 2004) und für die präklinische Notfallmedizin (Matera 2003) erhoben. Die subjektiv empfundene Bedeutung von Teamarbeit wird durch beunruhigende Zahlen aus Untersuchungen untermauert: Schlechte bis nichtexistente Teamarbeit stellt einen Schlüsselfaktor

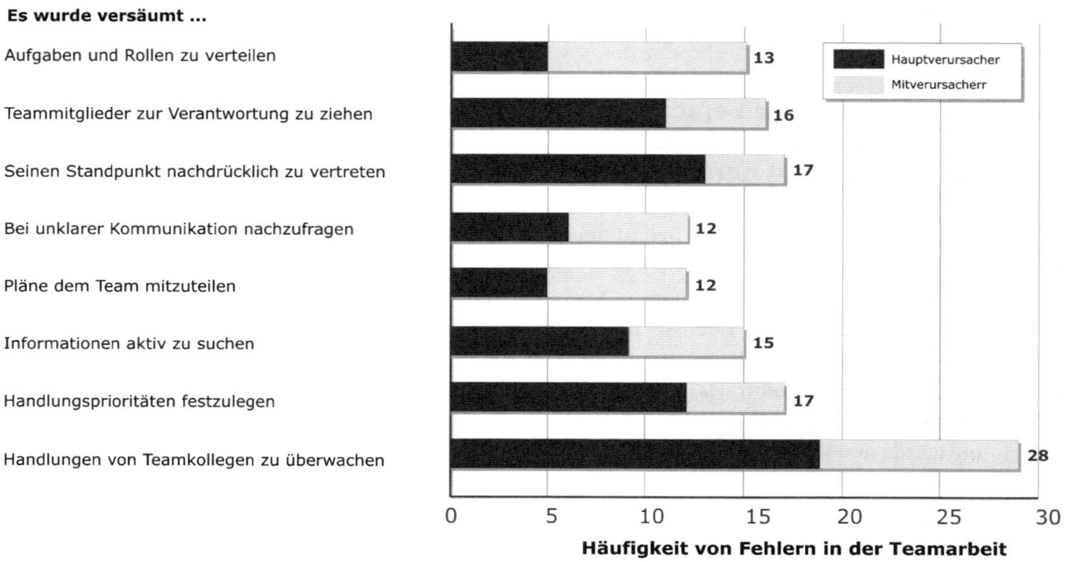

Abb. 11.1 Häufigste Behandlungsfehler in der Notaufnahme. Ursachen für Behandlungsfehler in 54 Fällen, in denen ungenügende Teamarbeit zur Fehlerentstehung beitrug (Risser et al. 2000)

sowohl für eine mangelhafte Patientenversorgung als auch für das Auftreten von Zwischenfällen dar (z. B. Barrett et al. 2001; Morey et al. 2002). Häufig fehlt den Beteiligten ein gemeinsames Verständnis vom Nutzen und der notwendigen Struktur von Teams. In einer in Notaufnahmen durchgeführten Studie war unzureichende Teamarbeit für 43% aller Behandlungsfehler verantwortlich (wobei durchschnittlich 8,8 Fehler pro Patient gemacht wurden). Häufigster Fehler in der Teamarbeit war, dass Teammitglieder die Handlungen eines Kollegen nicht hinterfragten, obwohl Zweifel an der Richtigkeit von Diagnosen oder Handlung bestanden (Risser et al. 2000; Abb. 11.1). Dass die Inzidenz von unerwünschten Ereignissen mit der Qualität der Teamarbeit korreliert, lässt sich auch im Umkehrschluss zeigen: Durch effektive Kommunikation und gute Teamarbeit ließ sich in Studien die Qualität der akutmedizinischen Patientenversorgung verbessern und die Häufigkeit von Fehlern und Zwischenfällen reduzieren (z. B. Weaver et al. 2010, Raeder et al. 2009, Jain et al. 2006; Wheelan et al. 2003). Somit kommen der Vermittlung von Teamfähigkeiten und dem systematischen Teamtraining eine wesentliche Bedeutung für die Patientensicherheit in der Akutmedizin zu.

11.1.3 Was ist ein Team?

Obwohl der Begriff »Team« im vorausgehenden Text wiederholt verwendet wurde, ist der Begriff nicht selbsterklärend. Vielmehr war die Definition von Team Gegenstand langer und kontroverser Diskussionen. Die Arbeitspsychologie kennt verschiedene theoretische Ansätze, um das arbeitsteilige und leistungsorientierte Wesen von Teams zu erfassen und es von anderen Formen gemeinsamer Aufgabenbewältigung zu differenzieren (z. B. Gruppe, Verein). Je nachdem, welche innere Verbundenheit und welche Arbeitsformen in Teams beobachten werden, lassen sich deren Charakteristika auf einem Kontinuum einordnen, das von »hochstrukturiert, eng kooperierend« auf der einen Seite bis hin zu »lose verbunden, unabhängig arbeitend« am anderen Ende reicht. Trotz der Vielfalt möglicher Definitionen gibt es gängige Kriterien, die ein »Team« von einer Arbeitsgruppe oder einer Organisation unterscheiden und für die Beschreibung von Teams in der Akutmedizin relevant sind (Kriz 2002; Katzenbach u. Smith 1993; Risser et al. 2000; Salas et al. 1998).

Ein akutmedizinisches Team…

- … besteht aus *mindestens zwei konkreten Personen* und ist an diese Personen gebunden. Das

Team *ändert sich*, sobald ein Teammitglied ausscheidet. In diesem Punkt unterscheiden sich Teams von Organisationen oder Vereinen, die unabhängig von ihren konkreten Mitgliedern bestehen.
- … hat eine *gemeinsame Aufgabe*.
- … besteht aus Mitgliedern *verschiedener Berufsgruppen und Fachdisziplinen*. Rollen und Funktionen differieren in Abhängigkeit von der Berufsgruppe und der vorhandenen Erfahrung.
- … ist darauf angewiesen, dass die Teammitglieder *miteinander reden* und interagieren. Hierin unterscheiden sich Teammitglieder von Mitgliedern einer Arbeitsgruppe, die unabhängig voneinander arbeiten können.
- … besteht meist aus einer *Führungsperson* und mehreren *gleichberechtigten Teammitgliedern* (Rettungsdienstpersonal, Pflegekräfte), die eine Mischung aus verschiedenen Kompetenzen mit in die Aufgabenbewältigung bringen. Entscheidungen können entweder verteilt oder zentralisiert getroffen werden, je nachdem, welche Art von Kommunikation und Zusammenarbeit benötigt wird.
- … folgt in seinem Handeln *expliziten und impliziten Normen*, so dass Entscheidungen auf einer gemeinsamen Basis getroffen werden können.
- … hat in seiner aktuellen Konstellation eine *begrenzte Lebensdauer*, die sich häufig auf einen Notfall oder einen Einsatz beschränkt.

11.1.4 Die Stärken der Teamarbeit

Eine der wesentlichen, empirische gut belegten Vorteile von Teamarbeit ist, dass gerade bei komplexen Problemen und unter Zeitdruck die Leistung eines Teams wesentlich höher ausfällt, als alleine von der Summe aller Einzelleistungen zu erwarten wäre. Einige Gründe könnten diese Stärke von Teams erklären:
- Die *verschiedenen Begabungen und Fähigkeiten* der Teammitglieder werden gezielt als Stärken und nicht als Konkurrenzfaktor eingesetzt
- Aufgrund der vielen Augen, Ohren und »Mitdenker« haben Teams eine *größere kognitive Kapazität*; es können mehr Informationen aufgenommen und verarbeitet werden; damit sind fundiertere Entscheidungen möglich
- *Mehr Standpunkte und Handlungsalternativen* können eingebracht werden; es entsteht ein umfassenderes und differenzierteres Bild der Wirklichkeit, welches die Führungsperson in ihren Entscheidungen unterstützt
- *Gegenseitiges Monitoring* kann verhindern helfen, dass Handlungsfehler eines Einzelnen unbemerkt bleiben
- *Verteilte Arbeitsbelastung* kann die Überlastung eines Einzelnen vermeiden helfen und sicherstellen, dass alle geplanten Aufgaben zeitgerecht durchgeführt werden können
- *Gegenseitige Unterstützung und Ermutigung* kann die Teammitglieder befähigen, auch mit schwierigen Situationen zu Recht zu kommen

11.2 Team-Performance: Input-Faktoren

Forschungsarbeiten zur Teamarbeit haben trotz verschiedener theoretischer Ansätze einige grundlegende Faktoren definieren können, die Einfluss auf die erfolgreiche Bewältigung von Aufgaben haben. Teamarbeit wird als Ergebnis eines Prozesses betrachtet, der dadurch gekennzeichnet ist, wie (»Prozess«) das Team menschliche und technische Ressourcen (»*Input*«) in einer bestimmten Situation bzw. für eine bestimmte Aufgabe einsetzt. Im Rahmen einer Patientenversorgung kann das Ergebnis (»*Output*«) der Teamarbeit sowohl die sichere und qualitativ hochwertige Behandlung der Patienten sein als auch die Häufigkeit von Fehlern sowie das Arbeitsklima und die Zufriedenheit der Teammitglieder (Überblick bei Salas et al. 1998; Mickan u. Rodger 2000; Paris et al. 2000). Eine Kenntnis dieser Faktoren ist notwendig, um Teamarbeit im Gesundheitswesen weiterentwickeln zu können. Darüber hinaus kann die Kenntnis dieser Faktoren Mitarbeiter für relevante Teamprozesse sensibilisieren und als Richtschnur für die Entwicklung von akutmedizinischem Teamtraining dienen (▶ Kap. 15). Sie stellen keinen Ersatz für klinische Fähigkeiten, Regeln und Fachwissen dar, sondern sind das Werkzeug, mit dem die »technischen Fertigkeiten« zum Einsatz gebracht werden. ◘ Abb. 11.2 stellt ein integrierendes Modell der Teamarbeit in der Akutmedizin dar.

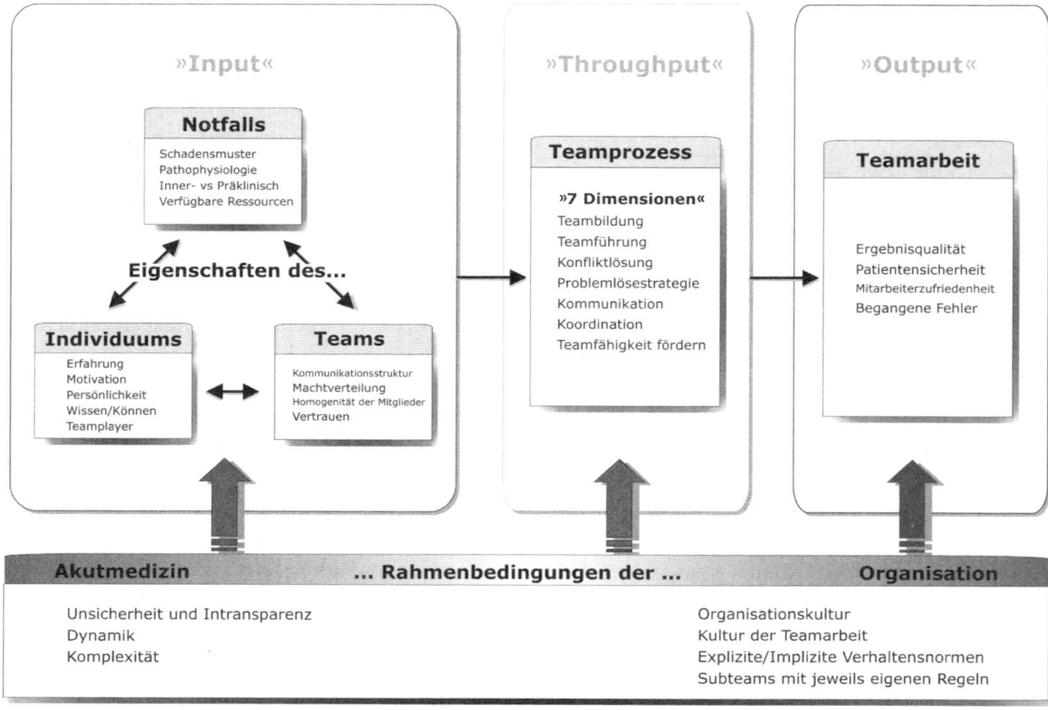

Abb. 11.2 Integrierendes Modell der Teamarbeit in der Akutmedizin. Erfolgreiche Teamarbeit ist das Ergebnis der Interaktion von situativen Merkmalen, den Menschen und Eigenschaften der Teams und dem Teamprozess. Die Rahmenbedingungen der Akutmedizin und der Organisationen beeinflussen alle drei Ebenen

Zu den »Input-Faktoren«, die zu einer guten Teamarbeit beitragen können und im Folgenden besprochen werden, gehören unter anderem:

- Individuelle Voraussetzungen
- Eigenschaften des Teams
- Besonderheiten der Aufgaben (»Notfall«)
- Rahmenbedingungen der Akutmedizin

11.2.1 Individuelle Voraussetzungen

Jedes Teammitglied bringt eine individuelle Mischung persönlicher Charakteristika (Persönlichkeit, grundlegende Einstellungen, aktuelle Motivation) und Kompetenzen (Fachwissen, klinische Erfahrungen, manuelle Geschicklichkeit) mit in das Team. Neben diesen individuellen Fähigkeiten benötigen Teammitglieder auch eine Reihe an Teamfähigkeiten, um mit anderen Teammitgliedern konstruktiv zusammenarbeiten zu können. Zu diesen »nicht-technischen« Fertigkeiten gehören unter anderem die Fähigkeit (Burke et al. 2004):

- effektiv zu kommunizieren,
- sich an verschiedene situative Gegebenheiten anpassen zu können,
- Defizite anderer Teammitglieder zu kompensieren,
- sich gegenseitig bei der Ausführung von Aufgaben zu überwachen,
- das Geben und Annehmen von Feedback.

Diese Teamfähigkeiten sorgen dafür, dass sich die einzelnen Teammitglieder mit ihren Fähigkeiten ergänzen und die zur Verfügung stehenden Ressourcen gebündelt werden können.

Der Beitrag, den eine einzelne Person im Team leistet, lässt sich als Produkt der drei genannten Faktorengruppen beschreiben:

> **Individuelle Leistung im Team = Persönliche Charakteristika × Individuelle Fähigkeiten × Teamfähigkeit**

Da es sich um ein Produkt handelt, wird der individuelle Beitrag eines Teammitglieds gering sein, sobald es bei einem der drei Punkte deutliche Defizite aufweist. Ist eine der genannten Fähigkeiten nicht vorhanden (z. B. dadurch, dass jemand kein Teamplayer sein kann), so geht sein oder ihr Beitrag zur Teamleistung gegen null. Ein Beitrag zur Patientenversorgung ist von einer solchen Person natürlich möglich, jedoch erfolgt dieser außerhalb des Teams.

Aus der metaphorischen Formel wird ebenfalls deutlich, dass alle Faktorengruppen in gleicher Weise für eine erfolgreiche Teamarbeit wichtig sind und somit auch persönliche Konflikte oder mangelnde individuelle Fertigkeiten sich auf die Gesamtleistung eines Teams auswirken können.

Zu den Eigenschaften, die eine Person zu einem Teamplayer machen, gehören:

- zuhören und sich aktiv einbringen können,
- die richtigen Fragen zu stellen,
- sowohl eine eigene Meinung zu vertreten als auch von der eigenen Meinung abzurücken,
- die Fähigkeiten anderer einschätzen und wertschätzen können,
- einschätzen können, was man selbst gut kann und worin andere besser sind,
- Absprachen einhalten und sich mit der Aufgabe identifizieren können,
- selbstkritisch zu sein,
- Konflikte konstruktiv lösen können.

11.2.2 Eigenschaften des Teams

Ein Team kann als Einheit betrachtet werden, das durch verschiedene Faktoren bestimmt wird: Größe des Teams (eine der Hauptressourcen in kritischen Situationen), Zusammenhalt der Mitglieder (»Gruppenkohäsion«), Machtverhältnisse innerhalb des Teams, Kommunikationsmuster der Teammitglieder, Unterschiedlichkeit oder Ähnlichkeit der Teammitglieder (»Homogenität« bzw. »Heterogenität« der Teammitglieder), Bereitschaft, mit anderen Teams zu kooperieren, etc.

Für jedes dieser Merkmale konnte ein für die Teamprozesse positiver Bereich definiert werden. Da die Forschungsergebnisse jedoch an Teams gewonnen wurden, deren Besetzung über Wochen oder Monaten hin unverändert bleibt, sind sie nicht ohne Weiteres auf die Akutmedizin übertragbar. Teams in der Akutmedizin werden ad hoc, häufig nach dem Zufallsprinzip zusammengesetzt (wer eben gerade zum Zeitpunkt des Notfalls Dienst hat), arbeiten in der Regel nur sehr kurz zusammen und treffen in der identischen Konstellation häufig nicht mehr zusammen. Die Wahrscheinlichkeit, dass das Team aus Rettungssanitätern, Ärzten und Feuerwehrmännern, das den Notfall in der Druckerei versorgte, sich noch einmal in identischer Besetzung bei einem anderen Notfall trifft, ist sehr gering. Aus diesem Grund haben Teams in der Akutmedizin in Ergänzung und Erweiterung der allgemeinen Eigenschaften von Teams eine Reihe weiterer charakteristischer Merkmale und Probleme:

- **Teams in der Akutmedizin organisieren sich »unterwegs«**: In der Akutmedizin treffen häufig Menschen mit unterschiedlichem beruflichem Hintergrund aufeinander, die sich nicht kennen und auch keine Informationen über spezielle Fachkenntnisse und Ziele der anderen Mitglieder haben (Murray u. Foster 2000). Die Anforderungen der Aufgabe (»Behandlung des Patienten«) und soziale Belange (»sich miteinander bekannt machen«) müssen parallel abgearbeitet werden. Im Gegensatz zu Teams in anderen komplexen Arbeitswelten hat das Team in der Druckerei keine Gelegenheit, sich vor einem Einsatz zu formieren. In dem Moment, als die Teammitglieder zusammentreffen, ist der Patient mit seiner schweren Verletzung bereits da.
- **Das Team am Patienten ist funktional vordefiniert**: Die Aufgabenverteilung während der medizinischen Versorgung und parallelen technischen Rettung ist durch Ausbildung und Status vorgegeben und muss nicht »ausgehandelt« werden. Es können jedoch auch Funktionsänderungen während einer Behandlung vorgenommen werden. Beispielsweise delegiert der erstversorgende Notarzt die Narkoseführung an den Anästhesisten und überlässt die weitere Versorgung der Extremitäten dem Chirurgen. Dass Rollenerwartungen nicht in jedem Einzel-

fall neu definiert werden müssen, ist für *Ad-hoc-Teams* wichtig, in denen Mitglieder bisher nur wenig (OP, Intensivstation) oder noch gar nicht (Rettungsdienst, Notarzt, Feuerwehr) miteinander gearbeitet haben.

- **Teams in der Akutmedizin sind hierarchisch**: Hierarchie ist durch die Notwendigkeit eines letztverantwortlichen Entscheidungsträgers, in diesem Fall der Notarzt, begründet. Hierarchie unterstützt das *Management* von kritischen Situationen, kann jedoch zum Hindernis werden, wenn eine *Problemlösung* gefunden werden muss. In diesem Fall wird anstelle einer aktiven gemeinsamen Sammlung von Informationen und möglichen Lösungsoptionen die Entscheidung allein der Führungsperson überlassen.
- **Das Gesamtteam besteht häufig aus Subteams mit jeweils eigenen Regeln**: Jede der am Gesamtteam beteiligten Fachrichtungen (Notarzt, Anästhesist, Chirurg) oder Berufsgruppen (Rettungsdienst, Feuerwehr, Betriebstechnik) hat ihre berufsspezifischen Verhaltensregeln, die den anderen oftmals nicht explizit bekannt sind. Daraus können Konflikte entstehen, wenn die Subteams nicht auf eine gute Kommunikation achten.
- **Fehlende Verfügbarkeit gemeinsamer mentaler Modelle**: Aufgrund der Zugehörigkeit zu unterschiedlichen Fachrichtungen und Berufsgruppen ist es nicht selbstverständlich, dass gemeinsame Vorstellungen über das Problem und eine gemeinsame Sprache vorhanden sind. Für den Notarzt und den Rettungsdienst werden medizinische Probleme im Vordergrund stehen, für die Feuerwehr hingegen Fragen der technischen Rettung. Eine Voraussetzung gelungener Teamarbeit sind jedoch gemeinsame mentale Modelle.
- **Äußere Umstände erschweren Teamarbeit**: Teamarbeit in der Akutmedizin muss unter emotionaler Anspannung und unter großer körperlicher Nähe zu relativ Fremden funktionieren. Die medizinische Versorgung des Patienten im Fallbeispiel kann nicht in der Übersichtlichkeit eines RTW durchgeführt werden, sondern ist durch die eingeklemmten Arme an den Ort der Druckerwalzen »gebunden«. Oft müssen Entscheidungen unter Zeitdruck getroffen werden, wobei der Preis für Fehlentscheidungen hoch ist.
- **Entscheidungen und die Ausführung von Handlungen laufen gemeinsam ab:** Die Aufgaben von Teams können sich darin unterscheiden, inwieweit das Fällen von Entscheidungen oder die Behandlung des Patienten für den weiteren Fortgang der Patientenversorgung von wesentlicher Bedeutung ist (Orasanu u. Salas 1993). Für einige Teams stellt das Fällen von Entscheidungen eine zentrale Aufgabe dar, und ein direkter Patientenkontakt findet nicht statt (z. B. Einsatzleitungen bei Großschadensereignissen). Andere Teams hingegen, die unmittelbar in die Behandlung des Patienten eingebunden sind, müssen sowohl Entscheidungen treffen als auch die entsprechenden Handlungen ausführen.

11.2.3 Eigenschaften des Arbeitsfeldes und der Aufgabe »Notfall«

Eine Aufgabe ist, ganz allgemein gesprochen, eine Anforderung, auf die ein Team koordiniert und zeitgerecht reagieren muss. Zu welchen Handlungen sich ein Team entschließt, hängt maßgeblich von den Eigenschaften der Aufgabe ab. Medizinische Notfälle, verstanden als konkrete Aufgaben eines Teams, können sich hinsichtlich ihrer Komplexität, des Umfangs des Problems und der Vernetztheit mit anderen Problemen unterscheiden (Xiao et al. 1996). Darüber hinaus kann ein Notfall (»Eingeklemmte Person in Druckerei«) in unterschiedliche Teilaufgaben untergliedert sein, welche von unterschiedlichen Berufsgruppen bearbeitet werden müssen. Häufig erschweren äußere Umstände die Teamarbeit. Patienten müssen auf engstem Raum behandelt werden, ein Umstand der alle Beteiligten zur engen Koordination ihrer Maßnahmen zwingt. Insbesondere beim präklinischen Polytrauma-Management kann es für Rettungskräfte schwierig sein, direkten Zugang zu einem Patienten zu bekommen. Technische Rettungsmaßnahmen durch die Feuerwehr und medizinische Primärmaßnahmen durch den Rettungsdienst müssen dann abwechselnd am Patienten durchgeführt werden. Die notärztliche Einschätzung über die Dringlichkeit der Rettungsmaßnahmen entscheidet darüber hinaus, in welcher

Geschwindigkeit Patienten aus ihrem Fahrzeug befreit werden müssen (»Crash-Rettung«). Auch in der Fallstudie muss die Versorgung des Patienten alternierend und in ungewohnter Umgebung erfolgen, da dieser im wahrsten Sinne des Wortes an die Druckerpresse gebunden ist. Das Problem, Patienten unter räumlich beengten Zuständen versorgen zu müssen, begegnet Akutmedizinern regelhaft auch bei Intensivpatienten. Diese können hinter Beatmungsgeräten, Perfusorbäumen, IABPs, Hämofiltrationsgeräten und Dutzenden von Schläuchen »eingemauert« sein und so den Bewegungsspielraum für Interventionen stark einengen.

11.3 Die 7 Dimensionen erfolgreicher Teamarbeit

Mit der Charakterisierung eines guten Teamplayers wurden bereits wesentliche Input-Faktoren benannt, die das Individuum als Voraussetzung für eine erfolgreiche Teamarbeit in den Teamprozess einbringt. Der Teamprozess selbst beschreibt das »wie« der Teamarbeit. Er bezieht sich darauf, wie aus einzelnen Mitgliedern ein Team wird, wie miteinander umgegangen wird und wie Aufgaben gelöst werden. Die Untersuchung von Teamprozessen stellt einen wichtigen Aspekt der Teamforschung dar, da die beobachteten Prozesse eine Prognose darüber erlauben, wie erfolgreich die Zusammenarbeit im Team sein wird (Fleishmann u. Zaccaro 1992). Die Teamforschung hat eine Reihe an Modellen zu Teamprozessen entwickelt. Bei aller Verschiedenheit der Systematik stimmen diese weitgehend in der Benennung erfolgreicher Prozessfaktoren überein. Ein guter Teamprozess ist kein Selbstzweck, sondern ein Hilfsmittel, um die Versorgungsqualität der Patienten zu verbessern. Darüber hinaus stellt er auch für das akutmedizinische Personal eine Art Sicherheitsnetz dar, in dem Fehler durch die aktive Mithilfe aller anderen Teammitglieder frühzeitig aufgefangen werden (Sexton 2004). Auch für Teamprozesse gilt: Nur was im Alltag eingeübt wurde, wird auch in kritischen Situationen als Verhalten verfügbar sein. Ein für die Akutmedizin relevantes Modell guter Teamprozesse ist das der »*7 Dimensionen erfolgreicher Teamarbeit*« (◘ Tab. 11.1; in Anlehnung an Risser et al. 2002).

▪ Teambildung und positives Arbeitsklima

Gute Teamarbeit ist zwar grundlegend für die Bewältigung von kritischen Situationen, sie »ergibt« sich aber nicht einfach. Vielmehr muss gute Teamarbeit bewusst herbeigeführt und aufrecht erhalten werden. Teamarbeit gedeiht in einem vertrauensvollen und kooperativen Klima, das beispielsweise durch wertschätzende Kommunikation aktiv gefördert werden kann. Nur in einer für sie psychologisch sicheren Arbeitsumgebung werden Mitarbeiter auch scheinbar »unwichtige« Informationen mitteilen oder Bedenken bezüglich der Sicherheit von geplanten Maßnahmen äußern. Teambildung ist sowohl eine wesentliche Führungsaufgabe als auch die Verantwortung jedes einzelnen Teammitglieds. Der Zusammenhalt im Team (»Kohäsion«) und ein vertrauensvolles Klima können entscheidend zum erfolgreichen Notfallmanagement beitragen.

▪ Teamführung etablieren

Um einem Team eine Richtung zu geben, muss es geführt werden (► Kap. 13). Bei rein medizinischen Notfällen sollten Führungsaufgaben von Ärztinnen und Ärzten wahrgenommen werden. Versorgen mehrere vergleichbar qualifizierte Personen einen Notfallpatienten, so sollte eine Person explizit mit der Führungsaufgabe (»Teamleader«) betraut werden. In der präklinischen Patientenversorgung (siehe Fallbeispiel) kann die Teamführung je nach Situation und Aufgabe vorübergehend von wechselnden Personen besetzt werden (Notarzt und Einsatzleiter der Feuerwehr). Bei einem Massenanfall von Verletzten und Großschadenslagen sind Führungsaufgaben hingegen klar verteilt (LNA, OrgL etc.; Sefrin et al. 1996).

▪ Konflikte konstruktiv lösen

Konflikte gehören zum Wesen der Teamarbeit. Immer dann, wenn eine Situation von mehreren Menschen erlebt wird, ergeben sich verschiedene Standpunkte, da jeder Einzelne nur ein begrenztes Bild der Wirklichkeit erfasst hat. Konflikte können hilfreich und konstruktiv sein, wenn sie sich auf fachliche Themen beziehen. Sie werden destruktiv, sobald sie zu persönlichen Machtkämpfen werden. Entscheidend ist immer, welche Maßnahme für den Patienten richtig ist; nicht, von wem eine Entschei-

Tab. 11.1 »7 Dimensionen erfolgreicher Teamarbeit«. Charakteristika eines guten Teamprozesses in der Akutmedizin (in Anlehnung an Risser et al. 2000)

Team-Prozess-Faktoren	Maßnahmen
1. Teambildung und positives Arbeitsklima	– Wir-Gefühl entwickeln – Wertschätzende Kommunikation üben – Gruppen-Kohäsion anstreben
2. Teamführung etablieren (sofern nicht durch Berufsgruppe vorgegeben)	– Ermutigung zu Führungsverhalten in kritischen Situationen – Führungsperson (»*Teamleader*«) festlegen – Rollen und Verantwortlichkeiten festlegen
3. Konflikte konstruktiv lösen	– Die positiven Seiten eines Konflikts sehen lernen – Vermeidung von Machtkämpfen mit anderen Teammitglieder – »Was richtig ist« zählt, nicht »wer Recht hat«
4. Problemlösestrategien anwenden	– Wann immer möglich Problemlösestrategien (z. B. FOR-DEC, DECIDE) anwenden
5. Kommunikation mit dem Team und Bildung gemeinsamer mentaler Modelle	– Gemeinsame Vorbesprechung und Planung (»*Briefing*«) – Gemeinsame mentale Modelle entwickeln – Gemeinsames mentales Modell aufrechterhalten (»Situationsbewusstsein«) – Informationsmanagement: alle Beteiligten umfassend informieren und von allen Informationen einfordern – Eine »sichere Arbeitsumgebung« schaffen, in der Teammitglieder ihre Meinung und Bedenken äußern können
6. Koordination: Pläne gemeinsam ausführen und Arbeitsbelastung verteilen	– Geplante Handlungen absprechen – Kritische Punkte gezielt ansprechen – Maßnahmen von Teammitgliedern überprüfen (»*cross-monitoring*«) – Hilfe anbieten und frühzeitig um Hilfe bitten – Handlungsschritte anderer Teammitglieder antizipieren
7. Teamfähigkeiten fördern	– Lernen ermöglichen (Feedback an Einzelne, *Debriefing* im Team) – Einzelne Teammitglieder coachen – Systematisches Training von Teamfähigkeiten

dung stammt (»*what is right, not who is right*«). *Beziehungskonflikte* sollten nicht in der Akutsituation gelöst werden, sondern in einer ruhigen Zeit danach. *Fachliche Konflikte* dagegen (z. B. die Wahl der richtigen Therapie) müssen sofort gelöst werden. Auch in hierarchischen Teams und unter Zeitdruck sollten fachliche Positionen vertreten werden, auch wenn dann die Führungskraft entscheidet.

▪ Problemlösestrategien anwenden

Die Versorgung eines Patienten mit zwei eingeklemmten Armen ist kein alltägliches Problem. Die konkrete Vorgehensweise kann daher nicht einfach aus Regeln abgeleitet, sondern muss durch Problemlösen festgelegt werden. Um wesentliche Maßnahmen bei der Problemlösung nicht zu übersehen, sollte gezielt auf Problemlösestrategien zurückgegriffen werden. Diese enthalten, oft in Form eines Akronyms (»DECIDE, FOR-DEC«; ► Kap. 10), alle wesentlichen Schritte zur Problemlösung.

▪ Kommunikation mit dem Team und Bildung gemeinsamer mentaler Modelle

Nur Informationen die von allen Teammitgliedern geteilt werden, können zu dem »großen Bild« der augenblicklichen Situation beitragen und somit zu fundierteren Entscheidungen führen (Leonard et al. 2004). Kommunikation hat somit in kritischen Situationen vor allem die Aufgabe, dieses »gemeinsame mentale Modell« zu ermöglichen. Der Begriff des »gemeinsamen (oder geteilten) mentalen Modells« bezieht sich auf das Wissen und die Überzeugungen der Teammitglieder in Bezug auf die vorliegende *Aufgabe*, die relevanten Gegebenheiten der *Situation*, die Rolle und *Funktion eines jeden Teammitglieds* und auf die zur Verfügung stehenden *Ressourcen* (Cannon-Bowers et al. 1993). Gemeinsame mentale Modelle ermöglichen es jedem Teammitglied, sich koordiniert, zeitgerecht und mit einem Minimum an expliziter Absprache in die laufende Patientenversorgung einzubringen. Um möglichst bereits von Anfang an ein gemeinsames Verständnis einer Situation zu haben, sollten sich Teams die Zeit nehmen (z. B. durch ein '*Team-time-out*' vor einer Operation), die folgenden Fragen zu klären:

- Was genau ist unsere Aufgabe? Welche Probleme liegen möglicherweise bei dem Patienten vor?
- Was werden wir tun und wie werden wir vorgehen? Über welche Ressourcen verfügen wir bzw. können noch zusätzlich mobilisiert werden?
- Welche Entwicklungen können wir im Verlauf erwarten?
- Wer ist im Team für was verantwortlich?

Um keine Veränderungen der klinischen Lage zu übersehen, müssen Teams ihr gemeinsames mentales Modell im Verlauf der Behandlung regelmäßig aktualisieren.

Das notwendige Maß an Kommunikation hängt davon ab, in wie weit die Aufgaben verschiedener Subteams miteinander vernetzt sind und mithilfe intensiver Kommunikation gemeinsam abgearbeitet werden müssen. Im Falle eines Häuserbrands, bei dem die Feuerwehr eingeschlossene Personen aus dem brennenden Gebäude rettet und diese an den Rettungsdienst übergibt, sind Teilaufgaben nur wenig miteinander vernetzt und beide Berufsgruppen können sich ganz auf ihre eigene Aufgabe konzentrieren. Kommunikation ist vor allem an den Schnittstellen beider Aktivitäten notwendig, da Notarzt und Rettungsdienstpersonal vom Schadensort räumlich getrennt die verletzten Personen versorgen. Überschneiden sich jedoch, wie in dem Fallbeispiel in der Druckerei, die Arbeitsbereiche der einzelnen Teams räumlich und sind deren Handlungen am Patienten eng gekoppelt, so muss intensiver miteinander kommuniziert werden, um Handlungen abzusprechen und einen stetigen Informationsfluss zu ermöglichen.

▪ Koordination: Pläne gemeinsam ausführen und Arbeitsbelastung verteilen

Aufgrund des hohen Zeitdrucks, der unterschiedlichen klinischen Erfahrung der Beteiligten und der Notwendigkeit, gelegentlich mehrere Arbeitsabläufe gleichzeitig abzuwickeln, ist Koordination von Handlungen unerlässlich. Handeln Teammitglieder auf der Basis eines gemeinsamen mentalen Modells, werden Handlungsabläufe überwiegend *implizit koordiniert*: jeder weiß, was zu tun ist, und handelt entsprechend. Implizite Koordination kann gerade in Situationen mit hoher Arbeitsbelastung das Stressniveau deutlich reduzieren. Verlassen sich Teammitglieder jedoch zu sehr auf ihr »blindes Verstehen«, so können der Rückgriff auf frühere Erfahrungen und Erwartungen dazu führen, dass man sein Handeln auf Annahmen und nicht auf aktuelle Informationen baut. *Explizite Koordination* hingegen holt alle Beteiligten »in das gleiche Boot« zurück und sorgt dafür, dass Arbeitsbelastungen gleichmäßig auf die Teammitglieder verteilt werden. Ein guter Teamprozess zeichnet sich daher durch eine angemessene Balance zwischen impliziter und expliziter Koordination aus.

▪ Teamfähigkeiten verbessern

Gute Teamarbeit ist erlernbar. Sie kann sowohl im Alltag geschult als auch in speziellen Trainingsmaßnahmen vermittelt werden (▶ Kap. 15).

Das Erlernen neuer Teamverhaltensweisen *im Alltag* setzt voraus, dass Teammitglieder eine Rückmeldung über ihre augenblickliche Teamfähigkeit erhalten. Diese Rückmeldung kann in Form persönlicher Gespräche oder als Nachbesprechung im gesamten Team erfolgen. Diese »Debriefings« (▶ Kap. 15) im Anschluss an einen Einsatz oder Zwischenfall ermöglichen es den Teammitgliedern, unmittelbare Konsequenzen aus dem Erlebten zu ziehen. Darüber hinaus bieten sie die Gelegenheit, anderen Teammitgliedern zu ihrem Teamverhalten eine Rückmeldung zu geben und dadurch deren Lernprozess zu unterstützen. Damit dies aber möglich wird, müssen jede Art von Feedback und Kritik angemessen und mit persönlicher Wertschätzung vorgebracht werden.

Alle für die Teamarbeit notwendigen sozialen und interpersonellen Fähigkeiten können *in Trainingsprogrammen* systematisch vermittelt werden.

Dazu wurden konkrete Verhaltensweisen für jede Teamfähigkeit (»Verhaltensmarker«) definiert. Damit Trainingsprogramme den speziellen Anforderungen der jeweiligen Arbeitsumgebung gerecht werden, können die zugrunde liegenden Verhaltensweisen nicht ohne Weiteres von einer Umgebung auf eine andere übertragen werden (beispielsweise von der zivilen Luftfahrt auf die Akutmedizin). Stattdessen sollten die für einen Arbeitsbereich notwendigen Fähigkeiten und Fertigkeiten:

- aus empirische Daten abgleitet worden sein, die in dem spezifischen Arbeitsbereich (z. B. Anästhesie, Chirurgie, Geburtshilfe) erhoben wurden,
- nach strukturierten Kategorien gegliedert sein und
- eine Beurteilungsskala beinhalten, die es ermöglicht, die erwünschten Fähigkeiten im Rahmen von Trainingsinterventionen oder Beobachtungen vor Ort zu bewerten

Ausgehend von dem in der zivilen Luftfahrt entwickelten Verhaltensmarker-System NOTECHS (NOn-TECHnical-Skills; Flin et al. 1998) wurden Verhaltensmarker-Systeme für die Akutmedizin entwickelt. Die aus dieser Weiterentwicklung entstandenen Verhaltensmarker-Systeme werden ANTS (für die Anästhesie; Fletcher et al. 2003), NOTSS (für die Chirurgie; Yule et al. 2006), OTAS (für Operationsteams; Healey et al. 2006) und UTNR (für die Pädiatrie; Thomas et al. 2004) genannt. Diese in solchen Systemen zusammengefassten Verhaltensweisen können gezielt durch Trainingsmaßnahmen geschult werden. Zur Objektivierung des Lernerfolgs werden die genannten Marker-Systeme eingesetzt.

Als Trainingsmaßnahmen kommen überwiegend zwei Formen zum Einsatz:

- Simulatortraining: Teamtraining-Programme bei denen »Full-Scale Simulatoren« zum Einsatz kommen
- Frontaler Unterricht (Überblick bei Hunt et al. 2007, Sundar et al. 2007).

Während sich die Mehrzahl der simulationsbasierten Teamtrainings aus dem Crew Resource Management (CRM) der Luftfahrt entwickelt hat (z. B. ACRM; Howard et al. 1992) und meist eine vergleichbare Struktur aus Vorbesprechung, Szenario und videobasierter Nachbesprechung beinhalten, beruhen die klassischen Unterrichtseinheiten auf interaktiven Elementen wie Rollenspielen, Fallstudien und Diskussionen. Die meisten der Prinzipien und Verhaltensweisen sind in allen Trainingsprogrammen in vergleichbarer Weise vorhanden, wurden aber nicht in ähnlicher Weise wissenschaftlich validiert wie die aus NOTECHS abgeleiteten Verhaltensmarker. Mit dem Aufkommen der virtuellen Welten hat sich in den letzten Jahren eine dritte Trainingsmöglichkeit eröffnet: In einem Multiplayer-Modus können Teilnehmer als Avatar miteinander interagieren und gemeinsam sowohl innerklinische Szenarien (Youngblood et al. 2008; Theodoropoulos et al. 2007) wie auch präklinische Notfälle bis hin zum Massenanfall von Verletzten trainieren (Dev et al. 2007).

11.4 Warum Teamarbeit scheitern kann

Da man davon ausgehen kann, dass Teams über höhere kognitive Ressourcen im Vergleich zu Einzelpersonen verfügen, könnte man denken, dass Teams immer auch bessere Leistungen erzielen. Schließlich nehmen Teams mit mehr Augen und Ohren ihre Umgebung wahr und verfügen auch über mehr (geistige) Kapazitäten, um Informationen zu verarbeiten, gemeinsame mentale Modelle zu bilden und notwendige Maßnahmen zu koordinieren. Zusätzlich kann der Einzelne vor Überforderung geschützt werden, indem die die Arbeitsbelastung auf alle Teammitglieder verteilt wird. Dennoch kommt es vor, dass die Leistung eines Teammitgliedes durch die Anwesenheit einer oder mehrerer weiterer Personen vermindert wird. Dies zeigt, dass Teams nicht nur Stärken haben, sondern Verhaltensweisen zeigen können, die eine erfolgreiche Patientenversorgung ernsthaft gefährden (z. B. Badke-Schaub 2000; Schulz u. Frey 1998; Orasanu u. Salas 1993). Was aber ist über die zugrunde liegenden Mechanismen bekannt?

11.4.1 Defizite des Individuums

Teams können an ihren Aufgaben entweder dadurch scheitern, dass einzelnen Mitgliedern notwendiges Wissen oder Können fehlt, oder weil die betreffende Person nicht teamfähig ist. Während sich im ersten Fall ein Teammitglied noch so viel Mühe geben kann, seine fehlende Erfahrung durch Engagement zu kompensieren, wird sich im zweiten Fall die Person aus der gemeinsamen Teamversorgung »ausklinken«. Gründe für die fehlende Teamfähigkeit können:

- in einer besonderen Persönlichkeitsstruktur liegen oder in bestimmten Verhaltensmerkmalen (z. B. ausgeprägte Selbstbezogenheit, übersteigerter Perfektionismus),
- durch die fehlende Einsicht bedingt sein, dass erfolgreiche Teamarbeit nur mit bestimmten Verhaltensweisen möglich ist; fehlen der Führungsperson diese Fähigkeiten, wird Teamarbeit de facto unmöglich: Anstatt als Team mit einer Führungsperson zu agieren, wird es wie auf einer Baustelle einen »Capo« und viele »Hilfsarbeiter« geben.

Neben der mangelnden Fähigkeit zur Teamarbeit gibt es jedoch auch – selten – eine *mangelnde Bereitschaft*, gemeinsam mit anderen im Team zu arbeiten. Gründe hierfür können sein:

- Im Team handeln zu müssen, obwohl man lieber alleine arbeitet
- Mit Menschen zusammen arbeiten zu müssen, die man nicht mag
- Persönliche Konflikte über eine Patientenbehandlung auszutragen
- Das Team für Eigeninteressen zu instrumentalisieren
- Sich auf formale Macht innerhalb des Teams zu fixieren
- Die eigene Arbeit zu Lasten aller anderen ineffektiv zu organisieren (*Trittbrettfahrer*)

11.4.2 Defizite von Teams

Mangelnde Kommunikation

Um eine kritische Situation erfolgreich bewältigen zu können, muss ein *dynamischer Austausch* von Informationen und Ressourcen zwischen den Teammitgliedern und eine *Koordinierung* der gemeinsamen Aktivitäten stattfinden. Ohne Kommunikation ist es unmöglich, ein gemeinsames Verständnis der Situation und der Probleme zu entwickeln und gemeinsam zu handeln. Werden wesentliche Informationen nicht mitgeteilt, müssen Entscheidungen auf einer unvollständigen Datenlage aufgebaut werden. Missverständnisse können entstehen, weil mentale Modelle nicht ausgetauscht, geplante Handlungen nicht angekündigt und Annahmen, was Teammitglieder gemeint haben könnten, nicht hinterfragt werden (Stout et al. 1999).

Die wichtige Rolle von Kommunikation bei allen Vorgängen im Team wird in ▶ Kap. 12 näher behandelt.

Ungenügende Festlegung von Verantwortlichkeit

Ohne eine klare Festlegung der Verantwortlichkeit kommt es in kritischen Situationen regelmäßig zu einer *Verantwortungsdiffusion* (Darley u. Latane 1968): Einige Aufgaben werden von allen gleichzeitig erledigt, obwohl eine Person dafür ausreichend gewesen wäre; andere Aufgaben bleiben unerledigt, weil jeder davon ausgeht, dass jemand anderes sich darum kümmern wird. Zeitlimits für kritische Aufgaben werden von Einzelnen nicht eingehalten, weil ihnen nicht klar ist, dass sie für die Ausführung verantwortlich sind. Wenn aufgrund der Anwesenheit von mehreren Ärzten nicht erkennbar ist, wer die letzte Verantwortung bei einem Notfall trägt, dann nimmt die Tendenz zu risikoreicheren Entscheidungen zu (»*Risikoschub*«, Kogan u. Wallach 1969).

Gemeinsame Fehlüberzeugungen

Sobald Menschen in Teams arbeiten, erhöht sich die Wahrscheinlichkeit, dass der Urteils- und Entscheidungsprozess nicht mehr der logischen Konsistenz der Argumente, sondern dem Mehrheitsvotum folgt. Vor allem in erfolgreichen Teams erzeugt die *Illusion der Einmütigkeit* ein Gefühl der Unverwundbarkeit: Wenn alle etwas für richtig halten, kann es nicht falsch sein. Weil alle Beteiligten glauben, einer Meinung zu sein, werden nicht alle Lösungsmöglichkeiten diskutiert und die Lösungssuche wird frühzeitig abgebrochen. Auf das Einholen von Expertenmeinung außerhalb des Teams wird zugunsten des Gruppendenkens verzichtet.

Entstehen von Gruppendruck

Hat die Mehrheit der Teammitglieder sich eine Meinung gebildet, hält sie manchmal auch dann

Tab. 11.2 Die acht Symptome des Gruppendenkens (»*groupthink*«; nach Janis 1972)

Illusion der Unverwundbarkeit	Es herrscht ein ungewöhnlich hoher Optimismus, aufgrund dessen selbst vor hohen Risiken nicht zurückgescheut wird
Illusion der Einstimmigkeit	Alle Signale aus der Gruppe werden als Bestätigung der Gruppenmeinung gewertet; aufgrund der Zensur von abweichender Meinung wird Schweigen als Zustimmung gewertet
Kollektive Rationalisierung von Warnsignalen	Warnungen, die der Gruppenmeinung widersprechen, werden übergangen; frühere Entscheidungen nicht hinterfragt
Moralische Richtigkeit der Gruppe	Die Gruppe ist anderen moralisch überlegen, daher sind deren Ziele automatisch legitim; ethische und moralische Auswirkungen des Handelns dürfen ignoriert werden
Stereotypisierung Andersdenkender	Wer anderer Meinung ist, wird als böse, blind, arrogant, voreingenommen oder dumm betrachtet; er ist es nicht würdig, dass die Gruppe mit ihm verhandelt
Direkter Anpassungsdruck auf Abweichler	Wer eine von der Gruppe abweichende Meinungen oder Einstellungen hat, ist illoyal und muss wieder auf Linie gebracht werden
Selbstzensur	Gruppenmitglieder neigen dazu eigene Zweifel herabzuspielen; abweichende Ideen oder Kritik werden nur andeutungsweise oder gar nicht erst geäußert
Gruppenisolation und Meinungswächter	Versuch der Gruppe, sich vor gegenteiliger Information zu schützen; die Selbstzufriedenheit in der Gruppe darf nicht von außen beeinträchtigt werden; Gruppenmitglieder schützen als »Meinungswächter« den Leiter vor gegensätzlichen Meinungen

noch an ihr fest, wenn gegenteilige Informationen die Meinung als falsch und unrealistisch entlarven. Die Kritik Andersdenkender wird unterdrückt, Widerspruch als Störung empfunden. Teammitglieder werden überstimmt, nicht überzeugt. Die Gefahr des *Gruppendrucks* liegt darin, dass nicht alle Lösungsmöglichkeiten bedacht werden können, weil nicht relevante, sondern nur »passende« Informationen zur Entscheidungsfindung herangezogen werden. Ein einmal eingeschlagener Weg wird nicht mehr geändert, weil niemand Zweifel äußert und kritische Fragen bezüglich der Richtigkeit des Weges stellt. Risiken werden falsch eingeschätzt und es fehlt ein »Plan B«.

▪ »*In-Group*« und »*Out-Group*«

Durch das Zusammengehörigkeitsgefühl im Team können außergewöhnliche Leistungen vollbracht werden. Zusammengehörigkeitsgefühl wird aber auch durch Abgrenzung von anderen erreicht. Wird diese Abgrenzung übersteigert gelebt, verhält man sich nur gegenüber dem eigenen Team positiv. Andere (Sub-)Teams werden nach anderen Maßstäben behandelt. Wer nicht im eigenen Team ist, erntet wenig Verständnis und Hilfsbereitschaft. Weil Gruppeninteressen so stärker wiegen können als das Bemühen um die Gesundheit des Patienten, wird Teamarbeit unter diesen Bedingungen nicht mehr alle an der Behandlung Beteiligten einschließen.

▪ Gruppendenken (»*groupthink*«)

Gruppendenken findet sich insbesondere bei Gruppen mit einem hohen Zusammenhalt (»Kohäsion«): Ist dieser gegeben, so wird um der Einigkeit im Team willen Konflikten aus dem Weg gegangen und einmal gefällte Entscheidungen werden nicht mehr hinterfragt. Ebenso werden Lösungsmöglichkeiten nicht mehr diskutiert noch analysiert (Tab. 11.2; Janis 1972).

Obwohl eine hohe Kohäsion im Team noch immer als wichtigste Vorbedingung gilt, führt sie nur in Verbindung mit anderen Bedingungen zu Gruppendenken:

- Strukturelle Mängel in der Organisation: Isolierung der Gruppe, fehlende unparteiische Führung, fehlende Handlungsstandards, Homogenität des sozialen Hintergrund und der Ansichten in der Gruppe

- Auslösende situative Faktoren: Hoher Stress, kürzlich vorgefallene Fehler; übermäßige Schwierigkeiten beim Treffen von Entscheidungen; ethisches Dilemma

Schwächen von Teams
- Mangelnde Kommunikation
- Ungenügende Festlegung von Verantwortlichkeit
- Gemeinsame Fehlkonzeption
- Entstehen von Gruppendruck
- »*In-Group*« und »*Out-Group*«
- Gruppendenken

11.4.3 Wenn Organisationen Teamarbeit erschweren

Auch wenn Teamfähigkeit gelernt und eine für gute Teamarbeit förderliche Umgebung geschaffen werden kann (z. B. Morey et al. 2002), so hängt Teamarbeit doch nicht nur an den Menschen vor Ort. Erfolgreiche Teamarbeit steht und fällt mit den Vorgaben, die eine Organisation ihren Mitarbeitern macht. Durch die Rahmenbedingungen, die Organisationen ihren Teams für die Ausführung ihrer Arbeit vorgeben, kann Teamarbeit erleichtert oder behindert werden. Dazu gehören unter anderem:
- Arbeitsklima
- Sicherheitskultur
- Führungsstrukturen
- Ressourcenzuteilung

Ist beispielsweise die Kultur eines Krankenhauses davon geprägt, dass verschiedene Fachdisziplinen geringschätzig miteinander umgehen, wird dies Auswirkungen auf die Zusammenarbeit in der Notaufnahme, im OP und auf Intensivstationen haben. Man hilft sich nicht mehr als unbedingt nötig, ein echtes Teamgefühl wird kaum entstehen. Hingegen wird das Beispiel eines Chefarztes, der seine Assistenten bittet, ihn auf etwaige Fehler hinzuweisen, eher zu einer positiven Sicherheitskultur (▶ Kap. 15) führen.

Mangelhafte Rahmenbedingungen der Organisation müssen jedoch nicht zwangsläufig zu schlechter Teamarbeit führen: Motivierte Teams können über längere Zeit Organisationsprobleme verdecken, in dem sie beispielsweise Personalmangel auf einer Intensivstation durch engagierte gegenseitige Hilfe in der Pflege kompensieren. Langfristig zahlt sich dieses ungleiche Tauschgeschäft nicht aus: Irgendwann wird auch der engagierteste Mitarbeiter überlastet sein. Dann wird es zu sinkender Motivation, abnehmender Zufriedenheit mit der Arbeit und möglicherweise zu Burnout-Problemen kommen (▶ Kap. 9). Spätestens jetzt zeigen die organisationalen Rahmenbedingungen Auswirkungen auf die Qualität der Teamarbeit.

11.5 Tipps für die Praxis

- Alle, die einen Patienten behandeln, sind das Team für den Patienten.
- Versuchen Sie, die »7 Dimensionen erfolgreicher Teamarbeit« in Ihrem Alltag zu leben. In ihnen sind alle wesentlichen Ansatzpunkte für die tägliche Praxis enthalten.
- Wenn Sie den Eindruck haben, dass die Führungsperson in einem Notfall nicht eindeutig identifizierbar ist, so sollten Sie darauf drängen, dass diese Rolle explizit einer Person zugeordnet wird.
- Ohne Reden geht es nicht! Alle Teammitglieder müssen ein gemeinsames Situationsbewusstsein entwickeln und aufrechterhalten.
- Sie können nicht erwarten, dass andere Menschen Ihre Gedanken lesen können: Äußern Sie daher Ihre Meinung klar und deutlich.
- Um Arbeitsbelastung zu reduzieren, achten Sie darauf, ob Ihre Teammitglieder Hilfe brauchen und bitten Sie selbst frühzeitig und deutlich um Hilfe.
- Teamarbeit und Führung hängen voneinander ab: Viele Teamprobleme sind Führungsprobleme und umgekehrt.

11.6 Teamarbeit – Auf einen Blick

- Teamarbeit ist die gemeinsame Zusammenarbeit von Teammitgliedern, um ein gemeinsames Ziel zu erreichen
- Teamarbeit ist ein systemimmanenter Bestandteil der Akutmedizin: Es gibt keine hochwertige und sichere Patientenversorgung ohne Teamarbeit
- Herausragendes Fachwissen und breite klinische Erfahrung sind kein Garant für eine erfolgreiche Teamarbeit
- Ein Team erfahrener Mitarbeiter ergibt noch kein erfahrenes Team: Kommunikation ist wesentlich für erfolgreiche Teamarbeit; durch Kommunikation bildet sich ein Team und ohne Kommunikation kann kein Teamprozess stattfinden
- Teamarbeit (»output«) ist ein Ergebnis davon, wie (»throughput«) Teammitglieder ihre Ressourcen in einer bestimmten Situation aufteilen und verwenden (»input«); die Auswirkungen von erfolgreicher Teamarbeit und Teamleistung zeigen sich in der Ergebnisqualität, Patientensicherheit, geringer Fehlerwahrscheinlichkeit und Arbeitszufriedenheit der Teammitglieder
- Wenn Menschen in einem Team zusammenarbeiten, wird Handeln in komplexen Situationen und unter Zeitdruck wesentlich effektiver als das Tun eines Einzelnen
- Teams in der Akutmedizin haben charakteristische Merkmale und Probleme
- Akutmediziner messen der Teamarbeit in kritischen Situationen eine hohe Bedeutung zu; gegenwärtig sind jedoch noch viele Behandlungsfehler in der Akutmedizin auf ungenügende Teamarbeit und mangelnder Kommunikation zurückzuführen
- Teamarbeit kann daran scheitern, dass einzelne Mitglieder eine mangelnde Fähigkeit oder eine mangelnde Bereitschaft zur Teamarbeit haben
- Kommunikation dient dazu, ein gemeinsames mentales Modell der Situation zu bilden; diese mentalen Modelle dienen als Grundlage für die Interpretation neuer Information und als Basis für Entscheidungen
- Es gibt kein »ich« in der Teamarbeit, nur ein »wir«
- Teams in der Akutmedizin können Verhaltensweisen zeigen, die eine erfolgreiche Behandlung des Patienten gefährden
- Teamarbeit und die dazu notwendigen Fähigkeiten sind erlernbar
- Organisationen beeinflussen über Rahmenbedingungen und Ressourcenzuteilung die Qualität der Teamarbeit

11

Literatur

Badke-Schaub P (2000) Wenn der Gruppe Flügel fehlen: Ungeeignete Informations- und Entscheidungsprozesse in Gruppen. In: Mey H, Lehmann Pollheimer D (Hrsg) Absturz im freien Fall oder Anlauf zu neuen Höhenflügen. Vdf, Zürich, S 113–130

Barrett J, Gifford C, Morey J, Risser D, Salisbury M (2001) Enhancing patient safety through teamwork training. J Healthc Risk Manag 21: 57–65

Brown MS, Ohlinger J, Rusk C, Delmore P, Ittmann P (2003) Implementing potentially better practices for multidisciplinary team building: creating a neonatal intensive care unit culture of collaboration. Pediatrics 111: 482–488

Burke CS, Salas E, Wilson-Donnelly K, Priest H (2004) How to turn a team of experts into an expert medical team: guidance from the aviation and military communities. Qual Saf Health Care 13 (Suppl 1):i96–i194

Cannon-Bowers, JA, Salas; E, Coverse, S (1993). Team mental models in expert team decision making. In: N. Castellan, Individual and group decision making, Lawrence Erlbaum, Hillsdale, pp 221-246

Cole E, Crichton N (2006) The culture of a trauma team in relation to human factors. J Clin Nurs 15:1257–1266

Darley JM, Latane B (1968) Bystander intervention in emergencies: Diffusion of responsibility. Journal of Personality and Social Psychology, 8: 377–383

Firth-Cozens J (2004) Why communication fails in the operating room. Qual Saf Health Care 13:327

Fleishmann E, Zaccaro S (1992) Toward a taxonomy of team performance functions. In: Swezey R, Salas E (eds) Teams: their training and performance. Ablex, Norwood, New Jersey, pp 31–56

Flin R, Fletcher G, McGeorge P, Sutherland A, Patey R (2003) Anaesthetists' attitudes to teamwork and safety. Anaesthesia 58: 233–42

Healey AN, Undre S, Vincent CA (2006) Defining the technical skills of teamwork in surgery. Qual Saf Health Care, 15: 231-234

Helmreich R, Schaefer H (1994) Team performance in the operating room. In: Bogner M (ed) Human error in medicine. Lawrence Erlbaum, Hillsdale, pp 225–253

Helmreich B, Merrit, AC (1998) Culture at work in aviation and medicine. National, organizational and professional influences. Ashgate Publishing Limited, Vermont, USA

Howard SK, Gaba DM, Fish KJ, Yang G, Sarnquist FH (1992) Anesthesia crisis resource management training: teaching anesthesiologists to handle critical incidents. Aviat Space Environ Med, 63: 763-770

Jain M, Miller L, Belt D, King D, Berwick DM (2006) Decline in ICU adverse events, nosocomial infections and cost through a quality improvement initiative focusing on teamwork and culture change. Qual Saf Health Care 15:235–239

Janis I (1972) Groupthink. Psychological Studies of Policy Decisions and Fiascoes. Houghton Mifflin, Boston

Kaissi A, Johnson T, Kirschbaum MS (2003) Measuring teamwork and patient safety attitudes of high-risk areas. Nurs Econ 21: 211–218

Katzenbach JR, Smith, DK (1993) Teams. Der Schlüssel zu Hochleistungsorganisationen. Redline Wirtschaft, Wien

Kogan N, Wallach MA (1969) Risk Taking. Holt, New York

Kriz WC (2002) Teamkompetenz. Konzepte, Trainingsmethoden, Praxis. Vandenhoeck & Ruprecht, Göttingen

Leonard M, Graham S, Bonacum D (2004) The human factor: the critical importance of effective teamwork and communication in providing safe care. Qual Saf Health Care 13 (Suppl 1):i85–i90

Makary MA, Sexton JB, Freischlag JA, Holzmueller CG, Millmann EA, Roven L, Provenost PJ (2006) Operating room teamwork among physicians and nurses: teamwork in the eye of the beholder. J Am Coll Surg 202:746–752

Matera P (2003) The power of teamwork. J Emerg Med Serv 28: 26

Mickan S, Rodger S (2000) Characteristics of effective teams: a literature review. Aust Health Rev 23: 201–208

Morey JC, Simon R, Jay GD, Wears RL, Salisbury M, Dukes KA, Berns SD (2002) Error reduction and performance improvement in the emergency department through formal teamwork training: evaluation results of the MedTeams project. Health Serv Res 37: 1553–1581

Murray WB, Foster PA (2000) Crisis resource management among strangers: principles of organizing a multidisciplinary group for crisis resource management. J Clin Anesth 12:633–638

Ohlinger J, Brown MS, Laudert S, Swanson S, Fofah O (2003) Development of potentially better practices for the neonatal intensive care unit as a culture of collaboration: communication, accountability, respect, and empowerment. Pediatrics 111: 471–81

Orasanu J, Salas E (1993) Team decision-making in complex environments. In: Klein G, Orasanu J (eds) Decision-making in action: models and methods. Ashgate, New York, pp 327–345

Paris CR, Salas E, Cannon-Bowers JA (2000) Teamwork in multi-person systems: a review and analysis. Ergonomics 43:1052–1075

Reader T, Flin R, Lauche K, Cuthbertson BH (2006) Non-technical skills in the intensive care unit. Br J Anaesth 96: 551–559

Reader T, Flin R, Mearns K, Cuthbertson BH (2009) Developing a team performance framework for the intensive care unit. Crit Care Med 37(5): 1787-93

Risser DT, Rice MM, Salisbury ML, Simon R, Jay GD, Berns SD (1999) The potential for improved teamwork to reduce medical errors in the emergency department. The MedTeams Research Consortium. Ann Emerg Med 34: 373–83

Risser DT, Simon R, Rice MM, Salisbury ML (2000) A structured teamwork system to reduce clinical errors. In Spath PL (ed) Error reduction in health care. A system approach to improving patient safety. AHA press, Chicago, pp 235–278

Salas E, Dickinson TL, Converse SA, Tannenbaum SI (1998) Toward an understanding of Team Performance and Training. In: Swezey RW, Salas E (ed) Teams: Their training and performance. Ablex Publishing, New Yersey pp 3–30

Schaefer HG, Helmreich RL, Scheidegger D (1995) Safety in the operating theatre – part 1: interpersonal relationships and team performance. Curr Anaesth Crit Care 6: 48–53

Schulz S, Frey D (1998) Wie der Hals in die Schlinge kommt: Fehlentscheidungen in Gruppen. In: Ardelt-Gattinger E, Lechner H, Schlögl W (Hrsg) Gruppendynamik. Anspruch und Wirklichkeit der Arbeit in Gruppen. Verlag für Angewandte Psychologie, Göttingen, S 139–158

Sefrin P, Knuth P, Stratmann D (1996) Handbuch für den Leitenden Notarzt. Ecomed, Landsberg

Sexton JB (2004) The better the team, the safer the world: golden rules of group interaction in high risk environments: evidence based suggestions for improving performance. Published by Swiss Re Centre for Global Dialogue Rüschlikon, Switzerland, and the Gottlieb Daimler and Karl Benz Foundation, Ladenburg, Germany

Sexton JB, Makary MA, Tersigni AR, Pryor D, Hendrich A, Thomas EJ, Holzmueller CG, Knight AP, Wu Y, Pronovost PJ (2006) Teamwork in the operating room: Frontline perspectives among hospitals and operating room personnel. Anesthesiology 105:877–884

Sherwood G, Thomas E, Bennett DS, Lewis P (2002) A teamwork model to promote patient safety in critical care. Crit Care Nurs Clin North Am 14: 333–340

Stout RJ, Salas E, Fowlkes JE (1997) Enhancing teamwork in complex environments through team training. Group Dyn 1: 169–182

Stout RJ, Cannon-Bowers JA, Salas E, Milanovich DM (1999) Planning, shared mental models, and coordinated performance: An empirical link is established. Human-Factors, 41: 61–71

St.Pierre M, Hofinger G, Buerschaper C, Grapengeter M, Harms H, Breuer G, Schüttler J (2004) Simulatorgestütztes modulares Human Factor Training in der Anästhesie. Konzept und Ergebnisse des Moduls »Kommunikation und Teamarbeit«. Anaesthesist 53: 144–152

Thomas EJ, Sexton JB, Helmreich RL (2003a) Discrepant attitudes about teamwork among critical care nurses and physicians. Crit Care Med 31: 956–959

Thomas EJ, Sherwood GD, Helmreich RL (2003b) Lessons from aviation: teamwork to improve patient safety. Nurs Econ 21: 241–243

Thomas EJ, Sherwood GD, Mulhollem JL, Sexton JB, Helmreich RL (2004) Working together in the neonatal intensive care unit: provider perspectives. J Perinatol 24:552–559

Undre SN, Sevdalis AN, Healey S, Darzi A, Vincent CA (2006) Teamwork in the operating theatre: Cohesion or confusion? J Eval Clin Pract 12:182–189

Weaver SJ, Rosen MA, DiazGranados D, Lazzara EH, Lyons R, Salas E, Knych SA, McKeever M, Adler L, Barker M, King HB (2010) Does teamwork improve performance in the operating room? A multilevel evaluation. Jt Comm J Qual Patient Saf. 36(3):133–42

Wheelan SA, Burchill CN, Tilin F (2003) The link between teamwork and patients' outcomes in intensive care units. Am J Crit Care 12:527–534

Xiao Y, Hunter WA, Mackenzie CF, Jefferies NJ, Horst R (1996) Task complexity in emergency medical care and its implications for team coordination. Hum Factors 38: 636–645

Yule S, Flin R, Paterson-Brown S, Maran N, Rowley D (2006) Development of a rating system for surgeons' non-technical skills. Medical Education, 40: 1098–1104

Kommunikation: Reden ist Gold

Reanimation auf einer Normalstation

Das Notfallteam einer Intensivstation wird am späten Nachmittag zu einer Reanimation auf eine allgemeinchirurgische Station gerufen. Das Team findet einen Patienten im Herz-Kreislauf-Stillstand vor, an dem drei Pflegekräfte und eine Schwesternschülerin eine Herz-Lungen-Wiederbelebung durchführen. Der Intensivarzt hat den Eindruck, dass die Reanimation unkoordiniert abläuft. Er übernimmt sowohl die Beatmung des Patienten als auch die Führung des Geschehens. Zuerst weist er allen Anwesenden je eine Aufgabe zu. Wenige Minuten nach dem Beginn der erweiterten Reanimationsmaßnahmen trifft der chirurgische Dienstarzt bei dem Patienten ein. Der Intensivarzt weist ihn in die aktuelle Lage ein und bittet um Unterstützung. Beide Ärzte tauschen sich über die Verdachtsdiagnose »Lungenembolie« aus, die aber nach Hinweis einer Pflegekraft auf eine am Morgen durchgeführte Splenektomie verworfen wird. Unter dem Verdacht eines hämorrhagischen Schocks wird die Reanimation um einen forcierten Volumenersatz erweitert. Dazu wird ein Shaldon-Katheter in die rechte V. jugularis interna eingelegt, 2500 ml Volumenersatz zugeführt und fraktionierte Boli von Suprarenin appliziert.

Die Spontanzirkulation des Patienten lässt sich wieder herstellen. Während der Intensivarzt den Patienten hämodynamisch stabilisiert und für den Transport vorbereitet, organisiert der chirurgische Dienstarzt telefonisch die Notfall-Laparotomie des Patienten. Das anästhesiologische und operative Team werden alarmiert, blutgruppengleich ungekreuzte Erythrozytenkonzentrate bestellt und ein Cellsaver für den OP geordert. Der Intensivarzt begleitet den Patienten auf einem raschen Transport in den OP, wo eine Übergabe des Patienten an das vollständig versammelte OP-Team erfolgt. Der Intensivarzt geht alle wesentlichen Fakten zum Patienten durch und das OP-Team nutzt die Anwesenheit des Notfallteams für weitere Fragen. Zu diesem Zeitpunkt beträgt der Hb-Wert des Patienten 3,8 g%. Der intraoperative Befund ergibt als Ursache für den Herz-Kreislauf-Stillstand eine massive Blutung aus der A. lienalis aufgrund einer gelösten Durchstichligatur. Mit Hilfe von neun Erythrozytenkonzentraten, zwei Thrombapheresekonzentraten und zwölf Gefrierplasmen gelingt es, eine adäquate Sauerstofftransportkapazität und eine normale Gerinnung wiederherzustellen. Postoperativ kommt der Patient in ein akutes Nierenversagen, von dem er sich nach drei Wochen ohne Residuen wieder erholt.

Ein Patient wird postoperativ reanimationspflichtig. Die resultierenden Wiederbelebungsmaßnahmen werden durch ein spontan zusammengesetztes Team aus Mitarbeitern durchgeführt, die sich nur teilweise kennen (**Ad-hoc-Team**, ► Kap. 11). Der Intensivarzt, der die Leitung des Reanimationsteams hat, muss mehrere Anforderungen gleichzeitig bewältigen. Er weist Teammitgliedern Aufgaben zu, koordiniert zeitgleich die Reanimationsmaßnahmen und muss alle verfügbaren Informationen zusammentragen, um eine Ursache für den Herz-Kreislauf-Stillstand zu finden. Aufgrund der Verdachtsdiagnose einer schweren intraabdominellen Nachblutung wird aus der Reanimation heraus die weitere anästhesiologische und operative Versorgung organisiert. Eine mündliche Übergabe des Patienten an das OP-Team gewährleistet, dass alle wesentlichen Informationen weitergegeben werden. Dass der Patient wenige Wochen später geheilt von der Intensivstation entlassen werden kann, ist zu einem großen Teil dem Gelingen der Teamarbeit und der guten Kommunikation in der Notfallsituation zuzuschreiben.

12.1 Das Chaos gestalten: Funktionen von Kommunikation

Die Übermittlung einer Botschaft von einer Person zu einer anderen stellt eine grundlegende Funktion von Kommunikation dar. Das Fallbeispiel zeigt: Gute Kommunikation in einer Notfallsituation bedeutet weit mehr als nur reden. Kommunikation in einer Notfallsituation muss vier Funktionen erfüllen (Hofinger 2008), um erfolgreich zum Notfallmanagement beitragen zu können.

▪ Strukturierung eines Teams

Im Fallbeispiel erfolgt die Strukturierung des Teams durch den Intensivmediziner, der aufgrund seines Status als Arzt a priori dazu ermächtigt ist. Er kann Teammitgliedern Funktionen und Rollen zuweisen und festlegen, wer verantwortungsvolle Aufgaben wie die Herzdruckmassage und wer einfachere Tätigkeiten wie Botendienste übernimmt. Die Strukturierung eines Teams ist eine Voraussetzung für die effiziente Bearbeitung des Sachproblems »Herz-

Kreislauf-Stillstand«. Da in der Akutmedizin die Patientenversorgung oft durch multidisziplinäre Ad-hoc-Teams (▶ Kap. 11) erfolgt, müssen auch einander unbekannte und wenig vertraute Personen in die Lage versetzt werden, erfolgreich miteinander zu arbeiten. Neben der Patientenversorgung müssen also auch soziale Anforderungen, wie z. B. sich miteinander bekanntmachen, parallel zueinander bewältigt werden (Murray u. Foster 2000). Aus der Teamstruktur muss klar hervorgehen, wer in welcher Rolle handelt und wessen Anweisungen Folge zu leisten ist.

Teamstrukturen sind teilweise durch berufsspezifische Rollen vorgegeben, andererseits ist gerade bei Anwesenheit von gleichrangigen Teammitgliedern (Intensivpflegekräfte, Ärzte) explizit eine Struktur der Zusammenarbeit bezüglich der Führung und Aufgabenverteilung festzulegen. Ist ein Team bereits strukturiert, kann Kommunikation diese Struktur *stabilisieren*. Teammitglieder mit wenig Notfallerfahrung (z. B. Pflegekräfte der Normalstation) erfahren dadurch zunehmende Sicherheit in der Ausübung ihrer Rollen.

▪ Koordination von Arbeitsabläufen

In der geschilderten Reanimationssituation dient Kommunikation neben der Strukturierung auch der Koordination von Arbeitsabläufen. Eine Führungskraft koordiniert Arbeitshandlungen dadurch, dass sie den einzelnen Teammitgliedern Aufträge gibt, die sie entsprechend ihren Fähigkeiten bewältigen können. Je weniger vertraut die Führungskraft mit Notfallsituationen und dem konkreten Team ist, umso höher ist der Aufwand, der in Koordination investiert werden muss. Koordination bedeutet darüber hinaus, dass *innerhalb des Teams* jedes Mitglied über die Handlungen und Zwischenergebnisse der anderen Personen im Bilde ist.

▪ Informationsaustausch

Der intensive *Informationsaustausch* und die Weitergabe von Informationen ist die dritte Funktion, mit der Kommunikation in dem vorliegenden Fallbeispiel zu einem erfolgreichen Arbeiten im Notfallteam und zur Kooperation mit dem OP-Team beiträgt. Ein adäquater Informationsaustausch ist entscheidend dafür, dass eine Situation angemessen bewertet und eine gute Handlungsstrategie festgelegt werden kann.

▪ Beziehungen schaffen

Während des ganzen Reanimationsgeschehens erfüllt die Kommunikation noch eine vierte, ständig »mitlaufende« Funktion: Kommunikation schafft *Beziehungen zwischen den Beteiligten*. Wie sich diese Beziehungen im Lauf der Teambildung gestalten, hängt im Wesentlichen davon ab, welche formalen *Berufsrollen und Funktionen* die Beteiligten mitbringen, welche *Erwartungen* sie aneinander und an ihre Kommunikation haben und welches *Verhalten* sie zeigen. Die drei erstgenannten Funktionen von Kommunikation (Strukturierung, Koordination, Informationsaustausch) sind nicht ohne das *In-Beziehung-treten* denkbar. Man kann nicht *rein sachlich* Informationen austauschen, ohne zugleich eine Beziehung zwischen den Personen zu definieren, die an diesem Informationsaustausch beteiligt sind.

Dieser vierte Aspekt beeinflusst mittelbar die Patientensicherheit: Wer in einer Notfallsituation ein ruhiges und entschiedenes Verhalten an den Tag legt, erzeugt eine von Sicherheit, Vertrauen und Verantwortungsübernahme geprägte (Arbeits-)Beziehung unter den Teammitgliedern. Handeln Führungspersonen wiederholt in dieser Weise, geht ihnen ein Ruf voraus und Teammitglieder bilden entsprechende Erwartungen an den nächsten gemeinsamen Einsatz

Erwartungen können den Verlauf von späteren Interaktionen prägen. Ist ein Arzt beispielsweise bei den Pflegekräften als »arrogant« bekannt, so erwartet man von ihm arrogantes Verhalten. Erteilt dieser Arzt in einer Notfallsituation schroffe Anweisungen, sehen die Pflegekräfte ihre Erwartungen bestätigt – es entsteht ein Teufelskreis aus Erwartung, Wahrnehmung, Bewertung und Reaktion. Würde ein Arzt, der als ruhig und entschieden gilt, die gleichen schroffen Anweisungen erteilen, würde dieses Verhalten vor dem Hintergrund einer »positiv gefärbten« Beziehung als vollkommen normal oder der Stresssituation geschuldet bewertet werden. Daher sind die »Beziehungsfragen« untrennbar mit dem Thema Kommunikation verbunden.

Grundfunktionen von Kommunikation in der Akutmedizin

- Strukturierung des Teams
- Koordination der Arbeitsabläufe
- Informationsaustausch und -weitergabe
- In Beziehung treten

12.2 Kommunikation verstehen

In den verschiedenen Disziplinen innerhalb der Psychologie werden unterschiedliche Betrachtungsweisen in Bezug auf Kommunikation vertreten. Allen Theorien ist jedoch gemeinsam, dass Kommunikation mit den beiden Aspekten der *Informationen* und der menschlichen *Interaktion* zusammenhängt (Hofinger 2008). Im Folgenden werden psychologische Grundlagen zu Kommunikation dargestellt und zwei nützliche Kommunikationstheorien näher beschrieben.

12.2.1 Grundlegende Annahmen über Kommunikation

12

Zu Kommunikation gibt es unterschiedliche theoretische Positionen, eine Vielzahl von Definitionen (Merten 1977; Griffin 1999; Miller 2005) und noch mehr praktisch umsetzbare Empfehlungen (Knapp u. Daly 2002; Hargie 2006). Wenn im Folgenden von Kommunikation die Rede ist, liegen folgende Annahmen zugrunde:

- Kommunikation ist immer *beabsichtigt*. Jemand will einer anderen realen Person etwas mitteilen. Diese beabsichtigte Mitteilung kann sowohl *durch Worte* als auch *durch andere Verhaltensweisen* (Kopfschütteln, Augenrollen, Räuspern etc.) erfolgen (Posner 1993).
- Zur Kommunikation gehören mindestens zwei Personen. Kommunikation heißt, das eigene Denken und Handeln in eine Beziehung zu anderen Personen zu bringen.
- Da menschliches Verhalten immer im Zusammenhang mit einer speziellen Situation stattfindet, kann jedes Verhalten von einem Beobachter wahrgenommen, interpretiert und auf sich selbst bezogen werden. Auch wenn der Intensivarzt manche der anwesenden Pflegekräfte nicht gesondert anspricht, können diese dennoch sein Verhalten auf sich beziehen, beispielsweise indem sie die fehlende Ansprache als »Der Arzt ignoriert mich« deuten. In diesem Fall liegt Kommunikation in einem weiteren Sinne vor: »Man kann nicht nicht kommunizieren« (Watzlawick et al. 1996).
- Weil Menschen keinen unmittelbaren Durchgriff auf das Denken ihres Gegenübers haben, ist Kommunikation *keine einfache Informationsübertragung* von einer Person zur anderen (Maturana u. Varela 1987). Man kann zwar deutlich machen, was das *eigene Handlungsziel* in einer bestimmten Situation ist, aber was andere Personen mit dieser Äußerung anfangen, kann man nicht direkt beeinflussen. Der Intensivarzt des Eingangsbeispiels bittet beispielsweise die Schwesternschülerin, aus dem Notfallwagen einen Shaldon-Katheter zu holen. Da die Pflegekraft einen derartigen Katheter nicht kennt, hat die Aufforderung »holen Sie mir bitte einen Shaldon-Katheter« keinen Informationswert, der ihr Verhalten in der vom Arzt beabsichtigten Weise steuert. Der Intensivmediziner kann sein Handlungsziel bei der Schülerin auf diese Weise nicht erreichen – er kann keine Information übertragen.
- Wenn Menschen miteinander kommunizieren, haben sie keinen Einfluss darauf, wie ihre Worte und ihr Verhalten von ihrem Gegenüber *interpretiert* werden. Da alles, was ein Mensch ausdrücken möchte, von anderen Menschen wahrgenommen und gedeutet wird, kann sich diese Deutung erheblich von der ursprünglichen Absicht des »Absenders« unterscheiden.
- Die Zusammenarbeit in Teams bringt häufig stabile und relativ unveränderbare Muster hervor, wie die Teammitglieder miteinander kommunizieren (Watzlawick et al. 1996). Derartige *Kommunikationsmuster* können mehr oder weniger gut zu den Anforderungen einer Situation passen: Wenn man es gewohnt ist, im Team immer gemeinsam alle Argumente für und wider eine Maßnahme zu diskutieren, kann dies bei der Therapieplanung von Intensivpatienten hilfreich sein. Bei der geschilderten Reanima-

tionssituation wäre ein solches Verhalten dagegen dysfunktional.

- Als *gestört* bezeichnet man Kommunikationsmuster, bei denen die Personen gute Absichten haben, aber aus dem Zusammenspiel ein unproduktives und destruktives System entsteht. Ein typisches Denk- und Interpretationsmuster ist hierbei, die Schuld für misslingende Kommunikation eher bei der anderen Person und nicht bei sich selbst zu suchen. Die Verhaltensweisen beider Personen bilden jedoch ein System aus kreisförmigen Ursache-Folge-Beziehungen. Wenn zwei Personen unproduktiv miteinander arbeiten (und kommunizieren), liegt es nicht an *schwierigen Personen* (beispielsweise dem cholerischen Chirurgen oder der hysterischen Pflegekraft), sondern am *schwierigen Kommunikationsmuster*.

12.2.2 Von Sendern und Quadraten: Modelle der Kommunikation

Eine Reihe von theoretischen Modellen setzte sich mit dem Phänomen auseinander, dass in der Kommunikation Inhalte und Zeichen versendet werden (Kalkofen 1983; Nöth 1985). Zwei Modelle sind in diesem Zusammenhang besonders geeignet, sowohl die regelhaften als auch problematischen Aspekte menschlicher Kommunikation zu erklären.

■ Das nachrichtentechnische Modell von Shannon und Weaver

Das Modell von Shannon und Weaver (1949) beschreibt Kommunikation anhand Grundprinzipien der Nachrichtentechnik. Jede Nachrichtenübertragung besteht demnach aus den drei Komponenten »*Sender – Übertragungskanal – Empfänger*«.

Jede Art der erfolgreichen Kommunikation besteht neben der Nachricht selbst aus fünf weiteren Komponenten:

- Informationsquelle (Sender)
- Verschlüsselung, die die Nachricht in ein Signal codiert
- Kanal, über den die *Übertragung* bzw. Vermittlung der Nachricht läuft
- Entschlüsselung, die das Signal in die Nachricht *decodiert*
- Empfänger

Eine Voraussetzung hierfür ist, dass Sender und Empfänger über einen gemeinsamen Zeichensatz verfügen und die Codierungsvorschrift kennen, so dass eine vom Sender verschlüsselte Nachricht vom Empfänger auch wieder entschlüsselt werden kann. Für ihren Austausch bedienen sich beide eines Übertragungskanals, über den die Nachricht vermittelt wird. Die Empfangsqualität der Nachricht wird durch die Art des Kanals (der nicht unbedingt sprachlicher Natur sein muss), durch die Kanalkapazität und durch Störeinflüsse (»Rauschen«) im Kanal beeinflusst. Das Modell »*Sender – Übertragungskanal – Empfänger*« ist häufig auf die menschliche Kommunikation übertragen worden, obwohl es zu wenig Komponenten hat und zu wenig komplex ist, um den vielschichtigen Informationsprozessen gerecht zu werden, die in der Kommunikation zwischen Menschen ablaufen (Köck 1990).

Das nachrichtentechnische Modell kann aber bestimmte Kommunikationsprobleme verdeutlichen, die mit dem Übertragungskanal zu tun haben. Erfolgt beispielsweise eine Notfallversorgung in einer hektischen und lauten Atmosphäre, so können gesprochene Anweisungen nur unvollständig wahrgenommen oder gar nicht gehört werden. Wichtige Informationen gehen verloren und notwendige Handlungen finden dann möglicherweise nicht statt, weil die *Störung im Übertragungskanal* lag (■ Abb. 12.1). *Lärm* ist eine typische Störgröße für die Qualität der Nachrichtenübertragung, weil er wichtige Informationen überlagern und maskieren kann. Die *Begrenzung der Kanalkapazität* ist ebenfalls ein technisches Problem, das auf die menschliche Kommunikation übertragen werden kann. Diese Begrenzung bedeutet, dass jeweils nur eine Nachricht je Kanal unterwegs sein sollte. Reden alle gleichzeitig, ist die Kapazität des Übertragungskanals erschöpft.

Ein weiterer wichtiger Aspekt, der auch im zweiten Kommunikationsmodell näher beschrieben wird, betrifft die Nachricht selbst. Da es den beiden Autoren um die Darstellung einer neuen Informationstheorie ging, befasste sich der ursprüngliche Artikel hauptsächlich mit der Übertragung von Information. Diese Annahme wird dann problematisch, wenn man das nachrichtentechnische Modell auf die zwischenmenschliche Kommunikation

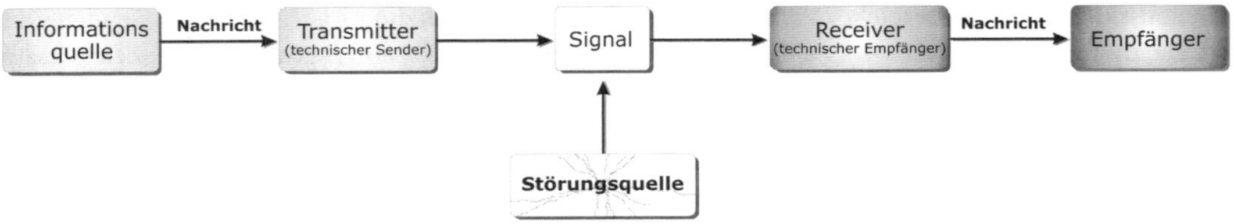

Abb. 12.1 Sender-Übertragungskanal-Empfänger. Ein nachrichtentechnisches Modell der Kommunikation (nach Shannon u. Weaver 1949)

überträgt. Die Annahme, dass auch hier ausschließlich Informationen kodiert, übermittelt und decodiert werden, ist irreführend, da Menschen nicht die »reine Information«, sondern vielmehr deren Bedeutung verarbeitender. Ein weiterer Schwachpunkt des Modells von Shannon und Weaver ist die Annahme einer Linearität: Kommunikation erscheint hierbei als Prozess der nur in eine Richtung verläuft. Menschliche Kommunikation hingegen basiert auf einer gleichzeitigen verbalen und nonverbalen Interaktion von mindestens zwei Personen.

Bei der Anwendung des nachrichtentechnischen Modells auf die Akutmedizin zeigt sich, dass noch ein weiterer Faktor einen Einfluss auf die Qualität und Effizienz der Nachricht hat: der physische Kontext, in dem die Nachricht übermittelt wird (Ort und Kommunikationsgerät; Kanki u. Smith 1999): Befinden sich Sender und Empfänger im gleichen Raum, können sie auch nonverbale Signale (z. B. Gesichtsausdrücke, Gesten) für die Kommunikation nutzen. Besteht keine Möglichkeit zur nonverbalen Kommunikation (z. B. Funk, Telefon), muss verbale Kommunikation sowohl durch weitere Kommunikationsarten (z. B. paraverbale Kommunikation wie Intonation und Ausdrucksweise) ergänzt werden als auch über ein Schließen der Kommunikationsschleife der Informationsgehalt der Nachricht verifiziert werden.

Die vier Seiten einer Nachricht

Im Gegensatz zu diesem technischen Modell untersuchen **psychologische** Modelle der Kommunikation die Vorgänge, die sich zwischen Menschen abspielen, die miteinander kommunizieren. Psychologische Modelle unterscheiden zwischen

- dem Inhalt einer Botschaft (*Inhaltskomponente*),
- der Art, wie Menschen zueinander stehen (*Beziehungskomponente*), und
- der Deutbarkeit einer Nachricht (*Interpretationskomponente*).

Kommunikation ist nicht nur eine Frage von Senden und Empfangen, sondern ist abhängig davon, was gesagt wird, wie es gesagt wird und wie der Empfänger das Gesagte versteht (Bühler 1934; Searle 1971). Psychologische Kommunikationsmodelle heben hervor, dass Menschen nie rein sachlich kommunizieren können, sondern dass in jeder Nachricht auch eine Selbstkundgabe (auch Selbstoffenbarung) des Sprechers und eine Aussage darü-

Tab. 12.1 Vier Seiten einer Nachricht (Schulz von Thun 1981)

Sachinhalt	Information über den sachlichen Gegenstand, über Dinge und Geschehnisse
Selbstkundgabe	Information über den Sender als Person, dies kann in Form einer gewollten Selbstdarstellung oder einer unfreiwilligen Selbstenthüllung geschehen
Beziehungshinweis	Information über die Beziehung zwischen Sender und Empfänger; in der gewählten Formulierung, im Tonfall und in nichtsprachlichen Begleitsignalen gibt der Sender zu erkennen, wie er den Empfänger sieht und in welcher Beziehung er zum Empfänger steht
Appell	Information über eine Aufforderung zum Handeln: Jede Nachricht sagt dem Empfänger, was er tun oder lassen soll; der Sender fordert den Empfänger zu etwas auf

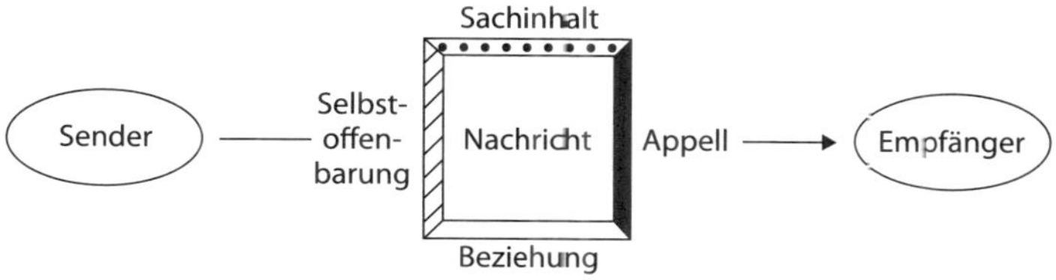

Abb. 12.2 Die vier Seiten (Aspekte) einer Nachricht. Ein psychologisches Modell der zwischenmenschlichen Kommunikation (Schultz von Thun 1981)

ber steckt, wie Sender und Empfänger zueinander stehen (Watzlawick et al. 1996; Griffin 1999).

Ein eingängiges Modell der Kommunikation, die »*vier Seiten einer Nachricht*« (Schulz von Thun 1981), unterscheidet zwischen vier Aspekten einer Botschaft: Sachinhalt, Selbstkundgabe, Beziehung und Appell (Tab. 12.1 und Abb. 12.2).

Diese vier Aspekte einer Botschaft sind für den Sprecher und den Hörer gleichermaßen relevant. Beide arbeiten mit diesen vier Seiten einer Botschaft. Welche Aspekte der Sender in den Vordergrund der Nachricht rückt, ist durch sein Denken, seine Absichten und Kommunikationsfähigkeiten bestimmt. Für den Empfänger besteht die Möglichkeit, auf jede der vier Seiten einer empfangenen Nachricht zu reagieren, aber welchen Aspekt der Hörer als besonders wichtig empfindet, ist wiederum seiner psychischen Verfassung zuzuschreiben.

Missverständnisse entstehen, wenn der Hörer andere Aspekte für wichtiger hält als das vom Sender gemeint war. Ist sich der Hörer zusätzlich auch noch über die Bedeutung einer Botschaft im Unklaren, so hat er die Tendenz, in die unklaren Seiten einer Nachricht etwas »hineinzuhören«, was aus dem Schatz an eigenen Erfahrungen mit dem Gegenüber, aus Erwartungen und Befürchtungen herrührt. Das was der Empfänger dann aus einer Botschaft »heraushört«, ist wahrscheinlich nicht das, was der Sender sagen wollte: »Gehörtes« ist nicht gleich »Gesagtes«.

In jedem Fall von zwischenmenschlicher Kommunikation wird Information mit diesen vier Aspekten erzeugt und wahrgenommen. Menschen sprechen mit »vier Schnäbeln« und hören mit »vier Ohren«, wodurch die Übereinstimmung während einer Kommunikation mitunter gering ist (Abb. 12.3).

Ein Beispiel mag dies verdeutlichen (Abb. 12.4, ► Blutdruckabfall intraoperativ).

12.2.3 Der Ton macht die Musik: Non-verbale und para-verbale Kommunikation

Menschliche Kommunikation nutzt gleichzeitig verschiedene Kanäle für die Verbreitung von Informationen: Neben der gesprochenen Sprache können Menschen auch **non-verbale** (Körpersprache, Haltung, Gestik) und **para-verbale** Mittel zur Kommunikation einsetzen (stimmliche Aspekte der Sprache, Lautstärke, Betonung, Sprechgeschwindigkeit). Kommunikation nutzt viele Verhaltensweisen: So kann beispielsweise ein Schweigen auf eine Frage hin »viel-

Abb. 12.3 Das Vier-Schnäbel und Vier-Ohren-Modell (aus Schulz von Thun 2000)

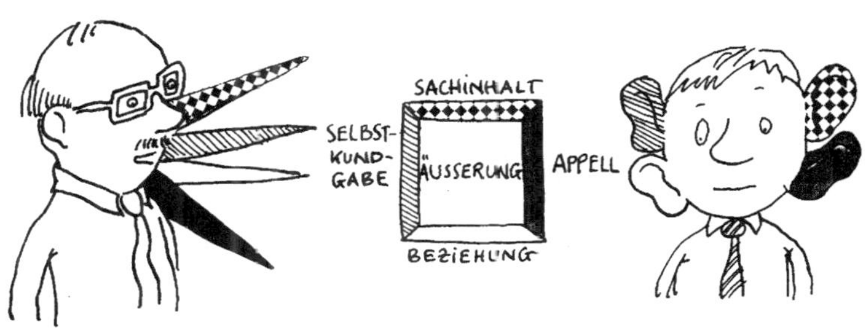

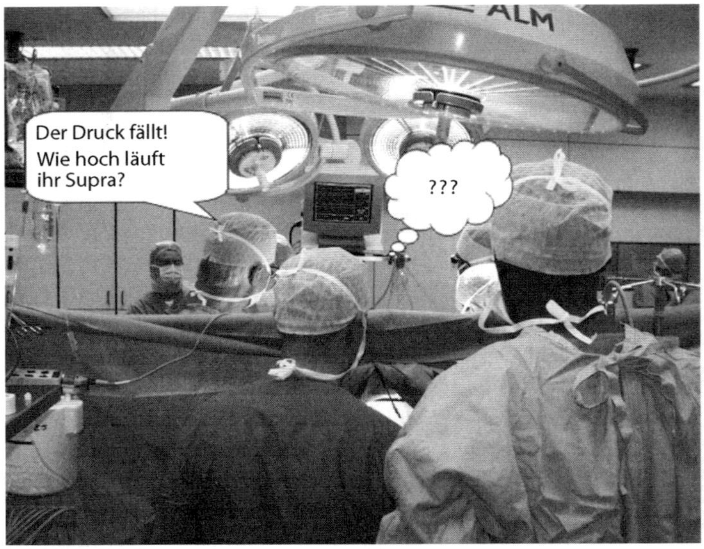

Abb. 12.4 Beispiel für Kommunikation in einer kritischen Situation. Die Reaktion des Anästhesisten auf die Frage des Operateurs wird davon abhängen, welcher der vier Aspekte einer Nachricht für ihn im Vordergrund steht

12

Blutdruckabfall intraoperativ

Während einer Bypassoperation sagt der Herzchirurg zum Anästhesisten: »Der Druck fällt! Wie hoch läuft Ihr Supra?« Aus der Sicht des Operateurs – des Senders – betrachtet geht es auf der **Sachebene** um eine Veränderung der Hämodynamik und der Frage nach einer adäquaten Katecholamintherapie. Gleichzeitig ist mit der Frage ein **Appell** an den Anästhesisten verbunden. Die Handlungsaufforderung könnte lauten: »Schauen Sie auf Ihren Perfusor und sagen Sie mir die eingestellte Laufrate an!« Die geäußerte Frage enthält drittens eine **Selbstkundgabe** über die psychische Befindlichkeit des Operateurs. Möglicherweise kommt hier die Besorgnis über den aktuellen Zustand des Patienten zum Ausdruck. Es könnte jedoch auch sein, dass es auf der **Beziehungsseite** um die Klarstellung von Rollen geht. Der Operateur sieht sich vielleicht in der Rolle des »Hauptverantwortlichen« und leitet daraus eine Zuständigkeit für alle Maßnahmen am Patienten ab. Er gibt durch Formulierung, Tonfall und Begleitmimik zu erkennen, was er von seinem anästhesiologischen Gegenüber hält: Ich als Hauptverantwortlicher traue dir nicht zu, diese Situation ohne meine Hinweise zu bewältigen. Ich halte dich für überfordert. Auch der Anästhesist – der Empfänger – wird die verschiedenen Aspekte der Botschaft seines operativen Kollegen wahrnehmen: Steht für ihn der **sachliche Aspekt** im Vordergrund, so wird er den Hinweis auf den Druckabfall hören und mit einer sachlich orientierten Angabe eines Perfusor-Wertes antworten. Nimmt der Empfänger die **Selbstkundgabe** des Sprechers besonders wahr, könnte die Frage nach dem »Supra« dazu führen, die Besorgnis des Operateurs zu zerstreuen, beispielsweise indem der Anästhesist sagt: »Ich kümmere mich um das Problem, Sie können beruhigt weiter operieren!« Möglicherweise hat der Anästhesist aber auch für den **Beziehungshinweis** ein sensibles Ohr. Dann würde er die Frage des Operateurs als Einmischung in seinen Zuständigkeitsbereich ansehen und die Geringschätzung seiner Fachkompetenz vernehmen. Wie er den Beziehungsaspekt der Nachricht einschätzt, hat wiederum Konsequenzen für die Wahrnehmung des **Appells** und die anschließenden Maßnahmen.

sagend« sein. Als Empfänger hat man es gelernt, allen drei Kanälen der Kommunikation die Informationen zu entnehmen, die in der aktuellen Situation für das gemeinsame Handeln relevant sind.

Die größte Bedeutung kommt dabei den Informationen auf dem non-verbalen und para-verbalen Kanal zu, der Menschen viel direkter »ansprechen« kann als Worte. Non-verbale und para-verbale Informationen helfen dem Empfänger, die Bedeutung einer Nachricht im Gesamtzusammenhang der Situation besser zu verstehen. Non-verbale Informationen sind wie ein Kommentar oder eine »Verstehensanleitung« für die gesprochenen Sätze. Die Frage: »Wie hoch läuft Ihr Supra?«, begleitet von einem Stirnrunzeln, könnte der Anästhesist als Zweifel an seiner Kompetenz deuten. Die gleichen Worte in einer ruhigen und freundlichen Art gesprochen und mit einem interessierten Blick in die Augen würden ihm signalisieren, dass der Chirurg denkt: »Ich bin zuversichtlich, Sie kriegen das schon hin!« Diese Deutung erfolgt in der Regel unwillkürlich: Der non-verbale und para-verbale Kanal sind stärker durch Einstellungen und Emotionen eingefärbt und stehen weniger unter der bewussten Kontrolle als die Informationsverarbeitung des verbalen Kanals (z. B. Argyle et al. 1970).

Empfindet der Empfänger, dass ihm auf dem verbalen und dem non-verbalen Kanal jeweils etwas anderes mitgeteilt wird, beide Botschaften also *inkongruent* sind, so wird er unbewusst der non-verbalen Information die größere Bedeutung beimessen. Was er als Empfänger in der Mimik, der Gestik und an Körpersignalen seines Gesprächspartners wahrnimmt, enthält für ihn im Zweifelsfall den entscheidenden Teil der Botschaft. Deshalb ist es in kritischen Situationen wichtig, dass die durch Körpersprache übermittelten Botschaften hochgradig mit den Botschaften der gesprochenen Sprache übereinstimmen (*Kongruenz*).

12.3 Allgemeine Kommunikationsstörungen

Im eingangs geschilderten Fallbeispiel der Reanimation auf einer Normalstation wurde Kommunikation erfolgreich für die Strukturierung und Koordinierung des Notfallteams eingesetzt. Häufig ist Kommunikation nicht so erfolgreich, sondern durch Kommunikationsstörungen sogar potenziell gefährlich für die Patientenversorgung. Die Ursachen dieser Störungen können:

- mit den Merkmalen der Information zusammenhängen,
- in dem Empfangs- und Deutungsprozess liegen oder
- auf die Beziehungsebene der beiden Gesprächspartner zurückzuführen sein.

12.3.1 Missverstehen

Durch Kommunikation machen sich Personen gegenseitig auf ihre Handlungsziele aufmerksam. Handelt ein Teammitglied nun auf eine Information oder Anordnung hin anders, als der Sender es gewollt hatte, liegt ein Missverständnis vor. Missverstehen kommt unter vertrauten Alltagsbedingungen selten vor, weil die Umgebung und der Sinnzusammenhang einer Handlung sowohl dem Sender als auch dem Empfänger gleichermaßen vertraut sind. Beide haben ein annähernd gleiches mentales Modell einer Situation, so dass sie die Aufforderungen zum gemeinsamen Handeln korrekt verstehen. Hinreichend mit der Situation und der anderen Person vertraute Personen wissen, welche Handlung ihr Gegenüber von ihnen erwartet, da sie selbst anstelle des Senders ähnlich handeln würden. Anders verhält es sich in Situationen, die für alle Beteiligten neuartig und unbestimmt sind. Hier kann niemand auf gemeinsame, vertraute Denkmuster zurückgreifen. Die Situation muss erst bewertet und erklärt werden, und auch zukünftige Entwicklungen müssen vorhergesagt werden (▶ Kap. 6). Da dieser Prozess stärker durch Emotionen, Motive, Erfahrungen und dem zur Verfügung stehenden Wissen geprägt ist, wird sich ein mehr oder weniger überlappendes Bild bei Sender und Empfänger ergeben.

In alltäglichen Gesprächen können kleine Missverständnisse toleriert werden, auch vorsätzliche, wie Scherze und ironische Bemerkungen. In Hochrisikobranchen in denen komplexe Aufgaben, mit hoher Ambiguität und Zeitdruck bewältigt werden müssen, können jedoch bereits kleine Missverständnisse und Kommunikationsschwierigkeiten zu schwerwiegenden Konsequenzen führen. Verschiedene Ursachen können zu Missverstehen führen.

Sprachliche Mehrdeutigkeit

Sätze können missverstanden werden, weil Aussprache und Grammatik Sätzen eine Mehrdeutigkeit verleihen. Der Sinn einer Botschaft muss dann vom Empfänger je nach Zusammenhang erst erschlossen werden. Geschieht diese Sinn-Deutung unter störenden Randbedingungen wie Lärm, Zeitdruck und Ablenkung, kann es geschehen, dass ein mehrdeutiger Satz unangemessen interpretiert wird.

Dies zeigt sich daran, dass die daraus abgeleitete Handlung nicht der Erwartung des Senders des mehrdeutigen Satzes entspricht.

▪ Keine »quadratische Klarheit«

Da jede Nachricht vier verschiedene Aspekte beinhaltet (◘ Abb. 12.3), ist Klarheit der Kommunikation eine vier-dimensionale Angelegenheit. Missverständnisse können entstehen, weil für den Hörer einer Botschaft nicht offensichtlich ist, auf welchen der vier Aspekte der Sender besonderen Wert legt. Hört er aus der Botschaft einen anderen Aspekt heraus, als vom Sender gewollt, liegt ein Missverstehen vor. Manchmal wollen Sender auch mehrdeutig und unklar kommunizieren, wie beispielsweise bei einer ironischen Bemerkung. Diese gewollte »quadratische Unklarheit« ist aber in kritischen Situationen der Akutmedizin unangemessen. Sollen Missverständnisse vermieden werden, sollte man auf die Frage, ob man Hilfe benötigt, nicht in einem verzweifelten Ton: »Siehst du nicht, hier ist doch alles in Ordnung?« antworten. Ob man auf so eine Antwort hin Hilfe erhält oder nicht, liegt dann nicht mehr in den eigenen Händen.

▪ Verschiedene mentale Modelle

Eine komplexere Stufe des Missverstehens liegt vor, wenn eigene mentale Modelle und die darauf aufbauenden Handlungspläne stark von denen der anderen Teammitglieder abweichen. Ist dies der Fall, so geht man in einer kritischen Situation fälschlicherweise davon aus, dass alle Beteiligten die gleiche Situationseinschätzung haben. Missverstehen wird dadurch begünstigt, dass Teammitglieder ihre Beobachtungen, Bewertungen und Erwartungen bezüglich des weiteren Verlaufs nicht mitteilen. Damit ist für das einzelne Teammitglied nicht offensichtlich, welches Gesamtbild und welchen Erwartungshorizont die anderen Teammitglieder haben.

Je unabhängiger eigene Handlungspläne von verbalen Rückkopplungen mit anderen Personen werden, umso größer ist die Gefahr des Missverstehens. Ein Team ist dann zwar noch am gleichen Patienten tätig, aber jeder Einzelne behandelt möglicherweise ein anderes Problem. Informationen und Anweisungen werden dann zunehmend durch unpassende Handlungen beantwortet und die Behandlungspläne der Teammitglieder können »auseinander laufen«.

12.3.2 Beziehungsstörungen

Kommunikationsverhalten hängt stark von sozialen und individuellen Beziehungsmustern ab. Entscheidend dafür ist das Verhältnis der Personen zueinander. Eine *symmetrische* Beziehung ist vorhanden, wenn die Personen gleich gestellt sind und die Kommunikation auf gleicher Ebene erfolgt. *Komplementäre* Beziehungen entstehen wenn Personen mit unterschiedlicher hierarchischer Stellung nicht auf Augenhöhe kommunizieren (Griffin 1999). Beide Beziehungsarten kommen in einer intakten Arbeitsumgebung vor, somit auch in der Akutmedizin (Watzlawick et al. 1974).

Weil Menschen häufig miteinander kommunizieren, bilden sie sehr differenzierte Kategorien und Modelle über die Persönlichkeitszüge und das Verhalten ihrer Mitmenschen. Treffen zwei Menschen das erste Mal aufeinander, ordnen sie die wahrgenommenen Verhaltensweisen ihres Gegenübers in ein Modell ein und übertragen Modellannahmen in Form von Erwartungen auf die nachfolgenden Begegnung, Gespräche und Arbeitsprozesse.

Dies sind die berüchtigten *Schubladen*, in denen Menschen landen können. Daher ist der »erste Eindruck« (ob negativ oder positiv) so wichtig für die Kommunikation: Hier wird ein Modell des Gegenübers gebildet mit der Konsequenz, dass sich diese Personen *von nun an voreingenommen begegnen* werden. Aus Verhaltensbeobachtung, Einordnung in ein Modell und Erwartungen kann schnell ein Teufelskreis entstehen (wie oben beschrieben): Aus konkreten Erfahrungen folgt die Einordnung in ein Modell und daraus die Ableitung von Erwartungen. Erwartungen leiten die Wahrnehmung und diese wiederum die Reaktion auf die andere Person.

Menschen hinterfragen selten kritisch die eigenen Erwartungen, das eigene Verhalten und die Erfahrungen mit anderen Personen, sondern schreiben ein Nicht-Gelingen von oder Schwierigkeiten in der Kommunikation den (fehlenden) Eigenschaften ihres Gegenübers zu. Vor dem Hintergrund dieser modell- oder erfahrungsbasierten Erwartungshaltung wird eher verständlich, warum das kommunikative Miteinander im Berufsalltag eine Reihe an Störungen (**dysfunktionale Interaktionen**) bereithält. Es lassen sich drei Formen dysfunktionaler Interaktion unterscheiden: Reaktanz, symmetrische Eskalation und komplementäre Kommunikation.

▪ Reaktanz: »Du hast mir gar nichts zu sagen«

Unter Reaktanz versteht man eine Abwehrreaktion zur Wiederherstellung von Wahlfreiheit. Reaktanz ist eine erlernte Schutzfunktion, die immer dann in Kraft tritt, wenn Menschen das Gefühl haben, dass die eigene Freiheit und die eigenen Handlungsspielräume durch Manipulation anderer Personen eingeschränkt werden (Brehm u. Brehm 1981). Das was verboten oder eingeschränkt werden soll, wird als wertvoller bewertet »zum Trotz« weiterverfolgt; was vorgeschrieben wird, wird »jetzt g'rad« nicht gemacht«. Reaktanz kann sowohl in komplementären Beziehungen (z. B. wenn eine Person gezwungen wird, eine bestimmte Ansicht zu teilen) auftreten, als auch in symmetrischen Beziehungen (z. B. wenn der Sender gar nicht Einfluss nehmen will, aber der Empfänger in der Botschaft einen Appell wahrnimmt). In beiden Fällen werden die betroffenen Personen reaktantes Verhalten zeigen, das im direkten Gegensatz zu dem Appell und den vorgegebenen Regeln steht und vermitteln soll: »Du hast mir gar nichts zu sagen«. Ist dies der Fall, so zeigen Menschen Verhaltensweisen wie:

- Trotz
- Verweigerung
- Absichtliches Versagen
- Aggression
- Überheblichkeit

Menschen sind in unterschiedlichem Maße empfindlich dafür, wie schnell sie sich durch die Äußerungen einer anderen Person in ihrer Wahlfreiheit eingeschränkt fühlen. Relevant ist das **Reaktanz-Phänomen** bei der Art der Anweisungen, die Ärzte ihren Pflegekräften oder ihrem Rettungsdienstpersonal geben und bei Nachfragen oder Anordnungen fachfremder ärztlicher Kollegen. »Wie hoch läuft denn Ihr Supra?« wäre beispielsweise eine solche Frage, die bei manchem Anästhesisten reaktantes Verhalten auslösen könnte. Reaktantes Verhalten würde sich in diesem Fall in der Wortwahl und Intonation der Antwort zeigen.

▪ Symmetrische Eskalation: »Was du kannst, kann ich schon lange«

Unter symmetrischer Kommunikation versteht man ein Interaktionsmuster, das auf der Gleichheit der beiden Partner beruht. Das Verhalten der einen Person ist spiegelbildlich zum Verhalten der anderen. Beide Partner bemühen sich darum, wahrgenommene Unterschiede zwischen sich und ihrem Gegenüber zu verringern (Griffith 1999). Entsteht daraus ein Wettkampf, bei dem sich beide Partner zu überbieten versuchen, nimmt das an sich normale Beziehungsmuster dysfunktionale Formen an. Man spricht dann von *symmetrischer Eskalation* (Watzlawick et al. 1996). »Was du kannst, kann ich schon lange«, lautet die Devise. Ein chirurgischer Oberarzt, der früher einen Teil seiner Assistentenzeit als Anästhesist gearbeitet hat, mag sich heute mit seinem anästhesiologischen Kollegen in einem symmetrischen Kommunikationsmuster »messen«. »Als ich früher noch Narkosen gemacht habe, da haben wir uns die Patienten während der Narkose noch angeschaut und uns nicht auf die ganze Technik verlassen«, könnte beantwortet werden mit: »Gerade weil Sie damals keine Technik hatte, sind so viele Patienten verstorben. Erst das Monitoring, das Sie so gering schätzen, hat die Anästhesie zu dem sicheren Verfahren gemacht, das es heute ist!« Setzen beide dieses symmetrische Muster fort, wird ihr Gespräch höchstwahrscheinlich in einem handfesten Streit und nicht in der Lösung eines gemeinsamen Problems enden.

▪ Komplementäre Kommunikation: »Wie man in den Wald ruft, ...«

Komplementäre Kommunikationsmuster beruhen auf einander ergänzenden Unterschiedlichkeiten der Partner. Auf den ersten Blick würde man bei komplementären Interaktionen von Gegensätzlichkeiten sprechen. Die besondere Qualität dieser Beziehungen besteht jedoch darin, dass beide Partner für das Verhalten des Gegenübers jeweils die *auslösende Bedingung* herstellen. Neben hierarchischen Strukturen und dem Machtgefälle kann auch die Wahrnehmung von Verhaltensweisen eine bestimmte Reaktion hervorrufen. Eine unselbstständige Pflegekraft »zwingt« einen Arzt zu engmaschigen Arbeitsanweisungen und Kontrollen, obwohl dieser Arzt gerade diese Verhaltensweisen

(Anweisen, Vorgeben, Kontrollieren) möglicherweise gar nicht mag. Je kontrollierender er sich verhält, desto mehr wird die Pflegekraft sich auf das Ausführen von Anordnungen zurückziehen und den Eindruck der Unselbstständigkeit fördern. Auch hier besteht die Gefahr der Eskalation. Unter Umständen leiden beide Partner an diesem aufgezwungenen Verhalten, weil es in Widerspruch zu ihren persönlichen Überzeugungen, Vorlieben und Berufsrollenidealen steht.

12.4 Schlechte Kommunikation in kritischen Situationen

Neben diesen allgemeinen Beeinträchtigungen einer guten Kommunikation lässt sich eine Reihe an Verhaltensweisen identifizieren, die in Notfallsituationen häufig zu Problemen führen (Cushing 1994, Ungerer 2004, Hofinger 2005).

▪ Unklarer Adressat

In kritischen Situationen sollten Botschaften eindeutig einer Person zugeordnet werden. Stellt man Fragen und Anordnungen ohne klaren Adressaten in den Raum, ist niemand direkt angesprochen. Weil niemand direkt angesprochen ist, muss sich auch niemand verantwortlich fühlen. Die Prüfung, ob man selbst mit einer unklaren Formulierung gemeint war, ist bei hoher Arbeitsbelastung meist zu aufwendig und wird daher eher unterlassen: Man ist froh, wenn man nicht noch mehr zu tun bekommt oder durch einen schwierigen Arbeitsauftrag überfordert wird. Weil den Teammitgliedern jedoch nicht klar ist, wer mit einer Aufgabe oder Informationen betraut werden sollte, entsteht *Verantwortungsdiffusion* (▶ Kap. 11). Eine unklare Adressierung wird an Formulierungen wie »könnte jemand…«, »hat irgendeiner…«, »ich würde gerne…« erkannt.

▪ Sprach- und Sprechprobleme

Schlechtes Kommunizieren hat mit schlechtem Sprechen zu tun. Wenn zu leise oder zu schnell gesprochen, unsauber »genuschelt« und in Halbsätzen geredet wird oder Sätze grammatikalisch unvollständig bleiben, trägt das zu Missverständnissen bei. Die Verwendung von vagen, mehrdeutigen und von der allgemein akzeptierten Fachsprache abweichenden Begriffen kann für Verwirrung sorgen. Die Problematik der Verwendung von umgangssprachlichen Begriffen anstelle von Fachtermini (z. B. »Schnorchel« für Endotrachealtubus, »grillen« für defibrillieren, »Rohr verlegen« für das Legen einer Thoraxdrainage) fällt in der Zusammenarbeit mit vertrautem Personal möglicherweise nicht mehr auf. Solche informell etablierte Begriffe können jedoch in der Kooperation mit fremden Personen (z. B. im Notarztdienst) Ursache für Fehler sein, weil sie falsch interpretiert werden können. Zudem ist der Empfänger solcher Mehrdeutigkeiten jedes Mal gezwungen, die Bedeutung eines Ausdrucks durch direkte Nachfrage erst zu klären, was Zeit kostet und das Gefühl des Zeitdrucks erhöht.

▪ Überlastung mit Informationen

Bezüglich des Informationsgehaltes von Botschaften besteht in kritischen Situationen eher die Gefahr eines Zuviel statt eines Zuwenig. Folgende Zeichen können ein Hinweis darauf sein, dass eine Botschaft mit Informationen überlastet ist (Ungerer 2004):

- Dichte Folge von Anweisungen für Handlungen, die voneinander unabhängig sind
- Kurze Pausen zwischen Sätzen (<2 Sekunden)
- Mehr als ein Verb und ein Objekt pro Satz
- Lange Listen mit Zahlen- und oder Dosierungsanweisungen
- Aggressiver und druckvoller Tonfall
- Lange, umständliche Erklärungen
- Mehrere Fragen in einem Satz

▪ Wortkarg werden

In kritischen Situationen ist eine präzise und eindeutige Sprache angemessen. Wird die Verwendung der Sprache jedoch auf das Allernötigste beschränkt, ist dies ein Zeichen schlechter Kommunikation. Werden Teammitglieder in Führungspositionen wortkarg, so besteht die Gefahr, dass es in Kürze kein gemeinsames mentales Modell im Team gibt (»*doc goes solo*«). Typische Indikatoren einer frühzeitigen Verarmung der Sprache sind:

- Verzicht auf Erklärungen
- Keine Antworten auf Fragen der Teammitglieder
- Keine Mitteilung von Hintergrundinformationen

- Geschlossene Fragen
- Ein-Wort-Antworten
- Langes Schweigen

Lösen eines Konflikts durch Passivität und Aggressivität

Kommunikationsstile, die die darauf abzielen, Konflikte zu lösen, können auf einem Kontinuum angeordnet werden, das von der Sorge um das eigene Wohlbefinden auf Kosten anderer auf der einen Seite bis hin zur ausschließlichen Sorge um andere bei gleichzeitiger Vernachlässigung eigener Bedürfnisse reicht (Jentsch u. Smith-Jentsch 2001). An beiden Enden des Kontinuums können Personen folgende Verhaltensweisen zeigen:

- **Passivität:** Passive Reaktionen in Form von Fragen übermitteln häufig in einer abgeschwächten Art die wahre Intention des Senders. Kritik wird mit »Zuckerguss« geäußert und es wird um den heißen Brei geredet, anstatt kritische Aspekte direkt anzusprechen. Wichtige Aspekte verlieren so an Bedeutung und finden nicht die angemessene Aufmerksamkeit durch die Führungsperson oder die Teammitglieder.
- **Aggressivität:** Aggressive Aussagen sind eindeutig und übermitteln zweifellos die Intention des Senders. Da die Aussagen meist in anschuldigender und nicht respektvoller Weise geäußert werden und zudem mit unhöflichen Anmerkungen gespickt sein können, nehmen Teammitglieder diese Informationen oder Kritik in der Regel nicht an, selbst wenn die angesprochenen Punkte zutreffend sind. Über Anregungen und Hinweise wird nicht nachgedacht, da durch die Form der Kommunikation eine defensive Haltung hervorgerufen wird.
- **Beharrlichkeit:** Bei schweren Konflikten ist es wichtig, die *goldene Mitte* zur Lösung der Konflikte zu finden (s. u.)

Schlechtes Zuhören

Kommunikation ist keine Einbahnstraße und hängt von Sender *und* Empfänger ab. Genauso wichtig wie die präzise Verteilung von Informationen oder Handlungsanweisungen ist die sorgfältige Aufnahme einer Botschaft durch den Empfänger. Dazu muss man jedoch zuhören können. Effektives Zuhören stellt eine Schlüsselfähigkeit der Kommunikation dar, kann jedoch auf vielfältige Weise gefährdet werden. Einige Indikatoren für schlechtes Zuhören sind in der folgenden Übersicht zusammengetragen (Jensen 1995; Transport Canada 1997).

Indikatoren für schlechtes Zuhören

- **Unterbrechen:** Wer den Kommunikationspartner fortwährend in dessen Rede unterbricht, ist mehr mit der eigenen Meinung und den eigenen Absichten befasst. Redepausen des Gegenübers werden für das Vorbringen des eigenen Standpunkts genutzt.
- **Ablenken:** Man schweift zu irrelevanten Details ab, weil man den Kern des Problems nicht wahrgenommen hat. Um Klarheit über den Standpunkt des Gegenübers zu gewinnen, kann es notwendig sein, beharrlich nachzufragen.
- **Debattieren:** Der Grat zwischen kritischem Nachfragen und »Debattieren um des Debattierens willen« ist schmal.
- **Streit:** Aus einer normalen Entgegnung wird schnell Streit: die Auseinandersetzung auf der Beziehungsebene nimmt überhand.
- **Reaktanz:** Um sein Freiheitsgefühl zu verteidigen, lehnt man eine Meinung ab. In so einem Fall besteht kein Grund mehr, jemandem zuzuhören.
- **Abschalten:** Da man entweder bereits weiß oder nicht daran interessiert ist, was der andere sagen wird, klinkt man sich innerlich aus dem Gespräch aus.

Vermischung von Beziehungsbotschaft und Sachinhalt

Werden in einer Notfallsituation Beziehungsbotschaft und Sachinhalt miteinander vermischt, so führt dies regelmäßig dazu, dass die Kommunikation aller Beteiligten unproduktiv wird. Dies passiert insbesondere dann, wenn Beziehungsbotschaften zwar harmlos formuliert werden, aufgrund von Tonfall und Gestik jedoch keine Zweifel an der eigentlichen Intention des Redenden lassen. Die

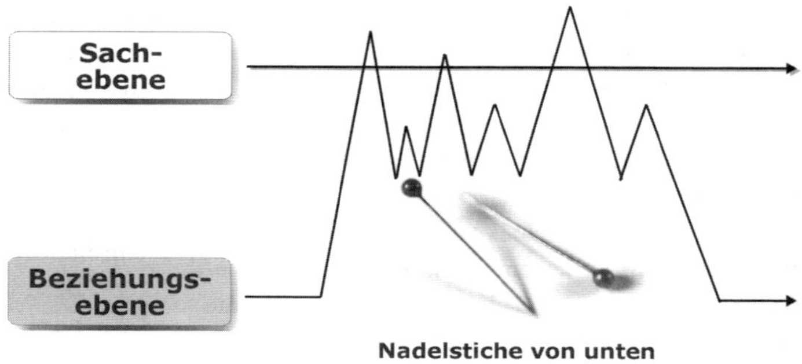

Abb. 12.5 Die Sachauseinandersetzung wird durch negative Beziehungsbotschaften (»Stecknadeln von unten«) gestört (nach Schulz von Thun 1981)

Vermischung der Beziehungs- und Sachebene kann zu einem Zusammenbruch der Kommunikation führen, da die Aussage der Beziehungsebene für die anderen Teammitglieder in den Vordergrund rückt. Diese Vermischung tritt auf, wenn:

- persönliche Antipathie zwischen Menschen besteht,
- ein Klima geringer Wertschätzung vorherrscht,
- persönliche Vorlieben und Gewohnheiten durchgesetzt werden sollen,
- Intoleranz gegenüber Fehlern verbreitet ist,
- »Machtkämpfe« um einen sozialen Status ausgetragen werden.

Beziehungsbotschaften können dabei immer wieder wie »Stecknadeln von unten« (Abb. 12.5; Schulz v. Thun 1981) in der scheinbar sachorientierten Rede vorkommen. Beiträge in der Art der »Stecknadeln« können prinzipiell von allen Beteiligten, auch den vermeintlich statusniedrigen Personen im Team, angebracht werden.

Typische Beziehungsbotschaften, die eng mit der Sachebene in kritischen Situationen verwoben sind:

- **Entscheidungen im Alleingang:** Wer in kritischen Situationen plötzlich ohne das Team handelt, signalisiert: Ich halte euren Beitrag für unwesentlich. Ich kann es auch ohne das Team!
- **Durchsetzen per Lautstärke:** Wer seine Teammitglieder nach der Devise: »Wer am lautesten brüllt, hat Recht!«, behandelt, signalisiert: Ihr seid mir als Mitarbeiter egal, was zählt ist allein meine Meinung.
- **Appell mit subtiler Herabsetzung:** Persönliche Antipathie kann auch in Form subtiler Beziehungsbotschaften ausgedrückt werden: »Herr Müller, damit auch Sie sich einmal nützlich machen können, holen Sie doch mal das Bronchoskop!«
- **Offene Beleidigung:** Führt ein Misserfolg in der Bewältigung kritischer Situationen zur Lockerung der Selbstkontrolle, fallen mitunter feindselige, persönlich beleidigende Äußerungen. Solche Äußerungen sind Ausdruck eines Mangels an Wertschätzung und Respekt vor anderen Menschen. Der Aufwand für eine Korrektur der Beziehungsstörung ist immens.

Beziehungsklärung zum falschen Zeitpunkt

Negative Beziehungsbotschaften haben in kritischen Situationen nichts verloren. Treten sie dennoch auf, ist die Klärung des Beziehungsproblems auf einen späteren Zeitpunkt zu verschieben. Das ist nicht defensiv oder konfliktvermeidend. Jede kritische Situation ist eine Arbeitsphase, die für eine nachhaltige Beziehungsklärung absolut ungeeignet ist. Auch wenn die Kommunikation in kritischen Situationen hinsichtlich des Ausdrucks und der Appellformen gelegentlich unangenehm werden kann (laut, harsch, kommandoartig) und in diesem Sinne die Teambeziehungen stört oder belastet, gilt die Regel: Erst die Situation gemeinsam bewältigen, danach über die Beziehungsseite und das persönliche Erleben diskutieren.

12.5 Gute Kommunikation in kritischen Situationen

12.5.1 Dem Glück nachhelfen

Da Menschen immer mit »vier Schnäbeln« sprechen und mit »vier Ohren« hören (Abb. 12.3), scheint das Gelingen zwischenmenschlicher Kommunikation *eher ein Glücksfall als die Regel* zu sein. Werden hingegen einige grundlegende Aspekte der Kommunikation beherzigt, so kann man diesem Glück etwas nachhelfen. Gute und effektive Kommunikation liegt in der Verantwortung aller Beteiligten.

▪ Kongruent kommunizieren

Die Botschaft der gesprochenen Sprache und die non-verbalen Begleitinformationen sollten übereinstimmen. Klafft zwischen beiden eine Lücke, so weiß der Empfänger einer Nachricht nicht, welcher Teilbotschaft er nun Glauben schenken soll. Für eine *kongruente Kommunikation* sorgt jeder Sprecher durch Übereinstimmung in Körpersprache, para-verbalen Signalen und gesprochener Sprache.

▪ Gleiche Aspekte einer Botschaft selektieren

Kommunikationspartner können sich darum bemühen, möglichst den *gleichen Aspekt einer Botschaft zu selektieren* und zum gemeinsamen Gegenstand zu machen. Steht die sachliche Information im Vordergrund, sollten beide Kommunikationspartner das »Sachohr« und den »Sachschnabel« benutzen. Ist hingegen die Selbstauskunft besonders wichtig, ist es förderlich, wenn der Gesprächspartner auf die Ebene der persönlichen Mitteilung eingeht.

▪ Störungen der Kommunikation thematisieren

Kommunikationspartner sollten in der Lage sein, über ihre misslungene Kommunikation reden zu können. Häufig scheitert Kommunikation daran, dass:

- eine Beziehungsstörung auf der Sachebene ausgetragen wird oder
- eine Auseinandersetzung über die Beziehung vermieden wird, indem man vorgibt, es gäbe nur rein sachliche Kommunikation.

Sind Kommunikationspartner jedoch in der Lage (nach einer kritischen Situation), darüber zu reden, wie sie miteinander umgegangen sind und was sie aus den Worten des Gegenübers herausgehört haben, so lassen sich Schieflagen in der Regel soweit reduzieren, dass ein produktives Zusammenarbeiten (wieder) möglich ist. Diese Fähigkeit zum Gespräch über das Gespräch wird **Metakommunikation** genannt.

Über diese allgemeinen Aspekte hinaus zeichnet sich ein guter Kommunikationsstil in einer kritischen Situation durch weitere Verhaltensweisen aus.

> **Kennzeichen eines guten Kommunikationsstils in kritischen Situationen**
> - Kongruent kommunizieren
> - Gleiche Aspekte einer Botschaft selektieren
> - Störungen der Kommunikation zum richtigen Zeitpunkt ansprechen
> - Eine klare Sprache sprechen
> - Kommunikationsschleife schließen
> - Teammitglieder einweisen/briefen
> - Informationen aktiv suchen
> - Positionen vertreten
> - Bedenken äußern
> - Aktives Zuhören und Unterstützen von Teammitgliedern

12.5.2 Eine klare Sprache sprechen

▪ Mehrdeutigkeit beseitigen

Sprache ist nicht frei von Mehrdeutigkeit. Hohe *Eindeutigkeit auf der Sachebene* ist daher ein Merkmal guter Kommunikation. Eine von allen Teammitgliedern geteilte Phraseologie ist hilfreich. Jeder Sprecher soll den Adressaten von Informationen eindeutig festlegen. Informationen sollten strukturiert und mit wenigen Elementen je Satz vorgebracht werden. Sätze sollten nicht aus mehreren Verben und Objekten bestehen. Alle inhaltlichen Schwierigkeiten oder unerwartete Probleme sind laut anzusagen (»Ich sehe keine Vene, die ich punktieren kann«).

▪ Kommunikationsschleife schließen

Wenn Gesagtes nicht gleich Gehörtes und Gehörtes nicht gleich Verstandenes ist, sollte man Kommunikation einer praktischen Kontrolle unterziehen. Kommunikationsschleifen (»***communication loop***«) werden geschlossen, indem der Hörer wiederholt, was der Sprecher angewiesen hat. Der Sprecher übermittelt eine Information an den Empfänger. Der Empfänger wiederholt dann, was sie oder er gehört hat (»***readback***«). Damit kann der Sprecher kontrollieren, ob er das gesagt hat, was der Hörer verstanden hat. Wird die Anweisung dann vom Hörer durchgeführt, so ist die Beendigung oder der Vollzug dieser Handlungen zurückzumelden. Durch ein »Zurückhören« dessen, was der Empfänger gesagt hat (»***hearback***«; Brown 2004), schließt der Sprecher die Kommunikationsschleife. Bei komplexen Anweisungen ist ein gründliches »Zurücklesen« die einzige Möglichkeit, das vollständige Verstehen zu kontrollieren. Besser eine Anweisung durch Schließen von Kommunikationsschleifen sofort zu kontrollieren, als später während der Ausführung grobe Fehler, Fehlinterpretationen oder Auslassungen festzustellen. Auch wenn diese Vorgehensweise zunächst etwas seltsam erscheint, kann sie doch einen Beitrag beim Informationsaustausch und Entscheiden in kritischen Situationen leisten. Voraussetzung dafür ist jedoch der wiederholte Einsatz im Alltag, wie es z. B. bei Dosierungsanweisungen häufig schon der Fall ist.

■ Teammitglieder einweisen

Obwohl Einweisungen in die Aufgabe, »***Briefings***« in vielen Hochrisikobereichen, wie der Luftfahrt oder beim Militär, schon lange als Standard angewendet werden, sind sie in der klinischen Medizin noch immer unüblich. Der Aufwand von nur ein paar Minuten zu Beginn einer Arbeitsschicht hilft dabei, für alle einen gemeinsamen Ausgangspunkt herzustellen, dadurch können unerwünschte Überraschungen vermieden und die Teamarbeit positiv beeinflusst werden (Leonard et al. 2004). Gemeinsame mentale Modelle sind die Basis für gemeinsames Handeln (► Kap. 11). Es ist daher empfehlenswert, das Team vor Beginn von kritischen Maßnahmen in groben Zügen auf den geplanten Verlauf einzuweisen. Dies gilt insbesondere für Maßnahmen, für die mehrere Handlungsalternativen existieren (z. B. Intubation bei möglicherweise schwierigem Atemweg, Um-Intubation, Abstimmung von technischer Rettung und medizinischer Versorgung). Dadurch wird jedes Teammitglied in die Lage versetzt, mitzudenken und vorausschauend den weiteren Verlauf des Geschehens mitzugestalten. Tritt in kritischen Situationen eine Phase geringer Arbeitsbelastung auf, sollte diese Zeit ebenfalls für eine aktuelle Bestandsaufnahme und für einen Ausblick auf den möglichen weiteren Verlauf genutzt werden. Briefings dienen der proaktiven Ausrichtung individueller Pläne und Absichten, dem Abgleich mentaler Modelle und schaffen einen Raum für Fragen, Bedenken und eigene Vorschläge.

■ Informationen aktiv suchen

Gute Entscheidungen beruhen auf brauchbaren Informationen. Die Wahrscheinlichkeit, dass eine anfängliche Diagnose oder Entscheidung nur teilweise brauchbar ist, weil sie auf der Basis von unvollständigen Informationen gefällt wurde, ist in kritischen Situationen hoch (► Kap. 6). Man sollte daher immer aktiv nach Informationen suchen, die eine erste Annahme widerlegen könnten.

Benötigt man Information von anderen Personen, so sollte man so lange nachfragen, bis man alle relevanten Informationen erhalten hat. Gerade Berufsanfänger stehen gelegentlich vor dem Dilemma, dass insistierendes Nachfragen als unerwünschte Störung, als Zeichen der Inkompetenz oder als Übervorsichtigkeit angesehen wird. Dies hat nicht selten zur Folge, dass der Gefragte beginnt, auf der Beziehungsebene herabsetzende Botschaften zu senden. Derartige Beziehungskonstrukte können zu gefährlichen Situationen beitragen, weil einerseits notwendige Information vorenthalten wird und andererseits eine spannungsgeladene Atmosphäre entsteht. Menschen neigen in solchen Situationen häufig dazu, sich um des Friedens willen mit unvollständiger Information zufrieden zu geben und alleine klarzukommen. Einer Frage wegen eines unbehaglichen Gefühls nicht nachgegangen zu sein, kann für den Patienten und den Arzt sehr teuer werden.

■ Beharrlichkeit: Seine Positionen vertreten

Die meisten Leute zeigen keine oder wenig Beharrlichkeit, aus Angst, von anderen nicht akzeptiert zu werden. Eigene Meinungen, insbesondere wenn diese Kritik an älteren oder erfahreneren Kollegen beinhalten, werden zurückgehalten, weil man unter Kollegen für nett und umgänglich gehalten werden möchten. Dennoch ist es für erfolgreiche Teamarbeit wichtig, eigene Meinungen und Standpunkte zu äußern, damit diese von den anderen Teammitgliedern nachvollzogen werden können. Für eine

Tab. 12.2 Der Unterschied zwischen beharrlichem und aggressivem Verhalten

Beharrlichkeit	Aggressivität
Problemlösen steht im Vordergrund	Konfrontation steht im Vordergrund
Aufrichtiges Interesse an der Meinung anderer	Meinungen anderer werden ignoriert
Ernstnehmen der eigenen Person	Selbstaufwertung auf Kosten anderer
Eigene Gefühle werden geäußert	Andere sollen erniedrigt werden
Entscheidungen werden für die eigene Person getroffen	Entscheidungen werden für andere getroffen und diese dadurch entmündigt
Versucht, niemandem zu schaden (auch sich selbst) und für alle eine Gewinnsituation herzustellen (»*win-win*«)	Versucht, anderen zu schaden, um selbst am Ende als Gewinner dazustehen
Erwünschte Zielen sollen erreicht werden; ist dies nicht möglich, wird über einen Kompromiss verhandelt	Ziele werden erreicht, indem bewusst »Kollateralschäden« in Kauf genommen wird, ein Kompromiss wird nicht angestrebt
Kommunikation erfolgt im üblichen Umgangston	Laute Sprache bis hin zum Geschrei
Augenkontakt wird gehalten	Andere Personen werden angestarrt
Offene Körperhaltung und empathischer Ausdruck, der andere wird nicht bedrängt	Verschränkte Arme und steife Körperhaltung; man dringt in den persönlichen Raum anderer ein
Sieht sich als Teil des Teams	Versucht, das Team zu kontrollieren

effektive Teamarbeit ist es unerlässlich, dass die Absichten und Handlungen jedes Teammitglieds hinterfragt werden können. Diese Notwendigkeit schließt erfahrene Kollegen und Führungspersonen ausdrücklich ein (► Kap. 13). Eine eigene Position muss solange aktiv, nachdrücklich und beharrlich vertreten werden können, bis Bedenken bezüglich der Richtigkeit einer Handlung von Teammitgliedern ausgeräumt wurden. Ziel dieser Beharrlichkeit (»***assertiveness***«) ist die Anregung anderer Personen, ihren Standpunkt sorgfältig zu überdenken, bevor Entscheidungen getroffen werden (Lorr u. More 1980; Jentsch u. Smith-Jentsch 2001). Man will aufgrund von Fakten und nicht aufgrund von Autorität von der Richtigkeit einer Maßnahme oder eines Plans überzeugt werden.

Beharrlichkeit ist nicht gleichzusetzen mit Aggressivität, denn Beharrlichkeit bedeutet, Empfindungen, Ideen, Anliegen und Sorgen in einer klaren und deutlichen Weise zu kommunizieren, ohne seinen Gesprächspartner erniedrigen oder verletzen zu wollen (Tab. 12.2). Aufrichtigkeit und Fairness sind ein wesentlicher Bestandteil von Beharrlichkeit.

▪ Beharrlichkeit in Hierarchien

Es kann zu schwierigen Situationen im Team kommen, wenn Teammitglieder über Informationen verfügen und Meinungen vertreten, die mit denen einer Führungsperson im Konflikt stehen oder gar von dieser ignoriert werden. Geringere klinische Erfahrung und eine niedrigere Stellung in der Hierarchie können es schwierig machen, die dadurch entstehenden Konflikte anzugehen. Um solche Konflikte zwischen Beharrlichkeit und respektvollem Verhalten konstruktiv zu lösen, kann folgende Vorgehensweise hilfreich sein (Jensen 1995; Transport Canada 1997):

- Einstieg: Sprechen Sie die andere Person mit dem Namen an.
- Bringen Sie Ihren Standpunkt vor: Verwenden Sie die »Ich-Form« und machen Sie deutlich, dass Sie ihre eigene Meinung vorbringen. Es ist sinnvoller mit »Ich bin beunruhigt…« oder » Ich finde nicht gut…« in ein solches Gespräch einzusteigen als mit »Chef, Sie liegen falsch!«
- Verdeutlichen Sie das Problem: Definieren Sie das Problem so präzise wie möglich. Sagen Sie

explizit, dass es sich um ein Sicherheitsproblem handelt und dass Sie Bedenken deswegen haben (AHQR 2007). Ihrem Gegenüber sollte klar werden, dass »etwas falsch läuft« und nicht, dass jemand Unrecht hat.
- Geben Sie eine Lösungsmöglichkeit an: Falls möglich, bieten Sie eine Lösung für das bestehende Problem an.
- Bitten Sie um Feedback: Es ist wichtig, dass Sie bestätigt bekommen, dass Ihr Standpunkt vernommen und verstanden wurde.
- Erzielen Sie Einigkeit.

▪ *Two-Challenge-Rule* in der Medizin?

Unter der Annahme, dass jedes Teammitglied für die Sicherheit und den Austausch von relevanten Informationen verantwortlich ist, sollte es auch in der Akutmedizin möglich sein, Machtgefälle und sozialen Status auszublenden, um Sicherheitsaspekte offen ansprechen zu können. In der Luftfahrt wird dieser Gedanke durch die »Regel der zweifachen Aufforderung« (»*two-challenge rule*«) formalisiert: Dienstälteren Piloten wird beigebracht, den Bedenken jüngerer Kollegen respektvoll zuzuhören. Dienstjüngere Piloten werden angehalten, jegliche Sicherheitsbedenken unverzüglich zu äußern. Sollten sie den verantwortlichen Piloten mehr als zweimal zu einer Stellungnahme auffordern müssen, ohne eine Antwort zu erhalten, so haben die Untergebenen nach der »*two-challenge rule*« das Recht, die Steuerung des Fluges zu übernehmen. Dieses Recht leitet sich aus der Annahme ab, dass der Pilot durch sein Schweigen bezüglich der Einwände gegen seine Entscheidung die Sicherheit des Fluges beeinträchtigt. Die »*two-challenge rule*« ist jedoch keine Einbahnstraße. Es ist nur möglich, dass jedes Teammitglied bei berechtigten Zweifeln an der Sicherheitslage die Kontrolle über das Flugzeug übernehmen kann, weil Vorgesetzte normalerweise aktiv zuhören und den Einwänden jüngerer Kollegen Beachtung schenken. Wollte man die »*two-challenge-rule*« auch bei der Patientenversorgung einführen, würde dies einen Paradigmenwechsel im Verständnis von Teamarbeit und Teamtraining bedeuten. Obwohl zu dem damaligen Zeitpunkt nicht geklärt war, ob solch eine Einführung im Gesundheitswesen überhaupt sinnvoll und möglich ist, wurde sie im Report des Institute of Medicine (Kohn et al. 1999, vgl. Kap 1) als vorbildliche Maßnahme empfohlen. Erste Versuche, diese Regel in akutmedizinischen Teamtrainings und Übungssimulationen zu implementieren, haben ermutigende Ergebnisse erzielt (z. B. Morey et al. 2002; Pian-Smith et al. 2009).

▪ Aktives Zuhören

Die Fähigkeit, aktiv zuhören zu können, ist wesentlich für den Umgang mit Bedenken und Zweifeln von Teammitgliedern. Üblicherweise wird »Zuhören« jedoch als passives Unterfangen betrachtet, als sei Zuhören mit »jetzt gerade nicht reden« gleichzusetzen. Häufig wartet man beim »Zuhören« nur auf eine Gelegenheit, den Redenden korrigieren und seine Meinung äußern zu können. Zuhören zu können ist jedoch mehr als nur passive Aufmerksamkeit und erfordert harte Arbeit. Aktives Zuhören bedeutet, dass jedes Teammitglied die Verantwortung dafür übernimmt, den Standpunkt des Partners verstanden zu haben. Vorurteile und Erwartungen können die eigene Wahrnehmung verzerren, so dass die Botschaft, die ein Teammitglied eigentlich übermitteln wollte, stark von der abweicht, die wir herausgehört haben. Aktives Zuhören, verstanden als ein Nachfragen, bis Unklarheiten beseitigt sind, ermöglicht es, den Standpunkt des Gegenübers »aus erster Hand« erklärt zu bekommen und sich nicht mehr auf Vermutungen verlassen zu müssen. »Spiegeln« bietet darüber hinaus die Möglichkeit, das Verstandene nochmals bestätigt zu bekommen: »Habe ich dich richtig verstanden, dass…?«

Aktives Zuhören setzt voraus, dass ich die Person des Sprechers akzeptiere und ihr meine ungeteilte Aufmerksamkeit zukommen lasse. Nur wenn diese Bedingungen erfüllt sind, kann man der Rede des anderen folgen, gezielt nachfragen und durch non-verbale Signale das Gespräch beeinflussen. Folgende Verhaltensweisen helfen, gut zuzuhören (Transport Canada 1997):

Indikatoren für gutes Zuhören

- **Geduldig sein:** Man wartet mit einer Antwort, bis der Kommunikationspartner seine Rede beendet hat und unterbricht ihn nicht. Während er redet, versucht man, seinen oder ihren Gedankengängen zu folgen.
- **Nachfragen:** Nachdem der Partner seine Rede beendet hat, fragt man nach Details, Zusammenhängen, Erklärungen und Konsequenzen.
- **Beobachten und Blickkontakt halten:** Man versucht, auch non- und para-verbale Signale wahrzunehmen. Inkongruente Botschaften können frühzeitig erkannt werden.
- **Rephrasieren:** Wichtige Inhalte werden im Originalton wiederholt.
- **Spiegeln:** Man wiederholt, was man aus der Rede des Partners verstanden hat.
- **Unterstützend sein:** Ermutigen, Respekt ausdrücken, Dank sagen, Probleme anerkennen.

12.6 Kommunikation nach kritischen Situationen

Zur guten Kommunikation gehören Feedback und die Lösung von zwischenmenschlichen Konflikten. Ihr Platz ist *nach* kritischen Situationen, da sie Zeit und Ruhe voraussetzen.

▪ Rückmeldung geben

Rückmeldungen (**Feedback**) können sowohl auf *Äußerungen* als auch auf *Handlungen* eines Teamkollegen gegeben werden. Feedback ermöglicht, frühzeitig Missverständnisse aus dem Weg zu räumen und eine Lerngelegenheit wahrzunehmen. Damit Feedback zu einem wesentlichen Aspekt der Teamkommunikation werden kann, müssen Teammitglieder sicher sein, dass es erwünscht ist und konstruktiv umgesetzt wird.

Feedback unter statusgleichen Personen ist in der Regel reich an positiven und negativen Aspekten. Feedback hingegen, das hierarchiehöheren Personen gegeben wird, hat eine eingebaute Selektionsverstärkung für positive Aspekte: Man betont viel mehr das Positive und lässt problematische Verhaltensweisen unerwähnt. Für Führungskräfte ist es deshalb sinnvoll, *explizit Feedback einzufordern*, indem man um Beobachtungen bezüglich des eigenen Verhaltens und um konstruktive Ratschläge für Verbesserungen bittet.

Die folgenden Grundregeln können für ein konstruktives Feedback hilfreich sein:

Grundregeln für ein konstruktives Feedback

- Wertschätzende Grundhaltung – jeder lernt über Feedback
- Angemessenen Zeitpunkt und Rahmen wählen
- Feedback erteilen, wenn der Empfänger dazu bereit ist
- Positives Feedback geben – negatives Feedback wird dann eher angenommen
- Niemanden bloßstellen – Kritik zuerst unter vier Augen anbringen
- Feedback konkret und sachlich gestalten
- Beobachtbare Handlungen ansprechen – nicht Eigenschaften einer Person
- Verwenden von Ich-Botschaften zur Mitteilung von Beobachtungen
- Klare Beschreibung erwarteter Veränderungen
- Gutes Beispiel sein: Selbst Feedback annehmen und sich dafür bedanken

▪ Sachliche Konflikte ansprechen

Weil jede Situation von verschiedenen Menschen unterschiedlich erlebt wird, ergeben sich zwangsläufig verschiedene Ansichten, Pläne und Absichten. Lassen sich diese individuellen Absichten nur gegen die anderen Personen durchsetzen, spricht man von einem Konflikt. In medizinischen Angelegenheiten lassen sich Konflikte durch das Besprechen von Daten, Meinungen und klinischen Zeichen klären. Die meisten Konflikte können durch Annäherung der widersprüchlichen Absichten oder durch *Kompromissbildung* gelöst werden. Man findet gemeinsam den sachlich besseren Standpunkt heraus, man ordnet die widersprüchlichen Absichten »eine nach der anderen« oder man verwirft zwei widersprüchliche Standpunkte zugunsten eines kleinsten gemeinsamen Nenners. Konstruktiv ausgetragene Konflikte verhelfen oft zu einem umfassenderen Bild der Wirklichkeit und zu besseren Lösungen.

In kritischen Situationen und bei hohem Zeitdruck ist schnelles Entscheiden wichtig, so dass die Zeit für das Austragen eines sachlichen Konflikts gelegentlich nicht gegeben ist. Ist dies der Fall, können Mitarbeiter das Zurückweisen ihrer Meinung oder Ansicht als Zurückweisung ihrer Person und als Disqualifizierung ihrer Kompetenz und ihres Engagements werten. Um Beziehungsstörungen vorzubeugen, sollten nach kritischen Situationen solche möglicherweise unbemerkt durchlaufene Entscheidungen rekapituliert, Konfliktstoff offen angesprochen und das Erleben der Situation respektvoll erfragt werden.

▪ Beziehungskonflikte ansprechen

Wenn sich Konflikte überwiegend auf fachliche Themen beziehen, sind sie in der Regel durch fachliche Mittel gut zu lösen (Argumente, Modelle, Lehrmeinungen). Da hinter den Konflikten jedoch immer Personen stehen, ist eine Konfliktlösung mehr als nur ein Ausgleich auf der Sachebene. Insbesondere Konflikte mit hohem Beziehungsanteil erweisen sich oft als zäh, schwer lösbar und nachhaltig. Tritt ein Konflikt in einer kritischen Situation auf, können schnell Motive wie Kompetenzschutz das eigene Handeln bestimmen (► Kap. 4). Man sollte sich daher immer bewusst dafür entscheiden, eine gute Lösung für den Patienten zu finden. Nicht *wer Recht* hat, ist dann die entscheidende Frage, sondern *was richtig* ist (»*what is right – not who is right*«).

Da Notfallsituationen häufig durch harte sachliche Widersprüche und Ressourcenkonflikte gekennzeichnet sind und schnell ein aggressives Klima mit unverrückbaren Positionen entsteht, sollten Teammitglieder und Führungskräfte vor allem nach solchen Situationen auf der Beziehungsebene einen fairen Ausgleich herstellen. Das geschieht durch gegenseitige Anerkennung des Engagements, der Beharrlichkeit und Kompromissbereitschaft. Einfache Daumenregeln für Konfliktlösungen gibt es leider nicht, aber die Kenntnis einiger Grundregeln kann hilfreich sein.

12

Maximen der Konfliktlösung
- **Hören Sie gut zu.** Sehen Sie einen Konflikt als (ungefragte) Möglichkeit, noch weitere Standpunkte zu hören. Fragen Sie im Zweifelsfall erst nach und reden Sie dann.
- **»Das Problem ist das Problem«.** Greifen Sie nicht Ihr Gegenüber an, sondern das Problem.
- **Der Patient soll der Gewinner sein** und nicht einer der Behandelnden. Konflikte sind kein Machtkampf mit einem feindlichen Gegenüber. Ziel eines Konfliktes ist eine »win-win«- Situation für alle Beteiligten.
- **Bringen Sie die Gegensätze zur Sprache.** Klären Sie Gemeinsames und Trennendes. Oft besteht mehr Übereinstimmung als man anfänglich dachte.
- **Sprechen Sie Gefühle an.** Menschen nehmen starke Standpunkte oft aufgrund von starken Gefühlen und nicht aufgrund von rationalen Überlegungen ein.
- **Respektieren Sie jedes Teammitglied.** Gerade wenn Sie die Meinung ihres Gegenübers nicht teilen und anders entscheiden, sollten Sie ihm das Gefühl vermitteln, dass Sie seine Person respektieren und seinen Standpunkt sorgfältig abgewogen haben.

12.7 Tipps für die Praxis

- Gute Kommunikation und gutes Zuhören muss geübt werden und sollte zur täglichen Gewohnheit werden. In kritischen Situationen kann dann von dieser Gewohnheit profitiert werden.
- Sprechen Sie die gemeinte Person an und stellen Sie sicher, dass Ihre Nachricht verstanden wurde.
- Der erste Eindruck prägt (positiv oder negativ) und hat Einfluss auf das Gelingen von Kommunikation.
- Erwarten Sie nicht, dass Menschen Gedanken lesen können. Artikulieren Sie Ihre Meinungen klar und deutlich und äußern Sie Bedenken.
- Nichts ist so einfach, als das es nicht missverstanden werden könnte.

- Gesagt ist nicht gehört und gehört ist nicht verstanden.
- Wann immer Sie sich unsicher fühlen und Bedenken bezüglich der Sicherheit eines Patienten haben, sprechen Sie mit den Vorgesetzten in einer respektvollen, nicht bedrohlichen und unterstützenden Weise. Stellen Sie sicher, dass die entscheidenden Informationen angesprochen werden.
- Im Zweifelsfall: Fragen Sie nach!
- Gute Entscheidungen werden aufgrund guter Informationen gefällt. Holen Sie aktiv Informationen ein.
- In kritischen Situationen ist aktives Zuhören einer der wichtigsten Fähigkeiten.
- In kritischen Situationen steigt die Wahrscheinlichkeit, dass mentale Modelle unvollständig oder gar falsch sind. Sie sollten stets aktiv auch nach Informationen suchen, die Ihren aktuellen Annahmen *widersprechen*.

12.8 Kommunikation – Auf einen Blick

- Kommunikation erfüllt Funktionen: Strukturierung, Informationsverteilung, Koordination und Stabilisierung
- Immer, wenn Menschen Informationen austauschen, treten sie auch in Beziehung zueinander
- Kommunikation ist mehr als nur ein Austausch von Worten: Jede Handlung kann von Menschen unterschiedlich interpretiert werden und somit (absichtlich und unabsichtlich) eine bestimmte Botschaft vermitteln: »Man kann nicht nicht kommunizieren!«
- Kommunikation geschieht sprachlich, para-verbal und nonverbal
- Widersprechen sich die Informationen der verbalen und nonverbalen Kommunikation, wird der Empfänger eher den nonverbalen Anteilen Glauben schenken
- Gutes Kommunikationsverhalten nutzt kongruent verbale und non-verbale Mittel; kongruente Kommunikationssignale können durch übereinstimmende Körpersprache, nonverbale Signale und den gesprochenen Worten erzielt werden
- Beziehung, Sachinhalt, Appell und Selbstkundgabe sind die vier Aspekte von Botschaften
- Die Bedeutung einer Nachricht kann nicht übermittelt werden, vielmehr wird sie vom Empfänger rekonstruiert; wird eine Nachricht nur unvollständig übermittelt, wird der Hörer dazu tendieren, die Botschaft aufgrund eigener Erwartungen und Erfahrungen zu vervollständigen
- Kommunikation ist keine Einbahnstraße, bei der eine Information nur in einer Richtung unterwegs ist; zur Kommunikation gehört auch dazu, sicherzustellen, dass die Botschaft »richtig« verstanden wurde
- Gestörte Beziehungsmuster und unzureichende Kommunikationsfertigkeiten gefährden den Patienten in Notfallsituationen
- Störungen der Kommunikation können mit den Merkmalen der Information, mit dem Empfangs- und Deutungsprozess und mit der Beziehungsebene zwischen den Gesprächspartnern zusammenhängen
- Die häufigsten dysfunktionalen Kommunikationsmuster sind: symmetrische Eskalation, komplementäre Kommunikation und Reaktanz
- Missverständnisse zeigen sich, wenn der Empfänger einer Nachricht ein anderes Verhalten zeigt, als der Sender vermitteln wollte
- Kommunikation wird dysfunktional, wenn die beteiligten Personen zwar gute Absichten verfolgen, aber die Interaktion eine unproduktive und destruktive Arbeitsumgebung schafft
- Zuhören stellt eine wesentliche Kommunikationsfähigkeit dar; Zuhören können ist mehr als passive Aufmerksamkeit: Zuhören können bedeutet, die Verantwortung dafür zu übernehmen, dass man den Standpunkt seines Partners verstanden hat
- Zur Absicherung, ob Nachrichten richtig verstanden wurden, sollte die Kommunikationsschleife geschlossen werden; dies erfolgt durch ein Zurücklesen (readback) der angeordneten Information und durch ein Zurückhören (hearback) der ausgeführten Information
- Die eigene Position sollte beharrlich und mit Empathie gegenüber anderen Teammitgliedern geäußert werden, bis sich Bedenken bezüglich der Sicherheit des Patienten geklärt haben; Beharrlichkeit sollte dazu führen, dass andere Teammitglieder ihren Standpunkt nochmals reflektieren, bevor sie eine Entscheidung treffen
- In kritischen Situationen erntet man, was man im täglichen Leben gesät hat: Erfolgreiche Kommunikation in Notfallsituationen beruht auf einer guten Kommunikation im Alltag

Literatur

AHRQ (2007) TeamSTEPPS. Strategies & tools to enhance performance and patient safetety. Curriculum Kit disc wallet AHRQ Pub. No. 06-0020-3; accessed at www.ahrq.gov

Argyle M, Salter V, Nicholson H, Williams M, Burgess P (1970) The communication of inferior and superior attitudes by verbal and non-verbal signals. British Journal of Social and Clinical Psychology 9: 222–231

Brehm S, Brehm JW (1981) Psychological Reactance – A Theory of Freedom and Control. Academic Press, New York

Brown JP (2004) Closing the communication loop: using readback/hearback to support patient safety J Comm J Qual Saf 30:460–464

Bühler K (1934) Sprachtheorie: Die Darstellungsform der Sprache. Fischer, Jena

Cushing S (1994) Fatal words. Communication Clashes and Aircraft Crashes. University of Chicago Press, Chicago

Griffin E (1999) A first look at communication theory, 4th edn. McGraw-Hill, Boston

Hargie O (2006) Handbook of communication skills. Routledge, London

Hofinger G (2008) Kommunikation. In Badke-Schaub P, Hofinger G, Lauche K (Hg) Human Factors. Psychologie sicheren Handelns in Hochrisikobranchen. Springer, Heidelberg, S 131–152

Hofinger G (Hrsg) (2005) Kommunikation in kritischen Situationen.. Verlag für Polizeiwissenschaft, Frankfurt/M

Jensen RS (1995) Pilot judgement and crew resource management. Ashgate, Aldershot

Jentsch F, Smith–Jentsch KA (2001) Assertiveness and team performance: more than »just say no«. In: Salas E, Bowers CA, Edens E (eds) Improving teamwork in organisations. Applications of Resource Management Training. Lawrence Erlbaum, New Jersey, S 73–94

Kalkofen H (1983) Bestimmungselemente der Kommunikation. In: Dutz KD, Wulff HJ (Hrsg) Kommunikation, Funktion und Zeichentheorie. Münsteraner Arbeitskreis für Semiotik, Münster, S 111–163

Kanki B, Smith G (1999) Training aviation communication skills. In: Salas E, Bowers CA (eds) Improving teamwork in organisations. Erlbaum, New Jersey, S 95–127

Knapp ML, Daly JA (2002) Handbook of interpersonal communication (abridged). Sage, London

Köck W (1990) Kognition – Semantik – Kommunikation. In: Schmidt SJ (Hrsg.) Der Diskurs des radikalen Konstruktivismus. Suhrkamp, Frankfurt am Main

Kohn L, Corrigan J, Donaldson M (1999) To err is human: building a safer health system. Committee on Quality of Healthcare in America, Institute of Medicine (IOM). National Academy Press, Washington

Leonard M, Graham S, Bonacum D (2004) The human factor: the critical importance of effective teamwork and communication in providing safe care. Qual Saf Health Care 13 (Suppl 1): i85–i90

Lorr M, More W (1980) Four dimensions of assertiveness. Multivariate Behavioural Research, 14: 127–138

Maturana H, Varela F (1987) Der Baum der Erkenntnis. Scherz, Bern München Wien

Merten K (1977) Kommunikation. Eine Begriffs- und Prozessanalyse zu einem sozialwissenschaftlichen Grundbegriff. Opladen, Köln

Miller K (2005) Communication theories: perspectives, processes, and contexts, 2nd edn. McGraw-Hill, New York

Morey JC, Simon R, Jay GD, Wears RL, Salisbury M, Dukes KA, Berns SD (2002) Error reduction and performance improvement in the emergency department through formal teamwork training: evaluation results of the MedTeams project. Health Serv Res 37:1553–1581

Murray WB, Foster PA (2000) Crisis resource management among strangers: principles of organizing a multidisciplinary group for crisis resource management. J Clin Anesth 12:633–638

Nöth W (1985) Handbuch der Semiotik. Metzler, Stuttgart

Pian-Smith MCM, Simon R, Truong RD, Baboolal H, Raemer DB (2009). Teaching residents the two-challenge rule: a simulation-based approach to improve education and patient safety. Simul Healthc 4(2): 84–91

Posner R (1993) Kultur als Zeichensystem: Zur semiotischen Explikation kulturwissenschaftlicher Grundbegriffe. In: Rusterholz P, Svilar M (Hrsg.) Welt der Zeichen – Welt der Wirklichkeit. Haupt, Bern Stuttgart Wien, S 9–54

Schulz von Thun F (1981) Miteinander reden. Bd 1. Rowohlt, Reinbek bei Hamburg

Schulz von Thun F, Ruppel J, Stratmann R (2000) Miteinander reden. Psychologie für Führungskräfte. Rowohlt, Reinbek bei Hamburg

Searle JR (1971) Sprechakte: Ein philosophischer Essay. Suhrkamp, Frankfurt/M

Shannon CE, Weaver W (1949) The Mathematical Theory of Communication. University of Illinois Press, Urbana

Transport Canada (1997) Human factors for aviation: advanced handbook. Transport Canada Civil Aviation Resources, Ottawa

Ungerer D (2004) Simple Speech: Improving Communication in Disaster Relief Operations. In: Dietrichs R, Jochum K (Hrsg) Teaming up: Components of Safety under High Risk. Aldershot, Ashgate, pp 81–92

Watzlawick P, Weakland JH, Fisch R (1974) Changing a system. Norton, New York

Watzlawick P, Beavin J, Jackson D (1996) Menschliche Kommunikation. Formen, Störungen, Paradoxien. Hans Huber, Bern

Führung: Dem Team Richtung geben

Maligne Hyperthermie

Ein 12-jähriger Junge stürzt mit dem Fahrrad und zieht sich eine offene Unterkieferfraktur zu. Da der Patient nicht nüchtern ist und die Mundöffnung schmerzbedingt eingeschränkt ist, leitet der anästhesiologische Assistenzarzt die Narkose mit Thiopental und Succinylcholin ein. Nach problemloser Intubation führt er die Narkose als total intravenöse Anästhesie (TIVA) mit Propofol und Remifentanil weiter. Nach zunächst unauffälligem Narkoseverlauf beginnt die pulsoxymetrisch gemessene Sättigung langsam zu fallen, gleichzeitig wird der Patient tachykard. Weil er von einer ungenügenden Narkosetiefe ausgeht, vertieft der Assistenzarzt die Anästhesie. Diese Intervention hat jedoch keinen Einfluss auf die hämodynamischen Parameter. Daraufhin verifiziert er die intravenöse Lage des Zugangs und stellt sicher, dass die Lunge beidseits seitengleich belüftet ist. Um die Sättigung über 95% zu halten, muss er den Patienten mittlerweile mit einer F_iO_2 von 0,7 beatmen.

Weil der Assistenzarzt die Bedrohlichkeit der Lage erkennt und keine Ursache für die schwerwiegenden Veränderungen feststellen kann, bittet er den diensthabenden Oberarzt in den Saal. Zu diesem Zeitpunkt liegt das endexspiratorische CO_2 bei einem Atemminutenvolumen von 9 l/min bei 46 mmHg. Vereinzelt sind monomorphe ventrikuläre Extrasystolen auf dem EKG zu sehen. Der Oberarzt lässt den Assistenzarzt eine arterielle Kanüle zur invasiven Blutdruckmessung legen und ein arterielles Blutgas (BGA) bestimmen. Der Befund ergibt eine kombiniert respiratorische und metabolische Azidose mit einer deutlichen alveolo-arteriellen Sauerstoffpartialdruckdifferenz. Die Serumkaliumkonzentration liegt bei 5,6 mmol/l. Aufgrund der Einleitung mit Succinylcholin entschließt sich der Oberarzt, diese Veränderung als Maligne Hyperthermie zu behandeln. Die Körpertemperatur liegt zu diesem Zeitpunkt bei 37,2°C. Er klärt die anwesenden Kieferchirurgen über die Situation und den Ernst der Lage auf und bittet sie, ihre Operation zu unterbrechen. Es erfolgt die Gabe von Dantrolen, die engmaschige Kontrolle der BGA mit Pufferung und Behandlung der Hyperkaliämie und eine Diuresesteigerung. Zur Unterstützung der Hämodynamik erfolgt die kontinuierliche Gabe von Katecholaminen.

Da die Körpertemperatur des Jungen im Lauf der letzten 20 Minuten auf 39,7°C gestiegen ist, lässt der Oberarzt den Körper aktiv von außen kühlen. Bei diesen Maßnahmen helfen die beiden Operateure und das operativ-technische Assistenzpersonal mit. 20 Minuten nach Beginn der Dantrolenzufuhr beginnt die Herzfrequenz zu fallen und der Säuren-Basen-Haushalt normalisiert sich etwas. Die inspiratorische Sauerstoffkonzentration und das Atemminutenvolumen können schrittweise reduziert werden. Nun beginnt der Oberarzt, einen Beatmungsplatz auf der Intensivstation zu organisieren und informiert den diensthabenden Kollegen der Intensivstation über den bisherigen klinischen Verlauf des Patienten. Eine Stunde später kann der Patient hämodynamisch stabil auf die Intensivstation verlegt werden. Im weiteren Verlauf entwickelt der Patient auf der Intensivstation ein Kompartmentsyndrom beider Unterschenkel und muss erneut operiert werden. Zwei Tag nach dem Ereignis wird der Patient extubiert und kurze Zeit später auf eine Normalstation verlegt. Er kann ohne Residuen aus dem Krankenhaus entlassen werden. Eine daraufhin durchgeführte MH-Diagnostik ergibt sowohl bei dem Patienten als auch bei seinem Bruder eine Disposition für die Maligne Hyperthermie.

Bei einem gesunden jungen Mann wird im Rahmen einer Narkoseeinleitung durch eine Triggersubstanz (Succinylcholin) die lebensbedrohliche Narkosekomplikation einer »Malignen Hyperthermie« ausgelöst. Bei dieser Erkrankung kommt es zu einer unkontrollierten Steigerung des Energieverbrauchs in quergestreiften Muskelzellen. Dies hat eine schwere Azidose und Hypoxie zur Folge. Bedingt durch das Absterben der Muskelzellen werden Kalium und Myoglobin freigesetzt, was zu einer Hyperkaliämie, einer disseminierten intravasalen Gerinnung und einem akuten Nierenversagen führt. Das vital bedrohliche Krankheitsbild kann nur durch die Gabe eines Gegenmittels (Dantrolen) und eine sofortige Intensivtherapie beherrscht werden. Der behandelnde Arzt sieht sich daher mit der Notwendigkeit konfrontiert, das Monitoring des sich rasch verschlechternden Zustandes des Patienten zu intensivieren (invasive Blutdruckmessung, Blutgasanalyse, zentraler Venendruck), alle notwendigen Ressourcen (Personen, Medikamente, medizinische Geräte) anzufordern und die anfallenden Aufgaben auf die zur Verfügung stehenden Teammitglieder zu verteilen.

Mit der Fülle der Aufgaben ist der Anästhesist allein überfordert und auf die Unterstützung durch ein Team angewiesen. Als Leiter des Teams übernimmt der anästhesiologische Oberarzt die Führungsaufgabe für diesen schweren Zwischenfall. Er verschafft sich einen Gesamtüberblick, setzt Prioritäten, gibt Teilziele vor, bindet alle Anwesenden in die Behandlung ein und überwacht die Ausführung der Anordnungen.

13.1 Ein-Führung

Erfolgreiche Teamarbeit und eine gute Führung des Teams sind zwei Seiten der gleichen Medaille. Da Teams in der Akutmedizin hierarchisch strukturiert sind, kann Teamarbeit nur dann erfolgreich sein, wenn diese hierarchische Struktur in ein geeignetes Führungskonzept eingebunden ist. Wenn im Folgenden von Führung die Rede sein wird, so soll die **Führung im Notfall** von den verschiedenen Formen der **Führung im Alltag** unterschieden werden. An das Führungsverhalten im Notfall werden andere Anforderungen gestellt als an die Führung im Alltag. Beide Führungsarten lassen sich jedoch in der Akutmedizin nicht unabhängig voneinander betrachten, da es sich in der Regel um die gleichen Mitarbeiter handelt. Die Frage, ob Führung im Notfall gelingen kann, hängt daher teilweise davon ab, wie Mitarbeiter die Führungsperson und deren Führungsverhalten im Alltag erleben. Um das Wesen von Führung und die Merkmale guter Führung besser verstehen zu können, müssen folgende Frage näher betrachtet werden:

- Welche Kernkompetenzen sollte eine Führungsperson besitzen?
- Welches Verhalten ist Voraussetzung für eine erfolgreiche Führung?
- Wie können Führungspersonen ihr Team zu überdurchschnittlichen Leistungen motivieren und dabei gleichzeitig eine Arbeitsumgebung schaffen, in der gegenseitiges Vertrauen, Motivation und eine hohe Arbeitszufriedenheit herrschen?

Im Folgenden werden aus dem großen Forschungsfeld Führung diejenigen Ergebnisse vorgestellt, die für die Belange der Akutmedizin relevant sind (Überblick z. B. in Bass u. Stodgill 2007; Manser 2008; Neuberger 2002).

13.1.1 Führung im Alltag

Die Führungsaufgabe im Alltag umfasst im Wesentlichen zwei Schwerpunkte: Zum einen gilt es, zu gewährleisten, dass *anfallende Aufgaben* zeitlich und qualitativ angemessen durch das zur Verfügung stehende Personal abgearbeitet werden. Die hierfür notwendigen konkreten Kompetenzen beinhalten:

- Mitarbeitern entsprechend ihrer Fähigkeiten Arbeitsaufgaben zuweisen
- Realistische Ziele setzen
- Ergebnisse regelmäßig kontrollieren
- Mögliche Konflikte im Team bearbeiten

Zum anderen gilt es, die in der *Weiterbildung* befindlichen Kollegen in ihrer fachlichen und persönlichen Entwicklung zu unterstützen. Die dazu gehörigen Aufgaben umfassen:

- Ausbildungstand überprüfen
- Lernmöglichkeiten für jeden Mitarbeiter schaffen
- Berufliche Weiterentwicklung ermöglichen
- Persönlichkeit wertschätzen
- Ethisch verantwortliches Handeln stärken

Da Fehler in hinreichend komplexen Systemen zwangsläufig auftreten werden (► Kap. 3, 14), liegt es besonders an den Führungspersonen, eine Arbeitsumgebung zu schaffen, in der die entstehenden Fehler rasch entdeckt und unschädlich gemacht werden können. Dies geschieht beispielsweise dadurch, dass Führungspersonen ihre Mitarbeiter ermutigen, wachsam nach möglichen Gefahren für die Patientensicherheit Ausschau zu halten, Bedenken nachdrücklich zu äußern, wenn sie der Meinung sind, dass eine bestimmte Handlung negative Folgen für einen Patienten haben könnte, und die Arbeitsleistung und die Arbeitsbelastungen der anderen Teammitglieder zu überwachen (*»cross-monitoring«*; ► Kap. 11). Dieses Verhalten ist jedoch gerade in der Medizin mit ihren ausgeprägten hierarchischen Strukturen nicht selbstverständlich. Die vorhandenen Hierarchien hindern Teammitglieder häufig daran, eigene Meinungen und Standpunkte einzubringen. Erfolgreichen Führungskräften gelingt es dennoch, innerhalb ihres Einflussbereiches starre hierarchische Strukturen aufzuweichen und Vertrauen zu schaffen. Sie fördern ein angenehmes

Arbeitsklima, in dem sich die Mitarbeiter »sicher« fühlen, Bedenken zu äußern und Kritik zu üben. Fühlen Teammitglieder sich ermächtigt, eigene Eindrücke, Einschätzungen und Ideen zu äußern, hilft dies, ein umfassendes, gemeinsames mentales Modell zu erstellen (► Kap. 11). Ganz praktisch können Führungskräfte dies dadurch erreichen, dass sie (verbal und nonverbal) Wertschätzung und Unterstützung signalisieren und Fehler, die gemacht wurden, aus einer systemischen und nicht aus einer personenbezogenen Perspektive betrachten. Oftmals sind es nur kleine Worte, die einen großen Unterschied machen (■ Tab. 13.1).

■ **Tab. 13.1** Die wichtigsten Worte, die eine Führungsperson seinem Team gegenüber gebrauchen sollte (Autor unbekannt)

Die 6 wichtigsten Worte: »Ich habe gerade einen Fehler begangen.«
Die 5 wichtigsten Worte: »Das haben Sie gut gemacht!«
Die 4 wichtigsten Worte: »Was denken Sie darüber?«
Die 3 wichtigsten Worte: »…könnten Sie bitte?«
Die 2 wichtigsten Worte: »Danke sehr!«
Das eine wichtigste Wort: »wir«
Das unwichtigste Wort: »ich«

13.1.2 Führung im Notfall

Die geschilderte Maligne Hyperthermie (MH) ist ein Beispiel für eine kritische Situation, deren erfolgreiches Management »Führung im Notfall« erfordert. Im Gegensatz zu Führungshandeln im Alltag ist diese zentralisierter und hat als wesentliche Aufgabe die *Koordination aller Aktivitäten*. Die Anforderungen an Führung im Notfall werden im Folgenden (► Abschn. 13.4) genauer beschrieben. Zuvor werden einige wichtige Theorien zu Führung im Allgemeinen und ein Rahmenmodell für Führung in einer konkreten Situation vorgestellt.

13.2 Führungstheorien

Es gibt eine Vielzahl von Definitionen und Konzepte von Führung, die entweder Bezug auf die Führungsposition (Führung durch eine oder mehrere Personen), das Führungsziel, den Führungsprozess oder auf die Kennzeichen von Führung nehmen. Die meisten dieser Definitionen stammen aus dem industriellen oder dem betrieblichen Umfeld und können nicht einfach auf das Gesundheitswesen im Allgemeinen und auf die Akutmedizin im Speziellen übertragen werden.

Führung im Kontext der Akutmedizin bedeutet, dass eine Person andere Personen und Sachmittel dahingehend beeinflusst, dass ein von ihr vorgegebenes Ziel erreicht werden kann. Eine Führungsperson in der Akutmedizin kann als Teammitglied betrachtet werden, das sowohl die Einstellungen und Leistungen eines Teams als auch Entscheidungen stärker als alle anderen Mitglieder zielführend beeinflusst. Forschungsarbeiten in Bezug auf Führung haben eine Reihe an Theorien hervorgebracht, deren Schwerpunkte jeweils auf unterschiedlichen Aspekten von Führung liegen. Die frühesten Forschungsarbeiten wurden zu Beginn des 20. Jahrhunderts publiziert und beschäftigten sich mit den Eigenschaften, die Führungspersonen aus der breiten Masse heraushoben und sie vom nachgeordneten, befehlsempfangenden Personal unterschieden. Neuere Forschung hingegen setzt sich vor allem mit situationsbezogenen Faktoren und mit dem Qualifikationsniveau einer Führungsperson auseinander. Für die Belange der Akutmedizin sind die folgenden Theorien am wichtigsten (Bass u. Stogdill 2007).

13.2.1 Die »Great Man«-Theorie

Dieser theoretische Ansatz wird gelegentlich noch insbesondere bei männlichen Ärzten als irreführende Selbstwahrnehmung der eigenen Person hinsichtlich ihrer Führungsqualitäten angetroffen. Die Theorie besagt, dass Menschen die Fähigkeiten, eine große Führungsperson zu sein, in sich tragen. Menschen werden als Führer geboren und nicht zu einer Führungspersönlichkeit gemacht. Die geschichtlichen Wurzeln dieser Theorie stammen aus der frühen Führungsforschung, in der Führungspersonen häufig von adliger Abstammung waren und es daher nahe lag, zu glauben, dass Führung etwas mit Abstammung und den richtigen Genen zu tun hatte. Der Führungsstil einer Person, die sich selbst als »Great Man« einschätzt, wird diesen Anspruch auch nach außen deutlich vertreten. Aus diesem Grund kann sich die Teamarbeit mit einer solchen Führungsperson als besondere Herausforderung darstellen.

13.2.2 Theorie der Persönlichkeitsmerkmale (»Trait Theory«)

Dürften wir uns in einer konkreten Notfallperson eine Person herbeiwünschen, die die Führung übernehmen soll, so würden vermutlich jedem von uns bestimmte Personen einfallen, die wir für besonders geeignet halten. Unsere eigenen Erfahrungen mit diesen Personen haben uns gezeigt, dass sie nicht nur über eine hohe fachliche Kompetenz verfügen, sondern auch »aus dem rechten Holz geschnitzt« sind, um auch in den kritischsten Momenten ruhig und überlegt das Geschehen zu lenken. Unter der Annahme, dass dieses »rechte Holz« mit bestimmte Qualitäten und Charaktereigenschaften gleichzusetzen ist, befasste sich die Forschung Mitte des vergangenen Jahrhunderts mit der Identifizierung dieser Charaktereigenschaften (Stogdill 1948). Die Ergebnisse waren jedoch widersprüchlich und ergaben lediglich, dass bestimmte Führungseigenschaften jeweils in unterschiedlichen Situationen überwogen. Die »Trait Theory« verlor daher an Aufmerksamkeit, da es mit ihrer Hilfe weder gelang, zukünftige Führungspersonen zu identifizieren, noch Personen in dieser Rolle zu bestätigen, die durch Kollegen klar als Führungsperson bezeichnet wurden. Seit den 1980ern erlebt die »Trait Theory« trotz der Tatsache, dass sie empirisch nach wie vor wenig fundiert ist, eine Renaissance. Problematisch erscheint vor allem, dass sich nicht ausschließlich »gute Eigenschaften« als Merkmale einer Führungsperson isolieren lassen: Übermäßiges Selbstvertrauen und rücksichtsloses Verhalten anderen Personen gegenüber scheinen sich ebenfalls signifikant häufiger bei erfolgreichen Führungspersonen zu finden. Ob solche Eigenschaften Teil einer guten Führungsperson sein müssen, wird bis heute kontrovers diskutiert. Nachteilig an der »Theorie der Persönlichkeitsmerkmale« scheint zuletzt auch die Implikation, dass die beschriebenen Eigenschaften fester Bestandteil einer erwachsenen Personen geworden sind. Hält man Persönlichkeitsmerkmale aber für unabänderlich, so kann man leicht die Schlussfolgerung ziehen, dass Schulungsmaßnahmen wenig Veränderung bewirken werden und daher gar nicht erst versucht werden sollten.

13.2.3 Verhaltenstheorien

Als Reaktion auf die eher starren Theorien zu Persönlichkeitseigenschaften begann man, das Verhalten von erfolgreichen Führungspersonen dahingehend zu untersuchen, ob sich regelmäßig wiederkehrende Führungsstile identifizieren ließen. Anhand der Resultate vertreten Verhaltenstheorien die Ansicht, dass Führung erlernt wird. Die Theorien beziehen sich auf definierte und erlernbare Fähigkeiten und Verhaltensweisen der Führungspersonen, nicht jedoch auf geistige Fähigkeiten oder innere Werte. Erfolgreiche Führung kann demnach durch beschreibbare Handlungen bestimmt werden. Neben den Führungsfertigkeiten muss eine Führungsperson auch über Sozialkompetenz, fachliche Kompetenz sowie konzeptionelle Fähigkeiten verfügen.

Der Ansatz der Verhaltenstheorien eröffnet vielfältige Interventionsmaßnahmen zur Verbesserung von Führungsverhalten, da sie davon ausgehen, dass Personen sich nur in einem stetigen Prozess aus (Fort-)Bildung, Training und der bewussten Aufarbeitung eigener Erlebnisse zu guten Führungspersonen entwickeln. Darüber hinaus konnte die Führungsforschung Verhaltensweisen aufzeigen, die zum Misslingen von Teamarbeit beitragen und Führungskräfte dahingehend sensibilisieren. In kleinem Maßstab kann vermutlich jede Person diesen verhaltenstheoretische Ansatz autobiografisch bestätigen: Im persönlichen Rückblick lässt sich häufig feststellen, wie sich das Führungsverhalten seit den ersten Monaten der Berufstätigkeit verändert hat. Verhaltenstheorien schießen jedoch über das Ziel hinaus, wenn der Einfluss von Persönlichkeitseigenschaften nicht mehr in Betracht gezogen wird: Auch dies lehrt die alltägliche Erfahrung, dass nicht jeder Mitarbeiter, und sei er noch so lange in seinem Beruf, gutes Führungsverhalten entwickelt. Da die weiteren Entwicklungsmöglichkeiten möglicherweise bereits vor Eintritt in das Berufsleben absehbar sind, sollte auch im Gesundheitswesen dem Auswahlverfahren von Mitarbeitern verstärkt Aufmerksamkeit zukommen.

13.2.4 Situativer Führungsstil und Kontingenztheorie

Dass unterschiedliche Situationen auch unterschiedliches Führungsverhalten erfordern, ist die zentrale Grundannahme des »situativen Führungsstils«: Wer daher gut führen können will, muss sich mit seinem Stil an die jeweilige Situation anpassen. In den letzten Jahrzehnten wurden daher insbesondere Theorien weiter entwickelt, die sich auf jene situativen Führungsstile beziehen (»Kontingenztheorien«). Aufbauend auf die grundlegenden Arbeiten von Fiedler (1967) wurde der Einfluss von verschiedenen (Persönlichkeits-)Faktoren untersucht, die ein optimales Führungsverhalten in verschiedenen Situationen ermöglichen. Die Ergebnisse bestätigten die Annahme, dass es nicht das eine erfolgreiche psychografische Führungsprofil gibt, sondern dass effektives Führungsverhalten durch die angemessene Reaktion auf die Anforderungen der Situation bedingt ist. Erfolgreiche Führung ist demnach ein Prozess, der sich aus mehreren möglichen Variablen zusammensetzt: den zur Verfügung stehenden Mitarbeitern und deren Fähigkeiten, dem Charakter des Teams und der Teamarbeit, der Natur der Aufgabe sowie dem gewählten Stil der Führungsperson. Da Teamarbeit maßgeblich zur Patientensicherheit beiträgt, können verschiedene Führungsstile auch sicherheitsrelevantes Verhalten in verschiedene Richtungen beeinflussen (Zohar 2002).

13.2.5 Theorie der geteilten Führung (»Shared Leadership Theory«)

Alle bisher vorgestellten Theorien gehen von der Annahme aus, dass Führung nur von einer Person ausgeführt werden kann, um effektiv zu sein. Forschungsarbeiten aus Bereichen der Industrie, dem Management und der Schulverwaltung zeigen hingegen, dass dies nicht in jedem Fall so sein muss. Unter manchen Umständen können Führungsmodelle, bei denen die Führungsaufgaben auf mehrere Teammitglieder aufgeteilt sind, erfolgreicher sein als Modelle mit nur einer Führungsperson. Dieses Konzept der geteilten Führung kann beschrieben werden als ein dynamischer, interaktiver Prozess der Einflussnahme zwischen Personen in Gruppen, dessen Ziel es ist, sich gegenseitig zu führen, um Ziele der Gruppe oder der Organisation zu erreichen (Pearce u. Conger 2003). Wenn mehrere Personen sich die Führungsaufgabe teilen, kann dies effektiv Arbeitsbelastungen senken und die Teamleistung auch bei schwierigen Aufgaben verbessern. Wenngleich das Konzept der geteilten Verantwortung keine neue Erfindung darstellt (Gibb 1954), so werden doch erst in letzter Zeit die Stimmen lauter, die Aspekte davon im Gesundheitswesen umgesetzt sehen möchten. Erste Ergebnisse scheinen die Erwartungen zu bestätigen (Flin et al. 2003; Klein et al. 2006; Künzle et al. 2010; Tschan et al. 2006; Xiao et al. 2004): Geteilte Führung kann auch in der Medizin bei komplexen Aufgaben eine effektive Strategie darstellen, Ressourcenknappheit zu überwinden. Die Verteilung von Führungsaufgaben anhand vorhandener Erfahrung und Fähigkeiten ist zudem ein Charakteristikum von Organisationen mit hoher Zuverlässigkeit (»*High Reliable Organizations*«; ► Kap. 14). In diesen Organisationen wandert Autorität dorthin, wo Fachwissen und erforderliche Informationen verfügbar sind.

Obwohl bisherige Forschungsarbeiten den Nutzen einer geteilten Führung in Situationen mit *geringer Arbeitsbelastung* untermauern konnte, ist dieser Nachweis für die Bewältigung von *kritischen Situationen* in der Akutmedizin noch nicht erbracht worden. Hier gilt nach wie vor, dass einer expliziten Führung durch den erfahrensten Arzt vorrangige Bedeutung zukommt. Am ehesten dürfte dieses Modell in der interdisziplinären Versorgung von Patienten im Schockraum umsetzbar sein.

13.3 Rahmenmodell der Führung

Führung bedeutet, dass eine Person andere Personen und Sachmittel dahingehend beeinflusst, dass

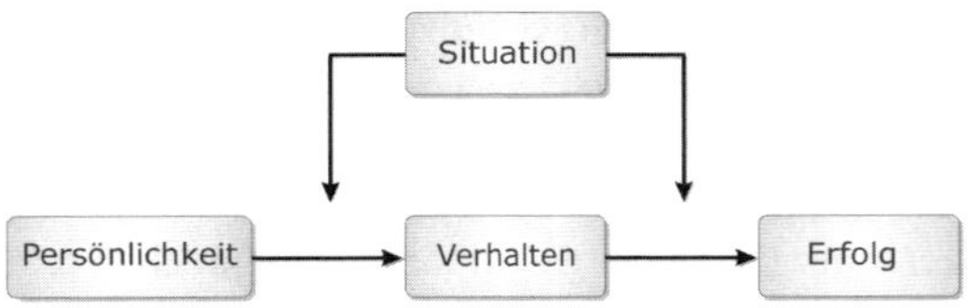

Abb. 13.1 Rahmenmodell der Führung (nach Gebert u. von Rosenstiel 2002)

ein von ihr vorgegebenes Ziel erreicht werden kann. Drei Einflussfaktoren bestimmen dabei über den *Erfolg* dieses Führungsvorgangs: Die Persönlichkeit dessen, der führt (*Führungspersönlichkeit*), die Art und Weise, wie dies geschieht (*Führungshandeln*) und die *Situation*, in der Führung stattfindet (Abb. 13.1).

Führungspersönlichkeit

Es ist eine alltägliche Erfahrung, dass die Ausprägung bestimmter Persönlichkeitsmerkmale das Handeln von Menschen in Führungssituationen beeinflusst. Leider lässt sich aus den Untersuchungen der Führungsforschung (s. o.) nicht zufriedenstellend ableiten, welche Merkmale nun genau eine erfolgreiche Führungspersönlichkeit auszeichnen: Einer beliebig langen Liste von nützlichen Persönlichkeitsmerkmalen (z. B. Überzeugungskraft, Initiative, Dominanz, Selbstvertrauen) stehen bei konkreten Personen immer eine Reihe von Schwächen gegenüber. Der Einfluss von Persönlichkeitsfaktoren wird damit weithin überschätzt.

13

Führungsstil

Führungshandeln ist in hohem Maße mit *Kommunikation* gleichzusetzen. Führen heißt kommunizieren – mit Kollegen, Pflegekräften, Rettungsdienstpersonal, Patienten und Funktionsbereichen (Labor, Blutbank, Rettungsleitstelle). Ausgehend von den Pionierarbeiten von Lewin et al. (1939) wird Führungshandeln im Allgemeinen in verschiedene Stile eingeteilt, die sich im Grad der **Mitarbeiterorientierung** (*Beziehungs- oder Personenorientierung*) und der **Aufgabenorientierung** (*Leistungsorientierung*) unterscheiden (Blanchard et al. 1986; Hersey 1986):

- Der **Laissez-faire-Stil** ist durch den Rückzug der Führungskraft aus ihrer Führungsrolle gekennzeichnet. Jedes Teammitglied bestimmt damit für sich selbst, welche Prioritäten es hat und in welcher Reihenfolge anfallende Aufgaben abgearbeitet werden. Dieser Stil wird in der Literatur gelegentlich auch als Delegationsstil bezeichnet, obwohl das Delegieren eher der Unlust der Führungsperson als einer bewussten Übertragung von Verantwortung an Mitarbeiter entspringt.
- Beim **demokratischen Führungsstil** gilt das primäre Interesse der Führungskraft dem Wohlergehen und den Bedürfnissen der Mitarbeiter. Die Erfüllung von Sachaufgaben wird diesem Ziel untergeordnet. Teammitglieder werden auch dann noch in den Entscheidungsprozess einbezogen, wenn die (Notfall-)Situation rasche und klare Anordnungen von Seiten der Führungskraft erforderlich machen würde.
- Im Gegensatz dazu ist der **autoritäre Führungsstil** ausschließlich auf die Durchsetzung der Sachziele ausgerichtet. Da keine Rücksicht auf die Bedürfnisse der Mitarbeiter genommen wird, erfolgt die Kommunikation einseitig in einem klaren, streng hierarchischen Unterstellungsverhältnis. Entscheidungen werden im Alleingang durch die Führungsperson getroffen. Arbeitsaufträge werden detailliert vergeben und deren Ausführung wird genau kontrolliert. Der Übergang vom autoritären Führungsstil zur Willkür und Bevormundung ist fließend. Der autoritäre Führungsstil mit seiner klaren Befehlsstruktur hat in der Akutmedizin seine Berechtigung, wenn Fehlhandlungen von Mitarbeitern sofort korrigiert werden müssen oder ein Großschadensereignis bewältigt werden muss (Sefrin et al. 1996).
- Der **integrative Führungsstil** vereint eine hohe Ausrichtung auf die Aufgabenerfüllung mit einer hohen Beachtung der Mitarbeiterbeziehungen. Das Interesse der Führungskraft ist gleichermaßen auf die Erreichung der Sachziele wie auf die Integration der Mitarbeiter gerichtet. Führungskräfte vermitteln die hohe Aufgaben- und Beziehungsorientierung durch Argumente, Überzeugungsarbeit und Erklärungen, sowie durch die Schaffung gemeinsamer mentaler Modelle (► Kap. 11). Je nach Dynamik der Situation kann der integrative Stil in der Akutmedizin eine **anweisende** oder **kooperative** Form annehmen (Abb. 13.2).

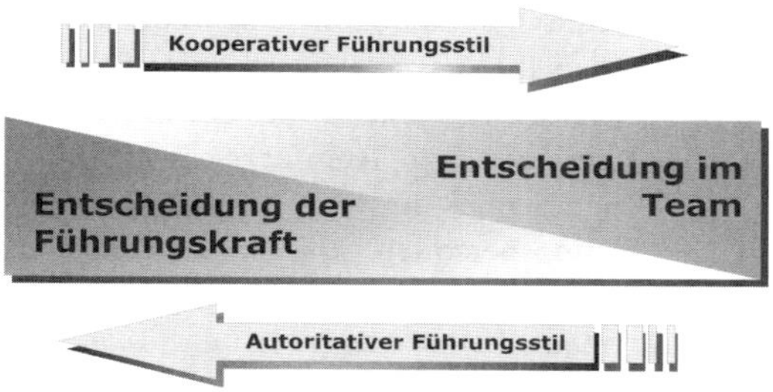

Abb. 13.2 Formen des integrativen Führungsstils in der Akutmedizin (nach Bittger 1996). Sowohl der kooperative als auch der anweisende Führungsstil sind durch eine Balance zwischen Auftrags- und Mitarbeiterorientierung gekennzeichnet

▪ Führungshandeln

In den letzten Jahren hat sich der Fokus der Forschung vom Führungsstil hin zum konkreten Führungshandeln verschoben. Die anfänglichen Forschungsarbeiten beschrieben dabei Führungshandeln als einen Prozess, der am ehesten mit einem »Austausch« von Belohnung gegen erwünschtes Verhalten verglichen werden kann: Mitarbeiter zeigen ein breites Spektrum an Verhalten und werden von Führungskräfte in den Fällen belohnt, in denen ihr Verhalten den Zielen der Organisation dienlich ist. Führungshandeln beschränkt sich in dieser Sichtweise auf eine positive Verstärkung und Selektion von beobachtetem Handeln. Diese reaktiven Formen von Führungshandeln wurden durch proaktive Konzepte abgelöst, in denen eine Führungsperson gewünschtes Verhalten der Mitarbeiter gezielt herbeiführt. Dies gelingt entweder dadurch, dass Führungskräfte aufgrund ihrer besonderen Persönlichkeit ihre Mitarbeiter im Sinne ihrer Vision »mitreißen« können (»charismatischer Führungsstil«) oder dass bei den Mitarbeitern Verantwortungsbewusstsein und Ehrgeiz geweckt werden, die Ziele der Organisation als oberste persönliche Priorität zu wählen. Dies kann beispielsweise dadurch erfolgen, dass man Mitarbeitern bewusst macht, wie wichtig das organisationale Ziel im Allgemeinen und ihr persönlicher Beitrag im Speziellen ist (»transformationaler Führungsstil«; Michaelis 2009; Yukl 2006). Da bei weitem nicht alle Führungskräfte eine charismatische Persönlichkeit besitzen wird zunehmend versucht, den transformationalen Führungsstil allen Führungskräften zugänglich zu machen. Obwohl eine Reihe an Studien eine Korrelation zwischen transformationalem und charismatischem Führungsstil über eine Vielzahl an Organisationen, Situationen und Kulturen hinweg aufzeigt (Überblick bei Judge u. Piccolo 2004; Michaelis 2009), weiß man nach wie vor sehr wenig darüber, unter welchen Bedingungen diese Art der Führung wirklich funktioniert.

▪ Führungssituation

Akutmediziner werden zwangsläufig mit unterschiedlichen Führungssituationen konfrontiert, da sie verschiedene formale Rollen innehaben: Ein Facharzt für Chirurgie kann beispielsweise in einer morgendlichen Operation einen jüngeren Kollegen ausbilden, danach zur Versorgung eines Polytraumas in den Schockraum gerufen werden, nachmittags einen Qualitätszirkel leiten und am Abend die Notarzt-Bereitschaft auf dem NAW übernehmen. Das Spektrum der Führungssituationen reicht von der Führung im Alltag bis zur Führung im Notfall. Da sich diese Führungssituationen sehr voneinander unterscheiden, ist jeweils anderes Führungshandeln nötig. Akutmediziner sollten sich daher der Verschiedenheit der Anforderungen bewusst sein und versuchen, ihr Führungshandeln der jeweiligen Situation anzupassen (McCormick u. Wardrobe 2003).

▪ Führungserfolg

Führungshandeln hat immer Folgen, wünschenswerterweise auch Erfolg. Ob eine Führung im Notfall erfolgreich war, wird in der Regel daran gemessen, wie es dem Patienten am Ende gesundheitlich geht: Das *Ergebnis* ist der Prüfstein. Aus der Perspektive des Patienten und der Angehörigen macht diese Einstellung Sinn. Für das beteiligte Team hingegen ist ebenfalls von hoher Bedeutung ist, auf welchem Weg dieses Ziel erreicht wurde: Wie ist die Führungsperson mit ihren Mitarbeitern umgegangen? Wurden Informationen angemessen und rechtzeitig mitgeteilt? Wie wurden Entscheidungsprozesse herbeigeführt? Ärztliche und nicht-ärztliche Mitarbeiter sind erwachsene und mündige Menschen und wollen auch als solche behandelt werden. Daher ist in den letzten Jahren neben dem Ergebnis zunehmend auch der *Prozess* in den Fokus gerückt, mit dem der Führungserfolg erzielt wurde (Schmidt u. Weber 2003).

13.4 Aufgaben der Führungsperson in kritischen Situationen

In dem Fallbeispiel wird vom Oberarzt *Führung im Notfall* gefordert. An seinem Führungshandeln lassen sich beispielhaft die wesentlichen Aufgaben einer Führungskraft erkennen.

13.4.1 Teamarbeit ermöglichen

Gute Teamarbeit geschieht nicht alleine dadurch, dass die jeweils gleichen Mitarbeiter in einer Schicht arbeiten. Gelungene Teamarbeit ist vielmehr abhängig von den sozialen und zwischenmenschlichen Fähigkeiten der Führungsperson und der Teammitglieder (▶ Kap. 11). Darüber sollte Teamarbeit von einem Arbeitsklima der Kooperation und gegenseitiger Verlässlichkeit geprägt sein. Dies ist gerade im Kontext der Akutmedizin schwieriger als bei Teams, die im Produktions- bzw. Arbeitsbereich tätig sind. Zwei Gründe sind hierfür maßgeblich verantwortlich:

- In der Akutmedizin haben die Teammitglieder häufig nur wenig Zeit, um sich kennenzulernen. Da Vorbesprechungen und Einweisungen des gesamten Teams selten möglich sind, müssen Führungspersonen das Team spontan und schnell organisieren.
- In »ad hoc« gebildeten Teams befinden sich häufig Personen aus verschiedenen Berufsgruppen und Fachdisziplinen, die sich nicht persönlich kennen. Führungspersonen müssend deshalb neben aufgabenbezogenen Anforderungen (»Behandlung des Patienten«) auch zwischenmenschliche Anforderungen (»sich kennenlernen«, »gut zusammenarbeiten«) bewältigen.

Um Teamarbeit zu ermöglichen, können Führungskräfte sich nicht auf ihre formale Autorität berufen. Im Idealfall spürt man, dass sie all ihr Können und ihre Erfahrungen der Versorgung des Patienten und der Ausbildung ihrer Kollegen zukommen lassen und keinen Qualifikationsvorsprung für sich behalten möchten (Amalberti et al. 2005). Führungspersonen geben innerhalb ihres Teams den Ton an, zum Guten wie zum Schlechten. Ihre persönliche Integrität, Freundlichkeit, Fairness und ihr Festhalten an ethischen Standards haben zwar keinen unmittelbaren Einfluss auf die Ausführung einer Aufgabe, aber sie entscheiden wesentlich darüber, welches Klima in einem Team herrscht und ob es einen Zusammenhalt in der Gruppe (Kohäsion) gibt. Führungspersonen können gewünschtes Teamverhalten und Fähigkeiten fördern, indem sie Informationen offen weitergeben und Teammitglieder ermuntern, Bedenken, konstruktive Kritik, sowie rechtzeitige Rückmeldungen auch in Bezug auf die Führungsperson selbst zu äußern.

13.4.2 Verwendung von Problemlösestrategien

Führung hat den Zweck, ein Ziel durch Einflussnahme auf die Arbeitsleistung der Teammitglieder schneller und effektiver zu erreichen (Murray u. Foster 2000). Bevor aber ein Ziel vorgegeben werden kann, muss eine Führungsperson das zugrunde liegende Problem erkennen und Lösungsmöglichkeiten finden. In der Akutmedizin können Problemlöseprozesse von Stress und der komplexen Anforderungen einer Situation negativ beeinflusst werden. Aus diesem Grund ist es gerade in solchen Situationen wichtig, dass Führungspersonen auf strukturierte Problemlösestrategien, wie z. B. die fünf Schritte einer guten Strategie (▶ Kap. 10), und nicht nur auf einfache Heuristiken zurückgreifen können. Situative Faktoren, wie Zeitdruck, akuter Stress oder Gefühle der eigenen Inkompetenz, können die Urteilsfähigkeit einer Führungsperson herabsetzen und ihn oder sie für Gruppendruck empfänglich machen.

13.4.3 Klare Vorgabe von Zielen

Konnten Probleme definiert und Ziele festgelegt werden, müssen diese hinsichtlich ihrer Priorität geordnet werden. Diese Priorisierung ist wichtig, da bei begrenzten Ressourcen nicht alle Ziele gleichzeitig angegangen werden können und die personellen und materiellen Ressourcen der Wichtigkeit entsprechend zugeteilt werden müssen. Führungspersonen sollten sich der Wichtigkeit klarer Zielvorgaben bewusst sein. Fehlen diese oder werden sie ungenügend kommuniziert, besteht die Gefahr dass Mitarbeiter sich eigene Ziele setzen, die sich häufig aus den gerade bearbeiteten Aufgaben herleiten. Hat die Mehrheit der Teammitglieder den Blick für das »große Bild« (und somit auch für das Oberziel) verloren, so können kritische Situationen rasch außer Kontrolle geraten.

13.4.4 Entscheidungen auf einer gemeinsamen Informationsbasis treffen

In der Akutmedizin müssen die einzelnen Teammitglieder koordiniert auf unerwartete Situationen reagieren. Geteilte mentale Modelle stellen daher die wichtigste Voraussetzung für erfolgreiche Teamarbeit dar (Stout et al. 1999). Je höher die Übereinstimmung der mentalen Modelle, desto wahrscheinlicher ist es, dass alle Teammitglieder »sich im gleichen Film befinden« und von gleichen Voraussetzungen ausgehend ihre Zusammenarbeit koordinieren. Eine von allen Teammitgliedern geteilte Einschätzung der Situation ermöglicht es dem Team, als Einheit aufzutreten und als solche zu agieren. Bei der Bildung und Aufrechterhaltung von gemeinsamen mentalen Modellen kommt Führungspersonen eine maßgebliche Rolle zu. Auch hier gilt, dass man in Notfallsituationen nur das Verhalten ernten kann, dass man im Alltag unter den Mitarbeitern gesät hat. Im klinischen Alltag sollten Führungspersonen Mitarbeiter regelmäßig ermutigen, ihre Gedanken und Eindrücke zu einer bestimmten Situation zu äußern. Mitarbeiter sollten lernen, dass der Wert von Äußerungen nicht an die Stellung der Person innerhalb der klinischen Hierarchie gebunden ist. Neben der direkten Ermutigung können Führungspersonen dieses Verhalten auch dadurch fördern, dass sie ihr aktuelles mentales Modell explizit mit den Teammitgliedern teilen, beispielsweise in dem sie sagen: »Ich denke, das Problem besteht in… Die höchsten Risiken liegen in… Die Strategie sieht folgendermaßen aus…« Indem die Führungskraft die Teammitglieder fragt: »Was denken Sie? Habe ich irgendetwas bei meinen Überlegungen vergessen? Gibt es Bedenken, dass eine Maßnahme nicht greifen wird?«, kommuniziert sie die implizite Botschaft, dass auch bei Führungspersonen Annahmen hinterfragt und sicherheitsrelevante Bedenken geäußert werden dürfen.

13.4.5 Ausführung der Aufgaben delegieren und koordinieren

Eine grundsätzliche Forderung an Führungspersonen ist, der Problemlösung und Koordination des Teams Priorität vor dem unmittelbaren Handeln am Patienten zu geben. Diese Forderung lässt sich (mit Ausnahme des leitenden Notarztes) in der Akutmedizin nur mit Einschränkungen umsetzen. Es kommt regelmäßig vor, dass Führungskräfte aufgrund ihrer Erfahrung bei Schwierigkeiten mit invasiven Maßnahmen (z. B. schwierige Intubation, intravenöse Zugänge bei Neugeborenen oder Kleinkindern) zur Hand gehen müssen oder zur Diagnosestellung beitragen müssen (z. B. intraoperative TEE). Sobald die praktische Ausführung abgeschlossen ist, sollte sich eine Führungsperson jedoch wieder daran erinnern, dass von ihr vor allem erwartet wird, »das große Bild« im Auge zu behalten und Aufgaben weitestgehend zu delegieren. Die Delegation von Aufgaben und Aufträgen an Teammitglieder setzt sich dabei aus vier Schritten zusammen:

- Entscheidung, welche Aufgaben an Teammitglieder übertragen werden sollen
- Entscheidung, welche Teammitglieder eine bestimmte Aufgabe erledigen sollen
- Vermittlung klarer Vorstellungen in Bezug auf die Ziele der Aufgaben
- Forderung von Rückmeldungen über die Erledigung von Aufgaben

13.4.6 Emotionen stabilisieren und Arbeitsbelastungen berücksichtigen

Teammitglieder unterscheiden sich in ihren Fähigkeiten und Erfahrungen. Aus diesem Grund kann die gleiche Aufgabe von verschiedenen Teammitgliedern als unterschiedlich schwer eingeschätzt werden. Führungspersonen sollten ein Gespür für die persönlichen Grenzen jedes Teammitgliedes haben und eine Überforderung vermeiden. Als gute

Führungskraft ist der Oberarzt in der Lage, die Auswirkungen eigener Gefühle und der Gefühle von Teammitgliedern auf das Notfallmanagement wahrzunehmen. In dem geschilderten Fall ist der erstbehandelnde Anästhesist kurzzeitig mit der Situation überfordert, da er sich heftige Selbstvorwürfe bezüglich des Einsatzes von Succinylcholin macht und in diesem Zustand mehrfach frustran versucht, die V. jugularis interna zu punktieren. Als sich diese negative Emotionen auf die anderen Teammitglieder zu übertragen beginnen, teilt der Oberarzt dem Assistenten eine andere Aufgabe zu und lässt ihn von einem emotional stabileren Teammitglied (erfahrene Pflegekraft) unterstützen.

13.4.7 Regelmäßige Neubewertung der Situation

In kritischen Situationen stellt eine regelmäßige Neubewertung der aktuellen Lage eine wichtige Führungsaufgabe dar. Neben der Erstellung eines aktuellen mentalen Modells beinhaltet die regelmäßige Neubewertung auch die wechselseitige Kontrolle der Teammitglieder, ob Informationen verstanden und Aufgaben erledigt wurden. Teammitglieder können ihrer Führungskraft bei der Aktualisierung ihres mentalen Modells helfen, indem sie regelmäßig und unaufgefordert Rückmeldung zu ihren momentanen Arbeitsaufträgen geben.

13.5 Führungsprobleme in kritischen Situationen

Führungsprobleme in der Akutmedizin lassen sich auf zwei zentrale Probleme zurückführen: Entweder eine Führungskraft übernimmt die Verantwortung ihrer Führungsposition nicht oder aber sie nimmt ihre Rolle fehlerhaft wahr. Führungsprobleme können sich auf vielerlei Weise manifestieren.

13.5.1 Führerlos: Wenn keiner die Richtung weist

Wird eine Führungsposition von einer Person eingenommen, die diese Funktion nicht mit entsprechendem *Führungshandeln* ausfüllt, kann dies die Notfallversorgung eines Patienten erheblich gefährden. Da die Teammitglieder aufgrund der Führungsstruktur in der Akutmedizin auf Weisungen durch die Führungskraft angewiesen sind, führt eine fehlende Führung zu Zeitverzögerungen, einem Koordinationsverlust mit Nebeneinanderher-arbeiten und dem Ausfall notwendiger Arbeiten. Beispielsweise können inadäquate Führung und unklare Zielvorgaben während einer Reanimation dazu führen, dass Teams trotz ausreichendem Fachwissen und Training einen Herzkreislaufstillstand inadäquat behandeln (Marsch et al. 2004). Fehlende Führung macht sich umso stärker bemerkbar, je weniger vertraut Teammitglieder miteinander sind. Verstehen sich Teammitglieder hingegen aufgrund langjähriger Zusammenarbeit blind, so kann fehlende Führung durch **informelle Koordination** und bereits bestehende mentale Modelle teilweise kompensiert werden (▶ Kap. 11).

13.5.2 Zum Handeln ver-führt

Die wesentliche Aufgabe von Führung im Notfall besteht darin, ein umfassendes mentales Modell der Situation zu erstellen, Prioritäten und Teilziele festzulegen und die Handlungen aller Anwesenden zu koordinieren. Lässt sich die Führungsperson zu sehr dazu verleiten, selbst die Ausführung von Teilaufgaben zu übernehmen (z. B. zentralvenöse Zugänge legen, Medikamente applizieren, Blutkonserven abzeichnen), besteht die Gefahr, dass sie »das große Bild« aus den Augen verliert. Für Führungsvorgänge bei einem Massenanfall von Verletzten ist die Verpflichtung, sich ausschließlich um »das große Bild« zu kümmern, in der Funktionsbeschreibung des leitenden Notarztes explizit festgelegt (Sefrin et al. 1996).

13.5.3 Ausgeführt? Unterlassen von Kontrolle

Der Führungsvorgang ist ein zielgerichteter, immer wiederkehrender, in sich geschlossener Denk- und Handlungsablauf zur Durchsetzung von Entscheidungen (Roy u. Merz 1996). Aufgrund dieser kreisförmigen Struktur wird jede Führungshandlung von dem Ergebnis der vorangegangenen Handlungen beeinflusst. Ein wesentlicher Teil des Führungsvorgangs besteht daher in der Kontrolle, ob angeordnete Maßnahmen verstanden und durchgeführt wurden, sowie im Abgleich des erwarteten mit dem eingetretenen Ergebnis. Unterlassen Führungskräfte diese regelmäßige Überprüfung, so beruhen nachfolgende Handlungen möglicherweise auf nur Vermutungen und Erwartungen und nicht mehr auf der Realität.

13.5.4 Angespannt: Führung und psychischer Druck

Der anästhesiologische Oberarzt aus dem Fallbeispiel wird mit vielen Anforderungen gleichzeitig konfrontiert. Er muss sich sowohl mit der *inhaltlichen Problematik* eines Notfalls (unklare Diagnose) auseinander setzen, die zur Verfügung stehenden *Ressourcen* ermitteln, dem Bedürfnis aller Teammitglieder nach einer ausreichenden *Kommunikation* nachkommen als auch seine eigenen emotionalen Reaktionen steuern. Obwohl diese Anforderungen in ihrer Gesamtheit eine hohe psychische Beanspruchung darstellen, sollten Führungskräfte damit umgehen können. Können sie dies nicht oder nicht ausreichend, dann besteht die Gefahr, dass sie in die Falle der *kognitiven Notfallreaktion* (► Kap. 9) tappen. Denken und Handeln dient dann nicht mehr der Führung eines Teams, sondern der Wiederherstellung des eigenen Kompetenzgefühls.

Ein weiteres häufig beobachtbares Verhalten ist der *Alleingang der Führungsperson* (Driskell u. Salas 1991): Unter großem Stress neigen viele Menschen dazu, sich ganz auf das eigene Denken und Tun zu konzentrieren. Teammitglieder erhalten dann keine Auskünfte mehr darüber, was der Betreffende denkt, plant und an Unterstützung erwartet (»Doc goes solo«).

13.5.5 Führungswechsel – Rollenwechsel

Als Akutmediziner wird man gelegentlich zu einem Rollenwechsel gezwungen: Als Assistenzarzt leitet man solange die Behandlung eines Notfalls, bis der Fach- oder Oberarzt dazu kommt, als erstversorgender Notarzt übernimmt man bei einem Massenanfall von Verletzten solange die Rolle des leitenden Notarztes, bis der offizielle leitende Notarzt eintrifft. In beiden Fällen muss man sich den neuen Umständen anpassen und das Verhalten je nach Rolle ändern. Ein häufiges Problem in der Patientenversorgung entsteht dadurch, dass Verhaltensweisen aus der Führungsrolle (z. B. Koordination, Strukturfestlegung) in die neue, weisungsgebundene Aufgabe übernommen werden.

13.5.6 Wenn einer das Sagen hat: Führung und Macht

Führung als Prinzip der Zusammenarbeit von Teammitgliedern bringt eine ungleiche Verteilung von Macht mit sich. Eine pauschale Ausübung von Macht im Sinne eines autoritären Führungsstils kann zu Problemen in der Teamarbeit führen. Eine forcierte Machtausübung vermittelt den Eindruck, dass die Führungsperson Herr der Lage ist. Aktives Einbringen von Informationen und Situationsbeurteilungen wird unter diesen Bedingungen von den Teammitgliedern als unnötig angesehen und entfällt.

Die anhaltende »Degradierung« eines Mitarbeiters zum reinen Befehlsempfänger kann darüber hinaus zu verdecktem Widerstand, Passivität und eigensinnigem Handeln des Mitarbeiters führen. Da Teams prinzipiell die Macht haben, einer Führungsperson die vertrauensvolle Zusammenarbeit zu verweigern, kann dies faktisch zur Auflösung der Teamarbeit führen. Eine ungleiche Verteilung von Macht kann jedoch auch im Interesse von Teams liegen: In kritischen Situationen neigen Menschen dazu, nach einer starken Führung zu rufen und damit Verantwortung abzugeben. Die Folgen gleichen den eben beschriebenen. Daher sollte eine Führungskraft die Teammitglieder aktiv zum Mitdenken und Einbringen von Informationen ermutigen.

13.5.7 Führungsanspruch: Konflikte zwischen Gleichrangigen

Treffen mehrere hierarchisch gleichgeordnete Führungspersonen in einem Notfall zusammen (Oberärzte verschiedener Fachrichtungen bei der Versorgung eines Polytraumas, Notärzte bei einem Verkehrsunfall mit mehreren Verletzten), kann die Führungsfunktion zu einem Konfliktthema werden. Existiert keine grundsätzliche Regelung über die Aufgabenzuteilung, so sollten sich alle Beteiligten über das geeignetste Führungsmodell einigen. Hierbei sind Modelle von der Übernahme der Führung durch den Erfahrensten bzw. zuerst am Unfallort Eingetroffenen bis hin zur Teamarbeit gleichberechtigter Partner denkbar. Hilfreich ist dabei, wenn diese Festlegung gemeinsam *abgesprochen* und nicht lediglich vermutet wird.

13.5.8 Abgegeben: Verantwortungsübergabe und Drehtüreffekt

Bei der Versorgung der Malignen Hyperthermie übernimmt der Oberarzt als hierarchisch höher stehende Personen die Verantwortung für alle Entscheidungen. Diese *Verantwortungsübergabe* korreliert in der Regel mit dem erforderlichen fachlichen Wissen und Können. Geschieht diese Übernahme jedoch abrupt und vermittelt dem Assistenten das Gefühl, nicht länger benötigt zu werden (*Drehtüreffekt*), so kann dies für die Patientenversorgung problematisch werden: Situationsbezogene Informationen und das Wissen um bereits vollzogene Maßnahmen werden dann nicht vollständig und schnell genug an die hinzukommende Führungskraft weitergegeben. Der Vorteil, den die Führungskraft durch ihren unvoreingenommenen Blick auf den Patienten hätte, wird dadurch aufgehoben, dass der Assistenzarzt möglicherweise Fallwissen mitnimmt und sich aus dem Mitdenken verabschiedet.

13.5.9 Unangreifbar: Immunisierung gegen Kritik

Führungspersonen können Fehldiagnosen stellen, fachlich umstrittene Maßnahmen anordnen und Handlungsfehler begehen. Weil Entscheidungen von Führungskräften im Alltag oft widerspruchslos hingenommen werden, kommt es zu einer Immunisierung ihrer Entscheidungen gegen jede Art von Kritik. Auch im Rahmen einer kritischen Situation unterliegen diese dann einem *Kritiktabu*. Im Umgang mit Führungspersonen sollten Teammitglieder jedoch zu einer gesunden Balance zwischen berechtigter Nachfrage und unangemessenen Grundsatzdiskussionen finden. Außer bei Großschadenslagen, wo es ein eindeutiges Befehlsverhältnis gibt und Nachfragen nicht vorgesehen sind, sollten eigene Bedenken solange aktiv und nachdrücklich vertreten werden, bis Zweifel bezüglich der Richtigkeit von Annahmen oder Handlungen der Führungskraft ausgeräumt wurden (▶ Kap. 12). Führungskräfte können Teammitglieder als Ressource für ihre Entscheidungen nutzen, indem sie das »Kritikvakuum« um die eigene Person herum immer wieder aufbrechen. Dies kann dadurch geschehen, dass Führungspersonen sowohl im Alltag als gerade auch in Notfallsituationen ihre Mitarbeiter zum kritischen Mitdenken ermutigen: »Habe ich etwas übersehen, was denken Sie?« »Fällt jemandem noch eine ganz andere Ursache für unser Problem ein?« »Hat jemand Vorschläge, was wir ändern sollten?«

Führungsprobleme
- **Fehlende Übernahme** der Führungsfunktion
- **Übernahme von Teilaufgaben** anstelle von Bemühungen um »das große Bild«
- **Unterlassene Kontrolle** von Anordnungen
- **Überforderung** mit einer Situation (*kognitive Notfallreaktion*)
- **Beibehalten von Führungsverhalten** in einer weisungsgebundenen Aufgabe
- **Pauschale Ausübung von Macht** im Sinne eines autoritären Führungsstils
- **Konflikte** zwischen Gleichrangigen
- Abrupte Übernahme von Verantwortung und **Herausdrängen von Teammitgliedern** mit Situationswissen
- **Kritiktabu** auch bei offensichtlichen Fehlentscheidungen in kritischen Situationen

13.6 Situative Führung

Unter situativer Führung versteht man ein ganzheitliches Führungskonzept, das den Mitarbeiter als Person wahrnimmt, respektiert, informiert, fördert und motiviert (Schmidt u. Weber 2003). Situative Führung schätzt die individuelle Leistungsfähigkeit und Motivation der Mitarbeiter ein und bedient sich dann flexibel eines der vier Führungsstile »anweisen, coachen, unterstützen, delegieren« (Hersey u. Blanchard 1977): Man wird mit einer erfahrenen und motivierten Intensivpflegekraft anders umgehen als mit einem unerfahrenen Weiterbildungsteilnehmer oder einem forsch auftretenden Kollegen. Leider sind Führungskräfte nicht immer in der Lage, ein einmal erfolgreiches Führungsmuster rechtzeitig aufzugeben: Sind klare Ansagen von Zielen und Aufgaben in einer kritischen Situation angebracht, so sollte man diesen Stil spätestens dann wieder verlassen, wenn das Team in ruhigeres Fahrwasser zurückgekehrt ist. Eine Notärztin, die ihrem Rettungsassistenten detaillierte Anweisungen gibt, wie der i.v.-Zugang zu verkleben ist, hat möglicherweise genau diesen flexiblen Wechsel von Führungsstilen nicht vollzogen. Eine wesentliche Voraussetzung für situative Führung ist somit:
- die Befähigung, den persönlichen Führungsstil der Situation anpassen zu können, und
- die Bereitschaft, die Motivation und Leistungsfähigkeit eines Teammitglieds als Momentaufnahme zu sehen und sein Gegenüber nicht vorschnell in eine Schublade zu stecken (► Kap. 12).

13.7 Tipps für die Praxis

- **Wertschätzung:** Wer führen will, muss Menschen mögen: Führung funktioniert nur, wenn man sich für Mitmenschen interessiert und diesen eine wertschätzende Grundhaltung entgegenbringt. Ohne eine solche Grundeinstellung des »Menschen-mögens« sollte man prinzipiell keine Führungsfunktion anstreben (Ebermann u. Scheiderer 2001).
- **Führungshandeln:** Führung geschieht nicht automatisch in Folge einer hierarchischen Position, die man hat. Führung geschieht, wenn man seine Funktion mit Führungshandeln ausfüllt.
- **Führung beginnt im Alltag.** Man kann in einer kritischen Situation nur auf das zurückgreifen, was als Führungsergebnis und als Mitarbeiterbeziehung im täglichen Führungsverhalten entstanden ist.
- **Vorbild sein:** Stellen Sie ein gutes Vorbild für ihre Mitarbeiter dar und setzen Sie mit Ihrem persönlichen Verhalten einen hohen Standard. Aufrichtigkeit, Integrität und moralisch einwandfreies Verhalten stellen vertrauenerweckende Charaktereigenschaften dar. Ihre Mitarbeiter sollen wissen, dass auf Sie Verlass ist und dass man mit Ihnen zusammen arbeiten kann. Ihre Mitarbeiter wollen nicht nur davon hören, welche Erwartungen man an sie hat, sie wollen auch sehen, dass ihre Führungsperson diese Erwartungen selbst erfüllt.
- **Ermutigen:** Ermutigen Sie die Mitglieder Ihres Teams, Beobachtungen, Anliegen und Fragen anzusprechen. Fördern Sie vorausschauendes (»proaktives«) Verhalten Ihrer Teammitglieder (Edmonson 2003). Was zu »Friedenszeiten« gesät wird, kann man in kritischen Situationen ernten.
- **Sein Handwerk verstehen:** Als Führungsperson müssen Sie mit allen denkbaren situativen Anforderungen und den daraus resultierenden Maßnahmen vertraut sein.
- **Beim Namen nennen:** Lernen Sie die Namen neuer Teammitglieder möglichst sofort kennen und zeigen Sie sich an deren persönlichen Belangen interessiert.
- **Unterstützung signalisieren:** Zeigen und vermitteln Sie Ihren Mitarbeitern, dass Sie sie unterstützen, nach außen hin für sie eintreten und dass es Ihr Anliegen ist, sie zu eigenständiger und verantwortlicher Arbeit zu ermächtigen.
- **Teamplayer sein:** Denken und Handeln Sie als Teil eines Teams und übermitteln dies auch an die Mitglieder Ihres Teams: Wir statt Ich!
- **Kommunizieren Sie gut:** Halten Sie Ihre Teammitglieder auf dem Laufenden und legen Sie Wert auf gute Kommunikationsfähigkeiten (► Kap. 12)
- **Lösen Sie Konflikte in Ihrem Team:** Erkennen Sie Beziehungskonflikte und verwenden Sie Konfliktlösestrategien (► Kap. 12)

- **Klären der Führungsposition:** Denken Sie immer daran, in kritischen Situationen ist Führung von entscheidender Bedeutung. Gibt es mehr als eine Führungsperson in einer kritischen Situation gibt es keine klare Führung.
- **Aufgabenverteilung** braucht Präzision: »Könnte jemand einmal…« oder »etwas müsste getan werden…«, kann dazu führen, dass niemand sich angesprochen fühlt und somit nichts passiert.
- **Umgangsform:** Die Führungsperson gibt den Ton des ganzen Teams vor. Hektik und geschriene Anweisungen können Anzeichen von persönlicher Überforderung und schlechter Organisation darstellen und von Teammitgliedern als fehlender Respekt interpretiert werden.
- **Ruhe vermitteln:** Auch wenn es einfacher gesagt als getan ist, der Patient hat den Notfall, nicht Sie selbst oder das Team. Daher sollten Führungskräfte einen ruhenden Pol in dem Notfallgeschehen darstellen und diese Ruhe an ihr Team weitergeben. Dies sollte auch unter Zeitdruck und angesichts begrenzter Ressourcen möglich sein.

13.8 Führung – Auf einen Blick

- Führung bedeutet, dass eine Person andere Personen und Sachmittel dahingehend beeinflusst, dass ein von ihr vorgegebenes Ziel erreicht werden kann
- Führung im Alltag unterscheidet sich von Führung im Notfall: Führung im Alltag beinhaltet administrative Aufgaben und eine Ausbildungsfunktion, Führung im Notfall hat einen höheren Anteil an koordinierenden Handlungen
- Der Erfolg eines Führungsvorgangs hängt von der Führungspersönlichkeit, dem Führungshandeln, den Geführten und der Situation ab
- Führungspersonen werden nicht einfach geboren, Führung wird gelernt
- Im Kontext der Akutmedizin sind vier Führungstheorien wichtig: die »Great Man-Theorie«, die Theorie der Persönlichkeitsmerkmale, Verhaltenstheorien und die situative bzw. Kontingenztheorie
- Führungshandeln ist in hohem Maße mit Kommunikation gleichzusetzen: Führen heißt kommunizieren – mit Kollegen, Pflegekräften, Rettungsdienstpersonal, Patienten und Funktionsbereichen
- Es werden vier Führungsstile anhand der unterschiedlichen Mitarbeiter- und Aufgabenorientierung unterschieden: Laissez-faire-Stil, demokratischer Stil, autoritärer Stil, integrativer Stil
- Die Aufgaben der Führungskraft in kritischen Situationen sind: Koordination, Problemlösen, Delegation, Formalisierung von Informationsflüssen, Festlegung von Strukturen, emotionale Stabilisierung, Wiederbewertung der Situation, Repräsentanz
- Erfolgreiche Führung ist sowohl von der Führungskompetenz der Führungsperson abhängig, als auch von der Teamfähigkeit jedes einzelnen Teammitglieds
- Führungsprobleme in der Akutmedizin lassen sich auf zwei zentrale Probleme zurückführen: Eine Führungskraft übernimmt die Verantwortung ihrer Führungsposition nicht oder aber sie nimmt ihre Rolle fehlerhaft wahr
- Es gibt nicht das eine Führungskonzept, das für alle Situationen geeignet wäre; bestimmte Führungsstile können bei Entscheidungsprozessen in der Akutmedizin besser geeignet sein als andere
- Unter situativer Führung versteht man ein ganzheitliches Führungskonzept, das den Mitarbeiter als Person wahrnimmt, respektiert, informiert, fördert und motiviert

Literatur

Amalberti R, Auroy Y, Berwick D, Barach P (2005) Five System Barriers to Achieving Ultrasafe Health Care. Ann Intern Med 142:756–764

Bass BM, Stogdill, RM (2007) Bass and Stogdill's handbook of leadership: theory, research, and managerial applications, 3rd edn. Free Press, New York and London

Bittger J (1996) Großunfälle und Katastrophen. Einsatztaktik und -organisation. Schattauer, Stuttgart

Blanchard K, Zigarmi P, Zigarmi D (1986) Der 101-Minuten-Manager: Führungsstile. MVG-Verlag, München

Driskell JE, Salas E (1991) Group decision making under stress. Journal of Applied Psychology, 76: 473–478

Ebermann HJ, Scheiderer J (2001) Führungs- und Teamverhalten. In: Vereinigung Cockpit (Hrsg.) VC-Human Factor-Konzept. VC, Frankfurt am Main, S 191–222

Edmondson AC (2003) Speaking up in the operating room: how team leaders promote learning in interdisciplinary-action teams. J Manag Stud 40:6, 1419-52

Fiedler F (1967) A theory of leadership effectiveness. Harper and Row Publishers, McGraw-Hill

Flin R, Fletcher G, McGeorge P, Sutherland A, Patey R (2003) Anaesthetists' attitudes toward teamwork and safety. Anaesthesia 58, 233-42

Gebert D, von Rosenstiel L (2002) Organisationspsychologie (5.Aufl.). Kohlhammer, Stuttgart

Gibb CA (1954) Leadership. In Lindzey G (ed) Handbook of social psychology, vol 2; pp 877–917. Addison-Wesley, Reading, MA

Hersey P (1986) Situatives Führen – die anderen 59 Minuten. Verlag moderne Industrie, Landsberg

Hersey P, Blanchard KH (1977) Management of organizational behaviour: utilizing human resources. Prentice-Hall, Englewood Cliffs, New Jersey

Judge TA, Piccolo RF (2004) Transformational and Transactional Leadership: A Meta-Analytic Test of Their Relative Validity. Journal of Applied Psychology, 89(5): 755–768

Klein KJ, Ziegler JC, Knight AP, Xiao Y (2006) Dynamic delegatin: shared, hierarchical, and deindividualized leadership in extreme action teams. Adm Sci Q 51, 590–621

Künzle B, Kolbe M, Grote G (2010) Ensuring patient safety through effective leadership behaviour: A literature review. Safety Science 48: 1–17

Lewin K, Lippitt R, White RK (1939) Patterns of aggressive behaviour in experimentally created «social climates«. Journal of Social Psychology, 10: 271–299

Manser T (2008) Teamwork and patient safety in dynamic domains of healthcare: a review of the literature. Acta Anaesth Scand 53:143–51

Marsch SCU, Müller C, Marquardt K, Conrad G, Tschan F, Hunziker P (2004) Human factors affect the quality of cardiopulmonary resuscitation in simulated cardiac arrests. Resuscitation 60:51–56

McCormick S, Wardrobe J (2003) Major incidents, leadership, and series summary and review. Emergency Medicine Journal, 20: 70–74

Michaelis B (2009) Transformational and charismatic leadership effect on performance outcomes. An analysis of linking mechanisms and boundary conditions. Dissertation. Available under http://archiv.ub.uni-heidelberg.de/volltextserver/volltexte/2009/9886/pdf/Dissertation_Michaelis_UB_041009.pdf

Murray WB, Foster PA (2000) Crisis resource management among strangers: principles of organizing a multidisciplinary group for crisis resource management. J Clin Anesth 12: 633–638

Neuberger O (2002) Führen und führen lassen: Ansätze, Ergebnisse und Kritik der Führungsforschung. Lucius & Lucius, Stuttgart

Pearce CL, Conger JA (2003) All those years ago. In Pearce CL, Conger JA (eds.) Shared leadership: reframing the How's and Why's of leadership. Sage, Thousand Oaks, CA

Roy H, Merz H (1996) Führen – Führungsgrundsätze und Praxis der Führung. In: Sefrin P, Knuth P, Stratmann D (Hrsg.) Handbuch für den Leitenden Notarzt. VI Führungslehre. Ecomed, Landsberg, S 1–12

Schmidt F, Weber G (2003) Situatives Führen im Rettungsdienst. Notfall & Rettungsmedizin, 6: 256–264

Sefrin P, Knuth P, Stratmann D (1996) Handbuch für den Leitenden Notarzt. Ecomed, Landsberg

Stogdill RM (1948) Personal factors associated with leadership: A survey of the literature. Journal of Personality, 25: 35–71

Stout RJ, Cannon-Bowers JA, Salas E, Milanovich DM (1999) Planning, shared mental models, and coordinated performance: an empirical link is established. Hum Factors 41:61–71

Tschan F, Semmer NK, Gautschi D (2006) Leading to recovery: group performance and coordinative activities in medical emergency driven groups. Hum Perf 19:277–304

Xiao Y, Seagull FJ, Mackenzie CF, Klein KJ (2004) Adaptive leadership in trauma resuscitations teams: a grounded theory approach to video analysis. Cognition Technology and Work 6: 158–164

Yukl G A (2006) Leadership in organizations (6 ed). Prentice Hall, Upper Saddle River, NJ

Zohar D (2002) The effects of leadership dimensions, safety climate, and assigned priorities on minor injuries in work groups. Journal of Organizational Behavior, 23: 75–92

Fehler und Sicherheit in Organisationen

Der vierte Teil des Buches befasst sich mit dem Einfluss von Organisationen auf das Handeln in der Notfall- und Akutmedizin. Auf den ersten Blick liegen viele dieser Faktoren nicht im Verantwortungsbereich von Ärzten und Pflegekräften: Die Unternehmenskultur, Fragen der Patientensicherheit oder Grundsätze der Personalentwicklung scheinen vorgegebene Größen zu sein, in denen sich der Einzelne wiederfindet. Organisationen nehmen in der Tat durch übergeordnete Entscheidungen bezüglich dieser Themen Einfluss auf das Handeln von Ärzten, Pflegekräften und Rettungsdienstpersonal. Es sind jedoch immer die Mitarbeiter eines Krankenhauses oder einer Rettungsorganisation, die durch ihr Handeln das Gesamtergebnis »Patientensicherheit« beeinflussen. Deshalb ist die Kenntnis der Zusammenhänge von Organisation und Person hilfreich, um beispielsweise Mechanismen der Unfallentstehung oder die Relevanz latenter Faktoren zu verstehen.

Kapitel 14 stellt Organisationen als Systeme dar und diskutiert verschiedene wichtige Organisationstheorien: den Human Factors-Ansatz, der die Unvermeidbarkeit von Fehlern in Organisationen betont, Normans Theorie der »normalen« durch die Gestaltung von Systemen verursachten Unfälle sowie Ansätze zu Hochzuverlässigkeit, aus denen die Medizin Nutzen ziehen kann. Als Einflussfaktoren, die im Sinne latenter Fehler auf das Handeln der Ärzte und Pflegekräfte »am scharfen Ende« des Systems wirken, werden Konzepte der Ablauforganisation, Medizingerätetechnik und Personalmanagement dargestellt.

Kapitel 15 beschäftigt sich mit den Möglichkeiten der Fehlervermeidung und Fehlerbewältigung. Konzepte aus anderen Hochrisikobereichen wie die der »zuverlässigen Organisation« und der »lernenden Organisation« könnten auch für die Medizin hilfreich sein, da sie den Denkrahmen der Mitarbeiter für ihre tägliche Arbeit verändern. Komplexe Organisationen wie Krankenhäuser werden sich aber nicht mit einfachen »Erfolgsrezepten« und isolierten Maßnahmen verändern lassen. Instrumente wie Incident-Reporting-Systeme, Fehler-Auditierung und andere Maßnahmen des Qualitätsmanagements, Notfalltraining am Simulator und regelmäßige Teamtrainings sollten integrative Bestandteile übergreifender Konzepte der Organisationsentwicklung sein. Unter den aktuellen ökonomischen Bedingungen ist es wichtiger denn je, dass alle Mitarbeiter von Krankenhäusern und Rettungsdiensten die Themen Patientensicherheit, Fehlervermeidung und zuverlässiges Handeln auf ihrer persönlichen Agenda haben.

Organisation und Fehler

Arbeitsunfall am Bau

Am frühen Nachmittag stürzt ein 32-jähriger Arbeiter aus ca. 4 m Höhe von einem Baugerüst und prallt mit seiner rechten Seite auf den Boden. Der Patient, der keine offensichtlichen größeren Verletzungen hat, wird vom herbeigerufenen Rettungsdienstpersonal versorgt und in die Notaufnahme einer großen chirurgischen Klinik eingeliefert. An diesem Nachmittag ist ein Assistenzarzt für sechs Untersuchungskabinen zuständig, die bei noch vollem Warteraum alle mit Patienten belegt sind. Der Assistenzarzt sieht sich den Patienten im Rahmen der Übergabe durch den Rettungsdienst kurz an und untersucht ihn grob orientierend klinisch. Zum Zeitpunkt der Aufnahme ist der Patient kreislaufstabil, klagt jedoch über atemabhängige starke Schmerzen und Druckschmerz in der rechten Thoraxhälfte sowie über leichte Atemnot. Auskultatorisch ist die Lunge annähernd seitengleich belüftet.

Um die Verdachtsdiagnose einer Rippenfraktur zu verifizieren, ordnet der Ambulanzarzt eine Röntgenthorax-Aufnahme an und lässt den Patienten mit dem Sitzstuhl von einer Schwesternschülerin in die Röntgenabteilung bringen. Der Patient erhält unmittelbar nach der Aufnahme ein unbefundetes Röntgenbild ausgehändigt und wird in die Notaufnahme zurückgeschickt. Erst im Nachhinein stellt sich heraus, dass dieses Bild einem anderen Patienten gleichen Namens gehört, der zur selben Zeit im Rahmen seiner OP-Vorbereitung ebenfalls eine Röntgenthorax-Untersuchung erhält. Das Bild wird dem Arbeiter fälschlicherweise von der MTRA ausgehändigt, da sie den Empfänger lediglich anhand des Nachnamens identifiziert. Als der Patient von der Untersuchung zurückkehrt, wird er ohne Monitoring in eine freie Kabine geschoben. Zu diesem Zeitpunkt hat die Atemnot bereits zugenommen, was jedoch von der begleitenden Schwesternschülerin nicht adäquat eingeschätzt wird. Erst als eine Ambulanzschwester den Raum betritt und einen unruhigen Patienten mit verstärkter Atemnot vorfindet, wird der Ambulanzarzt verständigt. Dieser kann die klinische Symptomatik nicht mit dem Befund auf dem Röntgenthorax in Einklang bringen, da dort weder Rippenfrakturen noch ein Pneumothorax zu sehen sind. Er ordnet eine Kurzinfusion mit Dipidolor an und bittet eine Pflegekraft, sich nach einem Pulsoxymeter umzusehen und den Patienten daran anzuschließen. Als diese eine Viertelstunde später mit dem Pulsoxymeter zurückkehrt, ist der Patient tachypnoeisch und reagiert nicht mehr auf Ansprache.

Das Notfallteam der Intensivstation wird alarmiert. Da der Intensivarzt einen bewusstseinsgetrübten Patienten vorfindet, dessen Sättigung unter 8 l Sauerstoff pro Minute bei 81% liegt, entschließt er sich, den Patienten augenblicklich zu intubieren. Als er den Patienten nach problemloser Intubation auskultiert, fällt ihm auf, dass auf der rechten Thoraxseite das Atemgeräusch deutlich abgeschwächt ist. Es lässt sich darüber hinaus ein Hautemphysem tasten. Noch während die Vorbereitungen für die Anlage einer Thoraxdrainage laufen, wird der Patient drucklos. Während das Notfallteam mit der kardiopulmonalen Reanimation beginnt, legt der Ambulanzarzt eine Thoraxdrainage, aus der sich eine größere Menge Luft und Blut entleeren. Der Intensivarzt lässt den Defibrillator aus der Ambulanz herbeischaffen. Die erste Defibrillation verzögert sich jedoch erheblich, da es sich um ein kürzlich angeschafftes Modell handelt, mit dessen Bedienung niemand richtig vertraut ist. Als es gelingt, den Defibrillator zum Funktionieren zu bringen, kann der Patient erfolgreich reanimiert werden. Bei der erneuten Kontrolle des Röntgenthorax fällt die fehlende Übereinstimmung des Vornamens auf. Auf dem eigentlichen Bild des Patienten ist eine Rippenserienfraktur rechts und ein beginnender Pneumothorax zu sehen.

Ein Patient wird nach einem Sturz aus größerer Höhe in einer chirurgischen Notaufnahme aufgenommen. Die Notaufnahme ist von ärztlicher Seite personell unterbesetzt, so dass der diensthabende Arzt den Patienten nur grob orientierend untersucht, um sich dann wieder anderen Patienten zuzuwenden. Der klinische Erstbefund lässt eine Rippenfraktur vermuten, weshalb der Ambulanzarzt eine Röntgenthorax-Aufnahme anordnet. Bei der Herausgabe des Röntgenbildes kommt es zu einer Verwechslung, da ein Patient gleichen Namens zum selben Zeitpunkt die gleiche Untersuchung erhält. Da der Patient das Röntgenbild mit sich führt, wird von da an nicht mehr daran gezweifelt, dass es sich tatsächlich um seine Aufnahme handelt. Die tatsächliche Schwere der Verletzung wird lange Zeit verkannt, da der Patient einerseits durch eine unerfahrene Schwester begleitet wird und andererseits notwendiges Monitoring (Pulsoxymetrie) nicht sofort zur Verfügung steht.

Als sich der klinische Zustand des Patienten offensichtlich verschlechtert, kann der Ambulanzarzt die Symptomatik nicht mit dem Normalbefund auf dem Röntgenthorax korrelieren. Da die Aufnahme zweifelsfrei keine Pathologie enthält, hinterfragt er diese Tatsache nicht, indem er beispielsweise den

Patienten erneut auskultiert oder sich vergewissert, dass tatsächlich die richtige Aufnahme vorliegt. Es wird eine Schmerztherapie angeordnet, unter der sich der Patient klinisch verschlechtert. Erst nach erfolgter Intubation deuten ein abgeschwächtes Atemgeräusch und ein beginnendes Hautemphysem auf einen Pneumothorax hin. Aufgrund einer fehlenden Entlastung führt die Spannungskomponente des Pneumothorax zu einem Herzkreislaufstillstand. Die Behandlung wird dadurch verzögert, dass ein Notfallgerät (Defibrillator) zum Einsatz kommt, auf das keiner der Bediener eine korrekte Einweisung erhalten hat.

Dass sich eine derartige »unglückliche Verkettung« von Umständen in dieser Notaufnahme ereignen kann, ist kein Zufall: Der geschilderte Fall kann nur deswegen in diesem Krankenhaus geschehen, weil es auf eine Art organisiert ist, die eine derartige »unglückliche Verkettung« von Einzelfaktoren und Handlungen ermöglicht. Was zunächst wie das Versäumnis einiger weniger Personen (MTRA, Assistenzarzt) aussieht, stellt sich bei genauerer Betrachtung als ein grundlegendes Problem des betreffenden Krankenhauses dar. Auch wenn sich keiner der Beteiligten dessen bewusst ist, nimmt die »Organisation Krankenhaus« (beispielsweise durch das Zeitbudget, das für jeden Patienten zur Verfügung steht oder durch die Einweisung in neue Geräte) ganz entscheidend Einfluss auf das Handeln ihrer Mitarbeiter.

Um diese Aussage näher zu erläutern, wird im Folgenden zunächst definiert, was unter einer Organisation zu verstehen ist, und es werden verschiedenen Arten, Organisationen zu beschreiben, vorgestellt.

14.1 Organisationen als Systeme: Verschiedene Sichtweisen

Das Gesundheitswesen ist sicherlich eines der größten, komplexesten und teuersten Systeme der westlichen Welt. Obwohl man normalerweise die Behandlung von Kranken nicht als System verstehen würde, ist es sinnvoll, das Gesundheitswesen als *sozio-technisches System* zu beschreiben. Ein sozio-technisches System ist durch die Interaktion von Menschen, Technologie und organisationalen Strukturen und Prozessen bestimmt. »Gesundheitswesen« hat viele Subsysteme, z. B. präklinische Notfallmedizin, Krankenhäuser (mit ihren vielen Subsystemen in Form von Abteilungen, Zentren, Teams…), ambulante Versorgung und Pflegeheime, Apotheken und Labore, aber auch Industrie, Behörden und Patientenverbände. Jedes dieser Subsysteme verfolgt eigene Ziele, Werte und Normen und verfügt über unterschiedliche menschliche, technische und finanzielle Ressourcen.

Um Probleme in einem einzelnen Bereich zu lösen, ist es nötig, den Fokus zu erweitern und das jeweilige System insgesamt zu betrachten, »in Systemen zu denken«. *Systemdenken* bedeutet, »Ganzheiten zu sehen, Muster und Beziehungen zu erkennen und zu lernen, diese Beziehungen effektiver und effizienter zu strukturieren« (Senge 1990; eig. Übersetzung). Systemdenken ist seit längerem in der Managementlehre prominent – im Gesundheitswesen setzt sich diese Art des Denkens erst langsam durch.

Was aber ist unter der Systemperspektive eine »Organisation«? In den Sozialwissenschaften gibt es unterschiedliche Theorieansätze, die erklären, was Organisationen *sind*, wie sie *funktionieren* sollten und wie sie *verändert* werden könnten. Einige wichtige Ansätze werden im Folgenden skizziert.

Organisationen sind Systeme von Menschen, die zusammenarbeiten, um wiederkehrende Aufgaben gemeinsam zu bewältigen. »Notfallversorgung in der Notaufnahme« ist eine von vielen wiederkehrenden Aufgaben eines Krankenhauses, »Leistungen abrechnen« eine andere. Organisationen sind in dieser Sichtweise *komplexe soziale Gebilde*, deren Strukturen und Abläufe so beschaffen sind, dass die darin tätigen Mitarbeiter weitgehend den angestrebten Output erzeugen können. Sie setzen den Rahmen für alle Prozesse der (Zusammen-)Arbeit und ordnen die Aktivitäten aller Mitarbeiter bezüglich der zentralen Ziele der Organisation (Malik 1984).

Organisationen haben eine Grenze zwischen »innen« und »außen« gezogen. »Innen« teilen die Menschen miteinander Regeln und halten sich an Grundsätze der Macht- und Verantwortungsteilung. Die Kooperation dieser (unter Umständen sehr vielen) Menschen erfolgt nach einem mehr oder minder komplexen Aufgabenplan, der eine riesige *Menge einzelner Entscheidungen* umfasst (Kieser u. Kubicek 1992). Wenn Organisationen eine Zeit lang bestehen, schlägt sich die zunehmende Erfahrung mit der Koordination all dieser Einzelentscheidungen in formalen Strukturen, Hierarchien, Funktionen sowie Beschreibungen wiederkehrender Aufgaben nieder. Organisationen sind gleichsam als Ansammlung »geronnener Entscheidungen« zu verstehen.

Organisationen sind also komplexe soziotechnische Systeme. Innerhalb dieser Perspektive gibt es unterschiedliche Auffassungen davon, was eine Organisation ausmacht. In der Organisationslehre hat sich die Unterteilung in ein instrumentelles, institutionelles und funktionales Verständnis von Organisation etabliert (Schulte-Zurhausen 2002).

- Dem *instrumentellen Verständnis* nach dienen Aufbau und Abläufe einer Organisation der Erreichung von sachlichen Zielen. Hier würde man sagen: »Das Krankenhaus *hat* eine Organisation«. Alle formalen Strukturen, Prozesse und Regeln dienen letztlich der optimalen *Zielerreichung*. Verhalten in Organisationen wird unter dieser Perspektive von »Normen der Rationalität« (Gouldner 1959) geleitet. Wenn das Krankenhausmanagement dieses Organisationsverständnis hat, wird es davon ausgehen, dass Verhalten in der Organisation durch inhaltliche Organisationsziele, definierte Aufgaben, Technologien und Strukturen bestimmt wird. Es wird auch davon ausgehen, dass Probleme durch unangemessene Strukturen zustande kommen und es wird sie durch Strukturveränderungen und Prozessoptimierung zu lösen versuchen. Die Motivationen der Mitarbeitenden und ihre Kreativität sind unter dieser Perspektive weniger bedeutsam.
- Dem *institutionellen Verständnis* nach ist eine Organisation ein dauerhaftes soziales Gebilde mit einer formalen Struktur. Die Mitarbeiter verfolgen nicht nur sachliche Ziele, sondern haben auch persönliche Interessen (z. B. Karriere, Macht, fachliche Weiterentwicklung). Der *human-resource*-Ansatz (z. B. Argyris 1957; Argyris u. Schön 1996) betont entsprechend die Beziehungen zwischen Organisationen und den Menschen in ihnen. Würde man sagen: »Das Krankenhaus *ist* eine Organisation«, so stünde im Vordergrund, dass Menschen in Organisationen verschiedene Motive befriedigen und bereit sind, ihr Verhalten an gemeinsam *geteilten Werten oder Normen* auszurichten. Ein solches Krankenhaus legt besonders Wert auf Einhaltung sozialer »Spielregeln« und stellt Motivation, Einstellungen, Beteiligung und Teamarbeit in den Vordergrund. Probleme können unter dieser Perspektive häufig mit einer ungenauen Passung von Bedürfnissen der Mitglieder mit den Zielen der Organisation erklärt werden. Lösungen haben dementsprechend mit Zielveränderungen zu tun.
- Der *funktionale Organisationsbegriff* stellt das *Organisieren* als *Führungstätigkeit* in den Mittelpunkt (Überblick z. B. in Kieser 2002). Unter dieser Perspektive stehen alle Prozesse, mit deren Hilfe nützliche Organisationsstrukturen, Regeln und Prozesse gestaltet werden, im Vordergrund. Ein Krankenhaus mit dieser Auffassung betont, dass eine Organisation keine endgültige Struktur besitzt. Vielmehr gehören kontinuierliche Re-Organisation, Verbesserung und Rationalisierung zu den zentralen Führungsaufgaben.

Das unterschiedliche Organisationsverständnis der skizzierten Positionen hat Auswirkungen darauf, wie der Alltag der Mitarbeiter gestaltet ist, welche Qualität die Personalarbeit einer Abteilung besitzt, welcher Führungsstil praktiziert wird und wie Projekte zur Patientensicherheit durchgeführt werden. Jede dieser Sichtweisen dient zum Verständnis davon, wie Menschen, Prozesse und Strukturen in Organisationen interagieren. Sie schließen sich nicht aus, sondern ergänzen sich. Jede einzelne Organisation kann auf verschiedenen Arten gesehen werden, sie hat »multiple Realitäten« (Bolman u. Deal 1984).

Trotz der offensichtlichen Unterschiede sind sich Organisationswissenschaftler einig, dass Organisationen der Verfolgung spezifischer Zeile dienen, die am besten durch kollektives Handeln erreicht werden können. Anders gesagt wird das Handeln in Organisationen durch den Bezug auf gemeinsame Ziele strukturiert (Alvesson 2002; Bedeian 1984; Black 2003; Bolman u. Deal 1984). Die Ziele, die eine Organisation verfolgt, können explizit formuliert sein und bewusst kommuniziert werden (z. B. mission statements) oder auch implizit sein, »hinter den Kulissen« bleiben. Explizite Ziele von Organisationen im Gesundheitswesen können sichere Behandlung, klinische Exzellenz oder auch Kostenreduktion sein. Implizite Ziele dagegen ergeben sich beispielsweise aus der Konkurrenz von Berufsgruppen oder der »Tradition des Hauses«.

▪ Zielkonflikte: Geld oder Gesundheit?

Ein augenfälliges Merkmal der geschilderten Patientenbehandlung ist die Tatsache, dass die Notaufnahme für das hohe Patientenaufkommen personell unterbesetzt ist. Dies hängt möglicherweise mit ökonomischen Rahmenbedingungen zusammen, die die chirurgische Klinik zwingen, nicht mehr ärztliches Personal für diesen Aufgabenbereich einzustellen. Krankenhäuser sind mit der widersprüchlichen Zielvorgabe konfrontiert, Patienten *medizinisch optimal* und gleichzeitig *ökonomisch erfolgreich* zu behandeln. Organisationen streben immer nach einer Lösung solcher Zielkonflikte, wobei Manager gern die »Stellschrauben« kurzfristig änderbarer Parameter wie beispielsweise Personalkosten, Arbeitszeit oder Stellenbesetzung bewegen. Da sich ökonomische Veränderungen eines Systems unmittelbar ablesen lassen, werden solche Maßnahmen durch den ökonomischen Erfolg positiv verstärkt: Wenn eine Maßnahme Geld einspart, ist dies ein Anreiz, sie beizubehalten. Die Priorisierung von ökonomischen Aspekten kann aber schwer korrigierbare Langzeitwirkungen auf die Qualität der Arbeit und das Engagement der Mitarbeiter haben. Die so bewirkte Abnahme an Sicherheit muss sich nicht unmittelbar auswirken, sondern kann lange Zeit im System verborgen sein (Reason 1990b; ► Kap. 3).

Wie eine Organisation mit dem Zielkonflikt von Geld und Gesundheit umgeht, wird sich letztendlich auf die Patientensicherheit auswirken. Werden arbeitsintensive und komplexe Arbeitswelten wie eine Notaufnahme personell unterbesetzt, ist es lediglich eine Frage der Zeit, bis Patienten zu Schaden kommen.

14.2 Fehler, Zuverlässigkeit und Ultrasicherheit in Organisationen

14.2.1 Der Human Factors-Engineering-Ansatz

Die Human Factors-orientierte Forschung hat immer wieder gezeigt, dass aktive Fehler (► Kap. 3) selten nur durch individuelle Nachlässigkeit entstehen oder ausschließlich der »Nachteil davon sind, ein Gehirn zu haben« (»*the downside of having a brain*«; Helmreich, 1998; ► Kap. 4). Meist werden sie erst durch fehlerbegünstigende Arbeitsbedingungen ermöglicht (z. B. Geräte- und Softwaredesign, Architektur, Arbeitsplatzgestaltung; Norman 1988; Vicente 2004). »Menschliche Fehler« sind also nicht vorrangig eine Eigenschaft einzelner Menschen, sondern eine Eigenschaft sozio-technischer Systeme. Der Human Factors-Ansatz versucht, die Beziehung zwischen Menschen und ihren Arbeitssystemen zu optimieren. Er trägt zur Fehlerreduktion und damit zur Patientensicherheit vor allem in drei Bereichen bei (Moray 1994; Vicente 2004):

- **Design sicherer Systeme:** Formale Strukturen, Hierarchien, Funktionen und Aufgabenbeschreibungen in einer Organisation können als »Haufen geronnener Entscheidungen« angesehen werden. Aus dieser Perspektive sind latente Fehlerbedingungen (► Kap. 3; Reason 1990a, 1990b, 1997) geronnene Entscheidungen, die nicht auf Patientensicherheit zielten. Sie werden meist von Menschen ohne direkten Patientenkontakt am »stumpfen Ende der Organisation« getroffen. Solche Unfälle nennt Reason »organisationale Unfälle«, da sie aus den Interaktionen vieler latenter Bedingungen entstehen, die dann in der konkreten Behandlungssituation auf Fehlhandlungen Einzelner stoßen. Die Gestaltung sicherer Arbeitssysteme ist deshalb eines der wichtigsten Gebiete des Human Factors-Engineering-Ansatzes: Die Fehler Einzelner dürfen nicht zu Unfällen führen, und dafür müssen latente Fehlerbedingungen verringert und Barrieren geschaffen werden, die die Folgen von Fehlern minimieren (► Kap. 15).
- **Ergonomie:** Die Anwendung wissenschaftlicher Ergebnisse bezüglich der Stärken und Grenzen

menschlicher Leistungsfähigkeit auf die Gestaltung von Geräten, Arbeitsplätzen und Arbeitsumgebungen ist Thema der Ergonomie (Carayon 2006). Das Design medizinischer Geräte, die Benutzerfreundlichkeit von Software, die Architektur von Behandlungsräumen oder die Gestaltung von Arbeitsplätzen können die Fehlerwahrscheinlichkeit erhöhen oder verringern. Werden Arbeitsmittel an Menschen angepasst, dient dies durch Fehlerreduktion der Patientensicherheit, aber auch dem Wohlbefinden der Mitarbeitenden und der Effektivität und Effizienz des Arbeitens.

- **Bedeutung des Teams für Sicherheit:** Die Begrenztheit menschlicher Informationsverarbeitung und das Problem des Entscheidens unter Zeitdruck spielen eine große Rolle für Fehler, nicht nur in der Akutmedizin. Zusammenarbeit im Team kann solche menschlichen Begrenzungen potenzieren oder ausgleichen. Die Human Factors-Forschung hat in den letzten Jahrzehnten verstärkt auf die Wichtigkeit von Teamwork und Kommunikation für die Prävention, Entdeckung und das Management von Fehlern hingewiesen (z. B. Entin u. Serfaty 1999; Burke et al. 2004). Entsprechend wichtig ist das Design guter Teamarbeit, vor allem die Bildung gemeinsamer mentaler Modelle (▶ Kap. 12) und sichere Teamkommunikation (▶ Kap. 11).

14.2.2 Die Theorie »normaler« Unfälle

Handlungsfehler von einzelnen Personen oder Teams sind unvermeidbar, wenn Menschen in komplexen Situationen handeln müssen. Aber auch für die Organisation als Ganzes gilt, dass Fehler zwangsläufig auftreten. Dies hängt mit der Arbeitsweise komplexer Systeme zusammen:

- *Menschen in Organisationen machen Fehler.* Da Organisationen von ihrer Struktur her häufig eng gekoppelt sind und komplex interagieren (▶ unten), wird die Ausweitung einzelner Fehler zu Unfällen begünstigt.
- *Organisationen haben eine Leistungsgrenze.* Extreme Ereignisse wie beispielsweise eine Großschadenslage können zeitweise die Leistungsfähigkeit bestehender Organisationsstrukturen übersteigen. Ist dies der Fall, so entstehen sogar aus sinnvollen Prozessen Fehler. Beispielsweise wurden bei dem ICE-Zugunglück von Eschede so viele Helfer aus umliegenden Landkreisen mobilisiert, dass am Einsatzort mehrere Personen als »leitender Notarzt« zu erkennen waren und damit die Leitungsstruktur für alle weisungsgebundenen Hilfskräfte unklar war (Oestern 2000).

Im Rahmen der Aufarbeitung des Unfalls im Kernkraftwerk Three Miles Island (1979) entwickelte der Soziologe Charles Perrow von der Yale University die Vorstellung, dass Unfälle unvermeidbar oder »normal« sind, sobald technische Systeme ein bestimmtes Maß an Komplexität erreicht haben. Dieses Konzept wurde als Normal-Accident-Theory (NAT; Perrow 1999) bekannt. Kernpunkt der Theorie sind die Dimensionen »interaktive Komplexität« und »Kopplung«, die nach Perrow gemeinsam die Anfälligkeit von Systemen für Unfälle determinieren.

Kopplung und interaktive Komplexität

Moderne Medizinorganisationen sind große, komplexe und vielfältig vernetzte Systeme mit einem hohen Maß an Arbeitsteilung, vielen Hierarchieebenen und einer starken berufsständischen und disziplinären Gliederung (Badura u. Feuerstein 1996). Organisationen sind durch Komplexität (▶ Kap. 2) und durch die strukturellen Merkmale der Kopplung und Interaktion gekennzeichnet (Perrow 1999).

In Systemen mit **komplexen Interaktionen** besteht eine große Anzahl an positiven und negativen Rückkopplungen und an indirekten Verknüpfungen zwischen Systemelementen. Selbst kleine Fehler können dann unerwartete und schwerwiegende Fern- und Nebenwirkungen haben. Die »harmlose« Angewohnheit der radiologischen Assistentin, Patienten nur mit ihrem Nachnamen aufzurufen, kann dann plötzlich zu einem Herzkreislaufstillstand eines jungen Patienten beitragen.

Das Konzept der **Kopplung** beschreibt die Nähe der Verbindungen oder Übergänge zwischen Systemkomponenten. Kopplung kann entweder eng oder lose sein. Bei *enger Kopplung* existiert keine Pufferung zwischen Teilen des Systems: Eine Veränderung im Teil A wird mit nur geringer zeitlicher Verzögerung an Teil B weitergegeben. Die Verringerung des venösen Rückflusses aufgrund des steigenden Drucks beim Pneumothorax ist ein pathophysiologisches Beispiel für enge Kopplung. Bei *loser Kopplung* hingegen sind die Subsysteme entweder relativ unabhängig voneinander oder es sind viele Pufferungen eingebaut, so dass sich eine Störung in Teil A nur langsam oder gar nicht auf Teil B auswirkt.

Da es in einem eng gekoppelten und komplex interagierenden System immer zu unberechenbaren und undurchschaubaren Nebenwirkungen kommen wird, sind Fehler und Unfälle nach der Normal-Accident-Theory ein unvermeidbarer Bestandteil dieser Systeme. Enge Kopplung und interaktive Komplexität machen es schwer, ein System zu verstehen, und können so dazu führen, dass eine Situation durch Interventionen verschlechtert wird. Im Fallbeispiel wurde das wahre Ausmaß des Lungenschadens erst klar, nachdem der Assistenzarzt den Patienten intubiert hatte und dadurch den Spannungspneumothorax auslöste.

14.2.3 Hochzuverlässigkeitstheorien

Trotz der von der NAT postulierten Unvermeidbarkeit und »Normalität« von Fehlern (Perrow 1999) können komplexe Organisationen ohne Unfälle und damit zuverlässig und sicher arbeiten. Das zeigen große Organisationen anderer Branchen mit ähnlich komplexen Strukturen wie Krankenhäuser (z. B. Flugzeugträger oder Atomkraftwerke, Roberts 1990; Weick u. Sutcliffe 2003).

Die Theorie hochzuverlässiger Organisationen (*High Reliability Organisations* HROs), die solche Erfolgsmodelle beschreibt, hat also einen optimistischeren Ansatz als die NAT: Sie geht davon aus, dass durch achtsames Organisationsdesign und Management Sicherheit und Zuverlässigkeit der Prozesse grundsätzlich erreichbar ist. HROs erleben ähnlich wie andere Organisationen immer wieder »Überraschungen« hinsichtlich der Sicherheit ihrer Prozesse. Aber sie gehen anders damit um: Sie zeichnen sich durch Achtsamkeit (»*mindfulness*«; Weick u. Roberts 1993) für alle Prozesse aus. Um diese zu erreichen, leben hochzuverlässige Organisationen eine »informierte« Sicherheitskultur (Reason 1997; ► Kap. 15) und zeichnen sich durch besondere Merkmale aus. Die HRO-Ansätze stellen hier Kultur- und Prozessgestaltung gegenüber den Strukturen der Organisation in den Vordergrund.

Diese im Folgenden aufgeführten Merkmale von Organisationen in hochriskanten Branchen können als *Anregungen* für die Akutmedizin verstanden werden. Einer einfachen Übertragung von »Erfolgsmodellen« auf die Medizin darf man jedoch skeptisch gegenüber stehen (Thomas u. Helmreich 2002).

Merkmale zuverlässiger Organisationen

- **Auseinandersetzung mit Fehlern:** Menschen in HROs beschäftigen sich viel mit Fehlern und kleinen Zwischenfällen. Da kleine Abweichungen auf Systemprobleme hinweisen können, werden sie als kostenlose Lerngelegenheit genutzt. Es existiert eine grundsätzlich skeptische Haltung gegenüber anhaltenden und ruhigen Erfolgsphasen, weil hinter vielen Erfolgen die Gefahr von Selbstzufriedenheit und Nachlässigkeit lauert. Mitglieder dieser Organisationen erwarten immer das Unerwartete – sie »erhoffen das Beste und rechnen mit dem Schlimmsten«.
- **Vorsicht vor vereinfachenden Annahmen:** Man pflegt Skepsis gegenüber vereinfachenden Annahmen und Ereignisinterpretationen. Stattdessen werden differenzierte komplexe Modelle und Vorstellungen über interne und externe Ereignisse bevorzugt. Menschen in HROs wissen, dass einfache mentale Modelle einfache und vorschnelle Entscheidungen begünstigen. Um die Komplexität der Systemumwelt zu erkennen, muss man diese auch differenziert und komplex wahrnehmen.
- **Sensibilität für betriebliche Abläufe:** Betriebliche Abläufe und normale Routinen werden aufmerksam auf ihre Schwächen und ihr Fehlerpotenzial hin untersucht. Dieses genaue Hinsehen wird durch dichte Kommunikation unterstützt: möglichst viele sind über möglichst vieles informiert, so dass kleine Probleme sofort gelöst werden können.

Trotz aller Anstrengungen wird es immer wieder zu kritischen Ereignissen kommen. Um diese zu bewältigen, setzen HROs auf Prozesse, die es ihnen ermöglichen, auf Zwischenfälle schnell und effektiv zu reagieren:

- **Respekt vor Fachkompetenz** und entsprechende **Allokation von Entscheidungskompetenz:** In hierarchischen Organisationen werden wichtige Entscheidungen »oben« in der Hierarchie gefällt. HROs besitzen natürlich auch Hierarchien. Aber Entscheidungen werden fallweise an den Ort verlagert, wo die höchste fachliche Expertise für das Problem liegt. Dieser hohe Respekt vor fachlicher Expertise ermöglicht es tendenziell, sachliche Entscheidungen von der formalen Hierarchie zu trennen und erlaubt, dass in kritischen Situationen die Entscheidungskompetenz »vor Ort« bei den Experten liegt.
- **Streben nach Flexibilität und Resilienz:** Mitglieder zuverlässiger Organisationen wissen, dass es immer unliebsame Überraschungen geben kann. Deshalb streben sie nach Flexibilität, um einerseits Fehler frühzeitig entdecken zu können und andererseits das System beim Auftreten von Fehlern durch flexible Anpassung am Laufen zu halten. Dies erhöht die Widerstandsfähigkeit (»Resilienz«) der Organisation bei Problemen. Resilienz im Kontext von HROs hat eine andere Bedeutung als beim Umgang mit Stress (▶ Kap. 9). Sie bezeichnet die Fähigkeit von Organisationen, mit Problemen, Abweichungen und Krisen fertig zu werden (zusammenfassend Hollnagel et al. 2006). Orientierung auf Resilienz bedeutet deshalb nicht nur, Fehler zu vermeiden, sondern zu wissen, wie man mit aufgetretenen Problemen umgeht. Dazu gehört es, schnell zu handeln und Erstmaßnahmen umsetzen zu können.
- In zuverlässigen Organisationen werden Mitarbeiter explizit aufgefordert, über Ist-Zustände, Abweichungen, eigene Handlungsabsichten, minimale Ereignisse und über Fehler zu reden. Damit die Kommunikation über Ereignisse und Fehler gelingt, ist eine vertrauensvolle Beziehung zwischen Mitarbeitern und Führungskräften Voraussetzung. Durch die häufige Reflexion von Entscheidungen wird auch verhindert, dass ein Normalisierungseffekt im Umgang mit Abweichungen eintritt. Wenn Mitarbeiter beginnen, abweichende Ereignisse, abweichendes Verhalten und kleine Regelverletzungen zu akzeptieren, weil keine unmittelbaren negativen Konsequenzen zu spüren sind oder im Gegenteil Belohnungen in Form von Erfolg, Zeitersparnis etc. erfolgen, werden Abweichungen **»normal«** (***»normal violations«***, Vaughan 1997).

Alle drei vorgestellten Theorieansätze betrachten menschliche Fehler und (Patienten-)Sicherheit aus einer systemischen Perspektive. Sie helfen, die organisationale Dynamik von Unfällen in der Akutmedizin zu verstehen. Die Ansätze werden in ◘ Tabelle 14.1 vergleichend und vereinfachend nebeneinandergestellt.

14.2.4 Ultrasichere Systeme

Das Gesundheitswesen teilt viele Merkmale mit anderen Hochrisikobereichen wie dem der zivilen Luftfahrt. Aber die Luftfahrt ist dem Gesundheitswesen in Sachen Sicherheit meilenweit voraus. Die Unfallrate mit Toten oder Flugzeugverlust scheint sich in den letzten Jahren in der westlichen Welt bei 1:1 Million eingependelt zu haben. Natürlich wird es in der Medizin immer unvorhersehbare Ereignisse geben – Patienten sind eben keine Flugzeuge und der »Zustand«, in dem manche Patienten in ein Krankenhaus eingeliefert werden, ist ebenso wenig mit modernen Jets vergleichbar. Aber das Ziel muss sein, dass kein Patient durch Fehler in der Behandlung geschädigt werden soll. Die Herausforderung ist also, Strategien und Werkzeuge zu entwickeln, die Organisationen des Gesundheitswesens so sicher wie Luftfahrt und andere »ultrasichere« Bereiche (Amalberti et al. 2005) machen. Dies wird in Bereichen, in denen viele Prozesse standardisierbar sind, eher erreichbar sein, wie beispielsweise bei elektiven Operationen und Anästhesien.

Amalberti und Kollegen (2005) identifizierten Barrieren, die Organisationen daran hindern, höchste Sicherheit zu erreichen. Sie nennen Systeme, die beinahe nie Unfälle produzieren, »ultrasicher«. Der Fokus der Beschreibung liegt weniger auf Kulturfaktoren der Organisation, wie die HROs-Theorien sie betonen, sondern eher auf Standardisierung von Prozessen und der damit verbun-

Tab. 14.1 Drei Theoriefamilien zu Fehlern und Sicherheit unter einer Systemperspektive (adaptiert nach Hoff et. al 2004)

Theorie	Schlüsselideen zu Fehlern	Wichtige Organisationsfaktoren, die nach der Theorie Fehler reduzieren helfen	Literatur
Human Factors-Theorie	Das Zusammentreffen »latenter« Bedingungen und aktiver Fehler in einem System führt zu Unfällen	Verringerung von Komplexität; Feedback-Schleifen; Systemredundanzen; Teamkooperation; Fähigkeit zur schnellen Reaktion; Informationssysteme;	Reason (1990a,b) Rasmussen (1982) Gaba (1989) Helmreich et. al (1999)
Normal-Accident-Theory	Fehler in komplexen Systemen sind unvermeidbar; kein Design ist fehlersicher; Grad der Kopplung von Aufgaben bzw. Subsystemen und Komplexität von Abläufen bestimmt das Fehlerrisiko	Nähe der Führungskräfte zu operativen Subsystemen; keine Zentralisierung; Puffer zwischen Prozess-Schritten; Information und Feedback zu kritischen Phasen und Fehlern	Perrow (1984, 1994, 1999)
Hochzuverlässigkeitstheorie	Komplexe Organisationsprozesse können so gestaltet werden, dass zuverlässiges Funktionieren möglich ist	Eine »Kultur« der Zuverlässigkeit und Sicherheit; Systemredundanzen; Training und Weiterbildung; dezentrales Entscheiden; klare Ziele; Messung und Feedback Routinen und Standards	LaPorte (1982) Roberts (1990) Schulman (1993) Rochlin (1993) Weick and Sutcliffe (2001)

denen Veränderung von Einstellungen und Traditionen:

- **Beschränkungen der maximalen Leistungsfähigkeit akzeptieren.** Wenn Mensch und Material ständig an die Leistungsgrenzen getrieben werden, etwa weil Leistungsziele maßgeblich sind, ist hohe Sicherheit dauerhaft nicht zu erreichen. Sicher handeln verlangt auch, Grenzen des Leistbaren zu akzeptieren.
- **Autonomie aufgeben.** Autonomiestreben ist ein normales menschliches Motiv (▶ Kap. 4), ebenso wie das Verfolgen persönlicher Ziele. Sichere Patientenversorgung verlangt aber immer häufiger, im Team zu arbeiten und sich an Regeln und Vorgaben zu halten. Standardisierung von Prozessen funktioniert in der Praxis nur, wenn die Mitglieder einer Organisation bereit sind, sich an die Vorgaben zu halten und also ein Stück Autonomie aufzugeben.
  Werden Routineabläufen standardisiert, muss die Kompetenz der Mitarbeitenden, in kritischen Situationen dezentral aufgrund von Expertise entscheiden zu können (▶ oben), dennoch aufrechterhalten werden. Dies kann durch Simulatortrainings angestrebt werden.
- **Sich nicht als Künstler fühlen, sondern als Teammitglied.** Für Fluggäste, die ein Flugzeug betreten, ist der Gedanke an die Qualifikation ihres Piloten unerheblich. Sie erwarten und erfahren einen gleichbleibend hohen Standard an professioneller Exzellenz unabhängig davon, wer gerade im Cockpit sitzt. Patienten hingegen wählen sich ihre Behandler (Operateure oder andere Spezialisten) häufig in der Vorstellung, dass von der Wahl der Person das Behandlungsergebnis maßgeblich beeinflusst wird. Das zugrunde liegende Verständnis sieht den Arzt oder der Ärztin als Künstler mit unterschiedlichen Befähigungen, von denen sich nur einige wenige durch professionelle Exzellenz auszeichnen. Von ärztlicher Seite wird dieser Qualifikationsvorsprung vor anderen als notwendig erachtet, um für Patienten interessant zu bleiben. Strebt man jedoch an, die Qualifikation aller Beteilig-

ten auf ein gleich hohes Niveau zu bringen und Behandlungen zu standardisieren, tritt die einzelne Person hinter diesen generellen Standard exzellenter Patientenbehandlung zurück. Dies bedeutet für den Einzelnen, sein berufliches Selbstbild neu als Teil eines Behandlerteams zu definieren – ein schwieriger und manchmal schmerzhafter Prozess, der mit dem oben erwähnten Autonomieverlust und dem Wegfall an Anerkennung als Spezialist und »Retter« einhergeht. Berufsgruppen, bei denen eine solche Standardisierung der Arbeit bereits erfolgt ist (z. B. Anästhesisten, Rettungsdienste und Pflegekräfte) sind diesem Ziel schon näher als solche Gruppen, in der das handwerkliche Geschick des Einzelnen im Vordergrund steht (z. B. alle chirurgischen Disziplinen).
Die Standardisierung und das Arbeiten im Team sorgen für Sicherheit – dennoch werden aus Sicht der Autoren auch zukünftig Erfahrungswissen und individuelle Bewertungen in vielen Behandlungsbereichen unverzichtbar sein. Außerdem bleibt die Einzelperson natürlich für die Beziehung zum Patienten sehr wichtig. Es gilt also, eine Balance zu finden zwischen Prozessdefinitionen, die unabhängig von der Person des Behandlers funktionieren, und der Behandlung, die persönlich und individuell bleibt.

- **Überreglementierung vermeiden und neue Regeln nur aufstellen, wenn sie zu Sicherheit beitragen.** Sicherheit wird durch Regeln und Standards erhöht. Je sicherer aber ein System schon arbeitet, desto weniger kann eine neue Regel der Sicherheit noch hinzufügen. Es muss also sichergestellt sein, dass neue Regulierungen einen Effekt auf Sicherheit haben und nicht zu Friktionen und Störungen in der Arbeit führen. In einer Phase, in der Medizin erst anfängt, Standardisierungen einzuführen, scheint dies kein relevantes Thema. Aber jetzt schon lässt sich beobachten, dass nicht jede Regulierung und Standardisierung wirklich der Patientensicherheit dient – auch hier ist ein schwieriger Balanceakt nötig zwischen nötiger Standardisierung und Überregulierung.

14.3 Organisationale Fehlerquellen

14.3.1 Schlüsselthemen für Sicherheit und Fehler in der Akutmedizin

Vor über einem Jahrzehnt publiziert hat der IOM-Bericht »*To err is human: building a safer healthcare system*« (Kohn 1999) auf breiter Basis zu Anstrengungen im Gesundheitswesen geführt, all diejenigen Maßnahmen zu identifizieren, die Behandlungsfehler reduzieren und Patientensicherheit erhöhen können. Ein systembasierter Ansatz zur Fehlervermeidung und eine starke Patientensicherheitsbewegung haben die Fokussierung auf vermeintlich inkompetente und falsch eingesetzte Personen ersetzt. Als Konsequenz daraus wurden Forschungsbemühungen verstärkt, die Zusammenhänge zwischen organisationaler Dynamik, Behandlungsfehlern und Patientensicherheit aufzeigen sollen. Eine Studie der relevanten Literatur aus dem Gesundheitswesen konnte die in diesem Kontext am häufigsten diskutierten und analysierten Themen identifizieren (Hoff et al. 2004). Wie nicht anders zu erwarten war, ließ sich auch in dieser Analyse nicht die eine organisationale Variable identifizieren, durch deren Einfluss sich auf allen Ebenen (Individuum, Team, Struktur) die Häufigkeit von Fehlern reduzieren ließ. Von den untersuchten Faktoren scheinen für die Akutmedizin vor allem die Folgenden für die Entstehung latenter Fehler von Bedeutung zu sein (■ Abb. 14.1; Cooper et al. 1978; Flin u. Maran 2004; Morell u. Eichhorn 1997; O'Connor et al. 2002):

- Strukturen und Prozesse
- Medizingerätetechnik
- Fragen des Personalmanagements
- Teamarbeit und Führung
- Kommunikation
- Organisationale Kultur

Im Folgenden werden Strukturen und Prozesse, Probleme der Medizingerätetechnik und Fragen des Personalmanagements erörtert. Teamarbeit, Führung und Kommunikation sind Gegenstand der Kapitel ► 11–13. Die Bedeutung der organisationalen Kultur wird im abschließenden Kapitel dargestellt, das auch Ansätze des Teamtrainings und des Simulatortrainings diskutiert.

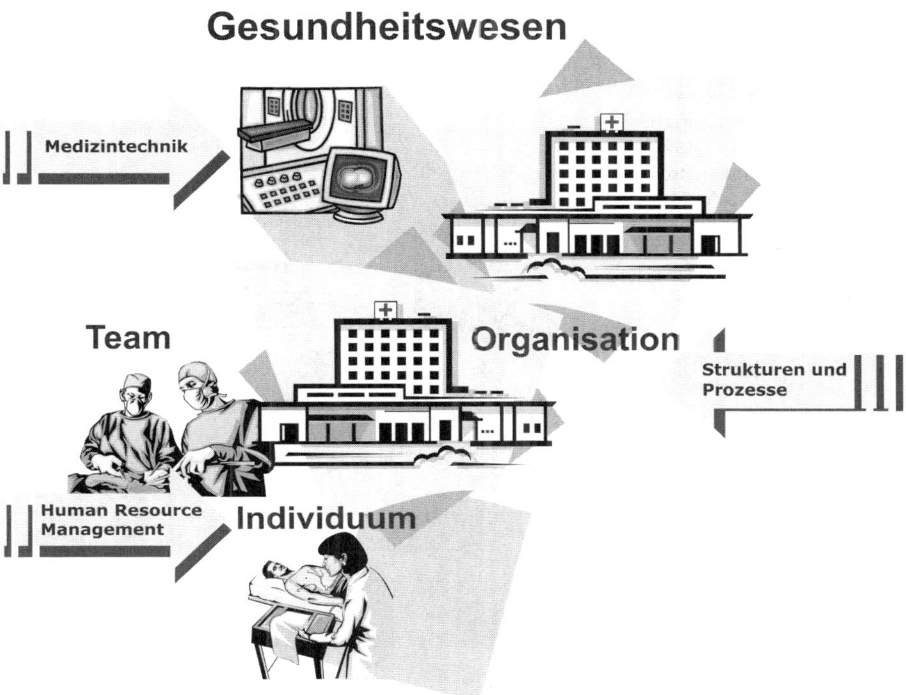

Abb. 14.1 Fehlerquellen in der akutmedizinischen Patientenversorgung

14.3.2 Strukturen und Prozesse

Medizinische und gesetzliche Anforderungen verändern sich stetig. Somit müssen Organisationen kontinuierlich ihre Strukturen und Prozesse anpassen. Historisch gewachsene Strukturen unterliegen aber einem »Trägheitsmoment«, so dass Organisationen typische »Widerstände« gegen Veränderungen entwickeln. Solange genügend Menschen in einer Organisation von den aktuellen Zuständen profitieren, sind diese schwer veränderbar.

Strukturen und Prozesse in akutmedizinischen Organisationseinheiten, die Fehler begünstigen, können sein:

- Organisationskultur
- Führungsprinzipien, Hierarchien
- Fehlerverständnis: Personenansatz vs. Systemansatz
- Formen der Kooperation und Teamarbeit
- Kommunikationswege und Informationsflüsse
- Planung der Arbeit: Schichtplanung, Arbeitszeitregelungen, Einsatzplanung

Das Organisationsproblem: Von vielen Köchen und dem Brei

Die »Verkettung unglücklicher Umstände«, die zu der Schädigung des jungen Traumapatienten führt, ist nicht zuletzt auch in der Tatsache begründet, dass an der Diagnostik und Behandlung verschiedene Abteilungen und Berufsgruppen beteiligt sind. Weil Behandlung nicht »aus einer Hand« geschieht, gibt es viele Schnittstellen, an denen es zu Kommunikationsproblemen und Informationsverlust kommen kann. Diesen Umstand, dass die gesamte Behandlungskette eines Patienten in Teilaufgaben zerlegt ist, die von verschiedenen Funktionsträgern ausgeführt werden, bezeichnet man als *Organisationsproblem eines Krankenhauses*. Das gemeinsame Ziel wird nur erreicht, wenn die Leistungen von Spezialisten in Zeit und Raum zusammengeführt werden (Abb. 14.2). Um dieses Ziel erfolgreich zu erreichen, benötigt eine Organisation Konzepte (Manser u. Wehner 2003; Hatfield u. Tronson 2001) für

- zuverlässige Kommunikation an den zahlreichen Schnittstellen,

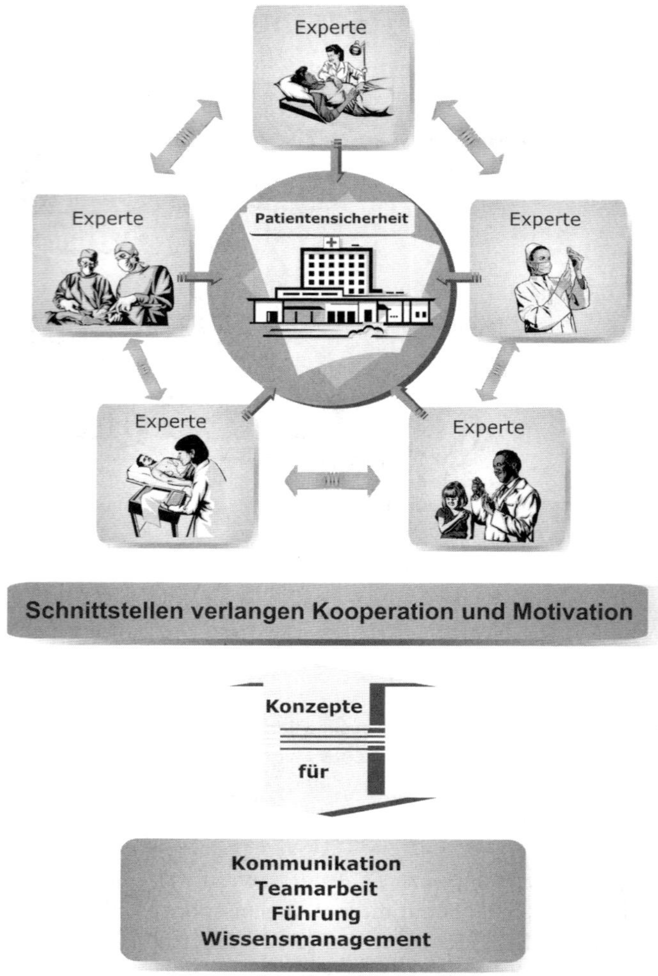
Experte
Experte
Patientensicherheit
Experte
Experte
Experte
Schnittstellen verlangen Kooperation und Motivation
Konzepte
für
Kommunikation
Teamarbeit
Führung
Wissensmanagement

Abb. 14.2 Das Organisationsproblem. Jede/r Experte/-in hat Wissen, Erfahrung und Motive, die die konstruktive Zusammenarbeit mit anderen Spezialisten beeinflussen. Die Schnittstellen zwischen Berufsgruppen verlangen persönliche Motivation und Kooperationsbereitschaft sowie institutionelle Konzepte für Teamarbeit, Führung und Wissensmanagement

- interdisziplinäre Teamarbeit,
- effizientes Wissensmanagement und
- Führungshandeln.

Weil es sich hierbei um die Aufgabe handelt, den Wissenstransfer und die Zusammenarbeit von Spezialisten zu optimieren, ist das Organisationsproblem ein Problem der **Koordination** und der **Motivation** (Jung 2001). Somit ist es ein unvermeidbarer Bestandteil und nicht etwa ein schlechtes Zeichen einer Organisation, dass man sich mit der Motivation und Kooperation an den Schnittstellen zwischen verschiedenen Fachdisziplinen befassen muss. Genau wie in dem geschilderten Fall einer Notaufnahme ist auch in den anderen Subsystemen der Akutmedizin (OP, Schockraum, Aufwachraum, Intensivstation, präklinische Patientenversorgung) das Organisationsproblem täglich sichtbar: Vertreter verschiedener Berufe und Qualifikationen übernehmen ihren Teil der Gesamtaufgabe »Patientenversorgung«. Ein erheblicher Teil der Arbeitszeit ist daher mit Informationsaustausch und Koordination (z. B. Patientenübergaben, Visiten, Schichtwechsel, Einsatzbesprechungen, Fallkonferenzen) gefüllt.

Zusätzlich zum immer vorhandenen Organisationsproblem kann es Zielkonflikte in der Organisation geben. Trotz des gemeinsamen expliziten Ziels, sichere und gute Patientenversorgung zu gewährleisten, gibt es manchmal als versteckte Agenda Abteilungsegoismen, Karriereziele Einzelner und andere persönliche Ziele. Zielkonflikte treten besonders deutlich bei Ressourcenmangel auf. Die dünne Personaldecke der Notaufnahme im Fallbeispiel illustriert den Zielkonflikt »gute medizinische Versorgung« versus »ökonomischer Erfolg«.

14.3.3 Medizingeräte-assoziierte Fehler

Medizingeräte-assoziierte Zwischenfälle machen nur einen geringen Teil aller erfassten Zwischenfälle in der Akutmedizin aus (9–20% aller incidents; für die Anästhesie: Chopra et al. 1992; Cooper et al. 1978; Cooper et al. 1984; Currie 1989; Webb et al. 1993; für die Intensivmedizin: Valentin et al. 2006). Trotz ihrer niedrigen Inzidenz sind sie aufgrund ihrer potenziell schwerwiegenden Auswirkungen von hoher Relevanz. Dies gilt insbesondere dann, wenn es einen enge Kopplung zwischen dem System »Patient« und dem System »Gerät« gibt, wie dies bei Perfusoren mit vasoaktiven Medikamenten, Beatmungsgeräten oder Herz-Lungen-Maschinen der Fall ist. Die berichteten Probleme können in Geräte-Fehlfunktionen und Bedienerfehler unterteilt werden. Darüber hinaus spielt noch das Gerätekonzept beziehungsweise das Design des gesamten Systems »Medizingeräte« eine wichtige Rolle:

■ Gerätekonzepte

Gelegentlich findet sich in Operationssälen und Intensivstationen noch ein uneinheitliches und nicht aufeinander abgestimmtes Gerätekonzept, weil Einzelgeräte verschiedener Hersteller an einem Arbeitsplatz kombiniert wurden. Da medizintechnische Geräte häufig langlebig gebaut sind, kommen somit verschiedene Technologiegenerationen mit einer jeweils charakteristischen »Bedienerphilosophie« parallel zum Einsatz. Die Auswirkungen können von *arbeitsintensiven Kontrollprozessen* bis hin zu *Bedienungsfehlern* und zur *Überforderung der Anwender* reichen (Friesdorf et al. 1993). Eine Vielzahl an Geräten verschiedener Hersteller erhöht darüber hinaus die Wartungskosten erheblich.

■ Bedienungsprobleme: Gerätefehlfunktionen und Bedienerfehler

Unter einem *Bedienungsproblem* versteht man Fehler, die durch ein »schlechtes Gerätemerkmal« oder ein unverständliches Manual verursacht werden und nicht durch einen aktiven Fehler eines Benutzers. Werden wichtige kognitiv-ergonomische Kriterien bei der Geräteentwicklung nicht ausreichend berücksichtigt, resultiert dies in geringem, oftmals kontra-intuitivem Bedienkomfort. Nicht selten muss der Benutzer nicht nur die Bedienoberfläche, sondern auch die geräteinterne Logik kennen, um mit Sonderfällen der Benutzung richtig umgehen zu können. Bei dem Defibrillator aus dem Eingangsbeispiel handelte es sich um ein kürzlich erworbenes Modell, das sich von den Vorgängermodellen durch eine komplett andere Bedienphilosophie unterschied, mit der keiner der Beteiligten vertraut war: Anstelle der Betätigung von Bedienfeldern die mit »1, 2, 3« markiert waren, mussten über die Bedienung eines herausklappbaren Monitors die einzelnen Handlungsschritte erst aufgesucht werden.

Einige typische Probleme, die vor allem bei älteren Geräten zu Fehlern führen können (Friesdorf et al. 1993; Hymann 1994; Weinger 1999):

- Mangelnde Rückmeldung an den Benutzer über Prozeduren und Gerätestatus
- Unklare, nicht selbst erklärende Fehleranzeige (z. B. Error 22AE17)
- Komplexe, uneinheitliche Alarmhierarchie
- Unklarer Gerätestatus nach basalen Schaltvorgängen wie Ein/Aus/Stand-by

Hinzu kommt bei modernen medizintechnischen Geräten, dass eine Taste mehrere Funktionen haben kann, je nachdem in welchem Modus das Gerät sich befindet. Dies verlangt von Nutzern ein zusätzliches Bewusstsein dafür, an welchem Verzweigungspunkt innerhalb der internen Software-Hierarchie man sich zurzeit befindet (»*modus awareness*«).

Viele Bedienungsprobleme könnten durch Kommunikation mit Nutzern, durch bessere Manuale und Einweisungen und regelmäßige Wartung und Überprüfung behoben werden. Man kann also hinter »technischem Versagen« gewöhnlich menschliche Fehler oder organisationale Faktoren finden. Behandler am scharfen Systemende haben selten direkt Einfluss auf das Gerätedesign, können aber für regelmäßige Wartung sorgen und dafür, dass sie sich selber gut mit ihren Geräten auskennen.

Zu guter Letzt werden auch technische Probleme durch Materialermüdung und schlechte Wartung zu den Gerätefehlern gezählt.

Während Bedienungsprobleme durch das Gerät verursacht sind, werden *Bedienerfehler* als individuelle Fehler aufgrund ungenügenden Wissens, fahrlässiger Arbeitsweise und des Nicht-Einhaltens von Vorschriften und Standards der Gerätebenutzung begangen. Häufige Bedienerfehler sind:

- Übermäßiges Vertrauen auf die Technik (*complacency*), insbesondere auf eingebaute Überwachungs- und Alarmfunktionen. Ist dies der Fall, so verzichten Behandler darauf, Werte anhand klinischer Untersuchungen zu überprüfen.
- Falsche Grundeinstellungen des Geräts, die dadurch entstehen, dass Anwender falsche Patientengruppen auswählen oder Alarmgrenzen fehlerhaft einstellen.
- Benutzung des Geräts in unangemessenen Situationen, z. B. wenn integrierte Intensivmonitoring-Geräte für normale Anästhesien verwendet werden, was dazu führt, dass Informationen zu stark komprimiert werden; oder wenn Intensivgeräte in der Heimpflege verwendet werden und unerfahrene Nutzer überfordern.

Obwohl Bedienerfehler die häufigste Ursache von Geräte-assoziierten Zwischenfällen zu sein scheinen, verbirgt sich auch hinter ihnen häufig ein organisationales Problem: Beispielsweise müssen immer noch Mitarbeiter medizinisch-technische Geräte benutzen, in die sie keine ausreichende Geräteweisung nach der Medizinproduktebetreiberverordnung (MPBetreibV) erhalten haben. Wenn Nutzer die Geräte nicht wirklich gut kennen, ist nicht nur die Alltagsbedienung unsicher, sondern es werden auch seltene oder ungewöhnliche Gerätefehler nicht richtig erkannt (Woods et al. 1989).

Die Unterscheidung, welche Problem im Umgang mit Geräten durch den Nutzer und welche durch die Technik verursacht werden, kann sich im Einzelfall also schwierig gestalten: Was zunächst wie ein Bedienerfehler aussieht, kann bei genauerer Betrachtung vor allem durch organisationale Faktoren sowie durch undurchdachtes Gerätedesign und unergonomische Benutzerführung verursacht sein. Die Anpassung des Gerätedesigns an die Eigenheiten menschlicher Informationsverarbeitung wird umso dringlicher, je mehr computerbasierte Geräte Einzug in die Intensivstationen und den OP halten. Häufig wird bei Neuanschaffungen erwartet, dass der Nutzer die interne Logik des Gerätes zu verstehen lernt, anstatt dass man davon ausgeht, dass sich die Entwicklung des Gerätes an ergonomischen Grundlagen orientiert hat und das Gerät somit auf angemessene Weise die Logik des Nutzers unterstützen kann.

14.3.4 Personalmanagement

In den letzten Jahren hat das Gesundheitswesen an Attraktivität als Arbeitsbereich eingebüßt. Dabei spielen eine konstant hohe Arbeitsbelastung, unbefriedigende Arbeitsbedingungen und ein sinkendes Nettogehalt eine große Rolle. Angesichts vieler unbesetzter Stellen in Ärzteschaft und Pflege bedeutet dies für die einzelne Organisation, dass sie dem Personalmanagement größere Bedeutung zukommen lassen muss als noch vor zwei Jahrzehnten. Da Organisationen die gesundheitspolitischen Rahmenbedingungen nicht ändern können, werden sie gute und sichere Patientenversorgung nur dann gewährleisten können, wenn es ihnen gelingt, qualifizierte und motivierte Mitarbeitende zu gewinnen und langfristig zu halten.

▪ Strategisches Personalmanagement und Patientensicherheit

Personalmanagement, zu dem *Personalbedarfsplanung, Personalbeschaffung, Einsatzplanung und Personalentwicklung* gehören, hat trotz der Patientenferne unmittelbar Auswirkungen auf die Patienten, weil es die Arbeitsbedingungen und Qualifikation der Behandler mitbestimmt. Die »Verkettung unglücklicher Umstände« des Fallbeispiels hätte sich möglicherweise gar nicht erst zugetragen, wenn die Notaufnahme mit mehreren Ärzten besetzt gewesen wäre. Die strategische Entscheidung, genügend qualifiziertes Personal vorzuhalten, wird jedoch nur dann getroffen, wenn die Sicherheit der Behandlung das oberste Ziel einer Organisation ist. Neben dieser Entscheidung der Personalbedarfsplanung gibt es weitere latente Fehlerquellen, die entstehen, wenn Personalentscheidungen in der Medizin nicht strategisch getroffen werden:

- Die für bestimmte Aufgaben nötige Qualifikation ist nicht bei genügend Mitarbeitern verfügbar
- Führungskräfte werden ausschließlich nach fachlicher Qualifikation ausgesucht, nicht nach Führungskompetenz
- Qualifikationsdefizite einzelner Mitarbeiter müssen über längere Zeit durch andere Teammitglieder kompensiert werden

Wird Patientensicherheit trotz aller Zielkonflikte als das Oberziel in alle Prozesse der Organisation integriert und begreift man Personalmanagement als eine strategische Aufgabe der Führung (Jung 2001), lassen sich Gefährdungen von Patienten durch personalwirtschaftliche Entscheidungen vermeiden.

▪ Personalbedarfsplanung, Personalbeschaffung und -auswahl

Personalbedarfsplanung, also die Abschätzung, wie viel Personal welcher Qualifikation benötigt wird, beruht auf langfristigen Organisationszielen. Voraussetzung für gute Planung ist eine adäquate Prognose zukünftiger Entwicklungen und die Berücksichtigung der widersprüchlichen Ziele »Wirtschaftlichkeit« und »optimale Patientenversorgung« (▶ oben). Dies ist unter den momentanen gesundheitspolitischen Rahmenbedingungen ein schwieriges Unterfangen. Typische Auswirkungen von langfristigen Personalentscheidungen, die diesen Anforderungen nicht genügen, heißen »Personalnotstand«, »Überstunden«, »36-Stunden-Dienste«.

Personalbeschaffung bedeutet, geeignete Personen für den erkannten Personalbedarf zu gewinnen. Dazu muss zunächst geklärt werden, welche Anforderungen an eine bestimmte Aufgabe gestellt werden. Um dies zu erreichen, gibt es arbeitswissenschaftliche Instrumente wie Aufgabenanalyse, Stellenbeschreibung und Anforderungsprofile. Setzt ein Krankenhaus solche Instrumente ein, wird die Qualität von Personalentscheidungen erhöht. Eine derartige Herangehensweise wird bislang in der Medizin nur für die Auswahl von Ärzten in leitenden Positionen oder speziellen Aufgabengebieten angewendet. Da die Personalauswahl von Ärzten häufig nach persönlichen »Diagnostikstandards« der einstellenden Führungskräfte erfolgt, können sich systematisch bestimmte Persönlichkeitseigenschaften in einer Organisation häufen. Bevorzugt beispielsweise ein konfliktvermeidender Chefarzt konfliktvermeidende oder ein autoritärer Chefarzt »gehorsame« Mitarbeiter, kann in seiner Abteilung auf Dauer ein jeweils bestimmtes Klima der Teamarbeit entstehen. Dies wiederum kann eine latente Fehlerquelle darstellen.

▪ Personaleinsatzplanung

Personaleinsatzplanung ist die operationelle kurzfristige Zuweisung von Aufgaben an Personen »vor Ort«. In der Akutmedizin wird man häufig damit konfrontiert, dass sich die Planungsgrundlage für diese Aufgabenzuweisung (z. B. der OP-Plan) ändert. Durch häufige Veränderungen der Planung werden Fehler wahrscheinlich. Die Einsatzplanung wird insbesondere dann zu einer latenten Fehlerquelle, wenn Ärzten Aufgaben zugewiesen werden, für die ihnen Erfahrung und Wissen fehlen. Auch die Übernahme von Diensten durch Assistenzärzte ohne entsprechendes »Backup« durch einen Facharzt wäre ein Beispiel für eine verfehlte Personaleinsatzplanung. Fehler können sich jedoch auch bei guter Erstplanung schnell einschleichen, beispielsweise wenn…

- unerfahrenes Personal im Notfall zusammentrifft,
- Mitarbeiter mit bekannten Konflikten aufeinander treffen oder
- unerfahrene Führungspersonen ohne Hintergrundhilfe eingesetzt werden.

▪ Personalentwicklung: Qualifizierung

Personalentwicklung kann zur Fehlerquelle für Patientensicherheit werden, wenn Qualifizierung (Erweiterung, Auffrischung oder Vertiefung von Wissen) nicht oder nicht in ausreichendem Maße stattfindet. Dies ist dann der Fall, wenn…

- Ausbildungs- und Fortbildungsrichtlinien nur dem Buchstaben nach umgesetzt werden,
- Qualifizierung zur falschen Zeit geleistet wird (z. B. wenn ein Berufsanfänger bereits zu einer Fortbildung über »*difficult airway management*« geschickt wird),
- es in akutmedizinischen Abteilungen keine Schwerpunktsetzung zu Notfallmanagement gibt (innerklinisches Notfalltraining, Zwischenfalltraining am Simulator) oder
- Lernen nicht durch Transfersicherung als fester Bestandteil des Handelns verankert wird.

Die Notwendigkeit, Akutmediziner gezielt auf Notfallmanagement vorzubereiten, ist deutlich vorhanden: So werden beispielsweise Maßnahmen der Herz-Lungen-Wiederbelebung nur von einem kleinen Teil des akutmedizinischen Personals ausreichend sicher beherrscht (Bell et al. 1995; Sablotzki et al. 2003). Hausinterne Weiterbildungsstrategien und gesetzliche Rahmenbedingungen hängen jedoch eng zusammen: Da ein regelmäßiges Training der Reanimationsmaßnahmen beispielsweise in Deutschland nicht gesetzlich vorgeschrieben ist, wird es von vielen Kliniken nicht angeboten.

▪ Ungenügende Transfersicherung

Mit der alleinigen Teilnahme eines Mitarbeiters an einem Kurs, einem Training oder einer Einweisung ist jedoch der Lernerfolg nicht gewährleistet. Auch wenn Führungskräfte häufig davon ausgehen, dass »gelernt gleich gekonnt« ist, liegt zwischen Lernen und späterem Können das *Transferproblem*. Dieses Problem betrifft nicht nur das Lernverhalten des Individuums, sondern kann eine ganze Abteilung einbeziehen: Ist man nicht oder nur unzureichend auf den Input vorbereitet, den Mitarbeiter von Fortbildungsveranstaltungen mitbringen, kann die neu erworbene Qualifikation sogar negative Folgen haben. Die erlernten Fähigkeiten, Verhaltens- oder Vorgehensweisen können unter den anderen Mitarbeitern »Widerstand« hervorrufen, das »Neue« auf keinen Fall zu unterstützen oder zu übernehmen.

Versucht z. B. eine Ärztin nach einem Kurs zum Notfallmanagement, in ihrer Abteilung Strategien des Handelns für Notfälle einzuführen, erlebt sie möglicherweise ablehnende Reaktionen: Das »Trägheitsmoment« der Organisation verhindert eine schnelle Änderung von Prozessen. Die Ärztin könnte demotiviert werden – eine latente Fehlerquelle für ihre Entscheidungen. Oder sie könnte im Alleingang ihr Handeln verändern und damit für Verunsicherung bei den Teamkollegen sorgen – eine latente Fehlerquelle für deren Handeln.

Aus den hier skizzierten Organisationsthemen »Strukturen und Prozesse«, »Medizingeräte« und »Personalmanagement« wird deutlich, dass Organisationen das Handeln von einzelnen Mitarbeitern und Teams in vielfältiger Weise beeinflussen können. Latente Fehler auf der Ebene von Organisationen werden in den eng gekoppelten Systemen der Akutmedizin manchmal wirksam, wenn lokale Auslöser und lokale Bedingungen mit sicherheitsgefährdenden Handlungen zusammentreffen. Dann kann es zu einem Ausfall der Sicherheitsbarrieren und in Folge zu einem Unfall kommen.

Neben den genannten gibt es weitere Bereiche auf die das Personalmanagement einen indirekten Einfluss auf die Patientensicherheit nehmen kann.

▪ Bewertung der klinischen Kompetenz

»*Human resource management*«-Strategien müssen auch anwendbare, akzeptierte und effektive Programme beinhalten, mit denen die Leistung und Kompetenzen eingestellter Mitarbeiter regelmäßig bewertet werden. Nur so lassen sich frühzeitig Bereiche identifizieren, in denen ein Lern- oder Trainingsbedarf besteht.

▪ Anreizsysteme

Angesichts des immer knapper werdenden Marktes für qualifiziertes Personal müssen Krankenhäuser, Heime und Praxen innovative Wege beschreiten, um als Arbeitgeber attraktiver zu werden. Attraktivität lässt sich beispielsweise dadurch erreichen, indem man finanzielle Anreize bietet oder aber die Arbeitsbedingungen in einer Weise gestaltet, dass sich Berufs- und Privatleben gut vereinbaren lassen und der Entwicklung von chronischem Stress vorgebeugt wird.

▪ Personalentwicklung

Systematische Personalentwicklung ist bislang von den wenigsten Arbeitgebern im Gesundheitswesen betrieben worden. Eine aktive Strategie zur Personalentwicklung ist nicht nur unter dem Aspekt der Bindung des zunehmend knapper werdenden Personals und des fehlenden Nachwuchses nötig. Über eine Einbindung von nicht-technischen Fähigkeiten wie Team- und Führungskompetenzen (► Kap. 15) in die Weiterbildung kann sich Personalentwicklung positiv auf das Management kritischer Situationen und damit auf Patientensicherheit auswirken.

Der Bereich des Personalmanagements ist somit aufgrund seiner vielfältigen Einflussmöglichkeiten direkt sicherheitsrelevant. Auch das Fallbeispiel vom Anfang des Kapitels verdeutlicht: Mit einer besseren Ausstattung an qualifiziertem Personal in der Notaufnahme hätten die Ereignisse höchstwahrscheinlich einen anderen Lauf genommen.

14.4 Organisation und Fehler – Auf einen Blick

- Organisationen sind Systeme von Menschen, die zusammenarbeiten, um wiederkehrende Aufgaben gemeinsam zu bewältigen; »Patientenversorgung« oder »Notfallrettung« sind Überbegriffe für solche wiederkehrenden Aufgaben
- In der Organisationslehre unterscheidet man zwischen einem instrumentellen, institutionellen und funktionalen Organisationsbegriff
- Krankenhäuser sind sozio-technische Systeme mit komplexen Interaktionen und teilweise enger Kopplung; unter der Annahme, dass solche Organisationsstrukturen die Entstehung von Unfällen begünstigen, kann man gezielt nach latenten Fehlerquellen suchen
- Akutmedizin findet in verschiedenen arbeitsteiligen Subsystemen statt, das führt zum Organisationsproblem der Motivation und Koordination
- Der Human Factors-Engineering-Ansatz untersucht, wie Systeme gestaltet werden müssen, um menschliche Fähigkeiten und Beschränkungen gerecht zu werden; Fehler sind in dieser Sichtweise nicht nur von Menschen verursacht, sondern von Systemen, in denen Menschen arbeiten
- Nach der Normal-Accident-Theory können komplexe Organisationen nicht verhindern, dass immer wieder Fehler entstehen; wenn Systeme genügend interaktiv komplex und eng gekoppelt sind, sind Unfälle unvermeidlich
- Die Hochzuverlässigkeitstheorie geht davon aus, dass gutes Organisationsdesign und achtsame Prozessgestaltung und Führung zu hoher Zuverlässigkeit und Sicherheit führen können
- Ultrasichere Organisationen zeichnen sich dadurch aus, dass sie die Beschränkung der maximalen Leistungsfähigkeit akzeptieren, der Einzelne seine Autonomie aufgibt, man sich nicht mehr als »Künstler« sondern als Teammitglied sieht und eine Überreglementierung vermieden wird
- Schlüsselthemen für Sicherheit und Fehler in der Akutmedizin sind Strukturen und Prozesse der Organisation, Optimierung der Medizingerätetechnik, Personalmanagement, Teamwork und Führung, Kommunikation und Organisationskultur

Literatur

Amalberti R, Auroy Y, Berwick D, Barach P (2005) Five system barriers to achieving ultrasafe health care. Ann Intern Med 142(9): 756–764

Alvesson M (2002) Understanding organizational culture. Sage Publications, London

Argyris C (1957) Personality and organization. Harper and Row, New York

Argyris C, Schön DA (1996) Organizational learning II: theory, method and practice. Addison–Wesley, Reading, Massachusetts

Badura B, Feuerstein G (1996) Systemgestaltung im Gesundheitswesen: Zur Versorgungskrise der hochtechnisierten Medizin und den Möglichkeiten ihrer Bewältigung. Juventa, Weinheim

Bedeian AG (1984) Organizations. Theories and analysis. Saunders College Publishing, New York

Bell JH, Harrsion DA, Carr B (1995) Resuscitation skills of trainee anaesthetists. Anaesthesia 50: 692–694

Black RJ (2003) Organisational culture: creating the influence needed for strategic success. Dissertation.com, London

Bolman LG, Deal TE (1984) Modern approaches to understanding and managing organizations. Jossey–Bass, London

Burke CS, Salas E, Wilson-Donnelly K, Priest H (2004) How to turn a team of experts into an expert medical team: guidance from the aviation and military communities. Qual Saf Health Care 13 (Suppl 1):i96–i194

Carayon P (ed) (2006) Handbook of human factors and ergonomics in health care and patient safety (Human Factors and Ergonomics Series). Erlbaum, Mahwah

Chopra V, Bovill JG, Sp erdijk J, Koornneef F (1992) Reported significant observations during anaesthesia: a prospective analysis over an 18-month period. Br J Anaesth 68:13–18

Cooper JB, Newbower RS, Long CD, McPeek B (1978) Preventable anesthesia m shaps: a study of human factors. Anesthesiology 49:399–406

Cooper JB, Newbower RS, Kitz RJ (1984) An analysis of major errors and equipment failures in anesthesia management: considerations for prevention and detection. Anesthesiology 60:34–42

Currie M (1989) A prospective survey of anaesthetic critical events in a teaching hospital. Anaesth Intensive Care 17:403–411

Entin EE, Serfaty D (1999) Adaptive team coordination. Hum Factors 41:312–325

Flin R, Maran N (2004) Identifying and training non-technical skills for teams in acute medicine. Qual Saf Health Care 13(Suppl):i80–i84

Friesdorf W, Groß-Alltag F, Konichezky S, Schwilk B (1993) Systemergonom e in der Intensivmedizin. In: Badura B, Feuerstein G, Schott T (Hrsg.) System Krankenhaus. Arbeit, Technik und Patientenorientierung. Juventa, Weinheim, S 207–226

Gaba DM (1989) Human error in anesthetic mishaps. Int Anesth Clin 27:137–147

Gouldner AW (1959) Organizational analysis. In: Merton RK, Broom L, Cottrell LS (eds) Sociology today. Basic Books, New York

Hatfield A, Tronson M (2001) The Complete Recovery Room Book. University Press, Oxford

Helmreich RL (1998) The downside of having a brain: reflections on human error and CRM. University of Texas Aerospace Crew Research Project Technical Report 98-04

Helmreich RL, Merritt AC, Wilhelm JA (1999) The evolution of crew resource management in commercial aviation. Int J Aviat Psychol 9:19–32

Hoff T, Jameson L, Hannan E, Flink E (2004) A review of the literature examining linkages between organizational factors, medical errors, and patient safety. Med Care Res Rev 6:3–37

Hollnagel E, Woods DD, Leveson N (eds) (2006) Resilience engineering. Concepts and precepts. Ashgate, Aldershot

Hymann WA (1994) Errors in the use of medical equipment. In: Bogner MS (ed) Human error in medicine. Erlbaum, Hillsdale, pp. 327–347

Jung H (2001) Personalwirtschaft. Oldenbourg, München

Kieser A, Kubicek H (1992) Organisation. Springer, Berlin

Kieser A (2002) Organisationtheorien. Kohlhammer, StuttgartKohn L, Corrigan J, Donaldson M (eds) (1999) To err is human: building a safer health system. Committee on Quality of Health Care in America, Institute of Medicine (IOM). National Academy Press, Washington DC

Kohn L, Corrigan J, Donaldson M (1999) To err is human: Building a Safer Health System. Committee on Quality of Health Care in America, Institute of Medicine (IOM). National Academy Press, Washington DC

LaPorte TR (1982) On the design and management of nearly error-free organizational control systems. In: Sills DL, Wolf CP, Shelanski VB (eds) Accident at Three-Mile Island: the human dimensions. Westview, Boulder, Colorado, pp 185–200

Malik F (1984) Strategie des Managements komplexer Systeme. Ein Beitrag zur Management–Kybernetik evolutionärer Systeme. Paul Haupt, Bern/Stuttgart

Manser T, Wehner T (2003) Wissensorientierte Kooperation in der Medizin – Ein Konzept und seine Implikationen für die Praxis. In: Ulich E (Hrsg.) Arbeitspsychologie in Krankenhaus und Arztpraxis. Huber, Bern, S 323–340

Moray N (1994) Error reduction as a systems problem. In: Bogner MS (ed) Human error in medicine. Erlbaum, Hillsdale, pp. 67–91

Morell RC, Eichhorn JH (eds) (1997) Patient safety in anesthetic practice. Churchill Livingstone, New York

Norman DA (1988) The psychology of everyday things. Basic Books, New York

O'Connor RE, Slovis CM, Hunt RC, Pirrallo RG, Sayre MR (2002) Eliminating errors in emergency medical services: realities and recommendations. Prehosp Emerg Care 6:107–113

Oestern HJ (2000) Erfahrungen und Ergebnisse aus bisherigen Katastrophen im Vergleich zu Eschede. Trauma und Berufskrankheit 2, Suppl 2: 294–297

Perrow C (1984) Normal accidents: living with high-risk technologies. Basic Books, NewYork

Perrow C (1994) Accidents in high-risk systems. Technol Stud 1:1–38

Perrow C (1999) Normal Accidents. Living with High-Risk Technologies. Princeton University Press, Princeton

Rasmussen J (1982) Human errors: a taxonomy for describing human malfunction in industrial installations. J Occup Accid 4:311–335

Reason J (1990a) Human Error. Cambridge University Press, Cambridge

Reason J (1990b) The contribution of latent human failures to the breakdown of complex systems. Phil Trans R Soc Lond 327: 475–84

Reason J (1997) Managing the risks of organizational accident. Ashgate, Aldershot.

Roberts KH (1990) Managing high reliability organizations. Calif Manage Rev 32:101–113

Rochlin GI (1993) Defining «high reliability« organizations in practice: a taxonomic prologue. In: Roberts KH (ed) New challenges to understanding organizations. Macmillan, New York, pp.11–32

Schulman PR (1993) The analysis of high reliability organizations: a comparative framework. In: Roberts KH (ed) New challenges to understanding organizations. Macmillan, New York, pp.33–54

Senge P (1990) The fifth discipline: The art and practice of the learning organization. Doubleday, New York

Sablotzki A, Schubert S, Kuhn C, Radke J, Czeslick E (2003) Die Behandlung von Notfällen im Krankenhaus – Probleme und Management. Anaesthesiologie und Reanimation 28: 32–37

Schulte-Zurhausen M (2002) Organisation. Vahlen, München

Thomas EJ, Helmreich RL (2002) Will airline safety models work in medicine? In: Rosenthal MM, Sutcliffe KM (eds) Medical error: What do we know? What do we do? Jossey–Bass, San Francisco, pp. 217–234

Valentin A, Capuzzo M, Guidet B, Moreno RP, Dolanski L, Bauer P, Metnitz PG (2006) Patient safety in intensive care: results from the multinational Sentinel Events Evaluation (SEE) study. Intensive Care Med 32:1591–1598

Vaughan D (1997) The Challenger launch decision: risky technology, culture, and deviance at NASA. University of Chicago Press, Chicago, Illinois

Vicente KJ (2004) The human factor. Revolutionizing the way people live with technology. Routledge, New York

Webb RK, Russell WJ, Klepper I, Runciman WB (1993) The Australian Incident Monitoring Study. Equipment failure: an analysis of 2000 incident reports. Anaesth Intensive Care 21:673–677

Weick K, Roberts KH (1993) Collective Mind in Organizations: Heedful Interrelating on Flight Decks. Administrative Science Quarterly, 38: 357–381

Weick K, Sutcliffe R (2003) Das Unerwartete managen. Klett-Cotta, Stutgart

Weinger MB (1999) Anesthesia equipment and human error. J Clin Monit 15:319–323

Woods D, Cook R, Sarter N, McDonald J (1989) Mental models of anesthesia equipment operation: implications for patient safety. Anesthesiology 71:A983

Zuverlässige Akutmedizin

Fehlkonnektion einer PCEA-Pumpe

Ein Patient erhält im Rahmen einer größeren abdominalchirurgischen Operation präoperativ einen thorakalen Periduralkatheter. Dieser wird vor der Narkoseausleitung mit einem Lokalanästhetikum bestückt und im Aufwachraum an eine Schmerzpumpe (PCEA) angeschlossen. Nach einem unauffälligen Verlauf im Aufwachraum wird der Patient wach und kreislaufstabil auf die Normalstation zurückverlegt. Gegen 2 Uhr morgens wird der anästhesiologische Dienstarzt von der Nachtschwester darüber informiert, »dass der Periduralkatheter nicht sitzt oder etwas mit der Schmerzpumpe nicht stimmt«. Bei genauerem Nachfragen stellt sich heraus, dass der Patient in den Nachtstunden zunehmend über Schmerzen geklagt habe und eine wiederholte Bolusgabe keine Besserung gebracht hätte.

Bei Eintreffen auf Normalstation findet der Anästhesist einen vollständig orientierten Patienten vor, der nicht-invasiv gemessene Blutdruck liegt bei 100/50 mmHg, die Herzfrequenz beträgt 45/min und die pulsoxymetrisch gemessene Sättigung liegt bei 94%. Als der Anästhesist die PCEA-Pumpe kontrolliert, entdeckt er, dass der Leitungsschlauch nicht mit dem PDK-Filter, sondern mit dem Cava-Katheter konnektiert wurde. Es lässt sich weder eruieren, wann die Fehlkonnektion auf Station erfolgt ist, noch wie viel Lokalanästhetikum in den Patienten injiziert wurde. Der Anästhesist verlegt den Patienten zur Überwachung auf die Intensivstation. Dort normalisieren sich ohne therapeutische Intervention sowohl der Blutdruck als auch die Herzfrequenz, so dass der Patient am Nachmittag wieder in sein Zimmer zurück verlegt werden kann.

Der Assistenzarzt gibt diesen Zwischenfall in das hausinterne Incident-Reporting-System ein. Bei dieser Gelegenheit liest er bisherige Fallberichte und es fällt ihm auf, dass eine derartige Fehlkonnektion einer PCEA-Pumpe an einen zentralvenösen Katheter im vergangenen Jahr bereits zwei Mal erfolgt ist. Diese Häufung von vergleichbaren Zwischenfällen wird daher als Tagesordnungspunkt auf der nächsten klinikinternen Qualitätsmanagement-Konferenz (QM) vorgestellt. Als Hintergrund zu diesem wiederholten Fehlverhalten lässt sich im Vorfeld der Besprechung eruieren, dass im vergangenen Jahr ein hoher Personalumsatz auf den allgemeinchirurgischen Stationen stattgefunden hat und viele der neuen Mitarbeiter keine Schulung über patientenkontrollierte Analgesie erhalten haben. Deswegen scheint es der Mehrheit des Pflegepersonals nicht klar zu sein, dass sich hinter dem Begriff der »Schmerzpumpe« die beiden Konzepte einer intravenösen (PCIA) und epiduralen (PCEA) Applikation verbergen. Darüber hinaus sehen die Perfusorleitung einer intravenösen Schmerzpumpe und die Leitung einer PCEA-Pumpe identisch aus.

Die Mitglieder des Arbeitskreises QM schlagen vor, mehrere Konsequenzen für die Praxis daraus zu ziehen: Zum einen wird als Standard festgelegt, dass eine Konnektion von Schmerzpumpen nur noch durch geschultes Personal erfolgen soll. Es wird zum zweiten mit den Mitarbeitern der Schmerzambulanz ein Konzept erarbeitet, wie innerhalb der nächsten Monate eine Schulung des gesamten Pflegepersonals erfolgen kann. Zum dritten wird in den Standard der PDK-Versorgung aufgenommen, dass die Leitungen mit einem Aufkleber »Nicht für die i.v.-Gabe zugelassen« angebracht werden. Der Zwischenfall wird von dem Assistenzarzt für die hausinterne Fallbesprechung aufgearbeitet und der Assistentenschaft vorgestellt. Da die Klinik ihre ärztlichen Mitarbeiter regelmäßig am Simulator schult, erstellen Assistenten des Simulatorteams aus dem Fall ein Szenario, das in das Zwischenfalltraining am Simulator aufgenommen wird.

15

Ein Patient erhält im Rahmen einer Operation einen thorakalen Periduralkatheter (**P**atient **C**ontrolled **E**pidural **A**nalgesia) als schmerztherapeutisches Verfahren. Aus ungeklärtem Grund kommt es unmittelbar nach Verlegung auf die Normalstation zu einer Fehlkonnektion der PCEA-Pumpe an den Cava-Katheter. Diese Verwechslung wird durch die Unerfahrenheit des Pflegepersonals mit der Methode und die identischen Zuleitungen begünstigt. Durch die Fehlkonnektion führt die Pumpe kontinuierlich intravenös ein Lokalanästhetikum und ein Opioid zu.

Da der Patient aufgrund der fehlenden rückenmarknahen Schmerztherapie verstärkt Schmerzen empfindet, fordert er häufig PCEA-Boli an, die er subjektiv als kurzzeitige Benommenheit wahrnimmt. Der Zwischenfall wird entdeckt, bevor es zu toxischen Blutplasmaspiegeln des Lokalanästhetikums kommen kann und bleibt daher ohne Folgen für den Patienten. Weil die anästhesiologische Abteilung über ein Fehlermeldesystem verfügt, fällt auf, dass sich ähnliche Vorfälle bereits zwei Mal zugetragen haben und möglicherweise ein Systemproblem dahinter steckt. Nach einer Ursachenanalyse werden praktische Konsequenzen aus dem Vorfall gezogen. Weitere organisationale Lernmöglichkeiten (Fallbesprechung, Simulatortraining) vertiefen nachhaltig den Lerneffekt dieser kritischen Situation.

15.1 Unternehmensziel Patientensicherheit

Zwischenfälle, in denen sich aufgrund von Fehlhandlungen einer Einzelperson langsam eine Patientengefährdung entwickelt, können sich in der Akutmedizin täglich und auf vielfältige Weise ereignen. Aus einem wirksamen schmerztherapeutischen Verfahren kann eine vitale Bedrohung für einen Patienten werden, nur weil jemand aus Versehen eine Kunststoffleitung falsch konnektiert. Häufig werden diese Zwischenfälle frühzeitig entdeckt und »entschärft«, so dass niemand zu Schaden kommt. Dass dies in der Tat geschieht ist aber keinesfalls selbstverständlich: Mehrere Pflegekräfte hatten im Laufe des Tages den Patienten betreut, ohne dass jemandem die Fehlkonnektion aufgefallen war. Somit ist es riskant, sich allein darauf zu verlassen, dass immer jemand zufällig zur rechten Zeit am rechten Ort sein wird, um eine gefährliche Situationen zu entschärfen.

Vielmehr müssen akutmedizinische Organisationen eine funktionierende *Sicherheitskultur* entwickeln, wenn sie Patientensicherheit gewährleisten möchten. Um dieses Ziel erreichen zu können, muss Sicherheitsarbeit zu einer dauerhaften und funktionsübergreifenden Steuerungsaufgabe für Krankenhäuser werden: Das Krankenhaus muss als **zuverlässige Organisation** arbeiten.

Um auszudrücken, dass Sicherheit (und nicht die Vermeidung von Fehlern) das eigentliche Ziel ist, sollte man in der Medizin besser von Sicherheitskultur und nicht länger von Fehlerkultur sprechen. Diese Sicherheitskultur beinhaltet, dass *alle* Strukturen und Prozesse der Organisation, *alle* Arbeitsplätze und Geräte, die Qualifikation *aller* Mitarbeiter und die Beziehungen der Mitarbeiter untereinander so gestaltet werden, dass *sicheres Handeln zu jeder Zeit an jedem Arbeitsplatz* möglich ist. Somit wird ersichtlich, dass Patientensicherheit nicht an einzelne Funktionsträger (z. B. Sicherheits- oder Qualitätsbeauftragte) delegiert werden kann. Sicherheit ist vielmehr nur dann erreichbar, wenn alle Mitarbeiter sicherheitsbewusstes Verhalten an den Tag legen. Sicherheit wird dadurch zu einem »*dynamischen Nicht-Ereignis*« (Weick 1991). »Nicht-Ereignis« deswegen, weil Sicherheit nicht als die »Anwesenheit von etwas«, sondern nur als die ständige Abwesenheit von Unfällen, als das Nicht-Eintreffen unerwünschter Ereignisse (▶ Kap. 1) definiert werden kann. »Dynamisch« insofern, als Sicherheit kein bleibender Zustand ist, sondern immer wieder errungen werden muss. In diesem Ringen sollten sich Mitarbeiter ihrer hohen Verantwortung für die Patienten bewusst sein und »nicht vergessen, Angst zu haben« (Reason 1997; ◻ Abb. 15.1).

Als Wege zu mehr Sicherheit werden in diesem Kapitel akutmedizinisch relevante Aspekte der Fehlervermeidung und des Fehlermanagements besprochen (◻ Abb. 15.2). Ein wesentlicher Schwerpunkt sollen dabei Lernprozesse der Organisation sein (▶ Abschn. 15.4–15.6), zu denen vor allem das Lernen aus Fehlern, Zwischenfällen und Unfällen gehört.

15.2 Sicherheitskultur: die DNS der Sicherheit

15.2.1 Organisationskultur und Sicherheitskultur

Sobald Menschen in Gruppen zusammenarbeiten, sehen sie sich zwei grundlegenden Herausforderungen gegenüber: Aus Individuen eine Gruppe zu formen und sich als Gruppe den Herausforderungen der Umwelt zu stellen. Bestehen Gruppen über längere Zeit, so bilden sie im Hinblick auf die Herausforderungen eine Menge an gemeinsamen Überzeugungen und Handlungsweisen. Diese werden als »Kultur« bezeichnet, und im Fall einer Organisation als »*Organisationskultur*«. »Organisationskultur« fasst all die Eigenschaften zusammen, die eine Organisation oder ein Unternehmen als stabiles Sozialsystem unverwechselbar machen und durch die es sich vor anderen auszeichnet.

Dazu gehören Werte, Normen und Erwartungen an das Verhalten. Teils sind diese bewusst und damit auch sprachlich mitteilbar. Es gibt aber auch tief verankerte, kaum kommunizierbare Überzeu-

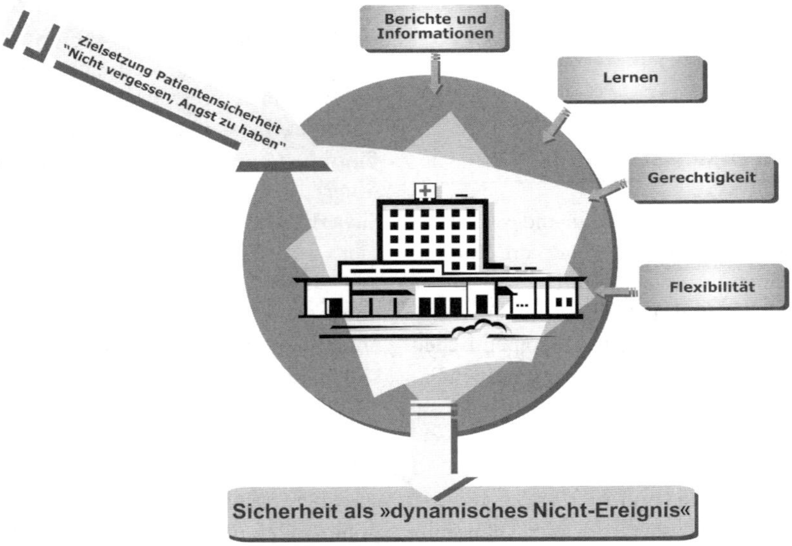

Abb. 15.1 Elemente einer Sicherheitskultur. Sicherheit wird nicht als statische Eigenschaft eines Systems verstanden, sondern als eine Abwesenheit von kritischen Ereignissen, die ständig neu errungen werden muss

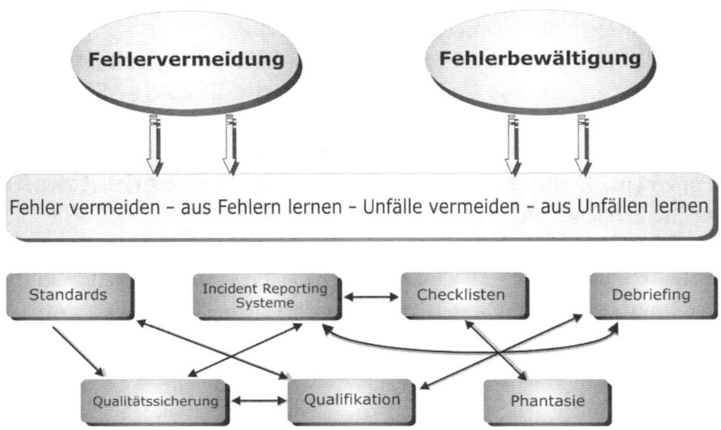

Abb. 15.2 Wege zu mehr Patientensicherheit: Fehlervermeidung und Fehlerbewältigung

gungen und Werte, die teilweise von den Organisationsgründern stammen. Darüber hinaus bestimmen die Werte des jeweiligen Managements die Organisationskultur mit und natürlich die Erfahrungen, die Mitglieder der Organisation in ihrem Arbeitsalltag machen. Organisationskultur ist auf dieser Ebene kaum bewusst kommunizierbar. Man kann Organisationskultur zusammenfassen als »die Art, wie wir das hier machen, wie wir darüber denken und wie wir uns dabei fühlen«. Sie zeigt sich in »Artefakten«, wie z. B. Regeln, Symbolen, Arbeitsmaterialen und in beobachtbaren Verhaltensweisen (Schein 2004). Kulturelle Eigenschaften einer Organisation, die sich in der Regel klar benennen lassen, sind unter anderem (Bellabarba 1997):

- Das Selbstverständnis (»Leitbild der Organisation«)
- Werte, Normen und Grundsätzen des Handels
- Überlieferte Verhaltensmuster (»So macht man das bei uns«)

- Die Art des interdisziplinären und interprofessionellen Umgangs (verschiedene ärztliche Berufsgruppen; Pflegekräfte und Ärzte)
- Die Art des Lernens innerhalb einer Organisation

»*Sicherheitskultur*« als ein spezifischer Aspekt von Organisationskultur wurde als Begriff erstmals 1986 im Bericht der Internationalen Atomenergiebehörde (IAEA) über den GAU von Tschernobyl öffentlichkeitswirksam verwendet (INSAG-1 1986). Die IAEA definiert Sicherheitskultur dabei übergreifend als Merkmale und Einstellungen einer Organisation, die bestimmen, dass Sicherheit als oberste Priorität entsprechende Aufmerksamkeit erhält (INSAG-4 1991). Man kann Sicherheitskultur auch als das »Produkt von individuellen und Gruppenwerten, Wahrnehmungen, Einstellungen, Kompetenzen und Verhaltensweisen« definieren, die sowohl »den Einsatz für Sicherheit als auch dessen Stil und Effizienz« in einer Organisation bestimmen (HSC 1993). Neben dem Begriff der »Sicherheitskultur« findet sich in der Organisationsliteratur auch der Begriff des »Sicherheitsklimas«. Beide Konzepte hängen zusammen, haben aber unterschiedliche Bedeutung (Denison 1996; Mearns u. Flin 1999):

- *Sicherheitsklima* beschreibt eine Momentaufnahme der Einstellungen, Überzeugungen und Wahrnehmungen zu Sicherheit und Risiko, die zu einem bestimmten Zeitpunkt bei den Mitarbeitern erhoben wird. Sicherheitsklima kann gemessen werden und wird in der Regel anhand von Fragebögen bestimmt. Sicherheitsklima beschreibt also eine veränderbare, subjektive Sichtweise der Organisationsmitglieder.
- *Sicherheitskultur* hingegen ist ein komplexerer Begriff und bezeichnet längerfristig vorhandene Merkmale, die schwerer veränderbar sind. Eine Messung von Sicherheitskultur ist direkt kaum möglich und verlangt eine tiefgründige Analyse der Organisation, die unter anderem beinhaltet, wie Mitglieder einer Organisation interagieren, um gemeinsame Einstellungen zu Sicherheit zu schaffen.

15.2.2 Stufen und Entwicklungsphasen von Sicherheitskultur

Je besser die Sicherheitskultur ist, desto weniger unerwünschte Ereignisse treten auf (Hofmann and Mark 2006; Naveh et al. 2005; Neal and Griffin 2006; Singer et al. 2009, Vogus and Sutcliffe 2007) und desto mehr Mitarbeiter beteiligen sich aktiv an deren Aufarbeitung (Cohen et al. 2004; Gandhi et al. 2005).

Leider zieht eine effektive Sicherheitskultur nicht über Nacht in einer Organisation ein. Vielmehr passen sich Organisationen schrittweise an veränderte Umweltbedingungen an und entwickeln ihre (Sicherheits-)Kultur als Reaktion auf Erfolge und Misserfolge. Bei dieser Entwicklung spielen die sicherheitsbezogenen Einstellungen der Führungspersonen eine entscheidende Rolle.

Ein wichtiges Kennzeichen für die Reife einer Sicherheitskultur ist der Umgang mit sicherheitsrelevanter Information. Werden solche Informationen rasch an zuständige Stellen weitergegeben? Lösen sie schnelle und angemessene Reaktionen aus? Oder verhindern Ideologien, Machtansprüche, Abteilungseitelkeiten oder Bürokratie den Informationsfluss? Anhand einer Reihe von Schlüsselaspekten des Umgangs mit sicherheitsrelevanten Informationen können verschiedene Entwicklungsphasen innerhalb einer Organisation beschrieben werden (◘ Abb. 15.3 nach Parker et al. 2006). Das Modell spiegelt die Dynamik und Multidimensionalität von Sicherheitskultur und ihre Entwicklungsmöglichkeiten wider (◘ Tab. 15.1).

Man sollte allerdings beachten, dass die Sicherheitskultur einer Organisation sich nicht homogen entwickelt – es gibt immer einzelne Bereiche einer Organisation, in denen sie weiterentwickelt, »reifer« ist als in anderen. »*Safety Culture is local*« (Singer et al. 2009). Außerdem ist für Mitglieder der Zusammenhang zwischen ihrer Organisationskultur und dem eigenen Verhalten keinesfalls deterministisch: Auch in Organisationen mit pathologischer Sicherheitskultur gibt es Personen, für die Sicherheit oberste Priorität hat.

Abb. 15.3 Rahmenmodell für die Entwicklungsphasen von Sicherheitskultur (nach Parker et al. 2006)

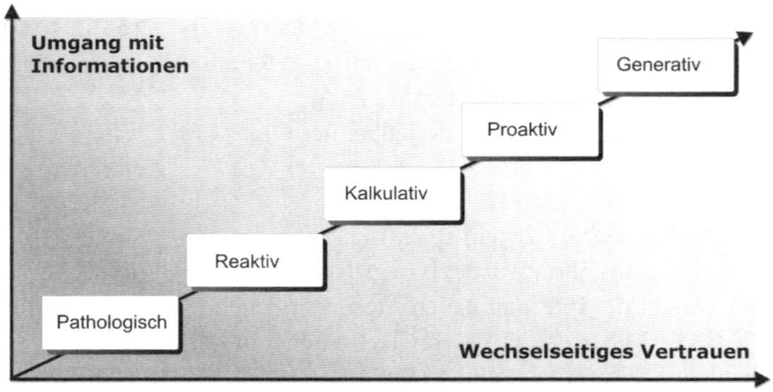

Tab. 15.1 Verschiedene Phasen und korrespondierende Aspekte der Sicherheitskultur (nach Parker et al. 2006)

	Pathologisch	Reaktiv	Kalkulativ	Proaktiv	Generativ
Einsatz für Sicherheit	»Wen kümmert es, solange wir nicht erwischt werden?«	»Kümmere dich um deine eigenen Interessen« ist die Regel	Sicherheit wird als wichtig anerkannt, aber praktische Hindernisse verhindern eine gründliche Umsetzung	Bei den Mitarbeitern entwickelt sich Einsatz für Sicherheit, dieser ist aber noch nicht bei allen vorhanden	Großer Einsatz für Sicherheit auf allen Ebenen
Annahmen über Unfallverusachung	Einzelpersonen werden als Schuldigeangesehen, Unfälle sind Teil der Arbeit	Man versucht, »fehleranfällige« Mitarbeiter loszuwerden, Systemursachen werden wohl bedacht, aber aus den Überlegungen folgen keine Handlungen	Das Management hat eine stärker ausgrenzende als verbindende Haltung, es herrscht eher eine individuumsbezogene als systemische Perspektive	Das Management betrachtet das ganze System (alle Prozesse)	Es geht niemals um Schuldzuweisungen, Mitarbeiter haben einen weiten Verständnishorizont im Hinblick auf die Interaktion von Systemen und Personen
Berichte über Gefahren und unsichere Handlungen	Es gibt keine Berichte	Berichte sind einfach gehalten und fokussieren auf die Frage, wer oder was die Situation verursacht hat	Berichte folgen einer festen Form, man strebt danach, möglichst viele Berichte zu erhalten	Berichte fragen nach Gründen, nicht nur nach Ereignissen, schnelles Berichten wird ermutigt	Die Information aus Berichten wird auf allen Ebenen aktiv im Alltag genutzt
Wie werden Zwischenfälle berichtet und analysiert?	Nur schwere Unfälle werden untersucht	Untersuchungen richten sich ausschließlich auf unmittelbare Ursachen, der Fokus liegt auf der Identifikation von Schuldigen	Ursachen werden meist auf Ebene der Mitarbeiter gesucht	Informationen und »gelernte Lektionen« werden in der ganzen Organisation geteilt, es gibt aber wenig kreative Phantasie dafür, wie zugrunde liegende Faktoren Prozesse beeinflussen können	Untersuchung und Analyse beruhen auf tieferem Verständnis dafür, warum es zu Unfällen kommt

15

■ Tab. 15.1 (Fortsetzung)

	Pathologisch	Reaktiv	Kalkulativ	Proaktiv	Generativ
Was geschieht nach einem Unfall?	Priorität ist, den Schaden zu minimieren und schnell wieder zu produzieren	Das Management reagiert verärgert auf jede neue Unfallmeldung, Berichte werden deshalb möglichst nicht an Vorgesetzte weitergegeben	Die Mitarbeiter melden ihre eigenen Unfälle, das Management macht sich Sorgen über die Auswirkungen auf den Geschäftsbericht	Die Untersuchung fokussiert sich auf die tiefer liegenden Ursachen. Ergebnisse werden an das Management zurückgemeldet	Das Management zeigt eigenes Interesse an den Beteiligten und am Untersuchungsprozess
Techniken für Sicherheit am Arbeitsplatz	Es gibt keine Technik; »sieh selber zu, dass dir nichts passiert«	Nach einem Unfall wird eine Risikomanagementstrategie eingeführt, nach der Einführung wird sie nicht systematisch genutzt	Am Markt verfügbare Technologien werden auch ohne vorherige Unfälle eingeführt, allerdings zeigt dies geringe Konsequenzen	Analysen der Arbeitssicherheit werden von den Mitarbeitern als in ihrem eigenen Interesse liegend akzeptiert	Eine Überprüfung der Arbeitssicherheit findet regelmäßig in einem definierten Prozess statt, Mitarbeiter scheuen sich nicht, sich gegenseitig auf Gefahren hinzuweisen
Training zur Steigerung der Kompetenz	Training wird als notwendiges Übel angesehen, Teilnahme nur an verpflichtenden Trainings	Training ist personenbezogen: »Wenn es uns gelingt, Ihre Einstellung zu ändern, dann wird alles gut werden«	Es gibt viele Trainingsmaßnahmen zu Standardsituationen und teilweise gelingt der Transfer zum Arbeitsplatz	Die Führungskräfte erkennen die am Arbeitsplatz erworbenen Kompetenzen und Fertigkeiten ihrer Mitarbeiter uneingeschränkt an	Themen wie »Einstellungen« werden als ebenso wichtig angesehen wie »Wissen« oder »praktische Fertigkeiten«, der Fortbildungsbedarf wird erhoben und Lernmethoden werden von den Mitarbeitenden selbst vorgeschlagen
Belohnungen für Leistungen im Bereich Sicherheit	Wird weder erwartet noch gegeben, Fehler werden bestraft	Es gibt nur Bestrafung für sicherheitsgefährdendes Verhalten	Es werden Lippenbekenntnisse zu sicherheitsbewusstem Verhalten abgegeben	Es gibt Belohnungen für gute Leistungen im Sicherheitsbereich, die Bewertung ist eher prozess- als ergebnisorientiert	Sicherheitsbewusstes Arbeiten ist an sich bereits Motivation genug

15.2.3 Sicherheit durch Information

»Sicherheitskultur« kann mit »informierter Kultur« gleichgesetzt werden (Reason 1997). Die im System Verantwortlichen wissen Bescheid über alle Faktoren, die die Systemsicherheit beeinflussen können – Menschen, Technik, Organisation und Umwelt. Eine **informierte Kultur** hat die potenziellen Unfälle und Fehler einer Organisation zum Gegenstand. Sie tut dies vor allem dadurch, dass sie latente Fehler (▶ Kap. 3, Kap. 14) analysiert. Um eine informierte Kultur zu erzielen, sollten sich Organisationen um die folgenden Aspekte bemühen (Reason 1998; Weick u. Sutcliffe 2003; Parker et al. 2006):

- **Berichte und Informationen:** Will man die »kostenlosen Lektionen« des Alltags (wie beispielsweise Beinahe-Unfälle oder risikoreiches Verhalten von Mitarbeitern) erfassen, benötigt man Informationen über eben jene Ereignisse, Fehler und Abweichungen. Dafür ist ein vertrauensvolles offenes Kommunikationsklima nötig, das den Mitarbeitern erlaubt, Fehler zu berichten und darüber zu diskutieren.
- **Gerechtigkeit:** Wenn ein gravierendes Ereignis eintritt, steht nicht die Schuldzuweisung im Vordergrund, da die meisten Fehler durch Organisationsfaktoren mitverursacht sind. Persönliche Verantwortung wird jedoch nicht geleugnet; es gibt keine allgemeine Amnestie für Sicherheitsgefährdendes Verhalten. Allen Mitarbeitern ist klar, dass bestimmte Verhaltensweise inakzeptabel sind: Nichtbeachtung von Standards oder Dienstanweisungen, Regelverstöße, Alkoholkonsum während der Dienstzeit etc. werden nicht toleriert und haben disziplinarische Konsequenzen. Eine Kultur, in der alles verziehen wird, wäre unglaubwürdig.
- **Flexibilität:** In einer informierten Kultur können in Notfällen Entscheidungen durch lokale Experten »vor Ort« getroffen werden. Entscheidungen werden davon befreit, erst gemäß der Hierarchie von oben abgesegnet werden zu müssen. Mitarbeiter wissen, dass diese Entscheidungskompetenz von ihnen erwartet wird und handeln entsprechend. Sie werden von Führungskräften ermutigt, flexibel in kritischen Situationen zu entscheiden.
- **Bereitschaft und Kompetenz zum Lernen:** Lernen ist ein entscheidender Bestandteil einer informierten Kultur. Das Management ist willens und fähig, aus den Informationen über Fehler(-möglichkeiten) Konsequenzen zu ziehen und diese umzusetzen.

15.3 Fehlervermeidung

In den letzten Jahren entwickeln sich immer mehr Organisationen des Gesundheitswesens in Richtung Hochzuverlässigkeit (AHRQ 2008, Bagnara et al. 2010; Resar 2006). Zuverlässige Organisationen versuchen soweit wie möglich, Fehler zu vermeiden. Zu den konkreten Maßnahmen der Fehlervermeidung, die hier besprochen werden, gehören auf der Führungsebene:

- Proaktives klinisches Risikomanagement
- Qualifikation und Training
- Qualitätssicherung

Und auf der Ebene der Patientenversorgung:

- Standardisierung
- Checklisten

Da zuverlässige Organisationen aber um die Unvermeidbarkeit menschlicher Fehlhandlungen wissen, erwarten sie kein fehlerfreies Handeln. Stattdessen bemühen sie sich, das System widerstandsfähig (»resilient«) gegen die Auswirkungen von Fehlern zu machen: Aus Fehlern sollen keine Unfälle werden.

15.3.1 Proaktives klinisches Risikomanagement: Phantasie gegen Unfälle

Für die Vermeidung von Fehlern ist **Phantasie** eine wichtige Ressource. Jedes Mal, wenn man sich vorstellt, welche Komplikationen in einer bestimmten Situation auftreten könnten, setzt man die eigene Phantasie für Sicherheit ein. Bewusst eingesetzt kann diese »Schwarzmalerei« im Sinne eines *worst-case-Szenarios* als Planungsinstrument verwendet werden. Ähnlich einem guten Planungsprozess (▶ Kap. 7) überlegt man sich mögliche Konsequenzen von angedachten Maßnahmen und ergreift dann Maßnahmen gegen all jene hypothetischen Konsequenzen, die man für sehr wahrscheinlich oder für sehr schwerwiegend hält. Diese Idee ist im »Szenario-basierten Risikomanagement« formalisiert worden.

Als Grundlage für diese »Schwarzmalerei« dienen häufig reale Ereignisse. Beispielsweise kann die im Fallbeispiel beschriebene Fehlkonnektion einer PCEA-Pumpe als Planungsinstrument verwendet werden. Da genau der gleiche Unfall in der gleichen Konstellation so nicht wieder auftreten wird, kann die Phantasie fragen: Wie könnte eine ähnliche »Flugbahn« des Unfalls (Reason 1990, ► Kap. 3) durch alle Sicherheitsbarrieren hindurch aussehen? Was hätte sonst noch geschehen können? Wie lässt sich das Auftreten ähnlicher Konstellationen verhindern?

15.3.2 Können verbessern: Qualifizierung und Training

Qualifizierte Mitarbeiter sind die entscheidende Ressource für sicherheitsbewusstes Arbeiten und für die Vermeidung von Fehlern. In die Fort- und Weiterbildung von Personal zu investieren, ist daher immer auch eine Investition in die Patientensicherheit.

Der Schwerpunkt dieser Qualifizierung sollte jedoch nicht nur im Erwerb von medizinisch-technischem Wissen und von Fertigkeiten, sondern auch im Erlernen von nicht-technischen Fähigkeiten liegen (»*nontechnical skills*« z. B., Fletcher et al. 2002; Flin u. Maran 2004; Reader et al. 2006; Yule et al. 2006). Kommunikation, Teamarbeit und Entscheidungskompetenz sollten als Teil ärztlicher und pflegerischer Kompetenz eng mit medizinisch-technischen Inhalten verbunden werden. Für diese Anforderungen an das Teamtrainings sind innovative Lernformen wie Simulatortraining, problemorientierter Unterricht und fallbasiertes Lernen geeignet. Im Alltag sollten Führungskräfte diese Verknüpfung von medizinischen und humanfaktoriellen Lerninhalten leisten können. Jedes Personalentwicklungskonzept für ein sicheres Krankenhaus sollte aber mit realistischen Zeithorizonten planen: Unternehmen der zivilen Luftfahrt arbeiten seit

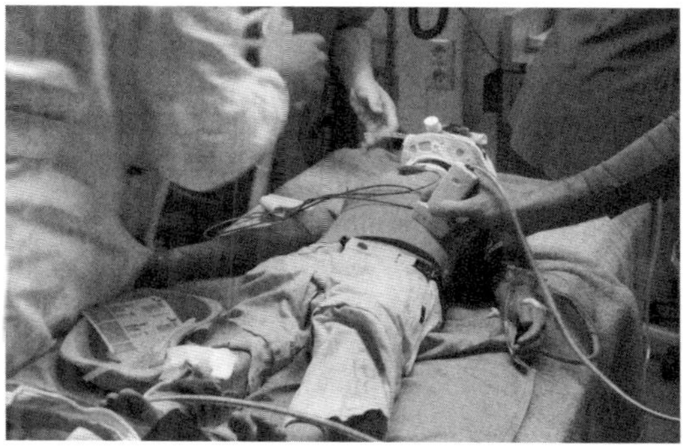

■ **Abb. 15.4** Management des kindlichen Polytraumas. Simulatorbasiertes Teamtraining ermöglicht eine realitätsnahe Auseinandersetzung mit medizinischen Notfällen (Simulations- und Trainingszentrum, Anästhesiologische Klinik, Erlangen)

über 30 Jahren daran, bei ihren Mitarbeitern diese Konvergenz von technischen und »nicht-technischen« Fertigkeiten herbeizuführen.

■ Simulatoreinsatz und Zwischenfalltraining

Patientensimulatoren sind in der Anästhesie seit Anfang der 90er Jahre im Einsatz. Mit ihrer Hilfe ist es möglich, seltene und kritische Konstellationen der Akutmedizin ohne Patientengefährdung nachzustellen (■ Abb. 15.4). Lernende können Zwischenfälle bewältigen, die sie im OP um der Patientensicherheit willen an Erfahrenere abgeben würden. Sie dürfen Fehler machen und aus diesen Fehlern lernen. Es kommen verschiedene Simulatortypen (*part-task-trainer*, Endotrainer oder *full-scale*-Patientensimulator) zum Einsatz, wobei *der full-scale*-Patientensimulator eine Kombination von Mannequin (»Patientenpuppe«), computerbasierten pharmakologischen und physiologischen Patientenmodellen und Steuerungseinheit ist. Lernmöglichkeiten mit Simulatoren reichen vom einfachen Üben technischer Fertigkeiten (z. B. Intubation, *skill based training*) über das wiederholte Training zum Erwerb von Fähigkeiten (z. B. Reanimation, *rule based training*) bis hin zu komplexen Handlungsmustern (z. B. Therapie des anaphylaktischen Schocks, *knowledge based training*).

In den meisten Simulatorzentren werden nicht nur Fähigkeiten und Fertigkeiten vermittelt, sondern auch die Bewältigung von Zwischenfällen geübt. Diese **Zwischenfalltrainings** wurden in Anlehnung an Ausbildungsinhalte und -methoden der zivilen Luftfahrt entwickelt und erstmalig als *Anesthesia Crisis Resource Management* (ACRM; Howard et al. 1992) beschrieben.

Das ACRM-Training und verwandte Notfallmanagementkurse an Simulatoren bestehen in der Regel aus vier »Bausteinen«, die mehrfach durchlaufen werden:

- Vermittlung von Theorien, Modellen, Wissen
- Bearbeitung von Simulationsszenarien
- Debriefing
- Transfersicherung

Simulatortraining kann durch die Vermittlung von medizinischem Wissen, von Teamfähigkeiten und Führungswissen sowie von Problemlösestrategien zur Fehlervermeidung beitragen. Über das individuelle Lernen hinaus regt die Ausbildung mit dem Patientensimulator an, über Veränderungen der Arbeitskultur, der Teamarbeitsstandards und der Fehlerbewältigung in der Organisation nachzudenken (Rall et al. 2000; Grube u. Graf 2003).

Formale Teamtrainings

Erfolgreiche Teamarbeit ist ein wichtiges Element, um Patientensicherheit zu fördern und einen Wandel zu fairer und gerechter Organisationskultur zu bewerkstelligen (Barett u. Gifford 2001; Firth-Cozens 2001; Frankel et al. 2006; Powell 2006). Formales Teamtraining wurde neben dem Simulatortraining in vielen Gebieten der Hochrisiko-Medizin eingeführt (z. B. Morey et al. 2002; Thomas et al. 2006). Diese Trainings erfordern allerdings uneingeschränkte Unterstützung durch die Klinikleitung: Die Kultur der medizinischen Versorgung und lebenslange Gewohnheiten lassen sich nicht durch ein- oder zweitägiges Training ändern. Auch die besten Ergebnisse des Teamtrainings verblassen mit der Zeit – die Entscheidung, Teamtrainings anzubieten, erfordert also einen langfristigen Trainingsplan. Die Auswirkungen des Trainings können Jahre brauchen, bis sie in der Organisationsstruktur verankert sind. Wenn medizinische Organisationen sich entscheiden, Teamtrainings anzubieten, werden sich diese zu einem festen und immer wiederkehrenden Bestandteil der Unternehmenskultur entwickeln.

Es ist wegen der komplexen Interaktionen von Personen und Systemfaktoren schwierig, den Erfolg von Teamtrainings im Verhalten festzumachen. Dennoch bestätigen Meta-Analysen einstimmig: Teamtraining funktioniert! CRM-Training in der Luftfahrt verbessert Teamprozesse und Ergebnisse (Salas et al. 2008) und hat auch in der Medizin einen langfristigen Einfluss auf sicherheitsrelevantes Verhalten (z. B. die Akzeptanz von perioperativen Checklisten, umfangreichere Berichterstattung von unsicheren Bedingungen und Beinahe-Unfällen; Sax et al. 2009). Trotz der ermutigenden Ergebnissen und ihres unmittelbarem Nutzens für die Organisation ist die Einbindung von Teamtrainings in akutmedizinische Aus- und Weiterbildung im deutschsprachigen Raum eine Seltenheit. Gründe für die zögerliche Akzeptanz könnten sein:

- *Aspekte der Organisationskultur*: Die Sinnhaftigkeit von Teamtrainings wird nicht generell akzeptiert. Autoritäre Strukturen werden nur ungern gegen kooperative Formen der Zusammenarbeit ausgetauscht. Tiefsitzende Denkgewohnheiten und Handlungsmuster müssten hinterfragt und verändert werden (McCulloch et al. 2009).
- *Profitorientiertes Umfeld:* Investitionen in sicherheitsrelevantes Training zahlen sich nicht unmittelbar aus. Entscheidungen im Alltag werden oft entgegen der Prinzipien der Human Factors und der Teamarbeit zugunsten ökonomischer Aspekte getroffen.
- *Persönliche Befürchtungen:* Training in interdisziplinären Teams stellt immer auch eine persönliche Herausforderung dar. Man ist gezwungen, traditionelle Fächer- und Berufsgrenzen (und möglicherweise auch liebgewonnene Vorurteile) zu überwinden, um effektiv als Team zu funktionieren.

Anhand von Erfahrungen in anderen Hochrisikobranchen konnten einige evidenzbasierte Faktoren isoliert werden, deren Berücksichtigung die Wahrscheinlichkeit für eine erfolgreiche Einführung von Teamtrainings erhöht (Salas et al. 2009):

- Trainingsziele und Sicherheitsziele in Übereinstimmung mit den Zielen der Organisation bringen
- Organisationale Unterstützung für Teamtrainings schaffen

- Verantwortliche Führungskräfte »mit ins Boot« holen
- Die zukünftigen Teilnehmer und die Mitarbeiter am Arbeitsplatz darauf vorbereiten, dass in Zukunft Trainings stattfinden werden
- Die für das Training benötigten Ressourcen (Zeit, Personal, Räume, Lehrmaterial, etc.) festlegen und deren Verfügbarkeit sicherstellen
- Den Transfer der im Training erlernten Teamkompetenz auf die tägliche Arbeit unterstützen
- Die Effizienz des Trainingsprogramms bestimmen

15.3.3 Qualitätssicherung

Der Begriff »Qualitätssicherung« stammt aus Wirtschaft und Industrie. »Qualitätssicherung« beinhaltet »alle geplanten oder systematischen Handlungen, die nötig sind, um angemessenes Vertrauen zu erzeugen, dass ein Produkt oder eine Dienstleistung die vom Kunden gestellten Anforderungen erfüllt« (Bedeian 1984; Übersetzung von den Autoren). Im Kontext der Medizin sind das »Produkt« und die »Dienstleistung« die Gesundheit des Patienten und die Qualität der medizinischen Versorgung. Im Fokus der Qualitätssicherungsmaßnahmen stehen Strukturen (z. B. Ressourcen, Personal, Gebäude, Geräte) und Prozesse (z. B. die eigentliche Behandlung, Informationsfluss, Teamarbeit, Führungsprozesse) sowie die Ergebnisse (z. B. Gesundheitszustand nach der Behandlung, Länge des Krankenhausaufenthalts, Morbidität und Mortalität; siehe Eichhorn 1995). Kontinuierliche Qualitätsverbesserung zielt auf latente Fehlerbedingungen und Systemschwächen, um Morbidität und Mortalität zu verringern. Wichtige Instrumente der kontinuierlichen Qualitätsverbesserung sind Fehleraudits und Qualitätszirkel.

Fehleraudits

Ein klinisches Audit ist eine systematische und objektivierte Evaluation einer Organisation (z. B. Krankenhaus, Abteilung, Praxis) mit dem Ziel, die Qualität der Behandlung zu verbessern. Definierte Bereiche der Organisation werden nach definierten Kriterien auf die Fehleranfälligkeit ihrer Prozesse und Strukturen sowie ihre Ergebnisqualität hin untersucht. Wo nötig, werden Veränderungen vorgeschlagen (NHS 1996).

Für ein Audit wird durch die Auditoren Information gesammelt, bewertet und dokumentiert. Eine externe Auditierung kann als formelles, zertifiziertes Verfahren von professionellen Anbietern durchgeführt werden. Auditierung kann auch intern durch Mitarbeiter eines anderen Krankenhauses (innerhalb eines Verbunds) oder einer anderen Abteilung durchgeführt werden. Audits werden auf Initiative des Managements durchgeführt und benötigen die Unterstützung durch Träger und Administration.

Fehleraudits in akutmedizinischen Einrichtungen sollten sich mit den Bereichen befassen, in denen die Auswirkungen von latenten Fehlern am größten sind: medizintechnische Geräte, Patientenlagerung, Anwendung von SOPs und Leitlinien, und Medikamentenapplikation (Eichhorn 1995; O'Connor et al. 2002).

Qualitätszirkel

Ein Qualitätszirkel ist eine freiwillige Arbeitsgruppe, die hierarchiefrei unter Leitung eines Moderators temporär zusammentritt, um Vorschläge zur Steigerung der Qualität von Arbeitsprozessen zu erarbeiten (z. B. Robson 1989). Die Idee hinter Qualitätszirkel ist, dass Mitarbeitende meist am besten wissen, wo Probleme der Organisation liegen und ein Interesse an Verbesserung haben. Qualitätszirkel nützen somit die Kompetenz, Motivation und Initiative der Mitarbeiter. Da Qualitätszirkel nicht über Maßnahmen entscheiden oder diese umsetzen, steht und fällt die Akzeptanz des Instruments »Qualitätszirkel« mit dem Ausmaß, mit dem Vorschläge vom Management aufgenommen und umgesetzt werden.

15.3.4 Standardisierung

Wenn es für eine wiederkehrende Aufgabe eine anerkannte beste Vorgehensweise gibt, sollte diese möglichst immer von möglichst allen angewendet wird. Die gewünschte hohe Ähnlichkeit der Abläufe wird durch Standardisierung erreicht. Standardisierung kann innerhalb einer Organisation (z. B. Standard für Patientenübergabe) oder organisationsübergreifend geleistet werden (z. B. Leitlinien der verschiedenen Fachgesellschaften).

▪ Standard Operating Procedures

Eine wichtige Form der Etablierung von Standards sind Standardprozeduren (*Standard Operating Procedures*, SOP). Eine SOP ist die detaillierte schriftliche Beschreibung einer gewünschten Vorgehensweise, um die Erledigung bestimmter Aufgaben zu vereinheitlichen (Reinwart 2003). SOPs können sowohl für Abläufe im Normalbetrieb als auch für Ausnahmesituationen erstellt werden. Notfall-SOPs ermöglichen ein geordnetes Vorgehen und sind trotzdem flexibel genug für die einmaligen situativen Besonderheiten. Sie sind an medizinisch-technischen Abläufen orientiert und werden durch allgemeine Schritte der Handlungsorganisation ergänzt (Cooper et al. 1993). Für die Standardisierung medizinischer Prozesse ist es hilfreich, wenn Standards Hinweise über bestimmte schwierige Bedingungen, arbeitsorganisatorische Besonderheiten, Ausrüstungsstandards, typische Komplikationen sowie erprobte Behandlungsalternativen enthalten (Gravenstein u. Kirby 1999; Kox u. Spieß 2003).

Der Vorteil von Standardprozeduren für den Einzelnen ist, dass sie für viele Situationen erfolgreiche Handlungswege vorschreiben. Damit muss der Einzelne weniger nachdenken, was gerade in zeitkritischen Situationen entlastet.

Für Teams haben SOPs den Vorteil, dass alle Beteiligten die nötigen Handlungsschritte und ihre Reihenfolge kennen. Dies erleichtert die Bildung gemeinsamer mentaler Modelle und macht die Koordination von gemeinsamen Handlungen weniger aufwändig. Damit das Abarbeiten von Standardprozeduren nicht das Gedächtnis belastet, werden diese in Form von Checklisten dargeboten oder als Akronyme memoriert (▶ Kap. 10).

Erste Ergebnisse deuten darauf hin, dass sich mit einer Standardisierung von Behandlungsprozessen die Behandlungsergebnisse verbessern lassen. Standardisierung bewirkte, dass die Liegezeiten auf Intensivstation und die Dauer des stationären Aufenthaltes im Krankenhaus verringert werden konnten und somit Kosten eingespart wurden (Hasibeder 2010).

▪ Standardisierung der Sprache

Erfahrungen aus anderen Hochrisikobranchen (z. B. zivile und militärische Luftfahrt) zeigen, dass eine Standardisierung der Kommunikation in einer Notfallsituation unter Zeitdruck und Lärm zu einer Reduktion von Missverständnissen führen kann (Conell 1996). Verhaltensstandards der Benutzung von Sprache sind sogenannte »*Call-Outs*«, »*Readback*« und »*Hearback*«. Entsprechende deutsche Bezeichnungen haben sich dafür nicht etablieren können. Ein *Call-Out* ist eine deutliche Ansage in einer festgelegten Terminologie (z. B. »Achtung, ich defibrilliere«). Das *Readback* ist mit dem *Hearback* zu einem redundanten Verfahren des »Gegenlesens« von Informationen gekoppelt (▶ Kap. 12). Beispielsweise erhält eine Assistenzperson die Anweisung zu einer Medikamentenapplikation und wiederholt, was sie verstanden hat (*Readback*). Der Akutmediziner, von dem die Anweisung kam, hört die Wiederholung an und bestätigt seinerseits das von der Pflegekraft Gehörte (*Hearback*). Für Mediziner wirkt diese Vorgehensweise ungewohnt und für den Alltag unnötig. Um jedoch ein Verhalten in einer kritischen Situation erfolgreich anwenden zu können, muss dieses zuvor im klinischen Alltag zur Gewohnheit geworden sein.

15.3.5 Checklisten in der Medizin

In vielen Risikobranchen (z. B. Luftfahrt, Raumfahrt, Kernkraft) ist es seit langem etabliert, die Beschränkungen der menschlichen Informationsverarbeitung (z. B. Vergessen, Verwechseln) durch Anwendung von Checklisten und Protokollen zu kompensieren. Eine Checkliste ist eine Form der Standardisierung in Form einer systematischen Liste von Handlungsschritten oder Situationsmerkmalen, die der Reihe nach ausgeführt bzw. deren Vorhanden- oder Nichtvorhandensein dokumentiert werden muss (Hales u. Pronovost 2006). In den genannten Risikobranchen ist die Verwendung von Checklisten keinesfalls der Vorliebe des Einzelnen überlassen, sondern gesetzlich reguliert. Immer da, wo die Verwendung einer Checkliste verbindlich vorgegeben wird, gilt die Ausführung einer Handlung aus dem Gedächtnis als Regelverstoß; selbst dann, wenn die betreffende Person mit der geforderten Handlung bestens vertraut ist (Helmreich 2000).

Funktionen und Formen von Checklisten

Im akutmedizinischen Kontext können Checklisten Einzelne und Teams bei der:

- Vorbereitung und Ausführung von Routineaufgaben,
- Strukturierung einer Lösung von Problemen und
- Strukturierung der Teamarbeit

unterstützen.

Checklisten für den *Normalbetrieb* tragen dazu bei, dass sicherheitsrelevante Handlungen korrekt und vollständig ausgeführt werden. Für Routineaufgaben werden alle Arbeitsschritte genau aufgeführt und müssen in der richtigen Reihenfolge abgearbeitet werden. Typische Routinetätigkeiten, die durch Checklisten unterstützt werden, sind Gerätekontrollen, arbeitsvorbereitende Handlungen und das Einrichten von Arbeitsplätzen für längere OPs.

Checklisten für *Problemsituationen* können bei der strukturierten Problemdiagnose und Ursachensuche helfen. Wenn beispielsweise ein medizintechnisches Gerät nicht funktioniert, kann eine Checkliste dabei helfen, die Fehlfunktion genau zu lokalisieren und die wahrscheinlichsten Fehlerursachen in einer sinnvollen Reihenfolge zu überprüfen.

Für intraoperativ auftretende Probleme gibt es situativ adaptierte Checklisten, beispielsweise in Form dynamisch konfigurierter Checklisten (Sawa u. Ohno-Machado 2001). Hier werden »intelligente Alarme« mit der Bereitstellung einer Checkliste für die Hauptursachen der jeweiligen intraoperativen Komplikation verbunden.

Anders als für Routineaufgaben und strukturierte Problemlösung können Checklisten für *Notfälle* nicht im Detail Handlungsschritte vorgeben. Sie unterstützen vielmehr darin, dass wichtige Problemlöseschritte – wie die Zielbildung, Risikoabschätzung oder Kontrolle – in der angemessenen Ausführlichkeit abgearbeitet werden. Checklisten für Notfälle sind daher eher als Denkhilfen gedacht und weniger als Prüflisten (z. B. die Entscheidungsstrategien, ► Kap. 10).

In der Akutmedizin werden vier Arten von Checklisten eingesetzt (Überblick in Winters et al. 2009):

- *Statische parallele Checklisten* bestehen aus einer Reihe von Aufgaben, die von einer Person gelesen und dann hintereinander abgearbeitet werden (»*read-and-do*-Items«). Beispiele für diesen Typ von Checkliste sind Listen zum Gerätecheck, zur Vorbereitung einer Anästhesie-Einleitung, eines Kaiserschnitts (Hart u. Owen 2005) oder zum Abgang von der Herz-Lungen-Maschine.
- *Statische sequenzielle Checklisten mit Verifizierung*: Eine Person liest ein Element der Liste vor und eine andere Person erledigt die Aufgabe. Die Checkliste zur Anlage eine zentralvenösen Zugangs, die das Problem der Katheter-assoziierten Infektionen angeht, wäre ein aktuelles Beispiel dafür (Pronovost et al. 2006).
- *Statische sequenzielle Checklisten mit Verifizierung und Bestätigung* werden meistens von Teams benutzt. Die Teammitglieder werden von der Person, die die Liste vorliest, aufgerufen und bestätigen die Erfüllung ihrer spezifischen Aufgabe. Checklisten zur Behandlung von maligner Hyperthermie sind in diesem Format gehalten (Harrison et al. 2006).
- *Dynamische Checklisten* in Form von Flussdiagrammen führen durch komplexe Entscheidungsprozesse in Notfällen und dienen zur Bestätigung nach einer Aufgabenausführung, ohne dabei eine bestimmte Vorgehensweise vorzuschreiben. Algorithmen für das Management von Narkosezwischenfällen (Runciman u. Merry 2005) oder das Management schwieriger Atemwege gehören zu dieser Kategorie.

Widerstände gegen Checklisten

Obwohl die Akutmedizin viele Konzepte der Sicherheitsforschung zu Teamarbeit und Crew Resource Management aus der Luftfahrt übernommen hat, folgt sie bei der Benutzung von Checklisten diesem Vorbild kaum nach, weder für Routineaufgaben noch für Notfälle (Hayashi et al. 2007; Klopfenstein et al. 1998; Laboutique u. Benhamou 1997; Langford et al. 2007; March u. Crowley 1991). Dies ist umso bemerkenswerter, als bereits seit Längerem Studien zur Anwendung von Checklisten zeigen konnten, dass Probleme mit Beatmungsgeräten oder Medikamentenverwechslungen durch die Verwendung von Checklisten deutlich verringert werden konnten (Chopra u. Bovill 1997; Kumar et al. 1988).

Als Gründe gegen eine Einführung und Benutzung von Checklisten werden oft folgende Argumente angeführt:

- »Menschen lassen sich nicht in Checklisten erfassen«: Menschliche Physiologie ist im Vergleich zu industriellen Systemen unterspezifiziert und variationsreich. Da Patienten verschieden sind, ist es schwierig, Standardprozesse zu definieren, die als Grundlage von Checklisten dienen könnten.
- »Notfälle lassen sich nicht in Checklisten fassen«: Notfälle in der Akutmedizin entwickeln sich unvorhersehbar und unorganisiert – keine Checkliste kann alle möglichen Verzweigungen einer Situation vorwegnehmen.
- »Nur was man im Gedächtnis hat, hat man sicher«: Viele Behandler misstrauen externen Gedächtnishilfen und verlassen sich lieber auf ihr Gedächtnis. Möglicherweise wird die Anwendung von Checklisten als Eingeständnis eigener (kognitiver) Unzulänglichkeit gewertet. Wer Checklisten verwendet könnte damit signalisieren, dass er Hilfe bei der Ausübung seines Berufs nötig hat.
- »Checklisten beschneiden die ärztliche Entscheidungsfreiheit«: Standardisierung wird als Einengung der eigenen Autonomie und als Beschränkung des medizinischen Sachverstands interpretiert.
- »Bis ich merke, dass ich eine Checkliste gebrauchen könnte, ist die Situation bereits vorbei«: Es ist unklar, zu welchem Zeitpunkt auf eine Checkliste zurückgegriffen werden soll. Arbeitet man im Team, stellt sich die Frage, wer für die Abarbeitung der Checkliste verantwortlich ist.
- »Checklisten sind unhandlich«: Als Alternativen zu unhandlichen Papier-Checklisten oder Manualen sind Softwareanwendungen für PDA oder auch elektronische Checklisten, die in die bereits verwendeten elektronischen Dokumentationssysteme integriert werden (Sawa u. Ohno-Machado 2001), verfügbar. Krankenhäusern oder einzelnen Abteilungen fehlen jedoch häufig die technischen und finanziellen Ressourcen, um davon Gebrauch machen zu können.

Entwicklung und Einführung von Checklisten

Um den genannten Argumenten gegen und Ängsten vor Checklisten zu begegnen, sollten vor der Einführung von Checklisten folgende Fragen geklärt werden:

- Welche sicherheitsrelevanten Arbeitsabläufe sind standardisierbar und lassen sich in einer Checkliste abbilden?
- Zu welchem Zeitpunkt (»Startpunkt«) innerhalb einer Situation sollten Checklisten aufgerufen werden? Welches Teammitglied ist für das Durchgehen der Liste zuständig?
- Welche Darbietungsform ist für die Arbeitsbedingungen der Akutmedizin geeignet? Wann ist eine Liste in einem Kitteltaschenbuch praktikabel, wann eine bildschirmbasierte oder akustisch dargebotene?

Da Checklisten nützlich, einfach zu erstellen und anzuwenden sind, kann dies in Organisationen zu einer ausgeprägten Checklisten-Freudigkeit führen. Werden Checklisten jedoch in zu großer Zahl eingeführt, erleichtern sie nicht mehr die Arbeit, sondern schaffen selbst neue Komplexität. Komplexität in Verbindung mit (gefühlter) Zeitverschwendung führt jedoch zu »Checklistenmüdigkeit«. Im Zusammenhang von Checklisten und Patientensicherheit ist daher die Frage ungeklärt: Wie viele Listen sind zu viel? Wann werden Benutzer nicht mehr entlastet, sondern überfordert?

Checklisten müssen regelmäßig revidiert und aktualisiert werden: Liegen ihnen veraltete Behandlungsstandards zugrunde, bekommen Patienten nicht die Behandlung nach dem aktuellen Stand der Wissenschaft. Deshalb ist sinnvoll, neue Checklisten mit einem systematischen Verfahren einzuführen, das folgende Schritte enthält (Winters et al. 2009):

- Aktuelle Literatur einbeziehen
- Die Bedürfnisse und die Arbeitsbedingungen der Nutzer verstehen
- Personen aus verschiedenen Disziplinen an der Gestaltung beteiligen

- Checklisten in simulierten Arbeitsumgebungen erproben, bevor sie großflächig eingeführt werden
- Nutzen der Checkliste empirisch bestätigen
- In regelmäßigen Abständen überarbeiten und dabei neue wissenschaftliche Erkenntnisse und Rückmeldungen der Nutzer einfließen lassen.

Bei der Gestaltung der Checkliste ist es zudem sinnvoll, einige Prinzipien des Human Factors Engineering zu beachten (Degani u. Wiener 1993):
- Die wichtigsten Elemente sollten am Anfang stehen, wenn dies inhaltlich möglich ist.
- Checklisten sollten nicht zu lang sein. Wenn viele Elemente nötig sind, können diese in sinnvollen Unterteilungen präsentiert werden.
- Benutzerfreundlichkeit ist wichtig. Dazu gehört auch die Zeit, die man zum Abarbeiten einer Checkliste braucht.

15.4 Lernen (in) der Organisation

Lernen aus Fehlern kann vorrangig auf Ebene der Organisation geschehen. Als Beispiel für organisationale Lernprozesse werden hier **Incident-Reporting-Systeme** und **Fallanalysen** besprochen.

Geht es bei der Fehlerbewältigung um die Aufarbeitung von kritischen Situationen mit Patientenschädigung, so stehen die persönliche Bewältigung und das Lernen der Einzelnen und Teams im Vordergrund. Als Beispiel für diese Klasse von Lernen werden **Debriefings** besprochen.

15.4.1 Organisationales Lernen

Organisationen müssen sich, wenn sie erfolgreich bestehen wollen, an veränderte Anforderungen ihrer Umwelt oder ihrer Mitglieder anpassen. Strukturen und Prozesse müssen ebenso verändert werden wie Einstellungen und Verhaltensweisen: Ein nützliches Konzept, wie diese Veränderungen in Organisationen sich vollziehen können, ist das der »lernenden Organisation« (Baitsch 1993; Argyris u. Schön 1999). Dieser Begriff klingt zunächst ungewohnt, da Lernen als eine Aktivität von Individuen und nicht von abstakten Einheiten wie einer Organisationen verstanden wird. Und in der Tat können zunächst nur konkrete Menschen lernen. Wenn aber die Lernprozesse der einzelnen Mitglieder in Wechselwirkung mit der Organisation treten, dann lernen auch Organisationen dazu (Argyris u. Schön 1999).

Funktioniert zum Beispiel ein Arbeitsablauf nicht wie erwartet – beispielsweise indem ein rückenmarknahes Schmerztherapieverfahren anstatt Schmerzen zu lindern zu einer vitalen Bedrohung für einen Patienten wird – werden einige Mitglieder in der Organisation über die Zusammenhänge des eingetretenen Falls nachdenken. Als Konsequenzen ihres Nachdenkens werden Veränderungen von Abläufen, Informationsflüssen, Regeln oder Ressourcen stattfinden. Am Ende ist mehr passiert, als dass nur die beteiligten Mitarbeiter dazu gelernt hätten: Die Organisation hat sich (wenngleich auch nur in geringem Umfang) verändert. Da diese Veränderung das Verhalten vieler oder aller Mitarbeiter beeinflusst, kann man sagen, dass »die Organisation« aus diesem Vorfall etwas dazu gelernt hat.

Mitglieder einer Organisation kommen und gehen, genauso wie auch deren Führungspersonen wechseln. Aber Verhaltensweisen, Einstellungen, Werte und Normen werden in der Organisation bewahrt und an neue Mitglieder weitergegeben, auch wenn die ursprünglichen am Lernereignis beteiligten Personen die Organisation schon lange verlassen haben.

15.4.2 Anpassungslernen, Veränderungslernen, Prozesslernen

- **Anpassungslernen (*single loop learning*)**

Wenn etwas nicht so funktioniert, wie es soll, suchen die meisten Menschen nach einer anderen Herangehensweise. Diese neue Strategie ist normalerweise ebenso auf bekanntem Wissen und Gewohnheiten aufgebaut wie die alte. Einen solchen Lernprozess, der aus der Wahrnehmung eines Fehlers und der Beseitigung durch bekannte Mittel besteht, bezeichnet man in der Organisationstheorie als **Anpassungslernen** (*single loop learning*). Das Kennzeichen eines solchen Lernprozesses ist die einfache Rückmeldeschleife, die zwischen einer

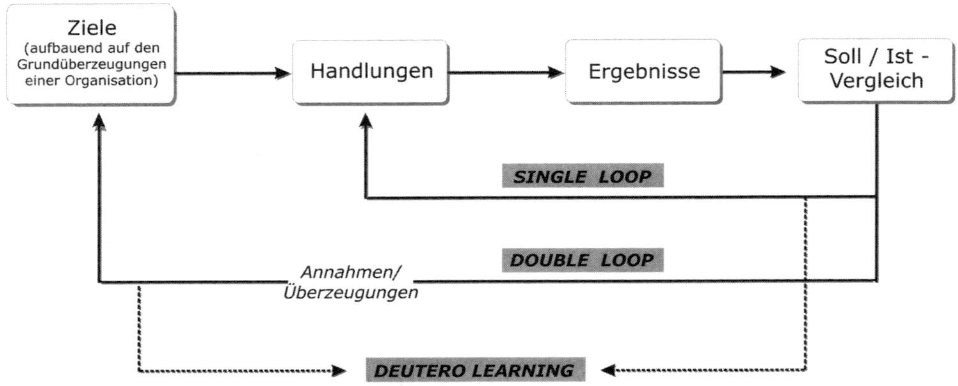

Abb. 15.5 Verschiedene Formen organisationalen Lernens (nach Argyris und Schön, 1996)

Fehlerwahrnehmung und der Fehlerkorrektur besteht. Beim Anpassungslernen entstehen neue Erkenntnisse im Rahmen der bisherigen Theorien und Verhaltensmuster. Prozesse und Handlungen werden auf bestehende Ziele hin optimiert (Abb. 15.5; Argyris u. Schön 1999; Schreyögg 1999). Anpassungslernen ähnelt einem Thermostat, der Abweichungen von der gewünschten Temperatur registriert und mit An- und Abschalten reagiert. Was beim Anpassungslernen *nicht* berührt wird, sind die *Grundüberzeugungen und -orientierungen* der Organisation. Im Fallbeispiel zeigt sich das Anpassungslernen an den praktischen Konsequenzen für das Stationspersonal, an der Wiederaufnahme von schmerztherapeutischen Schulungen und an den geänderten Beschriftungen der PDK-Leitung.

Veränderungslernen (*double loop learning*)

Eine andere Herangehensweise an einen Fehler oder ein Problem ist es, die mentalen Modelle und Annahmen, die der Situationswahrnehmung zugrunde liegen, zu verändern. Diese als **Veränderungslernen** (*double loop learning*) bezeichneten Lernprozesse korrigieren Fehler *und* führen zu Veränderungen der Grundannahmen in der Organisation. Organisationen lernen dabei, neue Wege zu gehen und bisher nicht Gedachtes zu denken. Dies ist immer dann nötig, wenn das Anpassungslernen keine Lösung mehr bietet. Diese Art von Lernen hinterfragt organisationale Ziele, Normen und Werte, vergibt neue Prioritäten und kann auch einen Wertewandel mit sich bringen (Abb. 15.5). Im Fall der PCEA-Fehlkonnektion könnte Veränderungslernen beispielsweise die Grundannahme der Organisation hinterfragen, dass eine schmerztherapeutische Ausbildung von Pflegekräften nur dann stattfinden muss, wenn der Bedarf danach von einer Station mitgeteilt wird (oder eine kritische Situation einen solchen Bedarf offen legt). Eine veränderte Überzeugung könnte dazu führen, dass man proaktiv Stationen nach ihrem Bedarf befragt und regelmäßig Schulungen durchführt, bevor Unkenntnis zu einer Gefährdung für Patienten wird.

Prozesslernen (*deutero-learning*)

In einem letzten, auch als **Prozesslernen** (*deutero-learning*) bezeichneten Schritt (Bateson, 1972; Schön 1975), können Organisationen den Lernprozess selber in den Fokus des Lernens stellen, indem sie analysieren, wie Mitarbeiter lernen und welche Strategien Verhaltensänderungen ermöglichen. So lernen Organisationen, wie man lernt, indem das Lernen der Mitarbeiter selbst zum Gegenstand des Lernens wird. Durch das Erkennen der Muster, die in ähnlichen Situationen das Lernen ermöglicht haben, kann eine umfassende Restrukturierung der Verhaltensregeln und -normen herbeigeführt werden. Kennzeichen für Prozesslernen in Krankenhäusern sind (Bedeian 1984) folgende Aspekte:

- Lernen ist ausdrücklich im Leitbild der Organisation verankert, Prozesse sind so gestaltet, dass sie Lernen ermöglichen; ebenso stehen ausreichend Ressourcen zur Verfügung

15

- Tägliche Routinen sind so angelegt, dass Mitarbeiter ihre Kompetenzen und ihr Wissen erweitern können
- Die Organisationskultur ist von Neugier und Lernbereitschaft geprägt und betont Teamwork-Kompetenzen wie Kommunikation und Kooperation
- Partizipation wird ernst genommen; Erfahrungen werden geteilt und gemeinsames Problemlösen und Entscheiden kann geübt werden; Organisationsmitglieder sehen sich gegenseitig als Wissensquelle an und wollen voneinander lernen

15.4.3 Die Rolle des Teams beim Lernen (in) der Organisation

Lernen kann auf der Ebene von Einzelpersonen geschehen, auf der Ebene der Organisation und zwischen diesen Ebenen. Ein solches »dazwischen« ist die Ebene der Teamarbeit. Viele Organisationen haben bei ihrem Bestreben nach der Verbesserung von Qualität und Sicherheit nicht mehr die Einzelpersonen im Fokus, sondern vielmehr Teams und Führungsprozesse. Diese Ausrichtung ist besonders in hochzuverlässigen Organisationen (► Kap. 14) deutlich. Ermutigt durch Erfolge aus andere Branchen fangen auch akutmedizinische Organisationen an, Teamarbeit als den entscheidenden Faktor bei der Entwicklung zuverlässiger Medizin-Organisationen zu sehen (Wilson et al. 2005). Teams sind deswegen von besonderem Interesse, weil Menschen im Teamkontext lernen und weil Bemühungen um Kulturveränderungen bei Teams ansetzen können.

Das Lernen in und von Teams kann angestoßen werden durch:

- *Probleme:* Organisationales Lernen ist häufig problem- und erfahrungsbasiert, auftretende Probleme erzeugen Zweifel an verwendeten Strategien und führen zur Suche nach neuen Lösungen
- *Gelegenheiten:* Unvorhergesehene Ereignisse können Gelegenheiten für Lernen und Innovation sein
- *Menschen:* Die Interaktion im Team ist ein starker Stimulus für Lernprozesse, abweichende Handlungsweisen und konträre Meinungen können Personen dazu bewegen, ihre eigenen Annahmen und Handlungen zu überdenken.

15.4.4 Gute Nachrede: Debriefing

Organisationales Lernen wird häufig durch Zwischenfälle oder andere Probleme angestoßen. Lernen nach einem Ereignis kann durch einen systematischen Prozess der Analyse und Reflexion, durch das »Debriefing« erleichtert werden. In der Literatur finden sich verschiedenen Bedeutungen von Debriefing (Lederman 1992):

- Nachbesprechung von Arbeitsaufgaben
- Emotionale Aufarbeitung eines Zwischenfalls oder belastenden Einsatzes
- Lernen über Reflexion im Rahmen von Simulatortrainings

■ Debriefing von Arbeitsaufgaben

Das Debriefing von Arbeitsaufgaben bedeutet, am Ende einer Schicht oder eines Einsatzes kurz die Geschehnisse Revue passieren zu lassen und sowohl Probleme als auch erfolgreiche Maßnahmen anzusprechen. Durch diese regelmäßige Maßnahme wird Teamarbeit gestärkt, da gemeinsame mentale Modelle aufgebaut und neue Erfahrungen systematisch im Team mit vorhandenem Wissen verknüpft werden. In der Luftfahrt ist das Debriefing eine (unterschiedlich intensiv gehandhabte) Selbstverständlichkeit. In Krankenhäusern wird diese Lernmöglichkeit bislang kaum genutzt.

■ Debriefings nach Zwischenfällen und belastenden Einsätzen

Großschadensereignisse oder der Tod eines Patienten sind belastende Ereignisse für die professionellen Helfer. Aber auch ein schwerer Zwischenfall ohne tödlichen Ausgang kann für die beteiligten Ärzte und Pflegekräfte eine erhebliche psychische Belastung darstellen. Diese Belastung kann bis hin zu einer akuten Stressreaktion führen (► Kap. 9). Um mögliche Folgeschäden bei den Mitarbeitern (*posttraumatische Belastungsstörungen*) zu reduzieren, sehen Organisationen ein mehrstufiges Konzept der Verarbeitung vor, bei dem die Nachbesprechung des Ereignisses ein wesentlicher Baustein ist (z. B. *critical incident stress debriefing*, Hammond u. Brooks 2001).

Debriefings beschäftigen sich mit der Verarbeitung der psychischen Prozesse während eines kritischen Ereignisses und unterstützen so die individuelle Bewältigung und das Lernen (Hoff u. Adamowski 1998; James u. Gilliland 2001). Funktionen von Debriefings in der Nachbereitung von kritischen Situationen können je nach Ereignis sein:

- Wahrnehmung der emotionalen Belastungen und der individuellen Konflikte
- Rekapitulation von Verhaltensweisen und deren Auswirkungen in der kritischen Situation
- Unterstützung der persönlichen Bewältigung
- Verbesserung der Teamarbeit durch realistische und konkrete Ziele
- Fachliches Lehren und Lernen

▪ Debriefing im Simulator

Während Debriefings als Instrument kontinuierlicher Verbesserung von Arbeitsprozessen selten eingesetzt werden, sind sie im Rahmen von Zwischenfalltrainings am Simulator als Lernmethode etabliert. Das Debriefing nach einer Episode im Simulator hilft denen, die agiert haben, und denen, die zugesehen haben (Dismukes et al. 2006). Die Teilnehmer beschreiben den Fall aus ihrer Sicht, ihre Handlungen und ihre Gefühle und reflektieren ihre mentalen Modelle und ihre fachliche Herangehensweise. Wenn das Lernsetting psychisch sicher und fachlich spannend ist, wird es zum Lernen auf der medizinisch-fachlichen Ebene und bei den nicht-technischen Kompetenzen führen. Alle wesentlichen Aspekte des Debriefings im Setting von Simulatortrainings werden bei Diekmann et al. (2008), Flanagan (2008), Mort u. Donahue (2004) sowie Rudolf et al. (2006) besprochen.

15

▪ Kompetenzen für ein Debriefing

Das Ziel von Debriefings ist nicht, zu belehren, sondern Selbstreflexion anzuregen, den Austausch in der Gruppe zu fördern und die Entwicklung neuer Ideen zu unterstützen (Steinwachs 1992). Führungspersonen, die ihre Mitarbeiter debriefen möchten, können dies nicht im Rahmen der üblichen hierarchischen Muster tun. Vielmehr gilt es, spezifische Kompetenzen dafür zu erlernen: Debriefings verlangen zum einen eine hohe *Rollenflexibilität*, da man Lehrer, Kritiker, Moderator und Fragensteller in einem ist (McDonell et al. 1997). Die wesentliche Aufgabe des Debriefers ist es, für die *Aktivität des Teams* zu sorgen, z. B. durch Fragen: Nach Möglichkeit sollen sich alle Teammitglieder an dem Gespräch beteiligen. Selbstreflexion und Kritik sollen ebenso wie Konsequenzen für zukünftiges Handeln von den Teammitgliedern selbst formuliert werden.

15.5 Aus Zwischenfällen und Unfällen lernen: Incident-Reporting-Systeme und Fallanalysen

Unfälle und Zwischenfälle entstehen aus einer Kombination von nicht vorhersehbaren menschlichen Fehlhandlungen und verborgenen latenten Schwachstellen. Organisationen können am meisten aus kritischen Ereignissen lernen, wenn die Analyse der Zwischenfalls organisationale Faktoren und den Kontext des Handelns in den Vordergrund stellt. Das dafür geeignete Werkzeug des organisationalen Lernens ist das Zwischenfallberichtssystem (*Incident-Reporting-Systems*, IRS).

15.5.1 Lernen aus Zwischenfällen

Ein Zwischenfall (*Incident*) ist ein Ereignis im Arbeitsablauf, das zu einem Patientenschaden hätte führen können, aber nicht führte (CIRS 1998). Die Fehlkonnektion der PCEA-Pumpe wäre ein Beispiel für einen Zwischenfall.

Da Zwischenfälle häufig rasch korrigiert werden, sind sie nach außen nicht sichtbar. Weil offensichtlich »nichts geschieht«, kann der Eindruck entstehen, dass ein Krankenhaus fehlerfrei und sicher arbeitet, auch wenn es häufig zu Zwischenfällen kommt. Obwohl Zwischenfälle zweifellos für die Patienten gefährlich sind, haben sie auch nützliche Eigenschaften. »Die Vitalität des fehlerhaften Handelns [liegt] in der Erweiterung des Handlungsrepertoires« (Wehner 1992) – wer einen Fehler macht, erhält damit auch eine Lerngelegenheit und gibt der Organisation eine Gelegenheit, ihre Prozesse zu verbessern.

Gerade weil ein Zwischenfall (wie die beschriebene Fehlkonnektion) keine ernsthaften Folgen hat, ist er für die betroffene Klinik eine wichtige

»kostenlose Lektion«: Ein Zwischenfall immer ein Hinweis darauf ist, dass die zur Arbeit eingesetzten Ressourcen (Menschen, Technik, Prozessorganisation) nicht in ausreichender Menge oder Qualität zur Verfügung standen.

Die Technik der Analyse von Zwischenfällen wurde bereits 1954 als »*critical incident analysis*« von Flanagan anhand der Analyse von Luftfahrtzwischenfällen eingeführt. In der Luftfahrt wurde die Analyse von Zwischenfällen zu den heute weithin anerkannten freiwilligen Berichtssystemen weiterentwickelt. In der Medizin wurde die Methode der Zwischenfallberichte erstmalig 1971 zur Analyse von Zwischenfällen mit Anästhesiegeräten eingesetzt (Blum1971). Einige Jahre kam es zur Berichterstattung von häufig auftretenden Zwischenfällen in der Anästhesie zum Einsatz (Cooper et al. 1978; Williamson et al. 1985). Flächendeckend wurde die Methode zuerst in Australien durch die *Australian Patient Safety Foundation* mit der *Australian Incident Monitoring Study* (AIMS; seit 1987 eingeführt; Webb et al. 1993). Dieses Projekt fand weltweit Beachtung und führte dazu, dass viele Organisationen diesem Beispiel folgten. Inzwischen gibt es WHO-Richtlinien für die Einführung und das Betreiben von Zwischenfallberichtssystemen (WHO 2005) und auch im deutschsprachigen Raum reichhaltige Literatur dazu (Überblick bei Hofinger 2010).

Im deutschsprachigen Bereich ist nach langsamen Anlaufjahren seit der Jahrtausendwende ein starker Trend hin zur systematischen Erfassung und Aufarbeitung von Zwischenfällen zu beobachten. Viele Krankenhäuser haben Incident-Reporting-Systeme (IRS) eingeführt, zumeist für einzelne Stationen oder Fächer. In Deutschland favorisieren die Bundesärztekammer, die deutsche Krankenhausgesellschaft, der deutsche Pflegerat und viele andere Organisationen die Einführung und Verwendung von CIRSmedical.de, das vom Ärztlichen Zentrum für Qualität in der Medizin (ÄZQ) betreut wird. Die Schweizer Stiftung für Patientensicherheit erweiterte 2010 das CIRRNET auf die ganze Schweiz.

Obwohl es nicht an Methoden der Erfassung von Zwischenfällen fehlt, ist mit der Erfassung von Daten noch nicht viel gewonnen. Damit Lehren aus einem Zwischenfall gezogen werden können, muss man folgende Schritte gehen (◘ Abb. 15.6):

- Informationen über den Zwischenfall gewinnen
- Informationen analysieren

◘ **Abb. 15.6** Phasen des Incident-Reporting

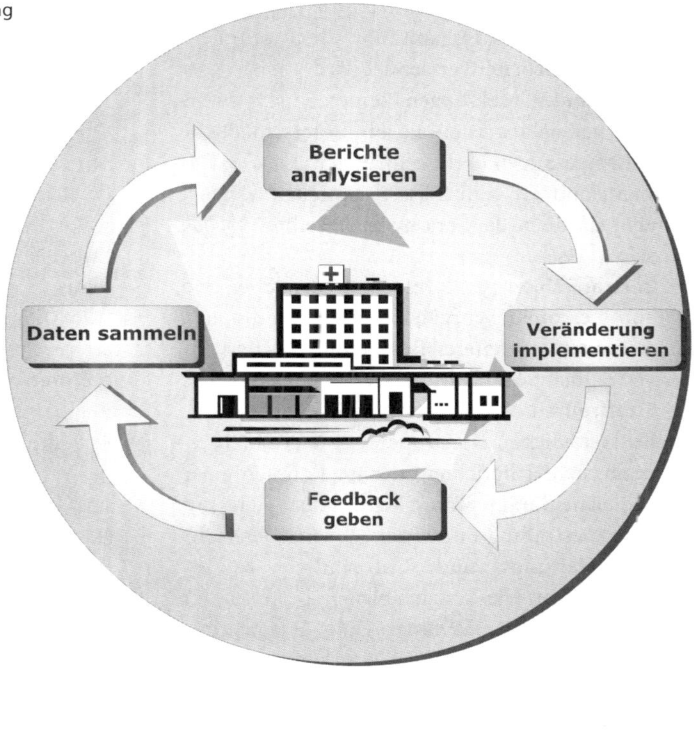

- Konsequenzen ziehen
- Mitarbeiter über Konsequenzen informieren

Wesentlich für die Akzeptanz und Verbreitung von IRS scheint zu sein, dass die berichtenden Mitarbeiter erkennen können, wie *Konsequenzen* aus ihren Fehlerberichten gezogen werden (van Vegten 2008; Hofinger 2010).

15.5.2 Grundsätze für Incident-Reporting-Systeme

Incident-Reporting-Systeme (IRS) werden nur dann ihre ganze Stärke ausspielen können, wenn sie in eine organisationale Sicherheitskultur eingebettet sind und auf allen Ebenen der Organisation unterstützt werden. Um ein IRS erfolgreich einzurichten und langfristig betreiben zu können, müssen folgende Grundsätze beachtet werden (van Vegten 2008; WHO 2005; Leape 2002; Staender 2000; Billings et al. 1998; Runciman et al. 1993):

- **Freiwilligkeit:** Im Unterschied zur gesetzlich vorgeschriebenen Unfallerfassung beruht ein IRS auf der *freiwilligen* Auskunft über einen Zwischenfall. Organisationen können das freiwillige Berichten erheblich unterstützen, wenn sie klar kommunizieren, dass die Information dem Lernen der Organisation dient und nicht gegen Mitarbeiter verwendet wird.
- **Anonymität:** Meldungen können ohne »Absender« gemacht werden. Es gibt unterschiedliche Lehrmeinungen und Erfahrungen dazu, ob Berichte anonym sein müssen. Einigkeit herrscht aber darüber, dass anonyme Berichte *möglich* sein müssen.
- **Vertraulichkeit:** Alle Informationen über und von Personen, Vorgängen und Handlungen werden in der weiteren Bearbeitung des Berichts vertraulich behandelt.
- **Straffreiheit:** Aus Meldungen folgen keine arbeitsrechtlichen Konsequenzen. Wer einen eigenen Fehler berichtet oder im Rahmen einer Fehlermeldung erwähnt wird, muss nicht mit einer Bestrafung durch den Arbeitgeber rechnen. Haftungs- und strafrechtliche Konsequenzen von Handlungen bleiben bestehen.
- **Keine juristisch relevanten Fälle:** Das zentrale Problem der Verwendung von Daten aus Berichtssystemen ist in Deutschland ungelöst. Da durch eine zivil- oder strafrechtliche Klage ein juristischer Kontext deutlich später entstehen kann als der IRS-Bericht darüber, besteht theoretisch die Gefahr einer Verwendung von berichteten Daten in einer juristischen Auseinandersetzung. Praktisch gesehen ist eine derartige Verwendung durch die vorangehende Anonymisierung und Deidentifizierung und durch geltendes Presserecht mehr als unwahrscheinlich. Ungeachtet von grundsätzlichen Überlegungen kann es aber innerhalb der meldenden Organisation aus versicherungsrechtlichen Aspekten heraus erwünscht sein, Fälle mit Patientenschaden nicht in das IRS einzugeben. Im Zweifelsfalle sollte daher mit den jeweils verantwortlichen Vorgesetzten Rücksprache gehalten werden.
- **Benutzerfreundlichkeit:** IRS sollten einfach zu bedienen und jederzeit leicht zugänglich sein. Ist das Ausfüllen eines Berichts mit erheblichem zeitlichem Mehraufwand verbunden, scheitert die Eingabe häufig bereits daran.

Neben diesen formalen Gestaltungsmerkmalen gibt es kritische Faktoren, durch die das Managements Einfluss auf den Erfolg eines IRS nehmen kann:

- **Unterstützung durch das Management:** Es bedarf in der Einführungsphase eines starken Engagements der Führungspersonen (Chef-, Oberärzte, Pflegedienstleitungen). Diese müssen den Nutzen der Aufarbeitung von Fehlern darstellen und den Stellenwert und die Reichweite des Berichtssystems transparent machen. Dabei ist die glaubwürdige Betonung einer systemischen Fehlersicht entscheidend.
- Alle Mitarbeiter sollten die Möglichkeit haben, an regelmäßig angebotenen **Schulungsmaßnahmen** zu Risikomanagement und Incident-Reporting teilnehmen zu können
- Es sollte klar kommuniziert werden, dass es in der Verantwortung jedes Einzelnen liegt, Fehler und Probleme zu berichten. Es sollte alles berichtet werden dürfen, was den Mitarbeitenden relevant erscheint, nicht was dem Management entgegen kommt.
- Es muss regelmäßige **Rückmeldungen** über die Folgen von Berichten geben (▶ unten).

15

Gestaltungsmerkmale von Incident-Reporting-Systemen (IRS)
- Freiwilligkeit
- Anonymität
- Vertraulichkeit
- Straffreiheit
- Keine juristisch relevanten Fälle
- Unterstützung durch das Management
- Rückmeldung über Konsequenzen aus Berichten
- Training im Umgang mit IRS

Inhalte von Berichten festlegen

Der Zweck von IRS ist die möglichst genaue Dokumentation dessen, *was* geschehen ist und *wie* es dazu kam. Technisch kann ein Berichtssystem ein Berichtsbogen mit Briefkasten oder ein elektronisches Berichtsformular sein. Die Dokumentation sollte *situative Umstände, beteiligte Personen* (Funktionen, ohne Namen), *Informationsflüsse und Handlungen* erfassen. Informationen darüber, wie Entscheidungen entstanden, welchen Einfluss die Teamarbeit hatte, wie Informationen gesammelt wurden etc., sind ebenso wichtig wie medizinisch-technische Fragen nach *Geräten, Medikamenten und diagnostisch-therapeutischen Schritten*.

Die *Vorgeschichte* eines Zwischenfalls trägt zum Verständnis entscheidend bei. Der Nutzen von IRS für die Verbesserung der Sicherheit steht und fällt mit der Validität der erfassten Daten, deshalb sollte die Formulierung der Fragen oder Kategorien sorgfältig beachtet werden. Die Verständlichkeit und Trennschärfe der verwendeten Erfassungskategorien ist ein wichtiges Problem gerade der Erfassung der Human Factors: Psychologische Kategorien wie beispielsweise »*situational awareness*« sind für viele Mitarbeiter unverständlicher Fach-Jargon. Diese Kategorien werden entweder nicht benutzt oder unzureichend ausgefüllt. Alltägliche Kategorien wiederum wie »Kommunikation« sind möglicherweise zu allgemein, da Kommunikation immer »irgendwie« an einer kritischen Situation beteiligt ist.

IRS ermöglichen es, aus unsicheren Handlungen und Bedingungen zu lernen. Aber auch das Wissen um erfolgreiche Bewältigung von Zwischenfällen hilft der Organisation, Sicherheit zu erhöhen. Deshalb sollte mit der Kategorie »Bewältigung« die Strategie erfasst werden, mit der ein Zwischenfall ohne Patientenschaden bewältigt wurde. Außerdem sollen IRS Anregungen zur *Vermeidung* ähnlicher Zwischenfälle und zur Verbesserung bestehender Ressourcen erfassen. Die Frage danach, wo der größte *Veränderungsbedarf* besteht, ist aufschlussreich, da die Mitarbeiter vor Ort die größte Expertise dafür haben.

Veränderung herbeiführen

Die Erfassung der Daten ist für das Lernen aus Fehlern der erste Schritt. Um aus Zwischenfällen Konsequenzen ziehen zu können, muss geklärt sein, wer auf welche Art die Berichte auswertet und wie diese Auswertungen in die Organisation zurückfließen. Empfehlenswert ist die Etablierung eines Gremiums von Mitarbeitern, die eine Vertrauensstellung einnehmen. Aufgabe dieses Gremiums ist die Bearbeitung, Klassifizierung und Veröffentlichung von Berichten und die Ableitung von Veränderungsvorschlägen. Da diese Gruppe nicht aus Führungskräften bestehen sollte, endet ihre Aufgabe mit Maßnahmenvorschlägen. Die Umsetzung ist dann Sache des Managements. Wesentlich ist, dass die IRS-Berichte eine sichtbare Veränderung nach sich ziehen. Da Veränderungen in der Regel aber viel Zeit benötigen, ist das Sichtbarmachen der aktuellen Überlegungen zu Veränderungen ein wichtiger Schritt, der wiederum durch das IRS-Gremium angestoßen oder durchgeführt werden kann.

IRS decken singuläre Fehler und Problemkonstellationen auf und zeigen an, welche Ressourcen nicht ausreichend zur Verfügung standen. Jeder Einzelfall ist ein Hinweis auf allgemeine strukturelle Unzulänglichkeiten. Stößt man wiederholt auf ähnliche Probleme, wie in dem eingangs geschilderten Fall der akzidentellen PCEA-Fehlkonnektion, liegt die Vermutung eines systematischen Fehlers nahe. Umgekehrt zeigen die guten Lösungen des Einzelfalls, wo und wie Ressourcen aktiviert werden konnten. Die Antwort auf die Frage: »Wodurch wurde die Situation gerettet?«, führt dazu, dass eine Organisation ihre Stärken besser kennlernt und die Potenziale ihrer Mitglieder gezielt verstärken kann.

15.5.3 Systematische Unfallanalyse

Wenn eine Organisation auch aus schweren Zwischenfällen oder Unfällen lernen will, braucht sie einen systematischen, strukturierten Ansatz, der die Vielzahl an Faktoren, die zum Unfall beitrugen, analysiert, ohne dabei Verantwortlichkeit zu leugnen.

Eine weit verbreitete Methode ist das »Londoner Protokoll« (Taylor-Adams u. Vincent 2004), das auf der Grundlage von Reasons Modell der Fehlerkette in einer systemischen Perspektive (▶ Kap. 3) entwickelt wurde. Das Londoner Protokoll, früher *Root Cause Analyse* genannt, hilft dabei, den Prozess einer Ereignisanalyse zu strukturieren. Je nach Aufwand und Relevanz des Ereignisses folgt die Analyse den Schritten:

- *Ereignisse identifizieren*, die relevant und geeignet für eine Analyse sind. Es muss kein Unfall mit Patientenschaden sein; eine offensichtliche Abweichung von vorgegebenen Behandlungspfaden ist ein guter Startpunkt.
- *Alle relevanten Daten sammeln*. Dazu gehören Patientenakten, Materialien und Berichte (z. B. OP-Berichte) sowie Befragungen mit den beteiligten und Betroffenen. Auch Informationen über erwartete Prozesse sind nötig, wenn Abweichungen erklärt werden sollen.
- *Daten übersichtlich und verständlich darstellen*, z. B. in einer Zeit-Akteurs-Matrix. Außerdem die Geschichte des Ereignisses aus möglichst vielen Perspektiven darstellen. Es sollte geklärt sein, »was« geschehen ist, bevor nach dem »warum« gefragt wird.
- *Beitragende Faktoren analysieren*. Dabei alle Ebenen der Organisation (auch die patientenfernen Bereiche) sowie die Arbeitsaufgabe, die Arbeitsumgebung, den Kontext und die beteiligten Personen betrachten.
- *Schlussfolgerungen aus der Analyse ziehen*. Veränderungen erarbeiten, die ein solches Ereignis in Zukunft verhindern. Auch Prozesse verbessern, die während der Analyse aufgefallen sind, auch wenn sie das konkrete Ereignis nicht mitverursacht haben.
- *Einen Bericht schreiben*, wenn das nötig und sinnvoll ist.

Ereignisse so zu analysieren, benötigt eine gewisse Zeit. Dies gilt vor allem für die Datensammlung, da Dokumente angesehen werden und verschiedene Organisationsmitglieder befragt werden müssen. Für die eigentliche Analyse benötigt das Team sowohl medizinische als auch Human Factors-Kompetenz. Die Methode ist bislang in Krankenhäusern noch nicht verbreitet. In der Schweiz und in Deutschland werden seit einigen Jahren Kurse zum Londoner Protokoll angeboten, aber es fehlt noch an methodischer Kompetenz und Human Factors-Expertise.

15.6 Die Akutmedizin der Zukunft denken

15.6.1 Organisationen aktiv verändern

Jede akutmedizinische Organisation hat einen Einfluss darauf, in welchem Maß Patientensicherheit integraler Bestandteil ihrer Unternehmenskultur wird. Um sich diesem Ziel anzunähern, sind in vielen Krankenhäusern Veränderungen der Strukturen und Prozesse, des Selbstverständnisses und der Interaktionen der Mitarbeiter nötig. Veränderung geschieht immer, Organisationen passen sich kontinuierlich an neue Anforderungen an. Damit Veränderungen aber gezielt und systematisch ablaufen, benötigen sie einen Denkrahmen und einen »Fahrplan«. Einen solchen Denkrahmen bieten aktuelle Konzepte der **Organisationsentwicklung**, die in anderen Branchen erprobt wurden (Argyris u. Schön 1999; Senge 2001; Nonaka u. Takeuchi 1997; Probst u. Büchel 1998; Schreyögg 1999). Organisationsentwicklung bedeutet, eine Organisation strategisch geplant und systematisch zu verändern mit dem Ziel, die Effektivität der Organisation bei der Lösung ihrer Probleme zu steigern (Comelli 1985). Organisationsentwicklung ist langfristig angelegt und beteiligt die Mitarbeiter. Da Organisationen nicht von außen entwickelt werden, sondern sich auf ihre selbst gesetzten Ziele hin bewegen, kann die Richtung der Veränderung nur aus den Krankenhäusern selbst kommen. Kernthemen der Entwicklung von Organisationen sind »Wissen«, »Lernen«, »Qualität«, »Führung« und »Flexibilität«. Für die Akutmedizin sind Patientensicherheit und -zufriedenheit, eine transparente Behandlungskette, Mitarbeiterpartizipation und Wettbewerb wichtige übergeordnete Ziele (Bellabarba u. Schnappauf 1996). Ziel der Veränderung in Organisationen sind die Strukturen und Prozesse, mit denen die »Kernleistung« der Akutmedizin, die Patientenversorgung, erbracht wird. Ausgangspunkt für Programme der Organisationsentwicklung sind Veränderungen der Anforderungen. Die wichtigste Ressource erfolgreicher Entwicklungsprozesse sind immer die Mitarbeiter, genauer gesagt ihr Wissen, Können und Wollen.

15.6.2 Wissen managen

Wenn sie »lernende Organisationen« werden wollen, müssen Krankenhäuser die Herausforderung des Wissensmanagement bewältigen. Das in Organisationen angesammelte Wissen macht Organisationen zukunftsfähig, wenn es gelingt, dieses Wissen als Ressource zu nutzen. In der Industrie wird das Thema durch Theorien des Wissensmanagements angegangen. Es gibt keine anerkannte Definition von Wissensmanagement. Meistens bezieht sich der Begriff auf systematische Ansätze, um Wissen in Organisationen zu erzeugen, zu teilen, aufrechtzuerhalten, zu verfeinern und zu nutzen (Edwards et al. 2005). Die Erschließung von Wissen als Humankapital ist die Kernidee des Wissensmanagements (Nonaka u. Takeuchi 1997; Bali u. Dwivedi 2006).

Ähnlich wie bei der lernenden Organisation, bei der die Organisation und nicht die Einzelperson lernt, wird beim Wissensmanagement nicht die Einzelperson, sondern die gesamte Organisation als Träger von Wissen beschrieben. Wissen meint in diesem Kontext die Erfahrung von Organisationsmitgliedern und informationelle Artefakte wie z. B. Dokumente, Guidelines, Protokolle oder Berichte, die in der Organisation verfügbar sind (Stefanelli 2004). Wissen ist jedoch nicht gleichbedeutend mit Information: Erst wenn Information nach Anwendungskriterien selektiert, geordnet, medial aufbereitet und schließlich benutzt wird, ist es Wissen im Sinne des Wissensmanagements. Wissensmanagement bedeutet also aus dieser Perspektive, Daten in nützliches Wissen zu verwandeln. Nützliches Wissen hilft den Behandlern dabei, die Probleme der Patienten zu lösen.

Ein Beispiel, wie Wissen in einer Organisation genützt werden kann, um vorhandenes Wissen zu den Ärzten zu bringen bieten IT-basierte *integrierte Fehlervermeidungssysteme*: Das Wissen einzelner Spezialisten (beispielsweise Information von Pharmakologen über Nebenwirkungen von Medikamenten, Information über Vorerkrankungen oder Allergien des Patienten) aus verschiedenen Teilsystemen der Organisation wird in ein Informationssystem eingegeben, um unabhängig von der Person der Eingebenden allen Behandlern zur Verfügung zu stehen. Durch die Verknüpfung des elektronischen Medikamenten-Verordnungssystems mit der Arzneimitteldatenbank und den Patienteninformationen konnten Medikationsfehler auf der Intensivstation um mehr als 60% gesenkt werden (Harvard Health Online 2000, Davenport u. Glaser 2002; Melymuka 2002).

Welches Wissen ist aber relevant für Wissensmanagementsysteme? Es gibt keine einheitliche Klassifikation von Wissen, aber die meisten Autoren unterscheiden implizites und explizites Wissen (Nonaka u. Takeuchi 1997):

- *Implizites Wissen* (engl.: »*tacit knowledge*«) ist nicht-bewusstes Wissen. Dazu gehören sowohl motorische als auch diagnostische Fertigkeiten. Die betreffende Person ist sich zwar darüber im Klaren, dass sie etwas weiß oder kann, aber sie kann nicht genau sagen, wie genau sie etwas tut oder worin genau dieses Wissen besteht. Auf dieser Stufe bleibt Wissen auf das Individuum beschränkt und ist für die Organisation (nach dem Ausscheiden der Person) nicht nutzbar.
- *Explizites Wissen* ist dagegen bewusst und sprachlich verfügbar. Die Person weiß, was sie weiß, und kann dieses Wissen anderen Menschen mitteilen (z. B. wie man die Dosierung von Medikamenten berechnet, wie man eine Differenzialdiagnose trifft). Explizites Wissen ist für die Organisation verfügbar und z. B. in Leitlinien kodifiziert.

Wissensmanagement sieht sich zwei wesentlichen Herausforderungen gegenüber: Zum einen muss implizites Wissen in explizites Wissen überführt werden. Nur so ist für Organisationen verfügbar und kann von den Organisationsmitgliedern gelernt und angewendet werden. Zum anderen müssen Prozesse so gestaltet werden, dass explizites Wissen – wann immer notwendig – auch verfügbar ist. Nur wenn die richtige Person zur richtigen Zeit auf die richtige Information Zugriff hat, hilft dieses Wissen weiter.

Akutmedizinische Einrichtungen sehen sich in diesem Zusammenhang mit den folgenden Fragen konfrontiert:

- Welche kulturellen und strukturellen Barrieren stehen einem systematischen Wissensmanagement entgegen?
- Wie kann aus medizinischer Information (z. B. Veröffentlichungen) Wissen generiert werden?
- Wie kann Wissen verteilt und geteilt werden? Welche Methode ist für welche Art von Wissen am besten geeignet?
- Wie kann Informationstechnologie in diesem Prozess gewinnbringend eingesetzt werden?

Ein wesentliches Merkmal der Akutmedizin besteht darin, dass Mitarbeiter aus den verschiedensten Organisationen (vom Rettungsdienst über die Notaufnahme bis hin zur Intensivstation) interagieren und dabei ständig neue Informationen erzeugen. Da wichtige Information an den verschiedenen Schnittstellen verloren gehen kann, kann strukturiertes Wissensmanagements dabei helfen, die Interaktion und Zusammenarbeit zu verbessern. Ein systemischer Ansatz, in dem die akutmedizinische Patientenversorgung als *ein Gesamtprozess* mit vielen beteiligten Organisationen verstanden wird, wird Behandlern helfen, das nötige Wissen einzubringen und die benötigte Information durch die Behandlungskette fließen zu lassen (Edwards et al. 2005).

Sicherheitsorientiertes Wissensmanagement trägt somit zu einer informierten und zuverlässigen Unternehmenskultur bei. Damit schließt sich der Kreis zu den am Anfang des Kapitels besprochenen Themen – die Instrumente für die sichere Akutmedizin der Zukunft stehen schon heute bereit.

15.7 Zuverlässige Akutmedizin – Auf einen Blick

- Akutmedizin findet in großen, komplexen Organisationen statt; diese sind dynamische Systeme, deren Strukturen und Prozesse nicht alle 100%ig sicher gemacht werden können; dennoch können Unfälle erfolgreich verhindert werden
- Patientensicherheit ist ein zentrales Anliegen jeder akutmedizinischen Organisationseinheit: Um auszudrücken, dass Sicherheit das Ziel ist, sollte man in der Medizin von Sicherheitskultur und nicht länger von Fehlerkultur sprechen
- Sicherheitskultur ist Teil der Organisationskultur: Diese wird aus Werten, Normen und Erwartungen gebildet und spiegelt sich in Verhalten und Artefakten wieder; Organisationskultur beeinflusst, wie gearbeitet wird und wie Beziehungen gestaltet werden und bestimmt die Wahrnehmung von Risiken
- Sicherheitskultur bedeutet, dass alle Strukturen und Prozesse einer Organisation, alle Arbeitsplätze und Geräte, die Qualifikation aller Mitarbeiter und die Beziehungen der Mitarbeiter untereinander so gestaltet werden, dass sicheres Handeln zu jeder Zeit an jedem Arbeitsplatz möglich ist
- Sicherheit und Zuverlässigkeit in einer Organisation benötigt verantwortliche Personen; dennoch kann sich niemand durch Delegation der Verantwortung entledigen: Sicherheit und Zuverlässigkeit betreffen jedes Organisationsmitglied
- Patientensicherheit beruht auf einer »informierten Kultur«: Informationen über Fehler werden weitergegeben, Fehler werden klar von Regelübertretungen abgegrenzt und aus Fehlern wird gelernt, ohne die situative Flexibilität aufzugeben; das Management weiß Bescheid über menschliche, technische und organisationale Faktoren, die die Systemsicherheit beeinflussen
- Maßnahmen, Konzepte und Instrumente einer Sicherheitskultur dienen den Schwerpunkten »Fehlervermeidung«, »Fehlerbewältigung« und Lernen aus Fehlern; für die Akutmedizin sollte gelten: Null-Fehler in den Routinesituationen und Lernen aus den Lektionen der Unfälle und seltenen Probleme
- Phantasie, Qualifizierung (z. B. Zwischenfalltraining) und Quali-

▼

tätssicherung sind wichtige übergreifende Instrumente der Fehlervermeidung; »vor Ort« erleichtern Standards und Checklisten sicheres Handeln
- Qualitätszirkel sind freiwillige Arbeitsgruppen, die in regelmäßigen Treffen Qualitätsprobleme identifizieren und Lösungen finden
- Klinische Sicherheits-Audits sind systematische Evaluationen einer Organisation durch Interne oder Externe mit dem Ziel, die Patientenversorgung und -sicherheit zu verbessern
- Standardisierung soll gewährleisten, dass bei wiederkehrenden Aufgaben eine hohe Ähnlichkeit der Abläufe entsteht; Standardisierung kann sowohl entlastend und qualitätssichernd wirken als auch als Einschränkung der ärztlichen Freiheit und als Formalisierung der Arbeit erlebt werden
- Checklisten helfen dabei, sich an alle Elemente eines Handlungsablaufs zu erinnern oder diese korrekt auszuführen
- Instrumente der Fehlerbewältigung sind z. B. Berichtssysteme und Debriefing
- Simulatortrainings sind ein wertvolles Trainingsinstrument
- Berichtssysteme dienen dem Lernen der Organisation aus Zwischenfällen: Sie beruhen auf Freiwilligkeit, Vertraulichkeit und Straffreiheit; um Akzeptanz zu finden, müssen Incident-Reporting-Berichte sichtbare Veränderungen nach sich ziehen, ihre Etablierung benötigt Zeit und Unterstützung durch das Management
- Debriefing, also die Reflexion über Erfahrungen, dient der persönlichen Aufarbeitung schwerer Zwischenfälle und dem individuellen Lernen; als Lehrmethode des Zwischenfalltrainings sind sie etabliert
- Wissen und Können sind entscheidende Ressourcen für sichere und effiziente Patientenversorgung
- Akutmedizinische Organisationen der Zukunft entwickeln sich aktiv, verstehen sich als lernende Organisation und managen das Wissen ihrer Mitarbeiter als wichtige Ressource; lernende Organisationen hinterfragen ihre Prozesse, Strukturen und Grundannahmen
- Anpassungslernen (»*single-loop-learning*«) führt zu Veränderung des Handelns im Rahmen bestehender Denkmuster und Ziele; Veränderungslernen (»*double-loop-learning*«) verändert Handlungen und Grundannahmen.

Literatur

AHRQ (2008) Becoming a high reliability organization: Operational advice for hospital leaders. AHRQ Publication No. 08-0022, Agency for Healthcare Research and Quality

Argyris C, Schön DA (1999) Die Lernende Organisation. Grundlagen, Methode, Praxis. Klett-Cotta, Stuttgart

Bagnara S, Parlangeli O, Tartaglia R (2010) Are hospitals becoming high reliability organizations? Appl Ergon. 41(5) 713–8

Baitsch C (1993) Was bewegt Organisationen? Selbstorganisation aus psychologischer Perspektive. Campus, Frankfurt a.M., New York

Bali R, Dwivedi A (2006) Healthcare knowledge management. Issues, advances and successes. Springer, Berlin Heidelberg New York

Barrett J, Gifford C et al. (2001) Enhancing patient safety through teamwork training. J Healthc Risk Manag 21:57–65

Bateson G (1972) Steps towards an ecology of mind. Chandler, New York

Bedeian AG (1984) Organizations. Theories and analysis. Saunders College Publishing, New York

Bellabarba J (1997) Zum Konzept der Unternehmenskultur in Krankenhäusern. In Hoefert HW (Hrsg.) Führung und Management im Krankenhaus. Verlag für Angewandte Psychologie, Göttingen, S 99–108

Bellabarba J, Schnappauf D (1996) (Hrsg.) Organisationsentwicklung im Krankenhaus. Verlag für Angewandte Psychologie Göttingen

Billings C, Cook R, Woods DD, Miller C (1998) Incident Reporting Systems in medicine and experience with the Aviation Safety Reporting System. National Patient Safety Foundation at the AMA, Chicago, Illinois, pp 52–61

Blum LL (1971) Equipment design and «human« limitations. Anesthesiology 35:101–102

Chopra V, Bovill JG (1997) Verbesserung der Sicherheit in der Anästhesie. In: Taylor TH, Major E (Hrsg.) Risiken und Komplikationen in der Anästhesie. Gustav Fischer, Lübeck, S 14–26

CIRS (1998) The Anaesthesia Critical Incident Reporting System on the Internet. [WWW document]. URL: http://www.medana.unibas.ch/cirs/intreng.htm

Cohen M, Kimmel N, Benage M, Hoang C, Burroughs T, Roth C (2004) Implementing a Hospitalwide Patient Safety Program for Cultural Change. Joint Commission Journal on Quality and Safety 30 (8): 424–31

Comelli H (1985) Training als Beitrag zur Organisationsentwicklung. Hanser, München

Conell L (1996) Pilot and controller issues. In: Kanki B, Prinzo VO (eds) Methods and metrics of voice communication. DOT/FAA/AM-96/10. FAA Civil Aeromedical Institute, Oklahoma City

Cooper JB, Cullen DJ, Eichhorn JH, Philip JH, Holzman RS (1993) Administrative Guidelines for Response to an Adverse Anesthesia Event. J Clin Anesth 5: 79–84
Cooper JB, Newbower RS, Long CD, McPeek B (1978) Preventable anesthesia mishaps: a study of human factors. Anesthesiology 49:399–406
Davenport TH, Glaser J (2002) Just-in-time-delivery comes to knowledge management. Harv Bus Rev 80:107–112
Degani A, Wiener EL (1993) Cockpit checklists: Concepts, design, and use. Hum Fact 35:345–59
Denison D (1996) What is the difference between organisational culture and organisational climate? A native's point of view on a decade of paradigm wars. Academy of Management Review, 21(3), 619–654
Diekmann P, Reddersen S, Zieger J, Rall M (2008) Video-assisted debriefing in simulation-based training of crisis resource management. In: Kyle R, Murray B (eds.) Clinical simulation. 667–676
Dismukes RK, Gaba DM, Howard SK (2006) So many roads: facilitated debriefing in healthcare. Simul Healthcare 1:1–3
Edwards JS, Hall MJ, Shaw D (2005) Proposing a systems vision of knowledge management in emergency care. J Operat Res Soc 56:180–192
Eichhorn S (1995) Qualitätsmanagement. In: Eichhorn S, Schmidt-Rettig B (Hrsg.) Krankenhausmanagement im Werte- und Strukturwandel. Handlungsempfehlungen für die Praxis. Kohlhammer, Stuttgart, S 321–350
Firth-Cozens J (2001) Teams, culture and managing risk. In: Vincent C (ed) Clinical risk management. Enhancing patient safety. Br Med J Books, London
Flanagan B (2008) Debriefing: Theory and techniques. In: Riley RH (ed.) Manual of simulation in healthcare. Oxford Iniversity Press, Oxford, 155–170
Flanagan JC (1954) The critical incident technique. Psychol Bull 51:327–358
Fletcher GC, McGeorge P, Flin R, Glavin R, Maran N (2002) The role of non-technical skills in anaesthesia: a review of current literature. Br J Anaesth 88:418–429
Flin R, Maran N (2004) Identifying and training non-technical skills for teams in acute medicine. Qual Saf Health Care 13 (Suppl):i80–i84
Frankel AS, Leonard MW, Denham CR (2006) Fair and just culture, team behavior, and leadership engagement: the tools to achieve high reliability. Health Serv Res 41:1690–1709
Gandhi ., Graydon-Baker E, Huber C, Whittemore A, Gustafson M (2005) Closing the Loop: Follow-Up and Feedback in a Patient Safety Program. Joint Commission Journal on Quality and Patient Safety 31 (11): 614–21
Gravenstein N, Kirby RR (1999) Komplikationen in der Anästhesie. Urban & Fischer, Lübeck
Grube C, Graf BM (2003) Risikovermeidung – Simulatoren in der Anästhesie. In: List WF, Osswald PM, Hornke I (Hrsg.) Komplikationen und Gefahren in der Anästhesie. Springer, Berlin, S 18–25
Hales BM, Pronovost PJ (2006) The checklist – a tool for error management and performance improvement. J Crit Care 21:231–35
Hammond J, Brooks J (2001) Helping the helpers: the role of critical incident stress management, Crit Care 5: 315–317
Harrison KT, Manser T, Howard SK, Gaba DM (2006) Use of cognitive aids in a simulated anesthetic crisis. Anesth Analg 103:551–556
Hart EM, Owen H (2005) Errors and omissions in anesthesia: a pilot study using a pilot's checklist. Anesth Analg 101:246–250
Harvard Health Online (2000). To Err is Human, But... [WWW-dokument] URL http://www.health.harvard.edu/medline/Women/W0300a.html
Hasibeder WR (2010) Does standardization of critical care work? Curr Opin Crit Care [Epub ahead of print]
Hayashi I, Wakisaka M, Ookata N, Fujiwara M, Odashiro M (2007) Actual conditions of the check system for the anesthesia machine before anesthesia. Do you really check? Masui 56:1182–1185
Helmreich RL (2000) On error management. Lessons learned from aviation. BMJ 320:781–5
Hoff LA, Adamowski K (1998) Creating Excellence in Crisis Care: A guide to effective training and program designs. Jossey–Bass, San Francisco
Hofinger G (2010). Zwischenfallberichtssysteme als Instrument organisationalen Lernens aus Fehlern in Krankenhäusern. Wirtschaftpsychologie 4/2010, 87–96
Hofmann DA, Mark B (2006) An Investigation of the Relationship between Safety Climate and Medication Errors as Well as Other Nurse and Patient Outcomes. Personnel Psychology 59 (4): 847–69
Howard SK, Gaba DM, Fish KJ, Yang G, Sarnquist FH (1992) Anesthesia crisis resource management: teaching anesthesiologists to handle critical incidents. Aviation Space Environmental Medicine, 63: 763–770
HSC (HEALTH AND SAFETY COMMISSION) (1993) Third report: organizing for safety. ACSNI Study Group on Human Factors. HMSO, London
INSAG-1 (International Nuclear Safety Advisory Group) (1986) Summary Report on the Post-Accident Review Meeting on the Chernobyl Accident. International Atomic Energy Agency, Vienna
INSAG-4 (International Nuclear Safety Advisory Group) (1991) Safety Culture. International Atomic Energy Agency, Vienna
James RK, Gilliland BE (2001) Crisis intervention strategies, 4th edn. Wadsworth/Thomson Learning, Belmont
Klopfenstein CE, Van Gessel E, Forster A (1998) Checking the anaesthetic machine: self-reported assessment in a university hospital. Eur J Anaesthesiol 15:314–319
Kox WJ, Spies C (2003) Check-up Anästhesiologie. Standards Anästhesie – Intensivmedizin – Schmerztherapie – Notfallmedizin, Springer, Berlin
Kumar V, Barcellos W, Mehta MP, Carter JG (1988) An analysis of critical incidents in a teaching department for quality assurance: A survey of mishaps during anaesthesia. Anaesthesia, 43: 879–883
Laboutique X, Benhamou D (1997) Evaluation of a checklist for anesthetic equipment before use. Ann Fr Anesth Reanim 16:19–24

Langford R, Gale TC, Mayor AH (2007) Anesthesia machine checking guidelines: Have we improved our practice? Eur J Anaesthesiol 30:1–5

Leape L (2002) Reporting of adverse events. N Engl J Med, 347 (20), 1633–1638

Lederman LC (1992) Debriefing: toward a systematic assessment of theory and practice. Simul Gaming 23:145–160

Lewin K (1951) Field theory in social science. New York: Harper & Row

March MG, Crowley JJ (1991) An evaluation of anesthesiologists' present checkout methods and the validity of the FDA checklist. Anesthesiology 75:724–729

McCulloch P, Mishra A, Handa A, Dale T, Hirst G, Catchpole K (2009) The effects of aviation-style non-technical skills training on technical performance and outcome in the operating theatre. Qual Saf Health Care 18(2): 109–115

McDonell LK, Kimberly KJ, Dismukes RK (1997) Facilitating LOS debriefings: a training manual, NASA Technical Memorandum 112192, March 1997

Mearns KJ, Flin R (1999) Assessing the state of organizational safety – culture or climate? Cur Psychol 18: 1, 5–17

Melymuka K (2002) Knowledge management helps cut errors by half. Computerworld 36:44

Morey JC, Simon R, Jay GD, Wears RL, Salisbury M, Dukes KA, Berns SD (2002) Error reduction and performance improvement in the emergency department through formal teamwork training: evaluation results of the MedTeams project. Health Serv Res 37:1553–1581

Mort TC, Donahue SP (2004) Debriefing: The basics. In: Dunn WF (ed.) Simulators in critical care and beyond. Society of critical care. 76–83

Naveh ET, Katz-Navon N, Stem Z (2005) Treatment Errors in Healthcare: A Safety Climate Approach. Management Science 51 (6): 948–60

Neal A, Griffin M (2006) A Study of the Lagged Relationships among Safety Climate, Safety Motivation, Safety Behavior, and Accidents at the Individual and Group Levels. Journal of Applied Psychology 91 (4): 946–53

NHS Executive (1996) Promoting clinical effectiveness. A framework for action in and through the NHS. NHS Executive, London

Nonaka I, Takeuchi H (1997) Die Organisation des Wissens. Campus, Frankfurt am Main

O'Connor RE, Slovis CM, Hunt RC, Pirrallo RG, Sayre MR (2002) Eliminating errors in emergency medical services: realities and recommendations. Prehosp Emerg Care 6:107–113

Parker D, Lawrie M, Hudson P (2006) A framework for understanding the development of organizational safety culture. Saf Sci 44; 551–62

Powell SM (2006) Creating a systems approach to patient safety through better teamwork. Biomed Instrum Technol 40:205–207

Probst GJB, Büchel B (1998) Organisationales Lernen. Gabler, Wiesbaden

Pronovost P, Needham D, Berenholtz S, Sinopoli D, Chu H, Cosgrove S, Sexton B, Hyzy R, Welsh R, Roth G, Bander J, Kepros J, Goeschel C (2006) An intervention to decrease catheter-related bloodstream infections in the ICU. N Engl J Med 2006, 355: 2725–2732

Rall M, Manser T, Guggenberger H, Gaba DM, Unertl K (2001) Patientensicherheit und Fehler in der Medizin. Anästhesiologie Intensivmedizin Notfallmedizin Schmerztherapie 36: 321–330

Reader T, Flin R, Lauche K, Cuthbertson BH (2006) Non-technical skills in the intensive care unit. Br J Anaesth 96:551–559

Reason J (1990) Human error. Cambridge University Press, Cambridge UK

Reason J (1997) Managing the Risks of Organizational Accidents. Ashgate, Aldershot

Reason J (1998) Achieving a safe culture: theory and practice. Work & Stress 12:3; 239–306

Reinwarth R (2003) Standard Operating Procedures als Entscheidungsgrundlage in der Luftfahrt. In: Strohschneider S (Hrsg.) Entscheiden in kritischen Situationen. Verlag für Polizeiwissenschaft, Frankfurt am Main, S 13–23

Resar RK (2006) Making Noncatastrophic Health Care Processes Reliable: Learning to Walk before Running in Creating High-Reliability Organizations Health Serv Res. 41(4):1677–89

Riley RH (ed.) (2008) Manual of simulation in healthcare. Oxford University Press. New York

Robson M (1989) Quality circles: a practical guide. Gower, Aldershot

Rudolf JW, Simon R, Dufresne RL, Raemer D (2006) There's no such thing as «non-judgemental« debriefing: a theory and method for debriefing with good judgement. Simul Healthcare 1:49–55

Runciman WB, Merry AF (2005) Crises in clinical care: an approach to management. Qual Saf Health Care 14: 156–163

Runciman WB, Sellen A, Webb RA, Williamson JA, Currie M, Morgan C, Russell WJ (1993) The Australian Incident Monitoring Study. Errors, incidents and accidents in anaesthetic practice. Anaesth Intensive Care 21:506–519

Salas E, Almeida SA, Salisbury M, King H, Lazzara EH, Lyons R, Wilson KA, Almeida PA, McQuillan R (2009) What are the critical success factors for team training in health care? Jt Comm J Qual Patient Saf 35(8):398–405

Salas E, DiazGranados D, Klein C, Burke CS, Stagl KC, Goodwin GF, Halpin SM (2008) Does team training improve team performance? A meta analysis. Hum Fact 50:6; 903–33

Sawa T, Ohno–Machado L (2001) Generation of dynamically configured check lists for intra-operative problems using a set of covering algorithms. Proc AMIA Symp. 2001: 593–597

Sax HC, Browne P, Mayeqski RJ, Panzer RJ, Hittner KC, Burke RL, Coletta S (2009) Can aviation-based team training elicit sustainable behavioral change? Arch Surg 144(12): 1133–1137

Schein, E. (2004) Organizational culture and leadership. Third edition. Jossey-Bass, San Francisco

Schön DA (1975) Deutero-learning in organizations: learning for increased effectiveness. Organizational Dyn 4:2–16

Schreyögg G (1999) Organisation: Grundlagen moderner Organisationsgestaltung. Wiesbaden
Senge PM (2001) Die fünfte Disziplin. Klett-Cotta, Stuttgart
Singer S., Gaba D, Falwell A, Lin S, Hayes J, Baker L (2009) Patient Safety Climate in 92 US Hospitals: Differences by Work Area and Discipline. Medical Care 47 (1): 23–31
Staender S (2000) Critical incident reporting. With a view on approaches in Anaesthesiology. In: Vincent C, de Mol B (eds) Safety in medicine. Pergamon Elsevier Science, Amsterdam New York, pp 65–82
Stefanelli M (2004) Knowledge and process management in health care organizations. Methods Inf Med 43:525–535
Steinwachs B (1992) How to facilitate a debriefing. Simul Gaming 23:186–195
Taylor- Adams S, Vincent C (2004) Systems Analysis of Clinical Incidents: The London Protocol. Clinical Safety Research Unit, University College, London. Available at: http://www.csru.org.uk
Thomas EJ, Sexton JB, Lasky RE, Helmreich RL, Crandell DS, Tyson J (2006) Teamwork and quality during neonatal care in the delivery room. J Perinatol 26:163–169
van Vegten A (2008) van Vegten, A. (2008). »Incident-Reporting-Systeme als Möglichkeit zum Organisationalem Lernen (nicht nur) aus Fehlern und kritischen Ereignissen. Chancen, Barrieren und Gestaltungsansätze für Berichts- und Lernsysteme im Krankenhaus«. Dissertation an der ETH Zürich. Online verfügbar unter: http://kobra.bibliothek.uni-kassel.de/ handle/urn:nbn:de:hebis:34-2009032426765 [Zugriff 27.10.2010].
Vogus TJ, Sutcliffe KM (2007) The Safety Organizing Scale: Development and Validation of a Behavioral Measure of Safety Culture in Hospital Nursing Units. Medical Care 45 (1): 46–54
Webb RK, Currie M, Morgan CA, Williamson JA, Mackay P, Russell WJ, Runciman WB (1993) The Australian Incident Monitoring Study: an analysis of 2000 incident reports. Anaesth Intensive Care 21:520–528
Wehner T (1992) Sicherheit als Fehlerfreundlichkeit [Safety as error friendliness]. Westdeutscher Verlag, Opladen
Weick KE (1991) Organizational culture as a source of high reliability. California Management Review 29, 112–27
Weick KE, Sutcliffe KM (2003) Das Unerwartete managen. Wie Unternehmen aus Extremsituationen lernen. Klett-Cotta, Stuttgart
Williamson JA, Webb R, Pryor GL (1985) Anesthesia safety and the 'critical incident technique'. Aust Clin Rev 6:57–61
Wilson KA, Burke CS, Priest HA, Salas E (2005) Promoting health care safety through training high reliability teams. Qual Saf Health Care 14:303–309
Winters BD, Gurses AP, Lehmann H, Sexton JB, Rampersad CJ, Pronovost PJ (2009) Clinical review: Checklists – translating evidence into practice. Critical Care 13:210 (doi:10.1186/cc7792)
World Health Organization (WHO) (2005). WHO Draft Guidelines for adverse event reporting and learning systems. From Information to action. [online document] URL: http://www.who.int/patientsafety/events/05/Reporting_Guidelines.pdf (accessed 10.10.2010).
Yule S, Flin R, Paterson-Brown S, Maran N (2006) Non-technical skills for surgeons in the operating room: a review of the literature. Surgery 139:140–149

Stichwortverzeichnis

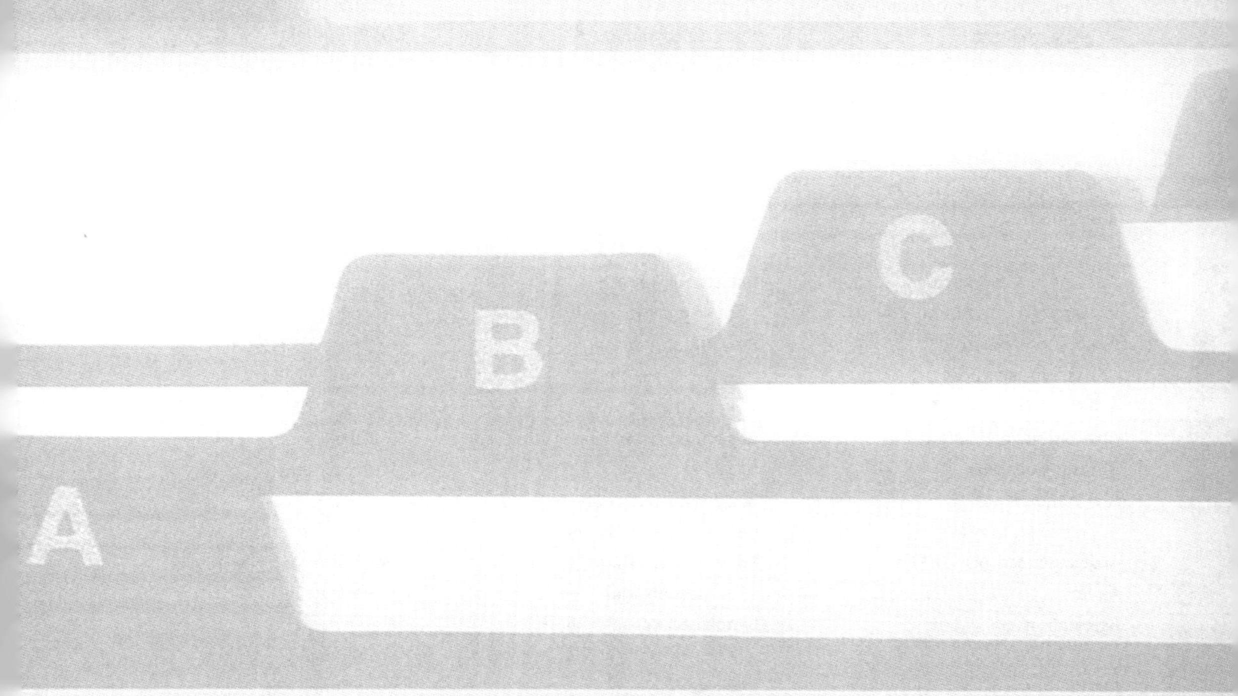

A

B

C

D

E

Q

R

S

T

Printing: Ten Brink, Meppel, The Netherlands
Binding: Stürtz, Würzburg, Germany